Béni Buxbaum

Lehrbuch der Hydrotherapie

Verlag
der
Wissenschaften

Béni Buxbaum

Lehrbuch der Hydrotherapie

ISBN/EAN: 9783957004208

Auflage: 1

Erscheinungsjahr: 2015

Erscheinungsort: Norderstedt, Deutschland

Hergestellt in Europa, USA, Kanada, Australien, Japan
Verlag der Wissenschaften in Hansebooks GmbH, Norderstedt

LEHRBUCH

DER

HYDROTHERAPIE

VON

Dr. B. BUXBAUM,

ASSISTENT DES REGIERUNGSRATHES PROFESSOR Dr. W. WINTERNITZ
AN DER ALLGEMEINEN POLIKLINIK IN WIEN.

—

MIT EINEM VORWORTE DES REG.-R. PROF. Dr. W. WINTERNITZ.

LEIPZIG

VERLAG VON GEORG THIEME

1900.

Seinem hochgeschätzten Lehrer

Herrn Professor Dr. W. Winternitz,

k. k. Regierungsrath etc. etc.

als Zeichen inniger Dankbarkeit und Verehrung

gewidmet

vom Verfasser.

Zur Einführung.

Ein neues und umfassendes Werk über das gesammte Gebiet der Hydrotherapie, ihre physiologische Begründung, die Anwendungsweise und die klinische Verwerthung dieses mächtigen physikalischen Heilfactors liegt vor mir.

Es entstammt der Feder eines meiner älteren und erfahrenen Schüler, eines langjährigen Hilfsarztes und Freundes.

Es sind gewissermaassen geistige Grossvaterfreuden, die ich erlebe. Ich sage es mit gerechtem Stolze: „meine Schule hat hier das Wort."

Es sind nun 23 Jahre, seit die erste Auflage meiner Hydrotherapie auf physiologischer und klinischer Grundlage erschienen ist.

Trotz der riesigen Fortschritte aller biologischen Wissenschaften sind die grundlegenden Principien auch heute noch aufrecht, und wie es den Anschein hat, kommen sie erst jetzt zur wahren Geltung.

Die Kritik wird darüber zu Gericht sitzen, ob meine Befriedigung über das meiner Ansicht nach werthvolle Werk des Autors gerechtfertigt ist.

Wilhelm Winternitz.

Vorwort.

Mit vorliegender Arbeit bestrebte ich mich einen orientirenden Ueberblick über das Gesammtgebiet der modernen wissenschaftlichen Hydrotherapie zu bieten. Der theoretische Theil enthält die fundamentalen physiologischen Thatsachen, der zweite die Technik und Methodik, der dritte die Praxis der speciellen Hydrotherapie. Wie im ersten Theil jeder Abschnitt den Namen des genialen Forschers Winternitz, meines verehrten Lehrers aufweist, so entstand auch die Praxis der Hydrotherapie unter seinem lebendigen Wort und seinem unermüdlichen aneifernden Beispiel.

Seit mehr als einem Jahrzehnt an seiner Seite wirkend, sah ich einen Theil des gut fundirten Gebäudes der wissenschaftlichen Hydrotherapie entstehen, sah wie durch wissenschaftliche Untersuchungen die theoretische, durch klinische Beobachtungen die empirisch-therapeutische Grundlage geschaffen und der Hydrotherapie jener Rang erworben wurde, auf welchen sie vermöge ihrer eminenten Bedeutung Anspruch machen kann.

Die Hydrotherapie ist jedem Arzte unentbehrlich geworden, daher wird auch ein Leitfaden der Hydrotherapie, wie ich hoffe, nicht unwillkommen sein. Unter den Auspicien meines Lehrers, des Schöpfers der wissenschaftlichen Hydrotherapie und auf der von ihm geschaffenen Grundlage stehend, wagte ich die Arbeit zu unternehmen und übergebe nun das Buch der wohlwollenden Beurtheilung des ärztlichen Publikums.

Wien, im März 1900.

Dr. B. Buxbaum.

Inhaltsverzeichniss.

I. Theil.

Physiologische Grundlage der Hydrotherapie

II. Theil.

Technik und Methodik der Hydrotherapie

III. Specieller Theil.

Physiologische Grundlage
der Hydrotherapie.

1. Einleitung.

Unter Hydrotherapie versteht man die methodische innere und äussere Anwendung des Wassers in den verschiedensten Temperaturen und in allen Aggregatformen zu therapeutischen Zwecken. Wenn früher von Hydrotherapie die Rede war, so hielt man diese für identisch mit „Kaltwassercur", und auch heute noch ist in verschiedenen Kreisen die Ansicht verbreitet, dass das Wasser von den Hydrotherapeuten nur in den niedrigsten Temperaturen zur Anwendung komme. Der Name „Kaltwassercur" hat seine Berechtigung vollends verloren. Das Wasser kommt sowohl äusserlich als auch innerlich in tropfbar flüssiger Form zur Anwendung und zwar so, dass es entweder direct den Körper trifft (Bäder, Douchen etc.) oder so, dass es vermittelst verschiedener Gewebe und Apparate, die das Wasser aufgenommen haben, auf den Organismus applicirt wird (Einpackung, Umschläge, Abreibung, Psychrophor etc.). Wir werden ferner das Wasser in Eisform, und auch als solches sowohl innerlich als auch äusserlich anwenden, endlich auch Wasserdampf äusserlich (Dampfbäder), aber auch innerlich (per vaginam) therapeutisch verwenden.

Die Wirkung des Wassers auf den Organismus beruht jedoch nicht nur auf dem Reiz, welchen wir mit der Temperatur der thermischen Eigenschaft ausüben, es muss zu dem thermischen Reiz, welcher also von den verschiedenen Temperaturgraden abhängig ist, noch ein zweiter Reiz, der mechanische Reiz, hinzukommen, damit ein Effect, wie er unserem Zwecke entspricht, erzielt werde. Der mechanische Reiz hängt ab von dem Drucke, unter welchem die Wassersäule, die den Körper berührt, steht (Vollbad, Hochbad) oder von der Höhe, aus der das Wasser auf den Körper herabstürzt (Douchen, Uebergiessungen etc.), oder von anderen, noch später zu beschreibenden Manipulationen, mit welchen diejenigen Proceduren verbunden werden, bei welchen das Wasser nicht direct, sondern durch Vermittlung von Geweben (Laken) den Körper trifft (Abreibung, Lakenbad etc.). Jede hydriatische Procedur wirkt also vermöge ihres thermischen und mechanischen Reizes, und aus der Variation

dieser beiden Reize setzt sich die Wirkung sämmtlicher hydriatischer
Proceduren zusammen. Geringer thermischer mit kräftigem mechanischem, kräftiger thermischer mit schwachem mechanischem Reiz,
kräftiger thermischer mit kräftigem mechanischem Reiz etc. werden in
bestimmten Fällen zur Anwendung kommen müssen, um einer dem
vorliegenden Krankheitsfalle entsprechenden Indication gerecht zu werden. Man bezeichnet dies als eine Dosirung des mechanischen
und thermischen Reizes, und es soll hier gleich hervorgehoben
werden, dass wir mit ein und derselben Applicationsform, z. B. einer
Waschung oder Abreibung, die verschiedensten Effecte hervorrufen können,
dadurch, dass wir den thermischen und mechanischen Reiz entsprechend
modificiren, d. h. dosiren, etwa so, wie wir mit einem Medicament verschiedene Effecte erzielen werden, wenn wir dasselbe in verschiedenen
Dosen verabreichen; es muss ferner schon jetzt constatirt werden, dass
wir mit den verschiedensten Applicationsformen ein und dasselbe erreichen können, wenn nur die oft erwähnten Reize zweckentsprechend
dosirt werden. Wir werden auch Gelegenheit haben, bei Besprechung
der Methodik darauf zurückzukommen.

Die Hydrotherapie basirt auf den unumstösslichen Gesetzen der
Physiologie. Es ist das Verdienst Winternitz', der Hydrotherapie,
die noch vor 40 Jahren eine rohe empirische Kunst war, eine exacte
wissenschaftliche Grundlage gegeben zu haben, und wir sind heute in
der Lage, im Vorhinein die Wirkung des Wassers auf den Organismus
zu bestimmen. Es war dies eine schwierige Aufgabe, aber um so
dankbarer, als die Anwendung des Wassers in pathologischen Zuständen
erst dadurch eine rationelle werden konnte. Wir werden den Untersuchungen, wie sie Winternitz angestellt hat, hier folgen und zunächst feststellen, in welcher Weise die thermischen und mechanischen
Reize das Leben der Einzelzelle, die Function der Organe und des
ganzen Organismus zu beeinflussen im Stande sein werden. Wir wollen
nun kennen lernen, in welcher Weise die hydriatischen Eingriffe auf
die Innervation wirkt, wie wir die Circulation, die Blutvertheilung und
Blutbereitung, die morphologische und chemische Blutbeschaffenheit
ändern können, wie wir die Wärmeproduction und die Wärmeabgabe
alteriren, den Stoffwechsel beeinflussen können; wir werden uns darüber
orientiren, in welcher Weise wir die Oxydationen im Organismus anregen oder herabsetzen und die Functionen des Gesammtorganismus
kräftigen können.

2. Einfluss der Hydrotherapie auf die Innervation.

Lange, bevor noch eine wissenschaftliche Begründung der thermischen und mechanischen Eingriffe und ihrer Wirkung auf den Organismus versucht wurde, war es eine empirisch festgestellte Thatsache, dass man mit hydriatischen Proceduren mächtige Wirkungen auf das Gesammtnervensystem ausüben kann. Der Versuch, einen Ohnmächtigen mit einigen die sensiblen Hautnerven treffenden kalten Wassertropfen zu beleben, galt und gilt heute noch als directer Beweis für die Wirkung thermischer Reize auf das Nervensystem. Die erfrischende, kräftigende Wirkung eines kalten Bades nach geistiger oder körperlicher Ermüdung, in Erschöpfungs- und Depressionszuständen; die nervenreizende Kraft kalter, kräftiger Proceduren bei soporösen, komatösen Zuständen; die, wenn auch nur kurz dauernden günstigen Wirkungen kräftiger Regenbäder bei Gelähmten sind seit jeher bekannt. — Es ist das Verdienst Winternitz auch auf diesem Gebiete auf- und ausbauend gewirkt zu haben.

Thermische Reize, Kälte sowohl als auch Wärme, bringen Veränderungen in der Gesammtinnervation hervor. Die Veränderungen äussern sich an der Contactstelle, d. h. an demjenigen Körpertheil, welcher mit dem thermischen Reiz getroffen wird, ferner in sensiblen Bahnen, im Centralnervensystem und in allen zu diesen in Beziehung stehenden motorischen und trophischen Fasern.

Betrachten wir zunächst die Alterationen, welche unsere Reize an der Stelle der Application bewirken. Wir gelangen hier zu der interessanten, durch wiederholte Versuche bestätigten Thatsache, dass ein und derselbe Reiz die peripheren Nervenendigungen in der verschiedensten Weise beeinflussen kann. Eine flüchtige, einige Secunden während Eisstreichung erhöht die Empfindlichkeit und Perceptionsfähigkeit für Reize; eine länger dauernde Eisstreichung setzt die Sensibilität bis zum völligen Erlöschen herab, die Reizbarkeit wird vermindert, die Leitung der Innervationsimpulse herabgestimmt. Im ersten Falle, also nach kurzen Eingriffen, sehen wir Reizwirkungen, im letzteren Falle, nach länger dauernden Eingriffen, sehen wir Depressionserscheinungen auftreten, die wir als Ueberreizwirkungen aufzufassen gezwungen sind. Wir wollen zunächst diese Thatsache festhalten und vor Allem daran die Folgerung knüpfen, dass die Dauer der Procedur für den Effect von grosser Wichtigkeit ist.

Eine Reihe hervorragender Autoren befasste sich mit den Untersuchungen localer Kälteapplicationen auf die Innervation, und es sollen hier einige angeführt werden, insofern sie zum Verständnisse der in Rede stehenden Thatsachen beitragen können und für die Therapie von Bedeutung sind.

Waller*) applicirte Eis auf den Nervus ulnaris längs seines Verlaufes am Ellbogengelenk und fand, dass im ganzen Verästelungsgebiete der Nerven zuerst Hyperästhesie auftrat, dass jedoch diese alsbald einer Anästhesie Platz machte. Auch die motorische Erregbarkeit war im Bezirk gesteigert, sie verlor sich jedoch allmählich, bis nach längerer Dauer des Versuches sämmtliche, unterhalb des dem Kälteeinfluss ausgesetzten Nervenstammes gelegenen Muskeln gelähmt wurden. Sobald die Einwirkung der Kälte ausgesetzt wurde, kehrte die Sensibilität und Motilität sehr schnell wieder zurück. Die Versuche wurden vielfach nachgeprüft und fanden allseits ihre Bestätigung. Rosenthal und auch Eulenburg**) dehnten die Versuche aus, indem sie den Einfluss der localen Applicationen auf die Leitungsfähigkeit der Nerven und auf die elektrische Erregbarkeit prüften. Im Beginne des Versuches hat ein unter normalen Verhältnissen kaum empfundener elektrischer Reiz bereits Muskelcontraction zur Folge, während in einem späteren Zeitraume die Reizbarkeit und elektro-musculäre Contractilität im Erlöschen ist. Die elektro-cutane Sensibilität wird, nach den Untersuchungen Lombroso's, durch Kälteeinwirkungen nicht verändert.

Die Alterationen der Fortleitungsgeschwindigkeit sensibler Eindrücke im Nerven hat Helmholz in seinen hochinteressanten und wichtigen Untersuchungen (Monatsberichte der kgl. Akad. der Wissenschaften, Berlin 1869) festgestellt. Er fand, dass in einem abgekühlten Nerven die Fortleitungsgeschwindigkeit um das Zehnfache vermindert wird.

Wir werden noch öfter zu erfahren Gelegenheit haben, dass intensive Wärme in vielen Beziehungen ähnlich wirke wie Kälte. Winternitz, der auch die Effecte örtlicher Applicationen eingehend prüfte, fand nun, dass auch flüchtige Wärmeapplicationen die Innervation steigern. Länger dauernde Wärmeapplicationen heben wohl die Sensibilität nicht auf, sie setzen diese jedoch bis zu einer gewissen Grenze herab. Nicht unerwähnt darf hier bleiben, dass excessiv niedrige und excessiv hohe Temperaturen nicht mehr als Kälte und Wärme, sondern als Schmerz empfunden werden. Nach Donath's***) Untersuchungen wechselt der

---

*) Archiv generale 1872.

**) Wiener med. Woch. 1865.

***) Arch. f. Psychiatrie 1883. Bd. 15. Ueber die Grenzen des Temperatursinns im gesunden und kranken Zustande.

Kälteschmerz bei Gesunden zwischen — 11·4° und + 2·8° C, der Wärmeschmerz zwischen 36·2° und 52·6° C. In der Einleitung wurde hervorgehoben, dass mit jedem thermischen Eingriffe ein mechanischer Reiz verbunden ist; es soll nun hier festgestellt werden, dass auch ein mechanischer Reiz in ähnlicher Weise Innervationsveränderungen bewirkt, wie ein thermischer Reiz. Türk war der Erste, der die Wirkungen einfacher Frictionen der Haut auf Veränderungen der Innervation beobachtet hat und auch Cederbaum*) hat nachgewiesen, dass ein auf die Nerven angewendeter Druck, je nach seiner verschiedenen Intensität, die motorische Erregbarkeit zu erhöhen, aber auch herabzusetzen vermag.

Eine Erklärung, auf welche Weise wohl die beruhigende und erregende Wirkung localer Kälte- und Wärmeeinflüsse — es ist hier immer nur von feuchter Kälte und Wärme die Rede — zu Stande komme, haben Heymann und Krebs**) zu geben versucht. Die Depression der Innervation kommt nach diesen Forschern hauptsächlich zu Stande durch eine Art Quellung der peripherischen Nervenendigungen, wodurch die Erregung der Nerven bis zum vollständigen Erlöschen der Innervation herabgedrückt werden kann. Die Autoren führen zahlreiche physiologische Facta an, welche die Anschauung stützen, dass eine Wasserentziehung die Nerven erregt, langsame Wasseraufnahme die Reizbarkeit herabsetzt.

Winternitz***) bemerkt hierzu: „In ähnlicher Weise liesse es sich vielleicht erklären, dass sehr trockene Luft Aufregung, Steigerung der Innervation, feuchte Luft eine Herabstimmung, Beruhigung, Erschlaffung, Ermüdung bewirken könne, eine Thatsache, die bei sehr verschiedenen Individuen constatirbar ist und der zum Theil wohl der erregende oder deprimirende Einfluss verschiedener Klimate, verschiedener atmosphärischer Veränderungen zuzuschreiben sein dürfte. Ein Bad ist im Stande, die Nervenendigungen auch ohne directe Wasserresorption von der Haut aus in den Zustand der Quellung zu versetzen."

„Noch leichter geschieht dies, wenn dabei eine Imbibition der Epidermis möglich ist. Die Krause'schen Endkolben der sensiblen Nerven und die Meissner'schen Tastkörperchen können von der Peripherie aus auf endosmotischem Wege Wasser aufnehmen. Aber auch eine Verhinderung der Wasserabgabe von der Peripherie, ohne jede Resorption von der Körperoberfläche aus, kann die peripherischen

---

*) Nervendehnung und -druck. Du Bois-Reymond, Archiv 1883.
**) Virchow's Archiv Bd. 50. Heft 1.
***) Die Hydrotherapie auf physiolog. und klin. Grundlage. 1890.

Nervenendigungen wasserreicher machen, indem das sonst an der Peripherie abgegebene Wasser in der Haut und im Unterhautzellgewebe zurückgehalten wird. Der grösste Theil der im Bade stattfindenden Transsudation bleibt in der Haut zurück."

„Unser Gemeingefühl ist vorwaltend abhängig von dem Zustande der peripherischen Nervenendigungen. Nach dem Pflüger'schen Gesetze des lawinenartigen Anschwellens der Erregung des motorischen Nerven auf dem Wege zum Muskel mag hier der Vorgang im sensiblen Nerven eine Analogie bieten. Jede Erregung der sensiblen Hautnervenendigungen dürfte diesen Impuls unter lawinenartigem Anschwellen bis zum Gehirne fortpflanzen, während eine durch Quellung hervorgerufene Sistirung der Molecularbewegung in den betreffenden Nervenendigungen den Anstoss zu einer allgemeinen Beruhigung des Nervensystems geben kann."

„Verschwinden von Jucken im lauen Bade, Herabsetzung der Hautsensibilität in demselben, Verschwinden des Müdigkeitsgefühls, Beruhigung von Krampfformen dürften aus einer Art Narkotisirung durch Quellung der peripheren Nervenendigungen zu erklären sein."

„Auch der Nachlass von Cerebralstörungen bei Hervorbrechen von Schweiss dürfte bedingt sein, theils durch die von innen nach aussen dringende Durchfeuchtung der Hautnerven, theils abhängig von der gleichzeitigen Verdunstung, durch welche auch die Bluttemperatur herabgesetzt wird."

„Die grössere oder geringere Durchfeuchtung der peripherischen Nervenendigungen und die elektrische, thermische oder mechanische Reizung bewirken die Beruhigung oder Erregung des Gesamtnervensystems."

„Erregung und Beruhigung pflanzen sich in rapidem Wachsthume bis zum Gehirne fort."

„Es lässt sich also ganz allgemein aussprechen, dass wir mit thermischen Reizen, Ueberreizen, Erregung von Hemmungsnerven und Abhaltung von Reizen auf die Innervation in sensiblen Bahnen einwirken können."

Die Wirkung localer Kälte und Wärmeapplicationen äussert sich nicht nur in der Beeinflussung der Sensibilität; sie äussert sich in einer Reihe von Erscheinungen, die eine Beeinflussung der motorischen Bahnen annehmen lassen.

Locale Kälteapplicationen bewirken eine Contraction der glatten Muskelfasern in der Haut und eine energische Zusammenziehung der

Muskelfasern der Hautgefässe. Wir werden Gelegenheit haben, bei Besprechung der Circulationsvorgänge unter dem Einflusse verschiedener Temperaturen auf die genannten Erscheinungen ausführlicher zurückzukommen. Es soll hier nur vorläufig mitgetheilt werden, dass bei Anwendung niedrigster Temperaturen ein völliger Stillstand in der Circulation in den getroffenen Hautgefässen eintritt und zwar zunächst, schon nach Verlauf von wenigen Secunden, in den Capillargefässen; in den kleinen Venen und kleinen Arterien wird die Circulation zuerst langsamer, allmählich werden die Gefässe kleiner, und endlich geräth die Bewegung des Blutes auch in diesen Gefässen in Stockung; bei längerer Dauer der Kälteapplication tritt auch in den grösseren Gefässen Stockung ein.

Sowie es bei der Einwirkung länger dauernder Kälteapplicationen in den sensiblen Nerven zu Ueberreizwirkungen kommt, so beobachtet man auch unter längeren Kälteapplicationen Ueberreizwirkungen in den getroffenen Gefässen. Namentlich im Vereine mit gleichzeitigem mechanischen Reize kommt es nach einer raschen, primären Verengerung zu einer schnell nachfolgenden Erweiterung und Füllung der Blutgefässe. Zahlreiche Untersuchungen, die Winternitz hierüber angestellt hat, sprechen dafür, dass diese Gefässerweiterung ein activer Vorgang ist, der auf eine Erregung der Hemmungsnerven zurückzuführen ist.

Die Kältewirkung erstreckt sich auch auf die tiefen Gefässe. Es kommt in diesen Gefässen selbst bei lang dauernder Kälteapplication nur zu einer Reizwirkung. Nur die thermische Primärwirkung, d. h. die Contraction der Gefässe ist hier zu beobachten und hält diese Wirkung auch viel länger an, als in den oberflächlich gelegenen Gefässen. Allerdings giebt es auch excessiv wirkende Temperaturreize und sogenannte thermische Contraste (wechselnde Einwirkung von hohen und niedrigen Temperaturen), welche selbst in der Tiefe liegende Gefässe zur Erweiterung bringen können, doch soll hierüber später referirt werden. Ebenso soll später auseinandergesetzt werden, in welcher Weise die bei localen Kälteapplicationen auftretenden Veränderungen in den Gefässen auf die Circulation peripher und central von den getroffenen Gefässen befindlicher Körpertheile wirkt. Es wird der Beweis erbracht werden, dass wir durch energische Kälteapplicationen über einem grossen Gefässstamme die Blutzufuhr zu dem Verästelungsgebiete des betreffenden Gefässstammes beträchtlich zu vermindern vermögen, dass wir ferner central von der Applicationsstelle eine collaterale Hyperämie hervorzurufen im Stande sind.

Applicationen von warmem Wasser bewirken eine Erschlaffung in

den muskulösen Gebilden der Haut und Hautgefässe, eine Gefässerweiterung und Erschlaffung derselben.

Lewaschew*), der diesbezüglich eingehende und exacte Untersuchungen angestellt hat, fand, dass die Schwankungen der Gefäss-
caliber abhängig sind von der Intensität der Temperaturen. Sehr
niedrige Temperaturen bewirken nach einer kurzen Verengerung Ge-
fässerweiterungen; sehr hohe, rasch steigende Temperaturen hatten
erst Verengerung, dann starke Erweiterung zur Folge. Sehr lange
Einwirkung excessiver Temperaturen bewirkt Erweiterung und vernichtet
die Erregbarkeit. Lewaschew nimmt an, dass Wärme und Kälte
hauptsächlich auf die peripheren vasomotorischen Centren wirken.

Locale Kälte- und Wärmeapplicationen üben auch einen Reiz auf
die animalen, quergestreiften und glatten, vegetativen Muskeln aus.
Wir bewirken durch Kälte und auch rasch vorübergehend durch Hitze
erhöhte, tonische Spannung in der quergestreiften Muskulatur, die sich
bis zum Krampfe steigern kann. Auch mechanische Einflüsse rufen
Aehnliches hervor. Ein Druck, eine Friction, ein kurzer Stoss oder
Schlag bewirkt entweder bloss an der Stelle des Contactes eine erhöhte
Spannung der betreffenden Muskelfasern oder selbst eine Contraction
des einzelnen Muskels oder grösserer, von einem gemeinsamen Nerven-
stamme innervirter Muskelpartien.

Die Wirkung local angewandter Kälte und Wärme erstreckt sich
nicht nur auf die in der Haut befindlichen musculösen Gebilde, sondern
auch auf die Muskulatur von Organen und Organgruppen, welche unter
der getroffenen Hautpartie liegen. Es zeigt sich dieser Effect hauptsächlich bei Kälte- und Wärmeapplicationen auf die Bauchdecken.
Contractionen und Erschlaffung in der Muskulatur des Darmes, Anregung und Hemmung der Peristaltik, Lösung spastischer Contractionen
im Darm, Erweiterung und Verengerung der Gefässe in den Organen
des Unterleibs sind mächtige Beweise für die letztgenannten Actionen.

Wir haben bisher Beobachtungen darüber angestellt, in welcher
Weise locale, thermische Reize an der Contactstelle wirken. Es soll
nun gezeigt werden, dass locale thermische Reize auch auf entfernte
Körpertheile in mächtiger Weise ihren Einfluss geltend machen. Man
bezeichnet diese Wirkungen als Reflexwirkungen. Sie kommen
zu Stande durch Vermittlung sensibler, peripherischer Nervenendigungen,
nach den Gesetzen der Erregung von Hautnerven, auf dem Wege
des Reflexes.

----

*) Ueber das Verhalten der peripherischen vasomotorischen Centren zur Tem-
peratur. Pflüger's Archiv 1881. Bd. 26.

Für die Physiologie und Pathologie der Wasserwirkungen sind die reflectorischen Wirkungen der Hautreize von cardinaler Bedeutung und wir wollen uns deshalb mit diesen hier etwas eingehender beschäftigen. Oswald Naumann*) hat sich um die experimentelle Erforschung der Reflexwirkungen grosse Verdienste erworben. Seine Versuche erstrecken sich auf das Verhalten der Blutgefässe und der Circulation in den von den Reizen nicht getroffenen Gebieten.

Naumann**) experimentirte an einem Frosch, der mit möglichster Schonung der Medulla oblongata, durch Trennung der Wirbelsäule vom Kopfe getödtet wurde — ohne die Continuität beider Körpertheile aufzuheben, wegen möglichster Vermeidung von Blutung — und richtete sich denselben in der Weise für das Mikroskop vor, dass er den Kreislauf im Mesenterium gut beobachten konnte. Um bei den Versuchen jede directe Einwirkung auf das Gefässsystem auszuschliessen, unterband er die Gefässe des einen Oberschenkels und durchschnitt sodann unterhalb der Unterbindungsstelle alle Theile dieses Schenkels mit Ausnahme des Nervus ischiadicus, so dass der Thierkörper nur noch durch diesen mit dem Schenkel in Verbindung stand. Wurde nun der den Ausbreitungen des N. ischiadicus entsprechende Fusstheil mittelst eines Faraday'schen Pinsels gereizt und beobachtete er gleichzeitig die Mesenterialgefässe unter dem Mikroskope, so zeigte sich während der Faradisation des Fusses eine unverkennbare Veränderung in der Geschwindigkeit des Blutlaufes im Mesenterium. Einige Secunden nach Beginn der Einwirkung der Elektricität zeigt sich bei im Verhältniss zur Reizbarkeit des Thieres schwachem elektrischem Strome eine entschiedene Beschleunigung des Blutlaufes. Dieser Zustand hält so lange an, als der Fusstheil elektrisch gereizt wird. Erst allmählich stellt sich nach Aufhebung des Reizes die ursprüngliche Geschwindigkeit des Blutstromes wieder her. Bei verhältnissmässig starker Einwirkung der Elektricität tritt die umgekehrte Erscheinung ein. In diesem Falle wird der Blutstrom verlangsamt. Es kann sogar zu sichtbarer Zurückstauung des Blutes kommen, wie wenn das Herz in seiner Thätigkeit momentan erlahmte.

Nach Beendigung der Hautreizung geht der Blutstrom allmählich in seinen ursprünglichen Zustand wieder über, nachdem er in den meisten

---

*) Untersuchungen über die physiologische Wirkung der Hautreizmittel. Prager Vierteljahrsschrift Bd. 75 und „Die Epispastica als excitirende und deprimirende Mittel" „Zur Lehre von den Reflexreizen und deren Wirkungen", Pflüger's Archiv 1873. 5. Bd.

**) cit. nach Winternitz l. c. Seite 88 ff.

Fällen zweifellos auf einige Augenblicke eine erhöhte Geschwindigkeit angenommeu hat.

Dieselben Erscheinungen lassen sich auch am Lungengefässnetze und der Schwimmhaut des unversehrten Froschschenkels auf elektrische Reizung nachweisen. Die Gefässe selbst bieten hierbei oft dem Auge sichtbare und der wechselnden Geschwindigkeit des Blutstromes entsprechende Veränderungeu dar. Bei sehr reizbaren Fröschen beobachtet man nämlich oft während der Anwendung eines starken Stromes eine beträchtliche Erweiterung, bei einem schwächeren Strome eine Verengerung der Gefässe. Auch auf die Herzcontractionen bleiben die Hautreize nicht ohne Einfluss. Bei Anwendung eines verhältnissmässig starken Hautreizes werden die Herzcontractionen schwächer, bei schwächerer Reizung werden dieselben kräftiger.

Aus diesen Versuchen geht zunächst hervor, dass ein Hautreiz auf das Gefässsystem und auf das Herz einen beträchtlichen Einfluss ausübt, und zwar lediglich auf reflectorischem Wege.

Naumann prüfte auch den Einfluss hoher Wärme. Eintauchung des Fusses eines noch reizbaren Frosches in erwärmtes Wasser bewirkten eine Veränderung in der Schnelligkeit des Kreislaufes und zwar je nach der grösseren oder geringeren Intensität der Wärme, eine Verlangsamung oder Beschleunigung des Blutstromes.

Durch den directen Versuch hat Naumann ferner die reflectorische Wirkung der Hautreize auf das Gefässsystem auch am Menschen erwiesen. Die Resultate waren ganz analog den früher bei Thieren gefundenen.

Für unsere Zwecke genügten nun vorläufig diese Thatsachen. Sie beweisen uns zunächst, dass der Ort der Einwirkung für den Effect nicht gleichgültig ist. So werden wir mit Kälte auf die Füsse die Circulation im Gehirn und in den Hirnhäuten beeinflussen, es wird uns jedoch nicht gelingen, durch kalte oder heisse Handbäder auf die Circulation im Kopf einzuwirken. Auf letztere Art wird es wieder möglich sein, asthmatische Anfälle zu coupiren. Ob mit den sensiblen peripherischen Nervenendigungen der Finger und Hände das Respirationscentrum in engeren Reflexbeziehungen steht, darüber können heute nur bloss Vermuthungen ausgesprochen werden.

Als feststehend ist also anzunehmen, dass es an der Körperoberfläche gewisse Stellen giebt, von welchen aus durch thermische Reize Reflexe in entfernten Organen aufgelöst werden können, und wir wollen diese Stellen als Reflexpunkte bezeichnen. Solche Reflexpunkte sind ausser Händen und Füssen, die bereits erwähnt, noch die Innenflächen der Schenkel. Kälte an diesen Stellen applicirt, bewirkt Contractionen im Uterus.

Ungemein interessant und wichtig für die Fernwirkung thermischer Reize sind die experimentellen Thatsachen, die Professor Samuel in Königsberg *) mittheilt.

Crotonisirt man das eine Ohr eines Kaninchens und steckt das andere Ohr in kaltes Wasser von 15° C und darunter, so tritt während der ganzen Dauer dieser Immersion des gesunden Ohres auf dem crotonisirten Ohre keine Entzündung ein. Die Entzündungserscheinungen treten sonst nach einigen Stunden auf. Dass durch directe Kältewirkung auf das crotonisirte Ohr, sei es Luft-, Wasser- oder Eiskälte, die Entzündung vermindert oder verzögert werden kann, so schreibt Samuel, ist bekannt, dass aber eine Erkaltung des gesunden Ohres genügt, um die Entzündung des anderen Ohres zu hindern, ist ein räthselhaftes Novum. Zur Erklärung dieser Beobachtung liegt es zunächst nahe, an eine Reflexwirkung zu denken. Bei der Innigkeit der reflectorischen Verhältnisse zwischen beiden Ohren kann man den Gedanken hegen, dass durch die Erkältung des gesunden Ohres die sensiblen Nerven dieses Ohres erregt werden und ihre Erregung auf die Vasomotoren der anderen crotonisirten Seite übertragen. Durch diese Uebertragung könnte es dann zu einer Arterienenge kommen, welche das Zustandekommen der Entzündung hemmt. Der Reflex der sensiblen Nerven trägt aber keine Schuld. Durchschneidet man auf dem in's Wasser getauchten Ohre fast sämmtliche sensible Nerven, so lässt sich nicht nachweisen, dass nun die Erkältung des anästhetischen Ohres schwächer wirkt, als bei Erhaltung der sensiblen Nerven. In beiden Fällen bleibt die Entzündung in gleicher Weise aus. Auch bei Sympaticuslähmung auf der crotonisirten Seite bleibt die Entzündung bei Erkaltung der gesunden Seite genau so aus, wie ohne Sympathicuslähmung. Von Entzündung ist in beiden Fällen keine Spur.

Die Reflexhypothese, die sich bei dem bilateralen Consensus der Blutgefässe beider Ohren zunächst von selbst aufdrängt, tritt aber völlig in den Hintergrund durch den Nachweis, dass nach Crotonisirung eines Ohres nicht bloss bei Erkaltung des anderen Ohres die Entzündung ausbleibt, sondern auch bei continuirlicher Erkaltung der Extremitäten. Der Versuch beweist, dass die Erkaltung anderer ferner Theile, die gar nicht wie die bilateral-symmetrischen in einem vasculären und nutritiven Consensus mit einander stehen, genügt, um während zwölfstündiger Dauer das Zustandekommen der Entzündung hintanzuhalten. Bei diesem Versuche liegt der Gedanke nahe, dass die Bluterkaltung an der Verzögerung der Entzündung

*) Zur Antiphlogose, Virchow's Archiv 1892. Bd. 127.

Schuld hat. Die Bluterkaltung ist hier in hohem Grade nachweisbar und sie ist auch in hohem Grade wirksam. Aber es braucht noch nicht zur Bluterkaltung zu kommen. Bei der Immersion des Ohres im Wasser von 15° C kommt es oft gar nicht zur Erkaltung, mitunter sogar zu einer leichten Temperatursteigerung, und die Entzündung bleibt dennoch aus. Der Temperaturabfall, wenn auch wirksam, ist also nicht nothwendig und unerlässlich.

Samuel versucht diese Thatsachen, welche unstreitig von grösster pathologischer und therapeutischer Wichtigkeit sind, in folgender Weise zu erklären. Alle Entzündungserscheinungen, nicht bloss arterielle Congestion, sondern auch die Itio in partes in den Venen bleiben aus, so lange die Kältewirkung andauert. Die Itio in partes in den Venen hängt aber von den weissen Blutkörperchen ab, während das Ausbleiben der arteriellen Congestion auf einer vasomotorischen Reizung beruht. Die Protoplasmabewegungen farbloser Blutkörperchen hören bekanntlich bei niederen Temperaturen auf, unter $+ 5°$ C liegen dieselben ganz still und starr. Es ist daher wohl daran zu denken, dass, bevor noch das Gesammtblut eine Herabminderung seiner Temperatur erfährt, die tactile Reizbarkeit, die Motilität der Leukocyten gelitten haben kann, diejenige Eigenschaft dieser Körperchen also, durch die das Anhaften derselben an den Gefässwänden, die Itio in partes, ihre Bewegung und Auswanderung aus den Blutgefässen bedingt ist.

Ich habe hier diese Experimente mitgetheilt, obwohl sie strenge genommen, nicht hierher gehören. Es ist mir jedoch darum zu thun auch solche Thatsachen, die gegen die Reflexhypothese sprechen, anzuführen. Wir werden noch Gelegenheit haben, auf diese Thatsachen zurückzukommen.

Wenn schon locale thermische und mechanische Reize von beschränkter Localisation an der Contactstelle und in entfernten Organen solch mächtige Effecte, wie die geschilderten, hervorzurufen im Stande sind, dann wird es als begreiflich erscheinen, dass thermische und mechanische Reize, welche die ganze Körperoberfläche, also sämmtliche periphere sensible Nervenendigungen treffen, viel bedeutendere Effecte im Nervensystem und in allen zu diesem in Beziehung stehenden motorischen und trophischen Fasern erzielen lassen. Es ist ja selbstverständlich, dass der Nervenreiz wachsen muss im Verhältnisse zu der Anzahl der auf einmal getroffenen sensiblen nervösen Endorgane.

Wir können die diesbezügliche Wirkung der thermischen und mechanischen Reize hier nur von allgemeinen Gesichtspunkten betrachten. Fast sämmtliche die ganze Körperoberfläche treffenden thermischen Actionen, bilden einen intensiven Nervenreiz, durch dessen

Fortpflanzung nach dem Centrum Innervationsveränderungen und Umstimmungen in den verschiedensten Körperpartieen bewirkt werden.

Wir werden Beseitigung von Störungen im Bewusstsein, von Depressionszuständen und Beseitigung von psychischen Erregungszuständen beobachten. Beruhigung im Gesammtnervensystem und Steigerung der Erregbarkeit, der elektromotorischen sowohl wie der Reflexerregbarkeit wird zu erzielen sein je nach Dauer und Intensität der Application. Wir werden so nicht nur bestimmte Nervenbahnen und Centra erregen, sondern auch überreizen können und wie bei localen Applicationen Hyperästhesien hervorrufen und krankhafte Sensationen wie Schmerzen, Hyperästhesien, Parästhesien temporär und selbst dauernd beseitigen. Wir werden im Stande sein, motorische Alterationen zu beheben und zu bessern und auch die Muskelkraft zu beeinflussen.

Vinaj und Maggiora*) haben experimentell die Wirkung von Wärme und Kälte auf die Muskelkraft, respective den Einfluss hydrotherapeutischer Einwirkungen auf den Widerstand der Muskeln gegen die Ermüdung bewiesen. Sie haben mit Hilfe des von Mosso construirten Ergographen einen exacten mathematischen Beweis erbracht für die Resultate, die von anderen Autoren, Winternitz, Ischefsky und Morselli mit Hilfe des Dynamometers erzielt wurden..

Ich theile hier die Ergebnisse dieser Untersuchungen mit. Kälte erhöht die Leistungsfähigkeit der Muskeln; Wärme, wenn sie nicht gleichzeitig einen mechanischen Einfluss ausübt, schwächt die Muskelkraft. Wenn Wärmeeinwirkungen mit mechanischen Eingriffen verbunden sind, können sie auch eine deutliche Steigerung der Leistungsfähigkeit der Muskeln bewirken, die jedoch stets geringer ist als jene, die nur durch die mechanische Wirkung der temperirten Douche erzielt wird, geringer als jene, die durch kalte oder durch wechselwarme Temperaturen zu erzielen ist. —

Die Experimente, die die genannten Autoren angestellt haben, sprechen so deutlich, dass ein Commentar überflüssig ist; nur ein Umstand soll hier besonders hervorgehoben werden, dass nämlich die erwähnten Effecte abhängig sind sowohl von der thermischen als auch von der mechanischen Wirkung der angewendeten Proceduren, dass, wie in der Einleitung bereits besprochen, thermische und mechanische Reize einander ersetzen oder ergänzen müssen, um bestimmte Resultate zu erzielen.

Ich theile hier auch noch die Untersuchungen Grödel's**) über

---

*) Blätter f. kl. Hydrotherapie 1892. Nr. 1 und 1893. Nr. 7.
**) Deutsche med. Zeitung 1889.

den Einfluss von Bädern auf die elektrische Erregbarkeit der Muskeln und Nerven mit. Grödel fand, dass die faradocutane Sensibilität durch kalte Bäder herabgesetzt, durch warme gesteigert wird. Die elektrische Erregbarkeit der Muskeln und Nerven wird durch das warme Bad herabgesetzt, durch das kalte gesteigert.

Wir müssen hier noch jener Effecte gedenken, welche dann eintreten, wenn thermische und mechanische Reize auf das Centralnervensystem auf Gehirn und Rückenmark ausgeübt werden. Ueber den Einfluss von Wärme und Kälte auf verschiedene Partien des Centralnervensystems sind wir bisher nur unvollkommen orientirt. Wir wissen, nach den Untersuchungen von Esmarch, dass die Wirkung von Kälte und Wärme sich bis in die Knochenhöhlen erstreckt, Untersuchungen, welche wiederholt nachgeprüft und bestätigt wurden, wir wissen jedoch aus genauen Beobachtungen, dass selbst bei länger dauernder Application sehr niedriger Temperaturen auf den Kopf n i c h t jene Erscheinungen auftreten, die der directen Kältewirkung auf das Gehirn entsprächen. Jedenfalls müssen wir annehmen, dass durch irgendwelche Compensationsvorgänge im menschlichen Gehirn die Wirkung intensiver Kälte aufgehoben wird, da es sonst, wie R i c h a r d - s o n betont, sicher zu schweren Störungen sensorieller, sensibler und motorischer Natur kommen müsste. Sicher ist nur, dass Kälteapplication auf den Kopf die Circulation in den Hirnhäuten und in der Rindensubstanz des Gehirns beeinflusst, dass die Gefässe contrahirt werden, ohne dass es jedoch zu bedeutenden Temperaturherabsetzungen kommen würde. Die therapeutische Verwerthung solcher thermischer Reize wäre ja sonst absolut contraindicirt, und wir müssten auf Kälteapplicationen auf den Kopf um so mehr verzichten, als wir ja, wie früher hervorgehoben, durch thermische Einwirkungen von Reflexpunkten aus, auf die Circulation im Gehirn und in den Hirnhäuten eine genügende und die Gehirnthätigkeit jedenfalls nicht ungünstig beeinflussende Einwirkung entfalten können.

Bringt man das G e h i r n kleiner Thiere (Frösche, Tauben, Kaninchen) mittels Aetherzerstäubung zum Gefrieren, so werden sie nach einem kurzen Vorstadium der Erregung betäubt, empfinden keine Schmerzen mehr, zeigen aber, wie enthirnte Thiere, gesteigertes Reflexvermögen; bei allmählichem Wiederaufthauen tritt selbst nach sehr oft wiederholtem Einfrieren vollständige Wiederherstellung ein; bei raschem Aufthauen dagegen tritt Erregung und Krampf ein (R o s s b a c h, physikalische Heilmethoden).

Ueber den Einfluss von Kälte und Wärme auf die Wirbelsäule sind wohl wiederholt Untersuchungen angestellt worden, jedoch sind auch diese noch unvollständig, zum Theile auch für unsere Zwecke nicht verwerthbar. Der Vollständigkeit halber theile ich einige experimentelle Thatsachen mit. Enthirnte Frösche behalten ihr Reflexvermögen länger in niederen Temperaturen. Steigert man letztere ganz allmählich (und zwar gleichgültig, ob am ganzen Thiere oder an einzelnen Rückenmarksabschnitten), so geschehen alle Reflexbewegungen energischer und dauern länger an. Bei 30° C kann ein unter niederer Temperatur nur einfache Contractionen hervorrufender Reiz sogar tetanische Krämpfe auslösen. Man hat allerdings auch nach gewissen Temperaturerniedrigungen Steigerung der Reflexthätigkeit gesehen (Cayrade, Tarchanow, Frensberg). Bei kleineren Strychningaben fand Kunde, dass Wärmeentziehung Tetanus hervorruft, Wärmezufuhr dagegen unterdrückt; bei grösseren Strychningaben verhalte es sich umgekehrt. Lange Kälteeinwirkung hebt die Reflexe, sogar, wenn sie durch Strychninwirkung gesteigert sind, vollständig auf (Wundt).

Wenn man mittels thermischer Einwirkungen Reflexbewegungen in den willkürlichen Muskeln hervorrufen will, muss man hohe Temperaturen möglichst plötzlich einwirken lassen; bei sehr langsamem Erwärmen kann man sogar ganz normale Thiere (Frösche) zur Wärmestarre bringen und dadurch tödten, ohne dass sie Fluchtversuche machen, indem durch das zum Rückenmark strömende, immer wärmer werdende Blut dessen Reflexvermögen immer mehr geschwächt wird (Heinzmann).

Dagegen rufen selbst nicht besonders differente Temperaturen im Bereiche der glatten Muskulatur Reflexe hervor.

Directe Kältewirkung auf das Rückenmark, z. B. durch Aetherzerstäubung, soll bei Fröschen zuerst erhöhte Beweglichkeit, sodann allgemeine Lähmung nach sich ziehen, aus der sie allmählich wieder zur Norm zurückkehren; ähnlich sollen sich auch Warmblüter verhalten.

Empirisch war die Wirkung von Kälte und Wärme längs der Wirbelsäule schon im 18. Jahrhundert bekannt. Kräftige Uebergiessungen mit kaltem Wasser auf den Nacken und auf das Hinterhaupt wurden und werden heute noch zur Coupirung von Erstickungsanfällen bei Croup angewandt. Der Einfluss ist, wie Winternitz nachgewiesen hat, auf höhere Innervation und dadurch hervorgerufene Beseitigung der Parese der Glottis zurückzuführen.

Kälteeinflüsse vom Nacken und vom Hinterhaupte wirken ferner sehr eingreifend auf die Respiration. Ein kräftiger Wasserstrahl, den man gegen die Prominenz des Hinterhauptes richtet, kann die Respiration in der intensivsten Weise beschleunigen und verstärken. Die sogenannte concentrirte Hinterhauptsdouche (sehr kräftiger, kalter, gebundener Wasserstrahl) bewirkt Zuckungen und Krämpfe in paretischen und paralytischen Theilen.

Chapman hat gefunden, dass durch Anwendung von Kälte und Wärme auf verschiedene Theile der Rückenwirbelsäule die Circulation im Gehirn und Rückenmarck, in den Ganglien des Sympathicus und dadurch in allen Organen des Körpers angeregt und modificirt werden kann. Will man, seiner Ansicht nach, in einem Theile des Körpers die Circulation anregen, so wendet man Eis über dem Theile des Rückenmarkes an, wo man die Centralorgane des Nervensystems für den entsprechenden Theil vermuthet. Er hat gefunden, dass, wenn man z. B. einen volleren und gleichmässigeren Blutlauf im Gehirn herbeiführen will, man Eis auf den Nacken und die Schulterblätter anwenden müsse. Eine Steigerung der Circulation und der Wärme in den oberen Extremitäten wird von derselben Stelle erreicht. Brust- und Baucheingeweide sollen in gleicher Weise durch Auflegen von Eis auf die Brust- und Lendenwirbelsäule beeinflusst werden. Kälte der unteren Extremitäten wird beseitigt durch Auflegen von Eis auf den unteren Theil des Rückenmarkes und auf die Kreuzgegend. Interessant sind die Untersuchungen von Runge*) in den letzten Jahren, welche das Resultat ergaben, dass Kälte auf die unteren Extremitäten applicirt, umgekehrt die Temperatur im Rückenmark erhöht.

Wärme längs der Wirbelsäule applicirt, bewirkt das entgegengesetzte von dem, was durch Kälteapplication erzielt wird; abwechselnde Einwirkung von Wärme und Kälte steigert am beträchtlichsten die Erregbarkeit des Rückenmarkes. Die zu erzielenden Wirkungen sind auch hier abhängig von Kältegrad und Dauer der Einwirkung. Kurze kalte Proceduren steigern im Allgemeinen die Erregbarkeit, länger dauernde kalte Proceduren setzen die Erregbarkeit herab. Wir werden in den betreffenden Abhandlungen noch zu sehen Gelegenheit haben, wie kurze Kälteanwendungen auf die Nackenwirbel die sexuelle Erregbarkeit steigert, lange Kälteanwendungen dieselbe herabsetzt — ja ganz aufhebt.

Auch Winternitz hat in mehrfacher Weise die Wirkungsart von Wärme- und Kälteapplicationen auf die Wirbelsäule zu prüfen versucht, die Versuche fielen negativ aus, während die klinischen Erfahrungen günstige Erfolge verzeichnen. Unter Anderem theilt er mit, dass mit heissem Wasser gefüllte Schläuche auf den Nacken bei

---

*) Blätter für klin. Hydrotherapie 1891.

Hemicrania ex Anämie, heisse Applicationen auf Kreuz und Lendenwirbelsäule bei Amenorrhoe günstig wirken. Kälte längs der Wirbelsäule ruft kräftige Uteruscontractionen hervor und beseitigt habituelle
Kälte der unteren Extremitäten etc. Präcise wissenschaftlich festzustellen sind die Anzeigen für thermische Beeinflussung der ganzen
oder einzelnen Partien der Wirbelsäule heute noch nicht.

3. Einfluss hydriatischer Eingriffe auf die Circulation und das Blut.

Das Emporblühen exacter klinischer Untersuchungsmethoden, die
Ausbildung der Anatomie, Physiologie und Pathologie des Circulationsapparates, sowie die Erfindung ausgezeichneter Experimentirmethoden
war für die wissenschaftliche Begründung der Wirkungen hydriatischer
Eingriffe auf die Circulation von grosser Bedeutung. Der Aufschwung
fällt in die letzten Jahrzehnte dieses Jahrhunderts. Empirisch war
die Wirkung des Wassers auf die Circulation schon sehr lange bekannt,
die Erklärungsversuche jedoch ungenügend und unhaltbar; heute ist
der Einfluss thermischer und mechanischer Reize auf die Circulation
bis in's kleinste Detail bekannt und Ursache und Wirkung gründlich
erforscht.

Mit allen Untersuchungen ist der Name Winternitz innig ver-
knüpft; die Thatsachen, die hier mitgetheilt werden, sind zum grössten
Theile die Resultate seiner grundlegenden Arbeiten.

Die Circulation ist abhängig von folgenden Factoren: von der
Herzsystole, der zu bewegenden Blutmasse, der Elasticität, dem Tonus
der Gefässe und der Gewebe und von der Zellfunction. Auf alle diese
Factoren, auf jeden einzelnen isolirt, können wir mit thermischen und
mechanischen Reizen einen Einfluss ausüben. Bevor ich auf die Betrachtung jener Veränderungen eingehe, welche die verschiedenen Reize,
einzeln und combinirt, von einzelnen Körperstellen aus oder von der
ganzen Körperoberfläche aus auf die Circulation bewirken, muss betont
werden, dass locale Effecte, also Veränderungen der Circulation und
der Blutvertheilung in einzelnen Gefässprovinzen auch allgemeine
Wirkungen nach sich ziehen werden, da es ja bekannt ist, dass z. B.
eine Reizung eines Theiles der sensiblen peripheren Nervenendigungen
schon eine ausgiebige circulatorische Reaction, eine ziemlich beträchtliche Steigerung des arteriellen Blutdruckes nach sich zieht.

Betrachten wir zunächst den Effect localer Applicationen, localer
thermischer und mechanischer Reize. Der Effect ist abhängig von der

Grösse des Reizes, d. h. von der Dosirung des mechanischen und thermischen Eingriffes, von der Dauer desselben und von seiner Localisation. Zunächst werden wir zu unterscheiden haben zwischen Primärwirkungen, d. h. solchen Wirkungen, welche im ersten Stadium der Einwirkung auftreten als unmittelbare Folge des Reizes, und Secundärwirkungen oder Reactionsbewegungen, das sind Erscheinungen, welche bei längerer Einwirkung des Reizes noch während der Dauer desselben oder nach Unterbrechung desselben auftreten.

Beginnen wir mit der localen Einwirkung der Hitze und Kälte auf die peripheren Gefässe.

Hohe Temperaturen und sehr niedrige Temperaturen haben in ihrer Wirkung auf die localen Circulationsverhältnisse sehr viel Gemeinsames. Je grösser die Temperaturdifferenzen zwischen der Körperoberfläche und dem applicirten Medium sind, um so mächtiger ist der Reiz und damit auch die Reizwirkung *).

Wird an einer Stelle der Körperoberfläche Kälte applicirt und zwar in einer Temperatur, welche wesentlich niedriger ist als die Hauttemperatur, so ist die unmittelbare Folge dieser Reizwirkung eine an der Applicationsstelle stattfindende Contraction der Gefässe als Effect des Kältereizes auf die Vasoconstrictoren, die Contraction kann so mächtig werden, dass ein völliges Verschwinden des Gefässlumens eintreten kann. In Folge dieser Contraction muss es natürlich zu einer Verdrängung des Blutes, zu localer Anämie und Abkühlung kommen.

Es ist natürlich, dass mit den Vasoconstrictoren auch gleichzeitig und auch ziemlich gleichmässig die Dilatatoren erregt werden, da sie sich ja an Ort und Stelle gemeinsam vorfinden. Die Contraction der Gefässe ist nur ein Zeichen des Ueberwiegens der Constrictoren. Dieses Verhalten der Gefässe zeigt sich jedoch nur bei Anwendung kurzer thermischer Reize; wird der Kältereiz excessiv gesteigert und dauert er lange an, so wird die Contraction der Gefässe einer Ueberreizwirkung Platz machen, es wird eine lähmungsartige Erweiterung der Gefässe eintreten.

Locale Hitzewirkung, die Einwirkung von Temperaturen, welche wesentlich höher sind als die der Körperoberfläche, äussert sich zunächst ebenfalls in einer mächtigen Contraction der getroffenen Gefässe, hier kommt es ebenfalls zu einer Dilatation, welche bei Steige-

— —

*) Ich benutze hier zum Theil die ausgezeichneten Auseinandersetzungen Strasser's: „Die Wirkung der Hydrotherapie auf Kreislauf und Blut" 1899.

rung und Ausdehnung der Wärmeapplication bis zu einer maximalen Dilatation mit völliger Erschlaffung der Gefässe fortschreiten kann.

Wir sehen also sowohl bei Anwendung sehr niedriger Temperaturen, als auch bei der Application hoher Temperaturen zunächst Contraction, dann Erweiterung der Gefässe eintreten. Mit· der Contraction der Gefässe geht eine Verdrängung des Bluts, locale Anämie und damit auch Temperaturherabsetzung einher, während in der Umgebung der getroffenen Partie eine Hyperämie und Steigerung der Temperatur eintritt, Erscheinungen, welche durch physiologische und physikalische Gesetze begründet sind. Dass bei localer Hitzeanwendung keine Abkühlung stattfindet, ist natürlich.

Viel wichtiger als diese eben beschriebenen p r i m ä r e n Wirkungen mächtiger thermischer Reize sind die s e c u n d ä r e n Wirkungen localer Applicationen.

Wird der Kältereiz gleichmässig längere Zeit angewendet, also nicht, wie früher erwähnt, excessiv gesteigert, so kommt es local zu einer R e a c t i o n s b e w e g u n g, die darin besteht, dass nach der primären Contraction der Gefässe und consecutiver Anämie eine Dilatation der Gefässe mit den Erscheinungen einer Fluxion, einer Hyperämie auftritt. Diese Erweiterung der Gefässe unterscheidet sich wesentlich von der Erweiterung der Gefässe, die nach Anwendung excessiver Kälte und hoher Temperaturen eintritt. In diesen letzteren Fällen ist die Erweiterung der Gefässe eine p a s s i v e, die Gefässe haben ihren Tonus, ihre Elasticität verloren, die Hyperämie ist eine Stauungshyperämie, während in dem ersteren Falle die Gefässe den ihnen durch den Kältereiz gegebenen Tonus behalten haben, also a c t i v erweitert sind. Es ist mit Sicherheit anzunehmen, dass diese active Erweiterung der Gefässe durch directe Erregungswirkung der die Gefässe zur Erweiterung bringenden Elemente zu Stande kommt, durch eine directe Erregungswirkung der Dilatatoren, die ja, wie erwähnt, mit den Vasoconstrictoren gleichzeitig getroffen werden.

Der Unterschied zwischen dieser secundären Wirkung nach Kälteapplication und der Erweiterung der Gefässe bei Wärmeapplication ist ein mächtiger und ungemein wichtiger. Im ersteren Falle, bei Erweiterung der Gefässe mit Erhaltung ihres Tonus, haben wir eine Beschleunigung der Circulation, eine active Hyperämie, im letzteren Falle eine passive Hyperämie mit Verlangsamung der localen Blutbewegung.

Was nun die Wirkung mechanischer Reize anbelangt, so unterstützen diese wesentlich die thermischen Reizwirkungen, namentlich die Reactionsverhältnisse.

Wird mit den excessiven thermischen Reizen, mit excessiven oder lang dauernden sehr niedrigen Temperaturen oder mit lang dauernden hohen Temperaturen, die, wie wir gesehen haben, eine Erschlaffung der Gefässe zur Folge haben, ein kräftiger mechanischer Reiz verbunden, so kann die Erschlaffung der Gefässe hintangehalten werden, es kann die Erweiterung der Gefässe zu einer activen, zu einer solchen mit Erhaltung des Tonus gestaltet werden.

Wir werden es also in der Hand haben, mit hohen und niedrigen Temperaturen dieselben Effecte hervorzurufen, vorausgesetzt, dass wir den thermischen Reiz und den mechanischen Reiz entsprechend dosiren, es wird uns ferner möglich sein, mit ein und derselben Temperatur verschiedene Effecte zu bewirken, je nachdem wir mit dem thermischen Reiz einen mechanischen Reiz verbinden oder nicht. Am besten zeigt sich dies bei der Anwendung m i t t l e r e r Temperaturen, also solcher, welche der Temperatur der Körperoberfläche ziemlich nahe stehen. Steckt man die Hand in ein Gefäss mit Wasser von mittleren Temperaturen und hält man sie in demselben ruhig einige Minuten, so werden wir sie nach dem Entfernen aus dem Wasser cyanotisch, kühl finden, die Hautgefässe haben sich erweitert, jedoch mit Verlust ihres Tonus. Wird jedoch die Hand während der Dauer der Procedur von ebensolcher Länge und in derselben Temperatur gleichzeitig kräftig frottirt, so wird eine gute Reaction eintreten, die Hautgefässe werden mit Erhaltung ihres Tonus, d. h. activ, erweitert sein, die Circulation wird eine lebhafte sein, die Temperatur der Hand wird erhöht sein.

Das Verhalten der Gefässe nach diesen verschiedenen localen Application thermischer und mechanischer Reize ist für die Praxis von grosser Wichtigkeit; wir werden, wenn eine starke locale Reaction, active Hyperämie, erzielt werden soll, sehr niedrige Temperaturen anwenden und die Wirkung durch einen kräftigen mechanischen Eingriff unterstützen. Wir müssen aber auch noch eine andere sehr wichtige Consequenz aus unseren Beobachtungen ziehen. Man hört oft den Wunsch äussern sowohl seitens der Laien als auch seitens der Aerzte, dass der Patient „möglichst schonend" hydriatisch behandelt werde. Unter schonender Behandlung versteht man dann die Anwendung mittlerer Temperaturen. Nun haben wir an unserem Experimente mit dem Handbade gesehen, dass nach mittleren Temperaturen eine Reaction nur dann auftritt, wenn der mangelnde thermische Reiz durch einen mechanischen ersetzt wird, und es ist sehr fraglich, ob ein Verfahren, bei welchem ein mechanischer Reiz ziemlich lange und in bedeutender Intensität angewendet wird, schonender ist als ein kurzer thermischer und mechanischer Reiz, und es ist auch sehr zweifelhaft, dass ein Verfahren, nach welchem eine Cyanose, also völliges Ausbleiben jedweder Reaction, beobachtet wird, schonender sei als die Anwendung von Reizen, die active Hyperämie und Erwärmung zur Folge haben.

Wir werden noch Gelegenheit haben, auf die Reactionserscheinungen ausführlicher zurückzukommen.

——— ———

Es wurde bereits kurz erwähnt, dass locale thermische Reize auch die Gefässe des Nachbarbezirkes beeinflussen. Es soll nun hier gezeigt werden, in welcher Weise thermische Applicationen auf einen Theil eines grösseren Blutgefässes dessen ganzes Circulationsgebiet zu beeinflussen vermögen.

Es war schon Priessnitz bekannt, und darauf basirte eine ihm sehr beliebte Behandlungsmethode, dass intensive Kälteapplicationen längs eines grösseren Gefässstammes die Blutzufuhr zu dem Verästelungsgebiete desselben bedeutend herabsetzen. Plethysmographische, sphygmometrische und thermometrische Untersuchungen, die Winternitz angestellt, bestätigen nicht nur diese Thatsache, sondern erweiterten bedeutend unsere diesbezüglichen Kenntnisse.

Winternitz hat gezeigt, dass Kälteapplicationen längs des zuführenden Gefässes eine Verminderung der Temperatur, eine Herabsetzung der Blutzufuhr, eine Verminderung der organischen Vorgänge in dem betreffenden Verästelungsgebiete der von dem Kältereize getroffenen Gefässe bewirkt. Eisstreichungen oder länger fortgesetzte kalte Umschläge längs der Brachialarterie verursachen ein Sinken der Temperatur in der Hohlhand um 1—1·5° C. Noch nahezu eine Stunde nach Entfernung des Umschlages hält die Temperaturherabsetzung an, wenn die Kälteapplication genügend lange, 10—15 Minuten, vorgenommen wurde. Sphygmographische Untersuchungen, welche an der Arteria radialis vorgenommen wurden, haben die Kältewirkung noch deutlicher gezeigt. Die Ascensionen an den Pulscurven wurden bedeutend niedriger und schräge, die Elasticitätswellen sind angedeutet, die Rückstosselevationen sind kaum spurweise kenntlich, durchweg Zeichen, dass die Arterie contrahirt und in einen erhöhten Tonus versetzt ist.

Erwärmt sich der Umschlag, so beginnt sich nach und nach das Gefäss zu erweitern, die Spannung lässt nach, und das Gefäss bekommt den Charakter, den es vor der Kälteapplication gehabt hat.

Auch plethysmographische Untersuchungen, die Winternitz zuerst angestellt hat, haben dasselbe bewiesen.

Diese Thatsachen gelten nicht nur für die Extremitäten, sondern auch beispielsweise für den Kopf. Durch thermische Beeinflussung des Gebietes der Carotiden können die Circulationsvorgänge im Kopf eine Aenderung erfahren. Solche Veränderungen der Circulation, der Pulsformen in der Peripherie sind einerseits durch die directe Kältewirkung bedingt, andererseits aber auch durch Reflexvorgänge ausgelöst, durch die thermische Reizung peripherischer sensibler Nervenendigungen, was Winternitz am besten dadurch bewiesen hat, dass Eisstreichungen längs des Nervus ulnaris an der Ulnarfurche des Ellbogengelenkes dieselben Veränderungen an der Pulscurve der Arteria radialis hervorgerufen hat.

Gleichzeitig mit den Veränderungen in dem peripheren Verästelungsgebiete des getroffenen Gefässes treten solche in den centralwärts gelegenen Partien des betreffenden Gefässes auf. Auch dies ist durch thermometrische Untersuchungen zweifellos festgestellt. Eisstreichungen längs der Arteria brachialis führen zu einer Erweiterung der über dem Strömungshinderniss gelegenen Gefässpartie, zu einer lebhaften Röthung der centralwärts gelegenen Theile, die Arterien werden weiter, fühlen sich voller an, die Temperatur steigt. Es treten alle Zeichen einer collateralen Hyperämie auf.

Wärmeapplicationen wirken in entgegengesetzter Weise.

Dass diese Vorgänge für die therapeutische Beeinflussung entzündlicher Vorgänge in der Peripherie von grosser Wichtigkeit sind, ist klar. Die grossen Gefässe, die zu dem erkrankten Theile führen, werden intensivem Kälteeinflusse ausgesetzt, dadurch die Blutzufuhr zu den erkrankten Partien herabgesetzt, die Schmerzleitung zum Centralorgan, die pathologischen Vorgänge in dem kranken Organe viel günstiger beeinflusst, als dies etwa durch directe Kältewirkung auf den erkrankten Theil selbst möglich gewesen wäre. Auch die collaterale Hyperämie findet therapeutisch Verwerthung dort, wo die Circulation gebessert, active Fluxion behufs besserer Ernährung, Beschleunigung von Resorption in erkrankten Organen indicirt ist.

Obwohl nicht streng hierher gehörig, schien es nothwendig, auf die therapeutischen Consequenzen dieser Vorgänge hinzuweisen, um die Bedeutung und Wichtigkeit derselben schon jetzt hervorzuheben.

Reflectorisch bedingte Veränderungen im Caliber der Blutgefässe können auch noch von verschiedenen Körperstellen ausgelöst werden. Der Kältereiz beschränkt sich nicht auf die Applicationsstelle; es werden auf reflectorischem Wege andere Gefässbezirke erregt, und so zeigen sich hier bei verschiedenen Körpertheilen Erscheinungen, welche so constant auftreten, dass sie ganz bestimmte Schlussfolgerungen gestatten und in der weiteren Folge therapeutische Verwerthung der Resultate gestatten.

Dass sich der thermische Reflexreiz von einer Stelle des Körpers auf die correspondirende Stelle der anderen Körperhälfte erstrecken kann, wurde bereits an einer anderen Stelle hervorgehoben; ich erwähne hier noch die Experimente Brown-Séquard's, welche zeigten, dass sich die Gefässe der einen Hand contrahiren, wenn die andere Hand in kaltes Wasser gesteckt wird.

Andere Gefässbezirke lassen sich von entfernten Stellen aus durch thermische Reize reflectorisch beeinflussen.

Schüller und Winternitz haben gezeigt, dass eine Contraction der Piagefässe nach Kältereiz auf die äusserste Peripherie, auf die Füsse, eintritt.

Schüller experimentirte an trepanirten Thieren und beobachtete constant nach Kälteapplicationen auf die Füsse ein Einsinken des Gehirns, ein Kleinerwerden der Hirnhautgefässe.

Winternitz machte thermometrische Untersuchungen im äusseren Gehörgange, ausgehend von der Erwägung, dass die Temperatur eines Organs von der circulirenden Blutmenge abhängig und dass die Temperatur im äusseren Gehörgang für die Beurtheilung der Temperatur im Gehirn maassgebend sei. Kälteapplicationen auf die Füsse hatten immer ein Sinken der Temperatur im äusseren Gehörgang zur Folge. Von Wichtigkeit für das Eintreten dieser Erscheinung ist das Auftreten einer guten Reaction an der Applicationsstelle. Wenn die Reaction am Fusse ausblieb oder wenn Ueberreizwirkung auftrat, die Gefässe erschlafften, livide Verfärbung, Cyanose statt activer Hyperämie eintrat, dann blieb auch der reflectorische Erfolg aus.

Schüller fand auch, dass die Piagefässe im entgegengesetzten Sinne beeinflusst werden können. Eine nasse, kalte Compresse auf den Bauch oder Rücken der Thiere gelegt, bewirkt fast ausnahmslos sofortige anhaltende Erweiterung der Piaarterien und -Venen. Die sichtbaren Pulsationen werden deutlicher und langsamer. Nach Beendigung des Versuches dauert die Erweiterung bisweilen noch kurze Zeit fort, dann folgt eine meist rasch vorübergehende Verengerung und darauf allmählich Rückkehr zur Norm.

Eine nasse, warme Compresse auf Bauch oder Rücken applicirt, hat den entgegengesetzten Effect. Es erfolgt sofort eine mehr oder minder energische andauernde Verengerung der Piaarterien und -Venen, zugleich wird der Puls an denselben frequenter, aber weniger deutlich.

Kühlt man die warme Compresse ab, so tritt stets Erweiterung ein, welche durch nachherige Application einer kalten Compresse noch gesteigert werden kann. Dasselbe geschieht auch unmittelbar nach Wegnahme der warmen Compresse, dauert aber nur kurz an.

Wird dagegen die Compresse sehr heiss aufgelegt, so erfolgt meist anfänglich eine Erweiterung der Gefässe zugleich mit langsameren Pulsationen der Arterien.

Auch Nothnagel befasste sich mit der reflectorischen Beeinflussung der Circulation und fand, dass sich die Piagefässe nach Reizung der Ohren verengern.

Von grosser Bedeutung ist die Thatsache, dass reflectorische Beziehungen zwischen den Gefässen der Abdominalorgane und dem gesammten Gefässsysteme bestehen.

Die Abdominalgefässe sind durch thermische Reize von der Haut des ganzen Stammes aus in ganz bedeutender Weise zu beeinflussen. Wir fanden nach einer Kälteapplication auf den Stamm und auf die Bauchhaut eine gleichzeitige und nahezu gleichsinnig auftretende Contraction der Gefässe im Abdomen, Wärmeapplication hat auch hier den entgegengesetzten Effect.

Wir sehen hier wieder, wie mächtig auf die Haut applicirte thermische Reize die Circulation der in der Tiefe liegenden Organe beeinflusst. Wir beobachten hier jedoch zweierlei Erscheinungen. Einmal sehen wir, dass äussere thermische Reize gleichsinnige und gleichzeitig auftretende Wirkungen in der Tiefe hervorrufen; ein anderes Mal beobachtet man, dass äussere Applicationen die Hautgefässe oder vielmehr die oberflächlich liegenden Gefässe erweitern, resp. verengern, gleichzeitig jedoch in den tiefer liegenden Gefässen eine Verengerung, resp. Erweiterung hervorrufen.

Esmarch und Schlikoff haben gezeigt, dass in den verschiedensten Körpertheilen bei Kälteeinwirkung auf ihre Oberfläche eine Abkühlung stattfindet, dass der Grad derselben abhängig ist von der Dicke der Höhlenwand. Bei einstündiger Eisapplication auf die Brust beobachtete Schlikoff eine Abnahme der Temperatur um 3·7°C.

Auch Winternitz hat zahlreiche Versuche mit Durchkältung und Durchwärmung angestellt und ist zu denselben Resultaten gekommen. Es ist klar, dass diese Wirkungen auf Innervation, ganz besonders jedoch auf die Circulationsverhältnisse zurückzuführen sind.

Eine ganze Reihe hervorragender Forscher haben gefunden, dass die örtliche Anwendung excessiver Kälte eine Contraction peripherischer Gefässe bewirkte. Auch die Eingeweide unter der Stelle der Kälteapplication erscheinen anämisch, die Muskeln jedoch zeigen die Zeichen grosser Blutüberfüllung, öfter sogar Extravasate.

Silex *) untersuchte die Wirkung kalter und warmer Umschläge auf die Gefässe des Conjunctivalsackes und an der Hornhautgrenze und benutzte zu seinen Experimenten Thermoelektricität. Er fand: Kälte, auf das Auge applicirt, erhöht, Wärme vermindert die Temperatur im Conjunctivalsacke. Bei Wärmeapplicationen wird die Haut hyperämisch, das Blut nach der Haut abgeleitet und dementsprechend sinkt die Temperatur im Conjunctivalsacke.

Es ist wahrscheinlich, dass sowohl die anatomischen und die physiologischen Verhältnisse, als auch der angewendete thermische Reiz und die durch denselben hervorgerufenen Reflexerscheinungen zur Erklärung der verschiedenen Endresultate in Bezug auf die Gefässweite in den direct getroffenen und den tiefer liegenden Gebieten herangezogen werden müssen. Dort, wo nur die Temperatureinwirkung zur Geltung kommt, wie bei excessiven thermischen Reizen, d. h. sehr tiefen und sehr hohen Temperaturen, werden wir in den oberflächlichen und auch in den tiefen Gefässen gleichsinnige Veränderungen beobachten, wo jedoch, wie z. B. bei erregenden Umschlägen auch Reflex- und Reactionswirkungen auftreten, sehen wir bei Erweiterung oberflächlicher Gefässe Verengerung in den tiefen Gefässen und umgekehrt.

Erwähnt muss hier noch werden, und das wird an anderer Stelle noch ausführlich besprochen werden, dass thermische Einwirkungen, welche die Abdominalgefässe beeinflussen, eine bedeutende Rückwirkung auf die Circulation im gesammten Gefässsystem haben werden. Druck, Spannung im ganzen Gefässsystem und die Blutvertheilung wird in mächtiger und geradezu willkürlicher Weise auf die Art beeinflusst werden können.

Experimentell unwiderleglich fundirt sind die Resultate der plethysmographischen Untersuchungen von Winternitz in dieser Richtung; er sah nach einem kalten Sitzbade die Volumcurve des Armes stark ansteigen, wohl durch die aus den Abdominalgefässen verdrängte und den Gefässen des Armes zugekommene Blutmenge; ebenso fand er im heissen Sitzbade ein Sinken der Pulscurve nach vorhergegangenem, kurz dauerndem Ansteigen, wohl davon herrührend, dass eine grosse Strömung zu den reflectorisch erweiterten Gefässen der Abdominalorgane stattfand und dadurch anderen Körperprovinzen entzogen wurde.

———

*) Münch. med. Wochenschrift 1893.

Betrachten wir nun die Veränderungen, welche die ganze Körperoberfläche treffende thermische Reize in der Circulation hervorrufen. Die primären Wirkungen auf die peripheren Gefässe sind bei thermischen Reizen auf die ganze Körperoberfläche dieselben, wie bei local angewendeter Kälte und Wärme.

Kälte bringt die peripheren Gefässe zur Contraction, Wärme dilatirt sie und auch die Reactionsvorgänge in der ganzen Haut sind nach kurzen intensiven, allgemeinen Kälteeinwirkungen nicht anders, wie bei localen Proceduren; der primären Anämie folgt eine active Hyperämie mit gut tonisirten und tonisch dilatirten Gefässen, stärkere Strömung und Erwärmung der Peripherie. Es ist klar, dass an der grösseren Reizfläche die Summe der Reizeffecte grösser sein wird und dass die an der Körperoberfläche erzeugte allgemeine Hyperämie oder Reaction nicht allein von der reactiven durch die Dilatatoren erzeugten Erweiterung der Gefässe bedingt sein kann, vielmehr nimmt das ganze Blutgefässsystem daran Theil, denn die Reize pflanzen sich auf das Centrum, das Herz und die grossen Gefässe fort und die erhöhte Circulation in der Peripherie erscheint als Effect des Zusammenwirkens von erhöhter vis a tergo und erhöhter Arbeit der tonisirten Blutgefässe der Haut. Welchen Einfluss diese Erscheinung auf die Vertheilung des Blutes haben wird, ist klar, die gute, allgemeine Reaction hat eine Ableitung des Blutes nach der Peripherie zur Folge.

Auch hier gilt das Gesetz, dass kurze, intensive Kältereize besonders kräftig wirken.

Wärmewirkung auf die ganze Haut bringt passive Hyperämie hervor, wie local angewendete Wärme; klar ist, dass auch dieser Effect nicht ohne Rückwirkung auf die allgemeine Circulation sein kann.

Die Rückwirkungen der allgemeinen Kälte- und Wärmeapplicationen äussern sich zunächst im Blutdruck. Hier gilt vor Allem der Fundamentalsatz, dass alle die Gefässe verengernden Einflüsse eine Steigerung, während alle die Gefässwand zur Erschlaffung bringenden Einwirkungen ein Sinken des Blutdrucks hervorrufen müssen. Kälteapplicationen auf die Peripherie bewirken also Blutdrucksteigerung, während Wärme den Blutdruck unter sonst gleichen Umständen zum Sinken bringt. Von localen Einwirkungen ist nur dann ein Effect auf den Blutdruck zu erwarten, wenn der direct oder reflectorisch getroffene Gefässbezirk ein grösserer ist; so z. B. erzeugen kalte Sitzbäder eine Steigerung, warme ein Sinken des Blutdrucks.

Die Versuchsresultate sind allerdings in dieser Richtung nicht eindeutig und vielfach einander widersprechend. So finden wir bei manchen

Autoren den Hinweis, dass kalte Bäder den Blutdruck herabsetzen, und neuestens spricht sich T s c h l e n o f f dahin aus, dass heisse Vollbäder (38 ° — 40 °) den Blutdruck zuweilen herabsetzten, meistens aber unverändert lassen; und weiter, dass kalte Applicationen (30° — 12 ° C) zuweilen Druck erhöhend wirken, meist aber mit Bezug auf den Blutdruck indifferent sind.

S t r a s s e r *) hebt mit Recht hervor, dass in dieser Frage das Thierexperiment ausschlaggebend ist, wo man den Druck aus der Carotis direct bestimmen kann; bei Menschen sind die Verhältnisse viel zu complicirt, als dass wir mit unseren Blutdruckmessungsmethoden, sei es mit dem Basch'schen, sei es mit dem Mosso'schen Apparat oder dem von Huchard, vollständig auskommen würden. Die Gefässe, an welchen wir prüfen, Arteria radialis oder temporalis, unterstehen auch dem directen Reiz und können in ihrem Volum und der Tonicität der Wandung grosse Veränderungen eingehen, welche die Prüfung des Seitendrucks so erschweren, dass ein Rückschluss auf den allgemeinen Blutdruck kaum erlaubt ist. Andererseits spielen bei thermischen Reizen vielfach Vorgänge mit, dass thatsächlich der Druck in gewissen Gefässbezirken erhöht, in anderen gleichzeitig erniedrigt werden kann; ich verweise auf die schon erwähnte Thatsache, dass z. B. die Gefässe der Haut verengt, gleichzeitig die der Muskulatur erweitert sein können, Vorgänge, welche den Blutdruck sehr ungleichmässig beeinflussen und durch antagonistische Wirkung verschiedener Gebiete auch unverändert, resp. im Gleichgewicht erhalten können. T s c h l e n o f f hat auf diese Verhältnisse mit Recht hingewiesen.

Auch die Pulscurven zeigen, dass Kälte die Gefässmuskulatur tonisirt, Wärme die Gefässe erschlafft. Wir beurtheilen die Spannung im arteriellen Gefässsysteme an der Pulscurve nach der Gestaltung des katakroten Schenkels und zwar nach der Erscheinungsform und Lagerung der Rückstosselevation und nach den Elasticitätselevationen. Man sieht nach einem kalten Bade die arterielle Spannung wesentlich erhöht, ein vorhin bestehender Dikrotismus kann verschwinden; wenn vorher Elasticitätselevationen fehlten, so erscheinen sie und rücken gegen die Kuppe der Curve vor, dagegen kann ein warmes Bad oder Dampfbad den Dikrotismus erzeugen, die Elasticitätselevationen zum Schwinden bringen. Wie weittragend diese Veränderungen sind, braucht nicht erst betont zu werden. Ist doch die ganze Circulation von der Herzkraft und in ganz besonderer Weise von dem jeweiligen Spannungszustande des arteriellen Systems abhängig.

---

*) Die Wirkung der Hydrotherapie auf Kreislauf und Blut. 1899.

Der Einfluss der verschiedenen Temperaturen auf den Puls ist in allen Versuchen gleich gefunden worden und gestattet unbedingt einen Rückschluss auf den Blutdruck, respective wird unterstützend eintreten dort, wo die Beweise für die Aenderung des Blutdruckes mangelhaft sind.

Die Aenderungen im Blutdruck und die Spannung der Gefässe gehen Hand in Hand mit Veränderungen der Herzaction, und zwar sind es ganz gewaltige Effecte, die hier unter Einfluss hydrotherapeutischer Massnahmen erzielt werden können. Von allgemeinen, den ganzen Körper treffenden Proceduren, so auch von solchen localen Proceduren, welche grosse Gefässbezirke beeinflussen, lassen sich Effecte auf die Herzaction erwarten.

Die Regel für die Wirkung allgemeiner Proceduren geht dahin, dass Kältewirkungen die Pulszahl, also die Zahl der Herzcontractionen herabsetzen, Wärme dieselbe vermehrt. Es stimmt dies mit dem Fundamentalsatz, dass Erweiterung der Gefässe mit Sinken des Blutdruckes die Herzkraft herabsetzt und die Pulsfrequenz erhöht, während Contraction der Gefässe mit Steigerung des Blutdruckes eine verlangsamte, jedoch kräftigere Herzaction bewirkt. Erwähnenswerth ist, dass übermässige Reize eine sehr bedeutende Abnahme der Zahl der Contractionen bewirken kann, dabei aber ein Sinken der Herzkraft beobachtet wird. Von localen Proceduren sind es wieder kalte Sitzbäder, welche durch Beeinflussung der abdominellen Circulation die Herzaction in ähnlicher Weise verändern wie allgemeine kühle Proceduren.

Wie schon einmal hervorgehoben, wird die Circulation in so manchen Gebieten durch Applicationen auf das Centralnervensystem beeinflusst. Im verlängerten Mark befindet sich das Centrum der vasomotorischen Nerven. Von diesem Centrum gehen dauernd Impulse aus, denen die Gefässwände ihren Tonus verdanken. Es ist also begreiflich, dass Kälteapplicationen über dem Vasomotorencentrum die Impulse kräftigen und einen mächtigen Einfluss auf die Gefässweite und damit, was ja aus dem vorher Gesagten begreiflich, auf die Gesammtcirculation und auch auf die Herzthätigkeit ausüben wird.

Die Circulation und die Herzaction wird also durch Kälteapplicationen auf das Centralnervensystem mächtig beeinflusst. Kälteapplicationen auf die Nackenwirbelsäule bewirken nach kurzdauernder Beschleunigung meist eine bedeutende Verlangsamung, Wärmeapplicationen ebendort nach kurzdauernder Verlangsamung eine starke Beschleunigung der Pulszahl.

Local auf das Herz applicirt, bewirkt Kälte eine entschiedene Abnahme der Pulszahl, ein Effect, der oft schon nach wenigen Minuten zu constatiren ist. Es wirken hier mehrere Momente mit, der directe Kältereiz auf den Herzmuskel und der Reiz auf die nervösen Apparate des Herzens auf Vagus und Ganglien.

Brücke hat nachgewiesen, dass auch auf die Thätigkeit des ausgeschnittenen Froschherzens die Temperatur einen bedeutenden Einfluss ausübt, dass hohe Temperaturen einen beschleunigenden, niedere Temperaturen einen verlangsamenden Einfluss auf die Herzthätigkeit ausüben, und es ist durch Versuche nachgewiesen worden, dass auch auf das Herz innerhalb des lebenden Körpers die Temperatur einen ähnlichen Einfluss habe. Der Herzmuskel wird tonisirt, so dass es gelingt, nach kurzdauernder Einwirkung des Herzschlauches percutorisch eine Verkleinerung der Dämpfungsfigur zu constatiren. Auch wird die Tonisirung des Herzens im ganzen Arteriensystem zum Ausdruck kommen, indem an der Pulscurve ohne directe Beeinflussung der Gefässe nur einzig und allein nach Kältewirkung auf das Herz eine wesentliche Aenderung der Spannung zu constatiren ist; es verschwindet Dikrotie, die Elasticitätselevationen erscheinen ausgeprägter, kurz, die Besserung des Pumpwerkes wirkt auf die ganze Peripherie.

Wir beobachten also, dass die Herzaction sowohl von der Herzgegend als auch vom Centralnervensystem aus beeinflusst werden kann. Wiewohl nicht streng hierher gehörig, muss dennoch schon jetzt hervorgehoben werden, dass diejenigen Tachykardien, deren Ursachen in Klappenfehlern sowie Herzmuskelerkrankungen liegen, besser durch Kälte auf die Herzgegend, solche aber, welche mit mehr Wahrscheinlichkeit als nervöse Tachykardien angesehen werden können, vom Nacken aus zu beeinflussen sind.

Heitler*) hat nachgewiesen, dass auch locale Hitzeapplicationen mitunter Verlangsamung der Herzaction bewirken. 32—38° R in der Dauer von 40 Minuten erhöhen den Tonus des Herzmuskels, die Herzdämpfung wird kleiner; allzulange Dauer vermindert jedoch den Tonus unter gleichzeitig auftretender Dilatation.

Es muss noch hervorgehoben werden, dass nicht nur die Zahl der Contractionen, sondern auch der Typus der Schlagfolge durch Kälteapplicationen beeinflusst werden kann, und wir sehen mitunter bedeutende Arhythmien nach allgemeinen Proceduren wie nach localer Kälte auf Herz und Nacken verschwinden oder zumindest wesentlich bessern. Auch hier scheint es festzustehen, dass Arhythmien durch

---

*) Centralblatt für Therapie.

Klappenfehler oder Herzmuskelerkrankungen bedingt durch Kälte auf
das Herz, während durch Erkrankungen des Centralnervensystems bedingte Arhythmien durch Kälteapplicationen auf die Nackengegend beeinflusst werden.

Es wurde oben betont, dass mit dem Sinken des Blutdruckes eine
Beschleunigung der Herzaction einhergeht. Nur eine Procedur macht
hier eine Ausnahme. Es ist dies die feuchte Einpackung. Der Blutdruck wird herabgesetzt und doch sinkt die Pulszahl auffallend und
bleibt herabgesetzt. Woher dies kommt, werden wir an anderer Stelle
verstehen lernen.

Es ist interessant genug, auch noch der Frage näher zu treten:
In welcher Weise wirkt das per os aufgenommene Wasser von ver-
schiedener Temperatur und Menge auf das Herz, auf die Zahl der
Herzcontractionen und den Blutdruck? Es wurden diesbezüglich wiederholt Versuche angestellt, die jedoch nicht ganz einwandfrei sind, da
die Quantität des aufgenommenen Wassers nicht berücksichtigt wurde.
Die Variante, welche durch die Resorption grösserer oder kleinerer
Wassermengen in Bezug auf die Füllung der Gefässe gesetzt wird, ist
doch zweifellos von Einfluss für das Endresultat. Erst Stricker und
Friedrich haben diese Frage berücksichtigt. Die einzelnen Versuche wurden mit immer derselben Menge (200 ccm) 4—8—12—16
bis 25—35—45—60° warmen Wassers gemacht. 200 ccm wurden
als einheitliches Maass gewählt, weil es sich ergab, dass dieses Quantum
auf die Herzcontractionen kaum oder gar nicht einwirkt. Stricker
und Friedrich fanden: 1. Die Wirkung des Wassers in Folge seiner
Temperatur tritt sehr bald nach dem Trinken auf. 2. Das kalte
Wasser vermindert die Zahl der Herzcontractionen und steigert den
Blutdruck, das Wasser sehr niedriger Temperatur vermindert in manchen
Fällen den Blutdruck. 3. Das warme Wasser erhöht die Zahl der
Herzcontractionen und steigert den Blutdruck, das laue Wasser vermindert den Blutdruck. 4. Je kälter das eingenommene Wasser ist,
um so tiefer sinkt die Zahl der Herzcontractionen und der Blutdruck.
5. Je wärmer das Wasser ist, um so mehr beschleunigt sich die Zahl
der Herzcontractionen und um so grösser wird der Blutdruck. 6. Die
Wirkung des 16 grädigen Wassers, sowohl auf die Herzaction als auch
auf den Blutdruck, ist sehr gering und von sehr kurzer Dauer. 7. Je
kälter oder wärmer das Wasser ist, um so eher tritt das Maximum
der Steigerung, resp. des Fallens ein, und um so länger dauert
die Wirkung. 8. Die Zeitdauer der Wirkung verschieden tempe-

rirten Wassers ist verschieden, aber die Wirkung hört mit 15—20 Minuten auf.

Die zweite Frage, welche sich Stricker und Friedrich stellten, war die: Wie wirkt das auf einmal in verschiedener Menge in den Magen aufgenommene Wasser auf die Zahl der Herzcontractionen und den Blutdruck? Das Verhältniss stellt sich so, dass 200 ccm oder noch weniger in den Magen aufgenommenes Wasser, in Folge seiner Masse auf Herzaction und Blutdruck nur eine sehr geringe Wirkung ausübte. Wurde mehr Wasser eingeführt, so sank die Zahl der Pulsschläge, wenn auch nicht in einem directen Verhältniss. Der Blutdruck dagegen stieg, und zwar so, dass die vermehrte Wasseraufnahme im geraden Verhältnisse stand zur Wirkungsdauer, sowohl in Betreff der Herzaction als auch des Blutdruckes. Die Dauer der Wirkung einer bestimmten Menge von aufgenommenem Wasser auf den Blutdruck ist eine begrenzte. Nach 1—3$\frac{1}{2}$ Stunden erreicht er seinen ursprünglichen Werth wieder.

Spallita und Tomasini*) untersuchten, in welcher Weise die Einnahme kalter Getränke die Hautgefässe beeinflusst. Sie constatirten eine Verengerung der Hautgefässe, und sie gelangen zu dem Resultate, dass die Verengerung auf reflectorischem Wege erfolge, und zwar soll der centripetale Reiz nicht von den Nerven der Magenschleimhaut, sondern von den Pharynxnerven ausgelöst werden.

——— —— ——

Es ist bei der Besprechung der Circulationsverhältnisse auf die Veränderungen hingewiesen worden, welche die gesammte Blutmasse in ihrer Vertheilung unter dem Einflusse thermischer und mechanischer Reize erleidet.

Wir haben gesehen, dass wir die Gefässe an einer beliebigen Stelle zur Contraction bringen können, dass wir das zuführende Gefäss zur Zusammenziehung bringen können und dadurch die Blutzufuhr zu dem betreffenden Körpertheile herabsetzen können. Wir werden es also in der Hand haben, allzu blutreiche Organe entweder direct oder indirect durch Beeinflussung des zuführenden Gefäss- und des beherrschenden Nervengebietes anämisch zu machen. Wir haben ferner gesehen, in welcher Weise an Ort und Stelle Hyperämie bewirkt werden kann, wie wir durch Beeinflussung des Tonus und der Elasticität active oder Stauungshyperämie hervorrufen können und in welcher Weise collaterale Hyperämie erzwungen werden kann.

———

*) Arch. d. Farmac. e Terap. 1893.

Es wurde ferner darauf hingewiesen, wie mächtig die Blutvertheilung in reflectorischer Weise beeinflusst werden kann und wie wir im Stande sind, die ganze Körperoberfläche oder irgend ein anderes grosses Gefässgebiet, z. B. das der Unterleibsorgane, zu hyperämisiren und zu anämisiren, und dadurch die Blutvertheilung in geradezu willkürlicher Weise zu beherrschen, und nun wollen wir den mächtigen Einfluss kennen lernen, welchen die Hydrotherapie auf das Blut, auf das Verhalten der corpusculären Elemente, der rothen und weissen Blutkörperchen, auf das Hämoglobin, das specifische Gewicht und endlich auf die Alkalinität ausübt.

Die diesbezüglichen Untersuchungen sind wohl erst wenige Jahre alt. Dass diese überhaupt angestellt wurden und dass wir auf diesem Gebiete zu einwandfreien und in ihrer Bedeutung hochwichtigen Resultaten gelangt sind, ist das fast ausschliessliche Verdienst Winternitz' und Strasser's. Im Jahre 1893 publicirte Winternitz eine Mittheilung über Leukocytose nach thermischen Einwirkungen.*) Winternitz constatirte gleichzeitig mit Rovighi, aber unabhängig von ihm, dass sich nach Kältewirkungen auf die Peripherie die Zahl der Leukocyten vermehre. Die Befunde haben mannigfache Bestätigung gefunden namentlich durch Thayer in New-York. Letzterer dehnte seine Versuche noch auf die Form und Structur der vermehrt erschienenen Leukocyten aus und konnte mit Bestimmtheit behaupten, dass Jugendformen nicht vermehrt vorkommen, dass also die Vermehrung nicht auf eine vermehrte Bildung zurückzuführen sei, worauf wir noch einmal zurückkommen müssen.

Bald darauf setzte Winternitz seine Untersuchungen fort und dehnte dieselben auf das Verhalten der rothen und weissen Blutkörperchen, des Hämoglobins und des specifischen Gewichtes aus.

Die Ergebnisse seiner Untersuchungen, die zumeist bei Gesunden und nur leicht Erkrankten, hauptsächlich nur Anämischen vorgenommen wurden, sind folgende:

Bei allen allgemeinen die ganze Oberfläche des Körpers treffenden thermischen und mechanischen Proceduren: Abreibungen im nassen kalten Tuche, Lakenbädern, Tauchbädern, Halbbädern, allen Arten die ganze Körperoberfläche treffenden Douchen, Dampfbädern mit nachfolgenden kalten Proceduren, wechselwarmen sogenannten schottischen Douchen, kalten Vollbädern (mit ganz seltenen Ausnahmen) zeigte sich

---

*) Centralblatt für klin. Medicin 1893. Nr. 9. und Blätter für klin. Hydrotherapie 1893. Nr. 11.

eine Vermehrung der rothen Blutkörperchen in den von der Fingerbeere oder dem Ohrläppchen entnommenen Blutproben. Gleichzeitig zeigten sich auch die Leukocyten entsprechend vermehrt, ebenso war zu constatiren, dass nach den genannten Proceduren der Hämoglobingehalt des Blutes zugenommen hatte.

Die Zunahme der rothen Blutkörperchen betrug im Maximum bei den 56 untersuchten Individuen 1·800000 im Kubikmillimeter, die Zahl der Leukocyten stieg im Maximum fast auf das Dreifache, der Hämoglobingehalt im Maximum um 14 %.

Das Maximum der Zunahme ist nicht in allen Fällen unmittelbar nach der Procedur zu constatiren, oftmals wurden nach einer Stunde die höchsten Ziffern gezählt. Bemerkenswerth ist, dass öfters noch eine Zunahme der Leukocyten zu beobachten war, während die Erythrocyten bereits wieder abzunehmen begannen.

Die auffallenden Veränderungen der Blutzusammensetzung hielten durch verschieden lange Zeiten an, oft konnte noch zwei Stunden nach der Procedur sowohl eine Vermehrung der Erythrocyten als auch der Leukocyten nachgewiesen werden, doch war zumeist um diese Zeit bereits wieder eine Abnahme der Anzahl beider Zellarten zu constatiren.

Es bedarf noch weiterer Untersuchungen, um zu bestimmen, in welcher Zeit die zelligen Elemente des Blutes wieder die Anfangsziffern erreicht haben. Bei einzelnen durch längere Zeit beobachteten Untersuchten ist die beobachtete Vermehrung überhaupt nicht wieder vollständig rückgängig geworden.

Etwas weniger constant als das Verhalten der rothen Blutkörperchen war das der weissen, welche in seltenen Fällen, in welchen die rothen Blutzellen eine deutliche Zunahme aufwiesen, nach den Proceduren absolut und relativ in geringer Zahl sich vorfanden.

Es unterliegt also gar keinem Zweifel, dass nach Kälteeinwirkungen, die die ganze Körperoberfläche treffen, das den oberflächlichen Gefässen entnommene Blut die geschilderten Veränderungen zeigt.

Die Untersuchungen lehrten weiter, dass auch active Muskelbewegungen einen ähnlichen, wenn auch weniger ausgesprochenen Effect haben; die Zahl der rothen Blutkörperchen, die schon unmittelbar nach der Kälteeinwirkung zugenommen hatte, wurden in vielen Fällen durch die Reactionsbewegung vermehrt, und auch ohne vorausgegangene Kälteeinwirkung nahm die Zahl der Erythrocyten nach angestrengter Bewegung zu.

Nicht genügend erforscht ist bisher die Wirkung der Wärme der Dampfbäder, heissen Luftbäder, der warmen Wasserbäder etc., doch ergaben die bisherigen Versuche, dass dieselben durchwegs eine Verminderung der rothen Blutkörperchen, des Hämoglobins und des specifischen Gewichtes bewirken, so lange jedoch nur, bis profuse Schweisssecretion nicht eine echte Eindickung des Blutes durch Wasserverlust verursacht hat, was zur Vermehrung der genannten Elemente führen muss. Die Leukocyten verhielten sich hier gar nicht immer gleich den rothen Blutzellen; sehr oft findet man bei verminderter Zahl der Erythrocyten eine ausgesprochene Leukocytose.

Locale Kälte bewirkt meist eine Zunahme der zelligen Elemente des Blutes, des Hämoglobingehaltes und des specifischen Gewichtes an der Applicationsstelle, eine Verminderung an von dieser Stelle entfernten und peripherischen Körperstellen.

Kalte Fussbäder, sowie Douchen auf die Füsse und erregende Umschläge auf die Waden, sobald sie gut warm geworden sind, bewirkten eine bedeutende Erythrocytose, Leukocytose, Vermehrung des Hämoglobins und der Blutdichte im Blute der Zehen, während gleichzeitig in der Fingerbeere oder im Ohrläppchen eine Verminderung der Zahl der corpusculären Elemente zu constatiren war. Erregende Umschläge an der Bauchhaut wirkten gerade so wie die auf die Waden applicirten Umschläge, d. h. Zunahme an der Applicationsstelle, Abnahme an der Peripherie.

Bei kalten Sitzbädern wurde eine mächtige Vermehrung der Leuko- als auch der Erythrocyten an der Fingerbeere beobachtet.

Auch die locale Wärmeapplication in Form von warmen protrahirten Umschlägen auf die Wade und auf die Bauchhaut bewirken local eine Abnahme der rothen Blutzellen, des Blutfarbstoffs und der Blutdichte, dabei aber meistens eine Vermehrung der Leukocyten. Auch wurde einmal bei Hitzeapplication auf das Abdomen nebst Verminderung der Erythrocyten an der Applicationsstelle eine Vermehrung derselben in der Fingerbeere gefunden, eine Erscheinung, die vorläufig unerklärlich ist.

Ohne vorläufig in nähere Details dieser Fragen einzugehen, wollen wir hier nur auf die grosse Wichtigkeit dieser Erscheinungen hinweisen. Es ist doch gewiss sehr beachtenswerth, wenn es gelingt, nahezu mit physikalischer Sicherheit die Blutzusammensetzung willkürlich, wenn auch nur verhältnissmässig kurze Zeit, so zu verändern, dass die Zahl der rothen und der weissen Blutkörperchen, der Hämoglobingehalt und das specifische Gewicht so mächtig verändert werden können, wie es einem pharmaceutischen Mittel, so sehr dies auch oft angestrebt worden, nicht gelungen ist.

Wenn wir nun die gefundenen Veränderungen der körperlichen Elemente des Blutes nach allgemeinen und localen Einwirkungen, als auch nach Muskelarbeit zu deuten versuchen wollen, so drängt sich zunächst die Frage auf: kann diese unmittelbar nach den genannten Einwirkungen zu beobachtende Vermehrung der rothen und weissen zelligen Elemente des Blutes als eine so rasch erfolgte Neubildung angesehen werden?

Alle Beobachter sind darin vollständig einig, dass es sich um Neubildung solcher Massen von Blutzellen nicht handeln könne; es wäre ja undenkbar, dass in so kurzer Zeit, oft in wenigen Minuten. so viele Blutzellen entstehen können, und ebenso wenig wäre es erklärlich, wohin die vielen Blutzellen wieder kommen, sobald in der Zahl. der corpusculären Elemente der Status quo wieder hergestellt ist. Man müsste auch, wenn so bedeutende Neubildung stattfände, viele Jugendformen beobachten können, was thatsächlich nicht der Fall ist, und bei Zerfall solcher Mengen müssten Erscheinungen im Harne zu Tage treten wie bei schwersten Blutkrankheiten und Stoffwechselstörungen. Beides ist nicht der Fall.

Die Erscheinungen werden von verschiedenen Autoren verschieden gedeutet. Ich folge hier den Auseinandersetzungen Strasser's.*)

„Thayer fasst die Sache sehr einfach auf; seine Untersuchungen dehnen sich nur auf das Verhalten der Leukocyten aus, und er meint, die Vermehrung käme von der Stauung der Blutzellen her, welche sich in den durch Kälte contrahirten Gefässen schwer fortbewegen können. So einfach diese Theorie erscheint, wird sie sofort hinfällig, wenn nur erwähnt wird, dass die grösste Leukocytose im Reactionsstadium gefunden wurde, also zu einer Zeit, in der die Gefässe erweitert waren und die Circulation ganz ausgezeichnet sein musste.

Grawitz legt das Hauptgewicht auf Filtrationsprocesse des Serums von Blut in das Gewebe und von den Geweben in's Blut. und zwar erklärten sich seine Befunde der erhöhten Blutdichte dadurch, dass durch Contraction der Gefässe nach Kälteapplication der Binnendruck träge, Serum in das Gewebe austreten und dadurch das Blut eingedickt werden müsse; die nach Wärme gesunkene Blutdichte komme wieder von einer Blutverdünnung und zwar durch Ansaugen von Gewebsflüssigkeit durch die dilatirten Gefässe.

Winternitz stellt die Sache ganz anders dar. Bei ihm ist die Ursache der Erscheinungen weder in der augenblicklichen localen Contraction der Gefässe, noch im Verhalten des Blutwassers gelegen, sondern in der Aenderung der Circulation, unter Zusammenwirkung von Herzarbeit, Blutdruck. Gefäss- und

---

*) l. c. 25.

Gewebstonus, wodurch die ganzen Erscheinungen sich nicht als Veränderungen des Blutes selbst, sondern als Aenderungen in der Blutvertheilung darstellen.

Die Vermehrung der Erythrocyten würde sich so erklären, dass präformirte Blutkörperchen, welche in Organen oder Gefässgebieten mit geringem oder temporär vermindertem arteriellem Blutdruck stagniren oder sehr langsam fortbewegt werden, unter der Wirkung kalter erregender Proceduren in die Blutbahn geschleudert werden. Die Ursache liegt, wie gesagt, in den Veränderungen der Circulation, der Herzaction, des Gefäss- und Gewebstonus.

Entgegengesetzt dürfte die Wirkung von warmen Proceduren sein, nämlich die Erzeugung einer Stauung in inneren Organen bei gesunkenem Blutdruck.

Knöpfelmacher, Löwy und andere Autoren haben sich der Winternitz'schen Auffassung angeschlossen und noch schlagendere Argumente für diese Theorie gegenüber der Grawitz'schen gebracht.

Die Ansicht von Grawitz scheint schon darum nicht gerechtfertigt, weil wir aus den classischen Versuchen von Cohnstein und Zuntz wissen, dass die von Grawitz angenommene Filtration ein Process ist, der sehr langsam vor sich geht, viel langsamer, als die Veränderungen nach unseren thermischen Applicationen erscheinen. Den directen Gegenbeweis erbrachte Löwy, indem er fand, dass nach Wärmeapplicationen, und zwar schon nach ganz kurzen Erwärmungen von Thieren, das specifische Gewicht des Blutes herabging, die Serumdichte jedoch unverändert blieb, während sie, wenn, wie Grawitz annimmt, Gewebsflüssigkeit in die Blutflüssigkeit übergetreten wäre, bestimmt hätte sinken müssen. Es wären auch die Resultate nach localen Proceduren auf die Füsse nach Grawitz' Annahme unerklärlich; denn man könnte sich nicht erklären, wieso eine Verdichtung des Blutes in den Füssen eine Verdünnung in der Fingerbeere oder im Ohrläppchen bewirken könnte.

Für Winternitz' Annahme sprechen Versuche von Cohnstein und Zuntz, aus welchen hervorgeht, dass die Zahl der circulirenden Blutkörperchen von der Spannung der Gefässe, sowie von der Herzarbeit und der Strömungsgeschwindigkeit abhängig sei, zweitens die Versuche der localen Kälte- und Wärmewirkung, ferner die Versuche von Löwy und von Breitenstein. Letzterer fand bei 26 Typhösen 25 Mal nach kalten Bädern starke Erythrocytose und Zunahme des Hämoglobins und stellte bei überhitzten Thieren fest, dass die Verminderung der Blutzellen in der Ohrvene parallel ging mit einer Stauung derselben in der Leber. Dies ist durch Erhitzung, also in

einem künstlichen fieberähnlichen Zustand bewirkt und illustrirt auch
den Effect des kalten Bades im Sinne einer Fluxion gegen die Peripherie, das ist verstärkte Strömung der Blutzellen, Beseitigung von
Stasen. Die Erklärung von W i n t e r n i t z ist die plausibelste und am
besten fundirte.

Dass auch in Folge verstärkter, besserer Circulation unter dem
Einflusse thermischer Proceduren, besserer Ernährung der blutbildenden
Organe eine thatsächliche vermehrte Blutbildung, wenn auch nur in
geringem Maasse stattfinde, ist gewiss nicht von der Hand zu weisen.
Erhöhter Blutstrom regt die Thätigkeit der Organe an, und so wie
Nieren, Speicheldrüsen unter dem Einflusse besserer Circulation eine
erhöhte Thätigkeit entfalten. so werden auch die blutbildenden Organe
eine Besserung ihrer Function zeigen."

S t r a s s e r hat im Vereine mit D. K u t h y Untersuchungen bezüglich
der A l k a l i n i t ä t des Blutes unter dem Einflusse hydriatischer Proceduren angestellt und gefunden, dass bei h e i s s e n, die K ö r p e r -
t e m p e r a t u r s t e i g e r n d e n P r o c e d u r e n e i n e S ä u e r u n g, d a s
i s t A b n a h m e d e s A l k a l e s c e n z g r a d e s e i n t r a t, w ä h r e n d
k a l t e e r r e g e n d e P r o c e d u r e n d i e A l k a l i n i t ä t s t e i g e r t e n.
Untersuchungen des Säuregrades des Harns unterstützen diese Resultate,
indem die Versuche im Harne ganz analog ausfielen. Die Resultate
erheischen ein grosses Interesse und gebührt den Autoren, die diese
Untersuchungen zum ersten Male durchgeführt haben, vollste Anerkennung.

„Zur Klarstellung dieser Veränderungen muss die oxydationsstei-
gernde Wirkung der kalten Bäder herangezogen werden und zwar so,
dass die in dem Blute vorhandenen intermediär sauren Producte,
welche beim Abbau von Organbestandtheilen entstehen und die Blutalkalescenz vermindern können, unter der starken oxydirenden Wirkung
der kalten Proceduren verbrannt werden und als Säurecomponenten
nicht mehr in Betracht kommen. Die Säuerung nach heissen Bädern
würde sich ähnlich der Fiebersäuerung im Blute durch erhöhten Zerfall erklären. Doch fällt es auf, dass die Oxydation im Grossen und
Ganzen durch heisse Bäder auch gesteigert wird, wenigstens zeigt sich
Sauerstoffaufnahme und Kohlensäureabgabe bei heissen wie bei kalten
Bädern vermehrt, andererseits muss man einen gewissen Grad von
Zerfall in der Wirkung kalter Proceduren auch concediren." S t r a s s e r
präcisirt die Wirkungen der beiden Bäderarten dahin, dass bei heissen
Bädern der Zerfall grösser sei als die Oxydation, daher Säuerung. bei
kalten die Oxydation grösser als der Zerfall, daher Alkalisirung.

Es muss noch erwähnt werden, dass unter der Einwirkung von Kälte auch rothe Blutzellen zerfallen können. Murri fand, dass bei Thieren nach sehr kalten Bädern und langer Dauer starke Urobilinurie als Zeichen einer Destruction rother Blutzellen auftrat. Uebrigens constatirte auch Chvostek und Winternitz paroxysmole Hämoglobinurie bei einzelnen Menschen nach sehr kalten Bädern.

Auch Reineboth und Kohlhardt*) fanden bei ihren Untersuchungen, dass unter dem Einflusse intensiver Kälte — sie tauchten ihre Meerschweinchen durch fünf Minuten in Eiswasser — die Leukocyten sich bedeutend vermehrten, dass jedoch rothe Blutkörperchen massenhaft zerstört werden, was daraus hervorgeht, dass bei der Hämoglobinbestimmung des Serums vor der Procedur gar kein Hämoglobin im Serum zu constatiren war, während die Hämoglobinmenge im Serum nachher oft eine so bedeutende wurde, dass dieses förmlich roth gefärbt worden war. Die Zahl der Erythrocyten nahm nach der Abkühlung bedeutend ab. Je öfter die Procedur, mit Unterbrechung von mehreren Stunden, wiederholt wurde, desto mehr verschlimmerte sich dieser Zustand.

Die practischen Consequenzen dieser Thatsachen sind zu klar, als dass sie hier ausführlich geschildert werden müssten. Es ergiebt sich aus ihnen die übrigens schon hervorgehobene Folgerung, dass intensiv kalte Proceduren nicht von zu langer Dauer sein dürfen, es ergiebt sich daraus die noch an anderer Stelle auszuführende Consequenz, dass chlorotische und anämische Menschen auch schon aus diesem Grunde vor intensiven Abkühlungen geschützt werden müssen. —

4. Einfluss der hydriatischen Eingriffe auf die Temperatur des menschlichen Körpers.

Die Vorstellung, dass das kalte Wasser den Körper abkühle, das warme Wasser den Körper erwärme, dass das Wasser seinen Temperaturen entsprechende proportionale Veränderungen im lebenden Organismus hervorrufe, hielt ziemlich lange an. Erst mit den Fortschritten der Physiologie gelangte man zu der Erkenntniss, dass der lebende Organismus denn doch nicht gleich einem leblosen Körper nur den physikalischen Gesetzen gehorcht, dass hier auch noch die vitalen Vorgänge eine bedeutende Rolle spielen.

---

*) Deutsches Archiv für klin. Medicin Bd. 65.

Die Untersuchungen über das Verhalten des menschlichen Organismus in Bezug auf seine Temperaturverhältnisse gegenüber thermischen Eingriffen sind ziemlich schwierig und complicirt, und es bedurfte grosser Arbeit, um den Einfluss thermischer Reize auf die Temperaturconstanz, auf Wärmebildung und Wärmeabgabe festzustellen; die Aufgabe war um so schwieriger, als es galt, gleichzeitig die physiologische Wärmeregulation und die Fiebergenese zu prüfen, eine Ordnung in das Chaos der diesbezüglichen verschiedentlichsten Anschauungen und Theorien zu bringen.

Es waren zumeist rohe empirische Formeln, welche Winternitz vorfand, als er daran ging, diese für die Hydrotherapie so fundamentalen Fragen zu studiren und ihnen eine begründete wissenschaftliche Unterlage zu schaffen, und es sollen hier zunächst nur solche Thatsachen mitgetheilt werden, die fest begründet sind.

Es sollen auch hier, entsprechend dem Gange unserer bisherigen Auseinandersetzungen, die Vorgänge bei localer Wärmeentziehung und Wärmezufuhr, ferner bei allgemeiner Wärmeentziehung und Wärmezufuhr geprüft werden.

Bevor wir jedoch auf unsere Fragen näher eingehen, muss festgestellt werden, dass die Temperaturconstanz beim Menschen nicht in dem Maasse besteht, wie es gewöhnlich behauptet wird.

Die Körperoberfläche zeigt grosse Schwankungen bezüglich ihrer Temperatur. Ihre Wärme ist abhängig von der Temperatur des umgebenden Mediums, und sie kann sich mit dieser in vollstes Gleichgewicht stellen. An ein und derselben Stelle können deshalb Temperaturschwankungen beobachtet werden, die fast so gross sind, wie der Wechsel der Aussentemperatur.

Temperaturdifferenzen zeigen sich ferner zwischen der einen und der benachbarten Hautstelle, selbst wenn sich beide unter den gleichen Verhältnissen zu dem umgebenden Medium befinden. Bestimmte Körpertheile folgen rascher den Schwankungen der Aussentemperatur als andere. Bekannt ist, dass peripherisch gelegene Körpertheile rascher abkühlen.

Und nun wollen wir festhalten, dass der Effect der Erwärmung und der Abkühlung kein nur nach physikalischen Gesetzen stattfindender ist, wie bei einem leblosen Körper. Ja, wir werden oft genug in die Lage kommen zu constatiren, dass bei manchen Menschen nach einer Kälteanwendung, die gar nicht excessiv zu sein braucht, Stunden lang leichenblasses Aussehen besteht, bei Anderen werden wir wieder finden, dass nach einer Kälteanwendung Erwärmung, nach einer Anwendung warmer Proceduren Abkühlung auftritt.

Wir beobachten in dem einen Falle nach Kälteanwendung eine directe Röthung und Erweiterung der Hautgefässe, eine arterielle Hyperämie, in dem anderen Falle selbst bei weniger intensiven Kälteeinwirkungen einen intensiveren Gefässkrampf, der die Circulation in dem betreffenden Körpertheile vollkommen aufheben kann. Im ersteren Falle sehen wir Röthung und Wärme, in den der Kälte ausgesetzten Partien noch während der Kälteeinwirkung oder kurz nach derselben auftreten; in dem anderen Falle bleibt der Theil selbst in höherer Temperatur längere Zeit blass, kälter als das ihn berührende Medium, und hält der Krampf dauernder an, so treten Ernährungsstörungen ein, wie bei vollkommen aufgehobener Circulation.

Diese beiden Zustände können gleichzeitig an ganz benachbarten Hautpartien vorkommen, wir werden an der einen Körperstelle Temperaturen tief unter der Norm, an der anderen hoch über derselben beobachten. Wir sehen also auch die Temperatur jeder einzelnen Hautpartie abhängig direct von den Circulationsverhältnissen der Haut und zwar in einem solchen Grade abhängig, dass die Temperatur der betreffenden Hautpartie viel mehr von der Lebhaftigkeit der Circulation als von der umgebenden Temperatur bestimmt wird. Dasselbe gilt auch für die inneren Organe, auch hier müssen die Circulationsverhältnisse fast allein das Maassgebende für die dort herrschende Temperatur und ihre Schwankungen sein. Wir sehen also, dass vor Allem die Circulationsverhältnisse für die Temperaturen der Organe bestimmend sind, dass aber auch die Innervation und die Thätigkeit der Organe in Betracht gezogen werden muss, wenn wir eine richtige Vorstellung über das Verhalten der Temperaturen gewinnen wollen. Besserung der Innervation und der Circulation, erhöhte Organthätigkeit und gesteigerte Wärmebildung sind Vorgänge, die von einander abhängig sind und einander unterstützen, was hier wohl nicht näher aus einander gesetzt werden muss.

Von grosser Wichtigkeit für uns ist es, dass die Beherrschung und Beeinflussung der Circulations- und Innervationsvorgänge bei der Wärmeregulation eine bedeutende Rolle spielen.

Eine arterielle Fluxion nach einem bestimmten Organ wird eine Temperatursteigerung bewirken; ist auch die Rückströmung eine entsprechende, so wird das Steigen der Temperatur verzögert oder hintangehalten; ist die Rückströmung behindert, so muss die Temperatur in demselben steigen.

So wie es uns also gelingt, mit bestimmt dosirten thermischen Reizen die Innervation zu steigern oder herabzusetzen, so wie es uns ferner gelingt, mit bestimmten Actionen die Gefässe zur Contraction zu bringen oder dieselben mit Erhaltung ihres Tonus zu erweitern oder zu erschlaffen, so wie es uns gelingt, Blutzufuhr und Blutabfuhr zu beherrschen, die Thätigkeit der Organe anzuregen, so muss es uns gelingen, durch Dosirung unserer Eingriffe einen Körpertheil oder den ganzen Organismus zu erwärmen, eine gesteigerte Wärmebildung local und im ganzen Organismus anzuregen und bestimmten Körpertheilen oder dem ganzen Körper Wärme zu entziehen oder Wärme zuzuführen.

Wenden wir uns der Erforschung der Vorgänge bei l o c a l e r W ä r m e e n t z i e h u n g u n d W ä r m e z u f u h r z u.

Wir beobachten zunächst bei der Anwendung l o c a l e r thermischer Reize T e m p e r a t u r v e r ä n d e r u n g e n a n d e r S t e l l e d e r E i n - w i r k u n g.

Ueber die Veränderungen der Oberflächentemperatur unter localer Einwirkung differenter Temperaturen hat F l e u r y Versuche angestellt, welche zu folgenden Resultaten führten:

Die Eintauchung eines Körpertheiles in ein mässig kühles Wasser (15—19°) bei entsprechender Dauer (bis zu 30 Minuten) vermag die Temperatur der Oberfläche desselben um 19—23° herabzusetzen.

Bei dieser enormen localen Abkühlung zeigte die Körpertemperatur keinerlei Veränderung.

Die Wiedererwärmung des abgekühlten Theiles erfolgt um so rascher und vollkommener, je höher die Umgebungstemperatur, je kürzer die Dauer der Abkühlung gewesen, eine je niedrigere Temperatur das abkühlende Medium gehabt.

Die Wiedererwärmung und die Höhe der Temperatur, die der zuvor abgekühlte Theil erreicht, ist abhängig von dem Verhalten nach der Abkühlung. Diese, also die sogenannte Reaction, ist prompter und vollkommener bei activer oder passiver Bewegung des betreffenden Theiles und bei höherer Umgebungstemperatur.

Der Grad der Reaction — Wiedererwärmung — ist weiter abhängig von der Individualität und von zahlreichen physiologischen und pathologischen Zuständen, besonders aber von den Verhältnissen der Circulation und Innervation.

Aehnliche Resultate fanden auch andere Autoren, und wir können diese als feststehend betrachten.

In welcher Weise thermische Einflüsse auf die n ä c h s t e U m - g e b u n g einwirken, wurde bereits einmal erwähnt. Es wurde constatirt, dass bei mässiger Abkühlung einer Hautstelle die Temperatur der benachbarten steigt, bei mässiger Erwärmung dagegen fällt. Es ist dies die Folge einer collateralen Hyperämie resp. Anämie. Die durch den Wärmereiz erweiterten Capillaren saugen das Blut aus den angrenzenden Gefässen an, und die Anämie giebt sich durch ein Sinken der Temperatur zu erkennen. Diesem Sinken folgt jedoch bald ein bedeutenderes Steigen, da die Capillaren, denen durch Erweiterung benachbarter Gefässe das Blut entzogen wurde, nicht lange leer bleiben; denn die Erweiterung eines Gefässgebietes bedingt primär eine Strombeschleunigung, wodurch die Temperatur wieder in die Höhe getrieben wird. In welcher Weise Kälteapplicationen längs eines Gefässstammes die Temperatur in dem Verästelungsgebiete herabsetzt und collaterale Hyperämie und Hyperthermie bewirkt, wurde an anderer Stelle ausführlich besprochen.

Viel wichtiger ist die Frage, wie weit in die Tiefe sich locale, thermische Einwirkung erstreckt. Hierüber sind zahlreiche Untersuchungen angestellt worden, als deren wichtigste die von Esmarch, Winternitz und Schlikoff hervorgehoben zu werden verdienen.

Die meisten Autoren stimmen darin überein, dass die Wärmeveränderung sich in Continuität von dem Applicationsorte fortpflanze und mit der Entfernung 'von demselben in rapider Progression abnehme.

Die Fundamentalsätze, zu denen Winternitz gelangte, sollen hier wiedergegeben werden.

Kälte und Wärme wirken local nach der Contiguität im Sinne des einwirkenden Mediums.

Die Temperaturherabsetzung oder Steigerung bleibt bei noch so intensivem Eingriff, so lange die Lebensfähigkeit der getroffenen Theile nicht vernichtet ist, stets etwas über oder unter dem abkühlenden oder erwärmenden Agens. Dies gilt sowohl für die Oberfläche als auch für die Tiefe, selbst für die Knochenhöhle. Local kann jeder Körpertheil bei genügend langer und intensiver Wärmezufuhr oder Wärmeableitung in jeder beliebigen Tiefe durchgekühlt oder durchwärmt werden.

Ich erwähne noch die Ergebnisse der Untersuchungen Schlikoff's: dass der Grad der Kältewirkung in die Tiefe im umgekehrten Verhältnisse zur Dicke der Höhlenwand steht, wenn auch dieses Verhalten kein streng arithmetisches ist. Es kommen hier nebst dem sehr verschiedenen Leitungswiderstand der differenten Gewebe noch andere, oft zufällige vitale Umstände in Betracht.

––––––––––

Wir wenden uns nun der Frage zu, wie sich die Körpertemperatur bei allgemeinen Kälte- und Wärmewirkungen verhält.

„Der lebende Organismus ist nicht wehrlos den physikalischen Einwirkungen von Kälte und Wärme ausgesetzt; er besitzt einen automatischen, unwillkürlich wirkenden Schutz, mittels dessen er innerhalb bestimmter Grenzen, mit mehr weniger raschem Erfolge gegen die Störungen der Wärmebilanz ankämpft.

Die Art und Weise, in welcher der lebende Körper gegen abnorm grosse Wärmeentziehung und Wärmezufuhr ankämpft um seine Temperaturconstanz zu erhalten, soll zunächst erörtert werden.

Die Temperaturconstanz des Körpers ist abhängig von der Wärmeabgabe. Eine Veränderung in der Wärmeabgabe, eine Vermehrung derselben müsste ein Sinken der Temperatur bewirken, wenn nicht gleichzeitig eine Veränderung in der Wärmeproduction stattfinden würde; eine vermehrte Wärmezufuhr muss, um die Temperaturconstanz des Körpers nicht zu alteriren, entweder eine Verminderung der Wärmeproduction oder eine vermehrte Wärmeabgabe auf den verschiedenen Wegen des Wärmeverlustes bewirken. Wenn also mit unserer äusseren Körperoberfläche ein wärmeentziehendes Medium in Berührung tritt, so werden physikalische sowohl, als auch vitale Vorgänge den Körper gegen starke Temperaturveränderungen vertheidigen.

Wenn ein niedrig temperirtes Medium mit der Körperoberfläche in Berührung tritt, so wird ein Temperaturausgleich zwischen der Körperoberfläche und dem berührenden Medium stattfinden. Bei einem leblosen Körper würde der stattfindende Wärmeverlust abhängig sein von der Temperaturdifferenz der sich berührenden Medien, von der Oberflächenbeschaffenheit des wärmeabgebenden Körpers, von der Wärmeleitungsfähigkeit des wärmeentziehenden Körpers, von der Homogenität der ganzen, wärmeabgebenden Masse.

Da es sich aber um einen lebenden Körper handelt, dessen Gewebe nicht homogen sind und ein sehr schlechtes Wärmeleitungsvermögen besitzen, und der selbst Wärme bildet, so muss der Endeffect auf die Körpertemperatur der physikalischen Wärmeentziehung und Wärmezufuhr ein proportionaler sein. Wärmeproduction und Wärmeverlust sind ausserdem variable Functionen, abhängig von den wechselnden physiologischen Bedingungen. Die wichtigsten derselben für die Wärmeabgabe sind: die wechselnde Oberflächentemperatur zum grössten Theil abhängig vom Blutreichthume, der Bluttemperatur und der Circulationsgeschwindigkeit in den Haut- und Unterhautgefässen; von der secretorischen Hautfunction, von dem Wärmeverluste durch andere Organe; während die Wärmeproduction wechselt, je nach der gesteigerten oder verminderten Thätigkeit der hauptsächlich wärmeproducirenden Organe. Alle diese Functionen sind abhängig von den Innervationsvorgängen, die mit der Reizung sensibler peripherischer Nervenendigungen in Beziehungen stehen; insofern wir durch thermische und mechanische Einflüsse diese Innervationsvorgänge von der Peripherie aus beherrschen, beherrschen wir auch die Vorgänge der Wärmeregulation." (Winternitz.)

Bevor wir auf die wichtige Rolle, welche die Hautfunction bei der Wärmeregulation spielt, übergehen, wollen wir einen Versuch Winternitz' mittheilen, welcher die Wirkung des direct vermehrten Wärmeverlustes auf den Organismus zeigt.

Einem Versuchsindividuum, vollkommen entkleidet, mit einer Wolldecke bedeckt, im Bette liegend, wurden an der Dorsalfläche des Vorderarms, an der Magengrube, an der rechten Wade, in der rechten Achselhöhle und im Rectum Thermometer eingelegt. Nachdem die Quecksilbersäulen stabil geworden, wurde das Versuchsobject entblösst und der 16° Zimmertemperatur ausgesetzt. Nach 50 Minuten wurde die Wolldecke wieder über das Versuchsobject ausgebreitet, nach neuerlicher Fixirung der Thermometerstände wieder entfernt und der Körper mit 10° Wasser flüchtig abgewaschen, sodann wieder bedeckt.

Bei diesem Versuche zeigt sich nun, dass die Oberflächentemperatur in der gleichen Richtung mit der Temperatur des umgebenden Mediums sich ändert. Ist der Körper mit einem schlechten Wärmeleiter umgeben, so muss die Luft unter der Decke von der vom Körper abgegebenen Wärme erwärmt werden. Die Oberflächentemperatur des Körpers muss ansteigen, so lange, bis ein Gleichgewichtszustand zwischen Wärmeabfuhr durch die Wolldecke hindurch und Wärmeabgabe von der Körperoberfläche erreicht ist. Wird nun die Wolldecke entfernt, so muss die Temperaturdifferenz zwischen Körperoberfläche und berührendem Medium eine grössere werden. Die Wärmeabgabe steigt so sehr, dass die Wärmezufuhr zur Hautoberfläche dieser nicht mehr das Gleichgewicht zu halten vermag. Die Oberflächentemperatur muss sinken und sinkt auch thatsächlich. Der Körper blieb nun 50 Minuten entblösst, die Oberflächentemperaturen senkten sich noch immer; mit dem Momente der neuerlichen Bedeckung begannen die Temperaturen der Hautoberfläche anzusteigen. Die Grösse des Temperaturabfalles ist hier ganz abhängig von den physikalischen Bedingungen.

Dieser Versuch zeigt aber auch, dass die Temperaturen in tieferen Körperschichten sich sehr different verhalten. Kurz nach der Entblössung steigt die Achselhöhlentemperatur rasch um 0,2° C; die Rectumtemperatur bleibt stabil. Auf diese so mässige Wärmeentziehung hin zeigt sich demnach die Achselhöhle wärmer als das Rectum. Erst in den späteren Zeiträumen, oft erst nach der Wärmeentziehung, beginnen Achselhöhle und Rectum in ihrer Temperatur etwas herabzugehen. Wird nun eine zweite Wärmeentziehung durch Entblössung und Ab-

waschung der Körperoberfläche vorgenommen, so wiederholt sich entsprechend der grösseren und plötzlicheren Wärmeentziehung dasselbe
Bild des Temperaturganges in noch auffallenderer Weise. Die Achselhöhlenwärme steigt über jene des Rectums und entsprechend der grösseren Wärmeentziehung höher als zuvor.

Oberfläche und innere Organe haben einen entgegengesetzten Temperaturgang.

Diese Erscheinungen erklärt Winternitz in folgender Weise.

Der Grund der Temperaturabnahme an der Oberfläche setzt sich
aus zwei Factoren zusammen, aus einem physikalischen und physiologischen. Entsprechend den physikalischen Gesetzen muss die Wärmeabgabe proportional der Temperaturdifferenz der sich berührenden
Medien eine vermehrte sein; der physiologische Grund liegt in der
verminderten Wärmezufuhr, die veranlasst wird durch die
auf den Kältereiz eintretende Contraction der Hautgefässe.

Gefässcontractionen in der Haut bewirken collaterale Hyperämie
und damit Temperatursteigerung und zwar zunächst in jener Gefäss-
zone, die der Haut angrenzt und deren Gefässe mit denen der Haut
anatomisch in Verbindung stehen; daher die Steigerung der Temperatur
in der Achselhöhle, welche als Maassstab für die Temperatur in der
Muskelzone angesehen werden kann.

Mit dem Aufhören der Wärmeentziehung sinkt die Achselhöhlentemperatur und steigt die Oberflächenwärme. Mit dem Nachlass der
Gefässcontraction in der Peripherie strömt das Blut in vermehrtem
Maasse zur Haut, giebt seine Wärme dort ab und kehrt abgekühlt zu
der Muskelschichte zurück.

Die mächtigste Wirkung einer Wärmeentziehung von der Körperoberfläche ist demnach eine veränderte Blutvertheilung, die veränderte
Blutvertheilung aber ist die wesentlichste Ursache der durch Wärmeentziehungen veränderten Wärmevertheilung. Die verminderte Blutmenge bedingt eine verminderte Function und damit auch eine Abnahme der Wärmebildung in den inneren Organen, woraus ein Temperaturabfall derselben resultirt.

Erst nach längerer Kälteeinwirkung von der Peripherie, wenn
Haut und Unterhautzellgewebe schon durchgekühlt ist, wenn die Abkühlung durch Leitung erfolgt, beginnt auch die Achselhöhlentemperatur
direct herabgesetzt zu werden.

Das Absinken der Achselhöhlentemperatur kann mau aber fördern,
und dies ist von besonderer Wichtigkeit, dadurch, dass man die thermisch bewirkte Contraction der Hautgefässe rasch zu lösen versucht.

Durch die unter dem thermischen Reiz mächtig erweiterten Hautgefässe fliesst das Blut rasch, giebt dort seine Wärme ab, kehrt abgekühlt zu den inneren Organen zurück, um auch deren Wärme
herabzusetzen.

Die Circulation in der Haut, die Hautthätigkeit
ist also, wie schon aus diesem Experimente ersichtlich, der wichtigste Vermittler des Wärmeausgleiches
zwischen dem Körperinneren und der Oberfläche, der
wichtigste Factor der Wärmeregulation.

Die Versuche von Winternitz im dritten Heft der klinischen
Studien sind von hervorragender Wichtigkeit für diese Thatsache. Aus
diesen Versuchen geht hervor

1. Verdrängung des Blutes und Aufhebung der Circulation in
einem Körpertheil vermindert die Wärmeabgabe bis um 70·6 %.

2. Circulationsbehinderung durch Erzeugung passiver Hyperämie
vermindert die Wärmeabgabe bis um 46·2 %.

3. Mechanische Reize können eine Vermehrung der Wärmeabgabe
bis um 95 % veranlassen.

4. Schwächere chemische Reize erzeugten eine Vermehrung der
Wärmeabgabe um 40 %, starke Reize dagegen eine Verminderung
bis zu 8 %.

5. Thermische Einwirknngen, welche Cutis anserina bewirken, vermindern die Wärmeabgabe bis um 44·5 %.

6. Ein warmes Regenbad kann durch Erzeugung einer cutis anserina Verminderung der Wärmeabgabe bis zu 38.7 % bewirken,

7. Nasskalte partielle Abreibungen können die Wärmeabgabe
steigern bis um 80 %.

8. Kalte Regenbäder und folgende Ruhelage erzeugen nach einer
transitorischen Verminderung der Wärmeabgabe eine Vermehrung
um 23 %.

9. Kalte Regenbäder mit darauffolgender Körperbewegung steigern
die Wärmeabgabe bis um 66·6 %.

10. Warmes Regenbad mit kaltem Fächer und folgender Ruhelage steigert die Wärmeabgabe um 16 %.

11. In zwei mit Fieber einhergehenden Erkrankungen war die Wärmeabgabe beim Ansteigen der Körpertemperatur bis zu 25·4 % vermindert.

Aus den Untersuchungen Winternitz' geht ferner hervor, dass die
Wärmeabgabe von der Haut um mehr als 70 % nach abwärts und um
mehr als 90 % nach aufwärts schwanken kann, dass diese Schwankung
des Wärmeverlustes einer Schwankung der Wärmeproduction um das

Dreifache der normalen Grösse das Gleichgewicht zu halten vermag, dass die nachweisbaren Schwankungen der Wärmeabgabe ausreichen, um die Temperaturconstanz, so weit sie besteht, unter den gewöhnlichen Erwärmungs- und Abkühlungsbedingungen zu erklären, dass die Verminderung der Wärmeabgabe, also eine Wärmeretention ausreiche, selbst bei gleichbleibender Wärmeproduction grosse Wärmeverluste in kurzer Zeit wieder zu ersetzen, dass eine Beschränkung des Wärmeverlustes allein in manchen Fällen eine fieberhafte Temperatursteigerung erklären könne, dass die mögliche Steigerung des Wärmeverlustes um mehr als $90\,^0/_0$ die oft sehr rasche Entfieberung möglich mache.

Die Untersuchungen und die hier mitgetheilten Resultate derselben beweisen also zur Genüge, dass einer der wichtigsten Factoren der Wärmeregulation in der Hautfunction gelegen sei.

Der zweite wechselnde Factor für die Temperaturconstanz ist, wie Winternitz weiter ausführt, die wechselnde Grösse der Wärmeproduction. Der vornehmlichste Sitz der Wärmebildung ist die Muskulatur. Da es uns, wie bekannt, gelingt, mit thermischen und mechanischen Reizen die Muskulatur zu erhöhter Thätigkeit anzuregen oder ihre Thätigkeit herabzusetzen, da wir die Innervationsimpulse zu derselben steigern und vermindern können, da wir ferner im Stande sind, den Blutreichthum in der Muskulatur zu erhöhen oder herabzusetzen, so werden wir die Wärmeproduction in der Muskulatur fast willkürlich beherrschen und die Wärmeregulation beeinflussen können.

Wenn wir thermische Reize auf den Organismus einwirken lassen, durch welche die Hautgefässe zur Erweiterung gebracht werden, und dadurch eine collaterale Hyperämie in der Muskulatur hintanhalten, so wird die Temperatursteigerung in der Muskulatur und damit eine gesteigerte Thätigkeit, eine vermehrte Wärmeproduction hintangehalten. Daraus ist die sehr wichtige Schlussfolgerung zu ziehen, dass selbst geringe Wärmeentziehungen genügen, um eine Körperabkühlung zu erzielen; man muss nur bemüht sein, die Hautgefässe zur Erweiterung zu bringen. Dadurch wird nicht nur, wie erwähnt, die Wärmeproduction in der Muskulatur nicht gesteigert, ja noch mehr herabgesetzt, da das von der Haut nach der Muskulatur strömende Blut abgekühlt ist, die Muskelschichte daher in ihrer Temperatur ebenfalls herabsetzt und auf die Weise die Wärmebildung noch geringer gestalten wird. Da auch noch die sensiblen peripherischen Nervenendigungen abgekühlt werden, weniger intensiv erregt werden und dadurch weniger intensive Reflexe auslösen, so werden sie die Muskulatur zu geringerer Spannung anregen und auch auf die Art die Wärmebildung herabsetzen.

Umgekehrt können wir durch eine kalte Procedur die Wärme-

production steigern, wenn die peripheren Gefässe durch die Kälte in
Contraction gebracht werden und diese Contraction längere Zeit anhält. Es steigt die collaterale Hyperämie in den Muskeln, und es
werden alle Bedingungen hergestellt, die eine erhöhte Wärmebildung
bewirken. Nur dann wird trotz bestehender Contraction der Hautgefässe auch die Wärmeproduction herabgesetzt, wenn solch' intensive
Kälte angewendet wird, dass eine directe Abkühlung quer durch die
Gewebe bis zur Muskulatur durchdringt; es ist dies durch zahlreiche
Versuche bewiesen.

—

Die hier mitgetheilten Thatsachen führen uns direct zur Erkenntniss, dass bei der Wärmeregulation auch der mechanische Reiz der
hydriatischen Proceduren eine bedeutende Rolle spielt.

Eine trockene Friction der Haut bringt die Temperatur im Rectum
um 0·3⁰ zum Sinken, bedingt durch gesteigerte Wärmeabgabe von der
Haut, wie W i n t e r n i t z bewiesen hat.

Noch intensiver zeigt sich die c o m b i n i r t e W i r k u n g t h e r -
m i s c h e r u n d m e c h a n i s c h e r R e i z e. Eine feuchte Abreibung,
eine Procedur, bei der ein kräftiger thermischer Reiz und ein kräftiger mechanischer Reiz zusammenwirkt, kann die Rectumtemperatur
herabsetzen, die Achseltemperatur in die Höhe treiben oder auch diese
zum Abfall bringen, also die Körperwärme allseitig wirklich herabsetzen. Betrachten wir die Bedingungen, unter welchen diese Resultate zu Stande kommen.

Setzen wir einen Menschen in ein 16⁰ Bad, wie der bekannte
Fundamentalversuch von W i n t e r n i t z gelehrt hat. Das Versuchsindividuum verhält sich möglichst ruhig in demselben, das Wasser wird nicht
bewegt, der Mensch wird n i c h t f r o t t i r t, setzen wir also das Versuchsindividuum etwa zehn Minuten nur dem thermischen Reiz des 16⁰
Bades aus, so beobachten wir etwa fünf Minuten nach dem Bade die
Achseltemperatur um 0·3⁰ wärmer als vor der Abkühlung. Die Temperatursteigerung hält etwa zehn Minuten an. Erst dann beginnt
die Temperatur allmählich herabzugehen und sinkt nach 45 Minuten
auf die Temperaturtiefe vor dem Bade. Wir sehen also hier bei einem
16⁰ Bade kein Sinken, sondern ein Steigen der Körpertemperatur. Die
Rectumwärme beginnt zehn Minuten nach dem Bade um 0·1⁰ herabzugehen, geht in den späteren Zeiträumen noch um 0·1⁰ herab, erhält
sich bis 25 Minuten auf dieser Stufe, um erst eine halbe Stunde nach
der Abkühlung ganz allmählich wieder aufzusteigen. Das ist der Effect
eines 16⁰ Bades ohne gleichzeitigen mechanischen Eingriff.

Wird der Mensch in einem ganz gleich temperirten Bad von

eben solcher Dauer an der Körperoberfläche kräftig frottirt, so beobachten wir, dass die Achselhöhlentemperatur nach dem Bade nicht höher ist als vor dem Bade, nach 15 Minuten ist sie 0·2⁰ gesunken, von hier aus sinkt sie constant, und noch eine halbe Stunde später ist sie um 0·1⁰ niedriger als vor dem Bade. Im Mastdarme zeigt sich fünf Minuten nach dem Bade eine Temperaturabnahme um 0·3⁰, nach 20 Minuten 0·6⁰, eine Temperatur, die nach einer halben Stunde fortbesteht, also zu einer Zeit, wo in der Achselhöhle wieder eine Temperaturzunahme beginnt.

Wir sehen also, dass zwei Bäder von gleicher Dauer und gleicher Temperatur eine höchst verschiedene Wirkung auf die Körpertemperatur haben, je nachdem mit dem thermischen Reize ein mechanischer Reiz verbunden wird oder nicht. In dem einen Falle eine Wärmeentziehung von nicht excessiver, in dem zweiten Falle eine Wärmeentziehung von excessiver Intensität.

Es zeigt sich hier, wie mächtig die mechanische Friction den thermischen Reiz zu unterstützen vermag, es zeigt sich hier, dass man gar nicht nöthig hat, die Wärmeentziehung excessiv zu steigern, man hat nur die Temperatursteigerung in der Muskelschichte während der Wärmeentziehung zu verhindern, und dies zu erzielen, lehrt die rasche Beseitigung oder Verhütung der Gefässcontraction in der Haut.

„In dem Bade ohne mechanischen Reiz wird die peripherische Circulation gehemmt, die Körperperipherie tief abgekühlt, jedoch die Wärmeproduction mässig gesteigert und dadurch ein Sinken der Achsel- und Rectumwärme verhindert. In dem zweiten Bade wird durch die combinirte Wirkung des thermischen und mechanischen Reizes die peripherische Circulation gefördert, die Körperperipherie weniger tief, das reichlich rückströmende Blut viel tiefer abgekühlt, die Wärmeproductionssteigerung in der Muskelschichte verhindert, Achsel- und Rectumwärme zu tiefem Abfall gebracht.“ (Winternitz.)

Diese Beobachtungen sind von fundamentaler Wichtigkeit nicht nur für die Beurtheilung der Wärmeregulation, sondern für die Erklärung der günstigen Wirksamkeit entsprechender Proceduren behufs Wärmeentziehungen.

Wir lernen aus diesen Beobachtungen, in welcher Weise vorgegangen werden muss, wenn Wärmeentziehungen vorgenommen werden sollen, ohne gleichzeitig die Wärmeproduction zu steigern, und wir lernen, wie irrig die Anschauung ist, dass eine Wärmeentziehung auch die Wärmeproduction steigern und damit die fieberhafte Körperconsumption erhöhen müsse.

Wir haben es in der Hand, durch Beeinflussung der peripherischen Gefässe die Wärmeabgabe zu steigern und die Wärmeproduction herabzusetzen. Die peripherischen Gefässe müssen durch eine entsprechende Dosirung des thermischen und mechanischen Reizes möglichst weit erhalten werden — nur dann wird die Wärmeproduction in der Muskelschicht gar nicht gesteigert, und noch während der Dauer des Bades sinkt die Temperatur der inneren Organe.

5. Einfluss thermischer Reize auf Respiration und Gaswechsel, Diurese und Stoffwechsel.

Es wurde bereits an anderer Stelle erwähnt, dass von der gesammten Körperperipherie, aber auch von bestimmten Körperpartien, namentlich vom Hinterhaupte, durch kräftige thermische Actionen die Respiration beeinflusst werden kann. Die sogenannte concentrische Hinterhauptsdouche, ja einige Wassertropfen kräftig aufs Gesicht oder Brustgegend geschleudert, bewirken Veränderungen der Respirationsfunction, bewirken tiefe Einathmungen, Stillstand auf der Höhe der Inspiration und veränderten Respirationsrhythmus.

Legt man einen mit Eis gefüllten Kautschukschlauch auf den Nacken und die Wirbelsäule, so zeigt die Respiration bemerkenswerthe Veränderungen. Der erste Kältechoc bewirkt eine krampfhaft tiefe Inspiration, auf deren Höhe eine Respirationspause und sodann für längere Zeit beschleunigte Respiration folgen.

Applicirt man einen mit 50⁰ Wasser gefüllten Schlauch, sieht man die Respirationsfrequenz ebenfalls etwas ansteigen.

Länger dauernde Kälteapplication auf Nacken und Brustwirbelsäule beruhigen die Respirationsfrequenz, namentlich dann, wenn die vorher bestandene beschleunigte Respirationsfrequenz durch eine Alteration des Centrums bedingt war.

Erwähnt wurde bereits an anderer Stelle der Einfluss heisser Handbäder auf die Respiration.

Bezüglich der Wirkung der allgemeinen, die ganze Körperoberfläche treffenden Proceduren auf die Respiration lässt sich im Allgemeinen Folgendes sagen: Wenn die Kältewirkung energisch und lange dauernd ist und zu einer grossen Beruhigung der Herzaction führt, pflegen gewöhnlich anfangs die Respirationsbewegungen an Tiefe zu gewinnen, an Frequenz jedoch abzunehmen. In der grossen Mehrzahl der Fälle jedoch sind die Respirationsbewegungen häufiger und tiefer.

Vertiefung und Verlangsamung der Respiration pflegt häufig die Erstwirkung der Kälte zu sein, Beschleunigung und Vertiefung häufiger als Secundärwirkung aufzutreten.

Es giebt einzelne Proceduren, welche einen ganz besonders starken Einfluss auf die Respirationsfrequenz und den Respirationstypus ausüben, und sei hier nur erwähnt, dass namentlich diejenigen Proceduren, welche die Innervation im Ganzen beruhigen, wie z. B. die feuchte Einpackung, auch die Respiration ungemein beruhigen, während Wärme zuführende Proceduren, wie z. B. Dampfbäder, die Respiration stark beschleunigen.

Dass in erster Linie die Reizung der Hautnerven und erst dann die Erwärmung der Athemcentren die Beschleunigung der Respirationsfrequenz verursachen, hat Senator gezeigt. Hatte er das Halsmark unterhalb der Phrenici durchschnitten, so dass die Hautnerven das Athemcentrum nicht beeinflussen konnten, so trat keine merkliche Athembeschleunigung ein. Danach ist also die Wärmedyspnoë zunächst durch Reizung der Hautnerven, sodann erst durch Erwärmung der Athemcentren bedingt. Allerdings sind Fick und Goldstein anderer Ansicht, indem sie den Hautnerven gar keinen Einfluss auf die Wärmedyspnoë zuschreiben, sondern diese von der Erwärmung der Medulla oblongata durch das höher temperirte Blut ableiten.

Im Allgemeinen kann man sagen, dass Pulsfrequenz und Respirationsfrequenz mit einander Hand in Hand gehen. Actionen, welche die Pulsfrequenz herabsetzen, werden in der Regel auch einen ähnlichen Einfluss auf die Respirationsfrequenz ausüben und umgekehrt.

Das Verhalten des Gaswechsels bei thermischen Einflüssen ist ein theoretisch vielfach bearbeitetes Feld, auch sind die Resultate jetzt genau präcisirt, die Verwerthung in unzweifelhaft eindeutiger Weise ist jedoch kaum möglich, da gerade in dieser Frage neben dem directen thermischen Reiz vielfache andere Wirkungen in den Vordergrund treten und dadurch die Causalität an vielen Orten verdunkelt wird.

Betrachten wir die Veränderungen des Gaswechsels bei den thermischen Einwirkungen, so ergiebt sich aus einer Summe von Untersuchungen vorerst der Fundamentalsatz, dass Kälte den Gaswechsel steigert, Wärme ihn herabsetzt. Es ist hierbei zu verstehen, dass in Kälte die CO_2-Ausscheidung und der O-Verbrauch steigt, in der Wärme herabgesetzt wird.

Dieser Effect trat sowohl durch Einwirkung der kalten Luft, als
auch bei kalten Waschungen, Bädern etc. ein; ja selbst bei ganz partiellen Bädern, wie Fussbädern (S p e c k). Sehr bald bedurfte dieser
Satz jedoch einer Modification, nämlich derjenigen, dass die Wirkung
in der geschilderten Weise eintritt, so lange die Körpertemperatur
nicht verändert wird; sobald aber die Kälte oder Wärme so intensiv
sind oder so lange dauern, dass eine Herabsetzung oder Erhöhung der
Körpertemperatur erzeugt wird, verändert sich der Effect und der Gaswechsel des abgekühlten Körpers wird geringer, der des erwärmten
grösser.

Es ist gerade mit Hinsicht auf unsere hydrotherapeutischen Maassnahmen sehr wichtig, all' die Ursachen einer Steigerung der Athmung,
resp. der inneren — Gewebsathmung — zu betrachten. Bei unseren
thermischen Maassnahmen kann die Steigerung des Gaswechsels eintreten 1. durch reflectorischen Reiz auf das Athemcentrum und dadurch ausgelöste tiefere und vielleicht frequentere Athmung, 2. durch
reflectorisch erregte Muskelbewegung, deren Einfluss auf den Gaswechsel
allgemein bekannt ist, und 3. durch die gesteigerte Circulationscapaci-
tät, d. i. Circulationsbeschleunigung und intensivere Capillarcirculation.

Wird es wohl möglich sein, bei äusseren thermischen Massnahmen
eine oder die andere Wirkung völlig auszuschliessen? Kaum! Ganz
speciell bei Kältewirkungen ist die reflectorische Muskelbewegung kaum
völlig ausgeschlossen, eher bei Wärme, wenn der primäre Reiz der
Wärme durch mechanische Einflüsse gerade nicht bedeutend combinirt
wird. Die Forscher haben natürlich diese Umstände bei ihren Arbeiten
wesentlich berücksichtigt und müssen wir die oben genannten Sätze
als gültig anerkennen mit dem Zusatze: b e i m ö g l i c h s t e r V e r -
m e i d u n g u n w i l l k ü r l i c h e r M u s k e l a c t i o n. Es ist selbstverständlich, dass mittlere Temperaturen, also Wärmegrade, welche gegenüber der Temperatur der Körperoberfläche keine wesentliche Differenz
zeigen, in ihrer Wirkung auf den Gaswechsel auch nicht hervortreten
werden; die anderen Temperaturen um so stärker und mächtiger, je
intensiver der Reiz ist. Ganz speciell bei Kälte äussert sich sofort
der primäre Reiz in einer Beschleunigung und Vertiefung der Respiration, welche später verflacht, und es zeigt sich sogar in der Zeit der
Reaction gegenüber einer unmittelbar dem Kältereize folgenden intensiven Steigerung der Kohlensäureabgabe und des Sauerstoffverbrauches
eine nachfolgende Verminderung. Es ist dies natürlich in erster Linie
der directe reflectorische Reiz auf das Athemcentrum. Das sind im
Wesentlichen und im Kurzen die Resultate von S p e c k, dem wir eine
grosse Reihe von Arbeiten auf diesem Gebiete zu verdanken haben.

Winternitz und Pospischil machten sich daran, den respiratorischen Gaswechsel bei hydrotherapeutischen Maassnahmen zu studiren, und das Endresultat ihrer ausgezeichneten und gediegenen Arbeiten ist im Wesentlichen eine Bestätigung und viel genauere Ausgestaltung der Resultate von Speck.

Zunächst hatten sie bloss den Einfluss verschiedener Körperlagen auf die Respiration geprüft, da die hydriatischen Proceduren in verschiedenen Körperlagen vorgenommen werden, und da jede Veränderung der Körperlage auf die Respiration sowohl qualitativ als auch quantitativ verändernd einwirkt; es wurde ferner der Einfluss activer Bewegungen geprüft, und zwar wurden solche Bewegungen dictirt, wie sie bei den verschiedensten hydriatischen Proceduren vorzunehmen sind.

Die Versuche ergeben, dass jede Lageveränderung, jede körperliche Arbeit eine beträchtliche Steigerung des Athemvolums, der Sauerstoffaufnahme und der CO_2-Ausscheidung verursachen, dass Lagerungen, bei welchen die gesammte Musculatur möglichst immobilisirt ist, eine nicht unbeträchtliche Verminderung der CO_2-Ausscheidung und der Sauerstoffabsorption bewirken. Auch bei activen Bewegungen, wie sie bei hydriatischen Proceduren vorgenommen werden, steigt O-Aufnahme und CO_2-Ausscheidung; der Percentgehalt der ausgeathmeten Luft an Sauerstoff ist bei jeder Muskelthätigkeit geringer, als Beweis, dass die Ausnützung des zugeführten Sauerstoffes erheblicher ist.

Was nun die Wirkung hydriatischer Proceduren anlangt, so zeigt sich, dass niedrige Wassertemperaturen eine mächtige Steigerung des Athemvolums, der CO_2-Ausscheidung und der O-Aufnahme bewirken, die mächtigste Steigerung bei combinirten thermischen und mechanischen Actionen zu Stande kommt. Je grösser die Oberfläche des vom Kältereiz getroffenen Körpertheiles ist, um so grösser ist CO_2-Ausscheidung und die O-Absorption.

Ein 20 auf 18° abgekühltes Halbbad in der Dauer von einigen Minuten zeigt eine Steigerung der CO_2-Ausscheidung von 258 auf 647 ccm und eine Steigerung der O-Absorption von 386 auf 963 ccm. Nach dem Bade fällt sofort die CO_2-Ausscheidung auf 260, die O-Aufnahme auf 329 ccm.

Nach einem 33° Vollbad ist O-Aufnahme und CO_2-Ausscheidung grösser als vor demselben.

Während eines 30° Sitzbades sinkt die CO_2-Ausscheidung, die O-Aufnahme bleibt unverändert, nach dem Verlassen desselben steigt die CO_2-Ausscheidung und die O-Aufnahme.

Ein 10° Sitzbad, ein fliessendes Fussbad, ein Unters c h e n k e l b a d hatten ebenfalls eine beträchtliche Steigerung des Athemvolums, der O-Aufnahme und der CO_2-Ausscheidung zur Folge.

Das R e g e n b a d ist jene Badeform, n a c h welcher am deutlichsten das Zustandekommen einer Verminderung in den Zahlen der CO_2-Ausscheidung und der O-Absorption beobachtet wird. So betrug während 8 Minuten nach der Douche das CO_2-Quantum pro Minute 98 ccm, gegen 295 vor der Douche und O-Absorption 201, gegen 440 vorher.

Bei Anwendung einer f e u c h t e n E i n p a c k u n g m i t d a r a u f - f o l g e n d e m 8° R e g e n stellt sich, nach vorhergegangener beträchtlicher Erhöhung der O-Aufnahme und CO_2-Ausscheidung, eine Phase der beruhigten Respiration ein.

W i n t e r n i t z und P o s p i s c h i l schlossen aus ihren Versuchen, dass die Veränderungen nach thermischen Reizen bei möglichstem Ausschluss willkürlicher Muskelactionen auf einen reflectorisch gesteigerten Tonus im glatten und quergestreiften Muskel beruhen und dass die nach Beendigung der Kältewirkung auftretende Verminderung dem Erschlaffungszustand der Muskulatur, welcher dem mächtigen Contractionsreize folgt, zuzuschreiben ist.

Auch die Ansichten von S e n a t o r und L e h m a n n mögen hier Platz finden. Die Ansicht des Ersteren geht dahin, dass die vermehrte Kohlensäureausscheidung bei Wärmeentziehung auf vermehrte CO_2-Bildung zurückzuführen ist, indem die durch Kälte erzeugte stärkere Blutcirculation speciell in der Muskulatur und die häufigen und tiefen Respirationen die Kohlensäure in die Circulation befördern und dieselbe somit in der Exspirationsluft erscheint. Auch L e h m a n n glaubt, dass die gesteigerte Kohlensäureabgabe nicht auf Rechnung einer gesteigerten Verbrennung zu schreiben sei, sondern der intimeren Entgasung in den Geweben.

— — —

Bezüglich der D i u r e s e sind die Arbeiten noch nicht abgeschlossen, sie sind auch in ihrem Endresultate nicht derart, dass wir im Stande wären, den Einfluss der Hydrotherapie auf dieselbe genauestens zu präcisiren. Auch wird es kaum möglich sein, allgemein gültige Sätze aufzustellen, welche die Gesammtwirkung allgemeiner und localer thermischer Reize auf die Diurese erklären. Es hängt nämlich die Diurese auch von mehreren Factoren ab, nämlich in erster Reihe von dem allgemeinen Blutdruck und der Circulation, und in zweiter Reihe von der localen Circulation in der Niere, d. h. also von dem Blutdrucke und dem jeweiligen Zustande der Nierengefässe.

Ein allgemein gültiger Satz liesse sich demnach nur etwa so aufstellen: „Alle thermischen und mechanischen Reize,
welche den Blutdruck erhöhen und die Circulation beschleunigen, werden die Diurese erhöhen, sofern sie
nicht gleichzeitig die Nierengefässe zur Contraction
bringen." Dies für die unmittelbare Wirkung. Dass aber auch, nach
einem die Nierengefässe zur unmittelbaren Contraction bringenden Einfluss, im Zustande der reactiven Erweiterung eine um so intensivere
Nierencirculation und in Folge dessen auch eine starke Steigerung
der Diurese eintreten kann und wird, ist von vornherein klar und
wird sich auch aus den sofort anzuführenden Arbeiten ergeben.

Die hervorragendsten Arbeiten, die auf diesem Gebiete vorliegen,
sind die von Müller und Delezenne. Beide haben ihre Versuche
eigentlich nur auf locale thermische Wirkungen beschränkt und sind
zu ganz entgegengesetzten Resultaten gekommen. Müller findet,
dass locale Kältewirkung auf die Abdominalhaut die Diurese steigert,
Wärme dieselbe herabsetzt, und Delezenne findet genau das Gegentheil und folgert daraus, dass die Nierengefässe reflectorisch von der
Bauchhaut aus zur Contraction gebracht werden und somit die Circulation bei localer Kälte auf das Abdomen gehemmt werden muss. Es
ist schwer, diese entgegengesetzten Resultate zu erklären, es dürfte
sich vielleicht denken lassen, dass die Vermehrung der Diurese in
Müller's Versuchen in einem Reactionszustande erfolgte, es
sich also um eine secundäre active Dilatation der Nierengefässe ge-
handelt hat, da mit der Ablesung an dem graphischen Apparate bei
seinen Versuchen eine geraume Zeit nach dem Kältereize
begonnen wurde.

Wesentlich wichtiger für uns ist der Umstand, dass jeder, der
Gelegenheit gehabt hat, während einer Wassercur Patienten zu beobachten, die Erfahrung machen musste, dass thermische und mechanische Einflüsse auf die Körperperipherie, seien sie allgemein gewesen
oder bloss auf einen Theil des Körpers beschränkt, die Diurese gesteigert haben.

Diese Steigerung ist zu constatiren sowohl bei Sammlung der
24 stündigen Menge, wie unmittelbar, ein bis zwei Stunden nach dem
Kältereize, und ist im Wesentlichen abhängig von der Intensität des
Reizes, das ist der Temperatureinwirkung und der mechanischen Com-
bination. Man findet sehr oft, dass unmittelbar einem Kältereize ein
Harndrang folgt. Es ist dies natürlicherweise nicht einer gesteigerten
Secretion der Niere zuzuschreiben, sondern einem reflectorischen Reize
auf die Blase selbst, und hat diese Thatsache zur Beleuchtung unserer

Frage von der Diurese eigentlich nicht viel Werth. Es ist von vornherein klar und durch eine Untersuchungsserie von G r e f b e r g festgestellt, dass die Diurese um so mehr gesteigert wird, je mehr der Blutdruck in die Höhe geht. Diesen Satz müssen wir uns vor Augen halten, wenn wir uns denken, dass verschiedenartige hydrotherapeutische Proceduren die Diurese verschieden beeinflussen. Es werden allgemeine kalte Proceduren, Bäder, Abreibungen, Douchen von niedriger Temperatur die Diurese wesentlich mehr steigern als Proceduren mit laueren Temperaturen und Einpackungen, wenn sie nicht von kühlen Proceduren gefolgt sind. Also feuchte Einpackungen an sich werden die Diurese kaum beeinflussen. Allerdings werden Schweiss erregende Proceduren nach der Intensität und Extensität anders wirken und zwar kann die Diurese durch jede Schweissprocedur unter Umständen ganz intensiv directe durch Wasserverlust des Blutes vermindert werden.

Das Verhalten der stofflichen Ausscheidungen, das ist die Beeinflussung des S t o f f w e c h s e l s durch die Hydrotherapie, erheischt eine weitere genauere Betrachtung. Auch hier war es kaum zweifelhaft, dass die gewaltigen Effecte unserer thermischen und mechanischen Einwirkungen eine Aenderung hervorrufen würden, und vor Jahrzehnten waren schon Arbeiten gemacht worden, welche bewiesen, dass Bäder, welche die Körpertemperatur steigerten, eine wesentliche Vermehrung der Stickstoffausscheidung bewirkten. Bald nachher wurden auch andere Arbeiten an Thieren und Menschen gemacht, welche uns zeigten, dass nicht nur Erhitzungen, sondern auch Abkühlungen des Körpers in gleicher Weise den obigen Effect, das ist vermehrte Ausscheidung von Stickstoff, bewirkten. Die maassgebenden Untersuchungen in dieser Hinsicht fallen in das letzte Jahrzehnt und die genauesten und weitestgehenden Untersuchungen datiren von den letzten Jahren.

Iu t h e o r e t i s c h e r Hinsicht am bedeutendsten sind die Arbeiten von F o r m a n e k und zwar in theoretischer deshalb, weil sie das Verhalten des Stoffwechsels nur bei extremen Kälte- und Wärmewirkungen berücksichtigen. F o r m a n e k stellt fest, dass intensiv kalte Bäder (13° — 15° C) in der Dauer von 27—45' ausser einer intensiven Abkühlung des Körpers, eine bedeutende Steigerung von Stickstoff-, Harnstoff- und Harnsäureausscheidung bewirken. Sehr heisse Wasser- und Dampfbäder von 45° — 60° C bis zur Dauer einer Stunde zeigten dieselben Wirkungen. Nach kalten Proceduren trat die Wirkung ziemlich prompt ein, nach heissen Proceduren trat der Effect nicht schon nach e i n e m Bade ein, sondern erst dann, wenn an einem Tage zwei Bäder oder wenn an mehreren Tagen hinter einander je ein heisses Bad genommen wurde.

Die Versuche Formanek's sind jedenfalls belehrend, wenn auch zugegeben werden muss, dass von den von Formanek zur Verwendung gekommenen Proceduren nur die heissen Bäder, kaum jemals jedoch die kalten Bäder therapeutisch verwerthet werden.

Ich will mich deshalb jetzt hauptsächlich mit den Untersuchungen von Strasser beschäftigen, welche sich nicht auf extreme Einwirkungen, sondern nur auf den Effect derjenigen hydrotherapeutischen Proceduren erstrecken, die auch practisch verwerthet werden können. Strasser hat in zwei Untersuchungsserien eine Reihe von Resultaten zu Tage gefördert, welche uns beweisen, dass unsere Maassnahmen den Stoffwechsel bis in die intimsten, kleinsten Vorgänge in hervorragender Weise verändern.

Im genauen Stickstoffgleichgewicht wurden erst mehrere Tage hindurch (Vorperiode) alle stickstoffhaltigen Ausscheidungsproducte, wie Gesammtstickstoff, Harnstoff, Harnsäure, Ammoniak, in der zweiten Arbeitsserie auch die Alloxurbasen (Xanthine) und auch die anorganischen Stoffe, wie Phosphorsäure, Schwefelsäure und Chlor quantitativ bestimmt, die Versuchspersonen dann durch drei Tage einer Reihe von meist erregenden hydrotherapeutischen Proceduren unterworfen, die oben genannten Stoffe im Harne wieder bestimmt und auch in der der letzten dieser Badeperiode folgenden Nachperiode, in welcher die Patienten bei gleichbleibender Nahrung sich wieder so verhalten mussten, wie in der Vorperiode, genau controlirt. Auf diese Art zeigt sich bei Vergleich der Untersuchungsresultate eine in die Augen springende Differenz, welche für den gewaltigen Einfluss der eingeleiteten Proceduren spricht. In der Badeperiode wurde im ersten Falle Morgens eine Abreibung von 12°, um $^1/_2 12^h$ Vormittags eine kalte (8°) Regendouche mit beweglicher Fächerdouche und Nachmittags ein Halbbad von 20°—18° R gegeben. Jeder Procedur folgte ein Spaziergang. Das zweite Versuchsindividuum erhielt Morgens eine Abreibung, Vormittags einen fliessenden Rückenkühlschlauch und Nachmittags ein Halbbad von 22° — 20°. Der Dritte wieder dieselbe Cur wie der erste Versuchsmann. Es sind also hier nur erregende kühle und kalte Proceduren applicirt worden, durchwegs auf den ganzen Körper und können wir somit die Resultate auch nur als Wirkung derartiger Proceduren ansehen. Da jedoch die Mehrzahl der Fälle in der Hydrotherapie mit derartigen Proceduren behandelt wird und wir selbst geringen Erwärmungen oder rein beruhigenden Proceduren (wie Einpackungen) kühle allgemeine Proceduren folgen lassen, so gelten die Arbeiten Strasser's

für die Hydrotherapie im Allgemeinen und nur mit sehr wenigen Ausnahmen. Kleine locale Einwirkungen oder solche allgemeine, welche
keine wesentliche Innervations- und Circulationsänderung bewirken oder
deren Wirkung sich eben auf einen kleinen Theil des Körpers beschränkt, können im Stoffwechsel kaum jemals solche Veränderungen
hervorrufen, welche sich in der Bilanz des ganzen Körpers äussern
und mit unseren Methoden nachweisen lassen.

Strasser hat bisher die Einwirkung der feuchten Einpackungen auf den Stoffwechsel nicht geprüft. Es lässt sich aber auch
hier von einer Prüfung wenig erwarten. Eine Steigerung kann von
der feuchten Einpackung allein nicht erwartet werden. Ein Einfluss auf den Stoffwechsel und zwar im Sinne einer Verlangsamung,
wie dies logischerweise mit Rücksicht auf die das ganze Nervensystem
beruhigende Wirkung der feuchten Einpackung zu erwarten ist, lässt
sich vielleicht durch eine systematische, jedenfalls durch längere Zeit
fortgesetzte, täglich vorgenommene Anwendung dieser Application erzielen und ist als Theilerscheinung der im gesammten Organismus
auftretenden Beruhigung aufzufassen.

Ich will mich fortan in der Schilderung der Resultate genau an
Strasser's Mittheilungen halten. Als Generalresultat stellt Strasser
folgenden Satz auf: Unter Einfluss der hydriatischen Therapie wird der Stoffwechsel quantitativ und qualitativ
im Sinne einer vorwiegend normalen Thätigkeit des
lebendigen Organismus gesteigert. — Die Steigerung
erstreckt sich bei geeigneter Ernährung niemals über
die Grenzen der Norm (ins Pathologische), d. h. sie gefährdet den Eiweissbestand des Körpers selbst nicht.

Es ist von Interesse, die Details der Untersuchung in den Haupt-
theilen zu verfolgen.

Die Stickstoffbilanz wird in der Weise verändert, dass die Stick-
stoffassimilation sich gewaltig steigert; und zwar stellt
sich der vermehrten N-Ausscheidung im Harne Verminderung im Koth
entgegen. Die Dauer der Reaction, d. i. der gesteigerten N-Ausscheidung im Harne überdauert in der Mehrzahl der Fälle die Badeperiode
nicht. Der Gang der N-Ausscheidung während der Badeperiode spricht
also für verbesserte Ausnützung (Assimilation) des Nahrungsstickstoffes,
welche nach vielfachen klinischen Erfahrungen für die Dauer erhalten
bleibt und die Ernährungsbedingungen unter einer systematischen
Wassercur wesentlich günstiger erscheinen lässt.

Der Harnstoff wies während der Badeperiode eine absolute und
relative (gegenüber dem Gesammtstickstoff) Vermehrung auf. Strasser

schreibt darüber Folgendes: Das Steigen in der Badeperiode
erkläre ich durch vermehrte Zufuhr zu den harnstoff-
bildenden Organen, bewirkt durch die gesteigerte Circulation; und die Thatsache, dass die relativ vermehrte Harnstoffausscheidung die Stickstoffvermehrung der Badeperiode stark überdauert, erklärt er dadurch, dass die durch thermische und
mechanische Reize erhöhte Capacität der harnstoff-
bildenden Organe als eine Art erhöhter Tonus fortbesteht, zu einer Zeit, in welcher die ursächlichen
Reize schon ausgefallen sind. Auch deutet hier Strasser
an, dass vielleicht aus Harnsäure unter der kräftig gesteigerten Oxydation Harnstoff entstehen könne.

Der Nuclein-Stickstoff, d. h. Harnsäure und Xanthinbasen
verhalten sich ausserordentlich interessant und gestatten eine Reihe
von schönen Reflexionen auf die Therapie der harnsauren Diathese
und der Gicht. Es wird von Strasser hier auf die Verschiedenheit
der Auffassungen hingewiesen, je nachdem man die Harnsäure als
Product des gewöhnlichen Eiweissstoffwechsels betrachtet oder geneigt
ist, auf Basis der neueren Arbeitsrichtungen den Nucleinstoffwechsel als
einen ganz selbstständigen, dem früheren coordinirten, anzusehen.
Die Harnsäure zeigt in allen Versuchen eine bedeutende, absolute
Steigerung, welche also unter allen Umständen einen vermehrten
Nucleinzerfall anzeigen würde und mit unseren Anschauungen der
Leucocytose nach Kälteeinwirkungen auch vollauf übereinstimmt. Die
Erscheinung, dass der relative Werth der ausgeschiedenen Harnsäure
sich auch während der Badeperiode meist unverändert verhält, will
Strasser dazu verwerthen, ein Verschwinden einer gewissen Menge
von Harnsäure zu Gunsten der Harnstoffbildung anzunehmen. Die
neueren Arbeiten, speciell die Gichttheorie von Kolisch veranlassten
Strasser zur Untersuchung der Xanthinbasen, und es stellte sich
heraus, dass mit jedem Tage der fortschreitenden Wassercur von dem
Alloxurstickstoff (Harnsäure + Xanthinbasen) immer mehr und mehr
als Harnsäure erschien und sich die Basen verminderten, ja, selbst am
dritten Badetage aus dem Harne vollständig verschwanden. Es ist dies
ein Zeichen hochgradig gebesserter Oxydation und ist in der Theorie
der Gichtbehandlung insofern zu verwerthen, als die Basen, welche
nach Kolisch in Folge ihrer toxischen Wirkung auf die Niere
nachtheilige Folgen und thatsächliche Verschlimmerung des Leidens
bewirken können, wesentlich vermindert. ja vollständig ausgeschaltet
werden können. Es ist hier die Hydrotherapie wieder als eine gewaltige Oxydations- und Entgiftungstherapie in den Vordergrund gerückt.

Von den stickstoffhaltigen Substanzen wäre noch das Ammoniak
zu erwähnen, welches darum eine höhere Bedeutung hat, weil es die
jeweilige Säuerung im Organismus anzeigt. Es ist nach Strasser's
Resultaten anzunehmen, dass das Verhalten in verschiedenen Fällen
auch ein differentes ist, es kommt vor, dass die Bäder eine Vermehrung bewirken, es kommt ein Gleichbleiben vor und auch eine Verminderung. Nachdem der ganze Stoffwechsel durch hydrotherapeutische Einwirkungen gesteigert wird, so ist von vornherein eine Steigerung der Säuerung im Organismus mehr als wahrscheinlich. Wenn
also eine Steigerung der Ammoniakausscheidung ausbleibt oder gar
eine Verminderung zu constatiren ist, so ist das nach Strasser nur
derart aufzufassen, dass durch die erregenden Proceduren eine Reihe
von organischen Säuren verbrannt wird und als Säurecomponent zur
Bindung von Ammoniak nicht mehr in Betracht kommt. In diesem
Sinne können wir z. B. die Verminderung der Säuerung durch Verschwinden des Acetons oder der Acetessigsäure, wie dies nach hydriatischen Maassnahmen oft zu constatiren ist, erklären.

Von den anorganischen Substanzen wurden Phosphorsäure,
Schwefelsäure und Chlornatrium verfolgt. Die erstere hat von den
dreien weitaus die grösste Bedeutung; sie fand sich in allen Fällen
durch die Badeperiode absolut und relativ gesteigert. Strasser
dachte im Anfang diese Vermehrung auf vermehrten Zerfall phosphorhaltigen Gewebes zurückzuführen, es zeigte jedoch eine Controlunter-
suchung des Phosphorgehaltes im Koth, dass es sich zum allergrössten
Theile, gleich dem Stickstoff, um eine wesentlich gebesserte Ausnutzung
des Nahrungsphosphors handle und nur ein minimalster Theil etwa
von phosphorhaltigen Geweben (Blut, Nuclein) herrühren kann. Schwefelsäure und Chlornatrium zeigen gleichfalls eine wesentliche
Steigerung durch hydrotherapeutische Einwirkungen und ist diese Vermehrung im Harne nicht nur der besseren Nahrungsassimilation zuzuschreiben, sondern auch der besseren Secretionscapacität der Nieren-
epithelien.

Dies wären die Resultate von Strasser. In mancher Hinsicht
ist die Schweisssecretion gesondert zu besprechen, indem auch sie
den Stoffwechsel verändern kann. Es wurde am Anfange des Capitels
darauf hingewiesen, dass heisse Bäder die Stickstoffausscheidung
steigern, es stehen jedoch die Beobachtungen gar nicht vereinzelt da,
nach welchen das Gegentheil eintrat, und ganz speciell Bornstein
fand nach einem heissen Bade eine entschiedene Stickstoffverminderung
im Harne, dagegen erschien das Minus des Stickstoffs im aufgefangenen
Schweiss; es ist also jedenfalls zweifellos, dass die Schweisssecretion

unter Umständen in der Stickstoffbilanz eine wesentliche Rolle spielen kann. Es ist auch nachgewiesen, dass im Schweisse, ganz gleichgültig, ob derselbe durch intensive Muskelactionen oder durch Wärmezufuhr hervorgerufen wurde, eine ganz bedeutende Menge von Harnstoff, Harnsäure und von anorganischen Salzen, insbesondere von Chlornatrium erscheinen kann. Es ist dies theoretisch und practisch von Wichtigkeit und weise ich bezüglich der Harnstoffausscheidung durch die Haut auf die Therapie der Urämie hin, bei welcher die Haut vicariirend für die insufficiente Niere eintreten muss. Auch haben die Untersuchungen von Simon Anspruch auf Berücksichtigung. Simon fand, dass Heissluft- oder Dampfbäder die Magensaftsecretion in der Weise wesentlich beeinflussen, dass die freie Salzsäure sich bedeutend vermindern, ja selbst auf viele Stunden und auch Tage aus dem Magensafte verschwinden kann. Wenn auch die Erklärung Simon's, dass diese Erscheinung nur in dem Kochsalzverluste durch den Schweiss ihre Erklärung findet, nicht in vollem Umfange acceptirt werden kann, sie ist doch von grösster Bedeutung und beleuchtet die Möglichkeit von Veränderungen des Stoffwechsels durch die Schweisssecretion als solche.

6. Die Wirkung des innerlichen Wassergebrauches.

Beim innerlichen Wassergebrauche kommt das Wasser vom Magen oder Darmkanale aus mit den verschiedenen Theilen des Verdauungstractes in directe Berührung. Die Wirkung des eingeführten Wassers ist eine verschiedene von der des äusserlich applicirten Wassers, da es dem Organismus wirklich einverleibt und verschieden lange Zeit mit demselben in Contact bleibt, demnach seine Temperatur vollkommen mit der des Körpers ausgleicht und auch in Folge der vom Verdauungstracte erfolgten Resorption auf die Ernährungsvorgänge einzuwirken vermag. Der Einfluss des innerlich aufgenommenen Wassers auf die Resorption der Nahrung kann als bekannt vorausgesetzt werden, ebenso seine Wichtigkeit als Imbibitionsstoff, als welcher es alle Gewebe und Gewebsinterstitien durchdringt und erfüllt.

Viel zu wenig bekannt und gewürdigt ist der Einfluss des innerlichen Wassergebrauches auf die Körperwärme. Die Untersuchungen hierüber sind sehr spärlich.

Lichtenfels und Fröhlich fanden, dass das Wasser von nicht sehr niederer Temperatur (18° Wasser) die Körpertemperatur nach sechs Minuten von 37·05⁰ auf 36·95⁰ C herabsetzt und dass sich die Körpertemperatur so noch zehn Minuten nach dem Trunke erhielt, wo dieselbe wieder 37⁰ erreicht hat. Die Menge des getrunkenen Wassers betrug 0,3 Liter.

Ein anderes Mal hat die Körpertemperatur 0·4⁰ abgenommen. Der Werth dieser Untersuchungen ist jedoch ein sehr problematischer, da die Temperaturen in der Mundhöhle, dem unzuverlässlichsten Orte, untersucht wurden.

Erst Winternitz stellte verlässliche Versuche an, und zwar in der Weise, dass die Temperaturen des Morgens nüchtern in der Achselhöhle, im Rectum und im Magen bestimmt wurden. Es sei hier erwähnt, dass Winternitz der Erste war, der am unverletzten Menschen Temperaturmessungen im Magen angestellt hat und zwar mit kleinen verschluckbaren Maximalthermometern.

Das Wasser wurde von den Versuchsindividuen in kurzen Zeitintervallen getrunken und per Rectum eingeführt.

Bei dem einen Versuch wurden 400 ccm Wasser getrunken, bei dem zweiten 1000 ccm per Rectum eingeführt.

Die Temperatur des Magens ist durch einige Zeit nach dem Trinken sehr tief abgekühlt, noch nach 30 Minuten war die Temperatur um 0·6⁰ C niedriger als vor dem Trinken, die Anfangswärme war erst nach drei Stunden erreicht.

Die Mastdarmwärme sank nach dem Trinken durch 25 Minuten bis um 1·05⁰ C. Auch die Achselhöhlentemperatur sank und betrug nach 75 Minuten 0·22⁰ C weniger als vor dem Versuche. Nur im Beginne desselben stieg die Temperatur hier etwas.

So wie beim Trinken von kaltem Wasser die Rectumtemperatur den grössten Abfall zeigte, so zeigte sich bei Einführung von Wasser per Rectum auch die ausgesprochenste abkühlende Wirkung im Magen.

Die Versuche sind höchst interessant und belehrend. Sie zeigen zunächst, dass vom Magen und vom Rectum aus die Temperatur des Körpers zu beeinflussen ist, sie zeigen, wie mächtig man besonders die Temperatur im Magen, im Darme und auch in anderen Organen der Bauchhöhle auf die Weise beeinflussen kann.

Es ist wohl nicht anzunehmen, dass das Wasser durch directe Wärmeentziehung den Temperaturgang hervorruft, wahrscheinlicher ist es, wie Winternitz betont, dass der Einfluss des thermischen Reizes auf Gefässe und Gefässnerven die Hauptursache für den Wärmeabfall in solcher Distanz sei.

Als Beweis dafür, dass das Wasser bei innerlichem Gebrauche Reflexe auf die Vasomotoren, Veränderungen der Gefässspannung in

Contractionen peripherischer Gefässe stattfinden, führt Winternitz sphygmographische Untersuchungen an, welche zeigen, dass bald nach dem Trinken von frischem und kaltem Wasser die Ascensionslinien sich verkürzen, schräg ansteigen, stumpfe Ascensionswinkel und stumpfe Scheitelwinkel entstehen und der unmittelbar vorher noch mehr weniger deutliche Dikrotismus undeutlicher wird, dass also Pulse auftreten, welche deutliche Zeichen erhöhter Spannung am Gefässsysteme zeigen.

Die Wirkung warmen Wassers ist eine entgegengesetzte, der Dikrotismus wird deutlicher.

Die Erregung der Vagusfasern im Magen dürfte die Pulsverlangsamung, die ebenfalls nach dem Trinken beobachtet wird, und eine reflectorische Uebertragung des Reizes auf das vasomotorische Centrum, die Veränderung der Pulscurve, bewirkt haben.

Ich verweise hier übrigens auf die bereits mitgetheilten Versuche Stricker's und Friedrich's und die Spallita's und Tomassini's. Letztere stellten die Behauptung auf, dass die Wirkung innerlich gebrauchten Wassers auf die Hautgefässe auf reflectorischem Wege erfolge, dass jedoch der centripetale Reiz nicht von den Nerven der Magenschleimhaut, sondern von den Pharynxnerven ausgelöst werde.

Was nun den Einfluss des Wassers auf das Blut anbelangt, so ist diese Wirkung eine rasch vorübergehende. $^1/_4$ Stunde nach einem reichlichen Wassergenuss ist wohl das Blut wasserreicher, aber schon nach einer $^1/_2$ Stunde nach der Einnahme einer grossen, mehrere Maass betragenden Wassermasse ist das Blut wieder dicker, consistenter, wasserärmer als selbst bei einer 24 stündigen Entbehrung von flüssiger Nahrung, ein Beweis, wie rasch das Wasser aus dem Blute entfernt wird.

Die Zahl der Blutkörperchen ist $^1/_2$ Stunde nach dem Wassertrinken erhöht, unmittelbar nach dem Trinken die Zahl derselben vermindert.

Die Wirkung einer vermehrten Einnahme kalten Wassers ist eine im wahren Sinne des Wortes diuretische. Die Harnausscheidung ist nach vermehrter Einfuhr kalten Wassers nicht nur relativ, sondern auch absolut vermehrt. Es ist ferner interessant, dass nicht nur der Wassergehalt des Urins, sondern auch die festen Bestandtheile zunehmen.

Damit im Zusammenhang steht wohl die Frage, ob reichliche Wasserzufuhr den Eiweisszerfall im Organismus begünstige. O. R. Neumann ist der Frage näher getreten und hat an sich Versuche angestellt, die darin bestanden, dass er bei stets gleichbleibender Kost täglich 970 g Wasser aufnahm. Dabei schied er täglich 10—15 g Stickstoff aus. Dann nahm er an einem Tage drei Liter Wasser, die

Stickstoffmenge stieg auf 14·29 g. Am nächsten Tage trank er vier Liter, die Stickstoffmenge sank auf 12·77. Nach weiteren zwei Tagen sank dieselbe bei gleichem Wassergenuss auf 10·43 g. Der Versuch beweist, dass kein Eiweisszerfall stattfindet, dass die im Beginne des Experiments auftretende Vermehrung der Stickstoffausscheidung auf eine bessere Auslaugung der Gewebe beruht, denn als das Wasser wieder auf das gewöhnliche Quantum reducirt wurde, sank die Stickstoffausscheidung unter die Norm und erst nach reichlichem Wassergenuss wurde wieder die Stickstoffausscheidung vermehrt. Sie verhielt sich im weiteren Verlaufe der Untersuchung wie im ersten Experiment.

Das Wasser regt ferner die Peristaltik an, sowohl durch Einverleibung vom Magen aus als auch vom Darme aus, diese Peristaltik fördert nicht nur den Stuhlgang, sondern unterstützt auch die Circulation in Magen und Darmgefässen; daraus erklärt sich auch die vermehrte Gallensecretion, wie Röhrig bewiesen hat. Ueber das Verhalten der einzelnen Componenten der Magenfunction unter innerlich verabreichtem Wasser sind wenig verlässliche Experimentalarbeiten in der Litteratur aufzufinden.

Die innerliche Anwendung von warmen und kalten Getränken hat eine Experimentaluntersuchung bei einem Magenfistelhunde gefunden. Auf dem Pariser Congresse der „Sociétés savantes" hat Cinossier von Lyon eine erste Untersuchungsreihe mitgetheilt, die er an einem Magenfistelhunde angestellt hat. Die Untersuchung wurde ausgeführt in dem physiologischen Laboratorium der Facultät von Barbier und Morat.

Es handelte sich um die Erforschung des Einflusses von Flüssigkeiten in verschiedener Quantität und Temperatur auf die Verdauung.

Die Resultate sind folgende:

1. Je grösser die mit der Nahrung eingeführte Flüssigkeitsmenge ist, desto weniger reich ist der Magensaft an Salzsäure. Dies gilt namentlich vom Beginne der Verdauung, weniger im späteren Verlaufe derselben.

2. Was die Temperatur der Getränke betrifft, so wurde constatirt, dass kaltes Wasser — 12⁰ — eine viel mächtigere Anregung der Magensaftsecretion bewirkt als laues — 34⁰ — oder heisses — 55—60⁰. —

Der Verfasser schliesst daraus, dass bei gastrischen Zuständen, die mit Hypochlorhydrie einhergehen, kalte Getränke besonders angezeigt erscheinen, dass aber die Menge beschränkt werden muss.

Bei Hyperchlorhydrie dagegen werden heisse und laue Getränke vorzuziehen sein, da diese die Schleimhaut, die ohnehin schon eine Hypersecretion darbietet, weniger zur Secretion anregen wird. Der Autor hebt hervor, dass das heisse Wasser, wenn es auch keine hervorragende Wirkung auf die Secretion des Magensaftes ausübt, eine um so bedeutendere auf die motorischen Phänomene zu haben scheint.

7. Reaction und Reactionsgesetze.

Wir haben wiederholt hervorzuheben Gelegenheit gehabt, dass die Wirkungen hydriatischer Eingriffe von der Reaction abhängig sind, d. h. von dem Verhalten des Organismus gegenüber den thermischen und mechanischen Reizen, von der Gegenwirkung des Organismus gegen die primären Veränderungen dieser Reize.

Die Erzielung einer Reaction ist die wichtigste Aufgabe des Hydrotherapeuten, was wir jetzt, nachdem wir die Wirkungen der Hydrotherapie genau verfolgt haben, auch begreifen werden.

Die Reaction hängt ab von der Grösse der Einwirkung, d. h. von der Grösse des thermischen und mechanischen Reizes, von der Dauer desselben und dessen Localisation, sie hängt aber auch ab von der Reizempfänglichkeit des Individuums. Da die Reizempfänglichkeit des Menschen unter verschiedenen Umständen eine verschiedene ist, namentlich abhängig ist von den Innervations- und Circulationsverhältnissen in physiologischen und pathologischen Zuständen, so wird uns begreiflich erscheinen, dass im Allgemeinen Regeln über das Verhalten der Reaction nicht gegeben werden können, dass vielmehr die genaue Beobachtung eines jeden Menschen vor, während einer Application und nach derselben unbedingt nöthig ist, um die Reactionsverhältnisse kennen zu lernen und diesen entsprechend die Grösse der Einwirkung zu bestimmen.

Deshalb ist es von grosser Wichtigkeit, vor Allem die Innervations- und Circulationsverhältnisse genau zu beachten, bevor wir an die Verordnung einer hydriatischen Procedur gehen. Ist ein mächtiger Nervenreiz nothwendig, muss ein kräftiger thermischer oder mechanischer Reiz angewendet werden, um eine Reaction, active Erweiterung der Gefässe zu erzielen, oder nicht; das wird die erste Frage sein, die wir uns vorzulegen haben. Wie verhält es sich mit der Circulation und der Wärmevertheilung in verschiedenen Körperpartien?

ist die zweite sehr wichtige Frage. Die Erzielung einer gleichmässigen activen Erweiterung sämmtlicher Hautgefässe, die Herstellung der Bedingungen für eine
gleichmässige Wärmeabgabe von der gesammten Körperoberfläche und für eine gleichmässige Wiedererwärmung am ganzen Körper hängt davon ab. Nach den bisherigen Erörterungen wird es nicht schwer fallen, für die gegebenen
Verhältnisse die entsprechende Reizgrösse zu finden, wir haben es ja,
wie bei keiner anderen Therapie, in der Hand, die Innervation zu
steigern und herabzusetzen, Gefässkrämpfe zur Lösung zu bringen und
active Erweiterung der Gefässe zu bewirken und dadurch Wärmeabgabe und Wärmeproduction in willkürlicher Weise zu beherrschen.
In dem einen Falle wird es angezeigt sein, einen kurzen, jedoch kräftigen thermischen und mechanischen Reiz anzuwenden; eine Erschöpf-
barkeit der Gefässinnervation contraindicirt länger dauernde thermische
Reize. In dem anderen Falle muss der mechanische und thermische
Nervenreiz ein mächtiger, die Wärmeentziehung jedoch eine minimale
sein: es besteht areolare cyanotische Injection schon nach flüchtiger
Kälteeinwirkung und diese sowie drohender Collaps gestattet nicht die
Anwendung grösserer Wärmeentziehungen. In einem dritten Falle
indicirt ungleichmässige Blut- und Wärmevertheilung die Dosirung
äusserer Reize. An dem einen Körpertheile kräftigen mechanischen
mit geringem thermischen Reiz, an einem anderen Körpertheile kräftigen mechanischen und kräftigen thermischen Reiz anzuwenden, wird
hier unsere Aufgabe sein. In anderen Fällen werden es ganz besonders die Temperaturverhältnisse sein, die eine entsprechende Wahl der
Reizgrössen erheischen, um Reaction zu erzielen; hier möglichste
Schonung der Eigenwärme und rasche Erzielung der Wiedererwärmung,
dort länger dauernde Temperaturherabsetzung und verspätetes Auftreten
der Reaction werden die Aufgaben sein, die wir zu lösen haben werden.

Für die Therapie ist diese Wiedererwärmung, das sicherste Zeichen
der Reaction, von allergrösster Wichtigkeit.

Die Wiedererwärmung hängt ab von der Grösse der Wärmeentziehung. Je grösser die Temperaturherabsetzung, desto
grösser fällt auch die reactive Temperatursteigerung
aus. Dies ist besonders zu beachten, dort, wo eine Schonung der
Eigenwärme angezeigt ist, wo eine mächtige Steigerung der Oxydationsvorgänge im Organismus zu erzielen oder hintanzuhalten ist. Die
Behandlung der Chlorosen und der anämischen Zustände, die Behandlung der Stoffwechselerkrankungen erheischt besondere Berücksichtigung
dieses Princips.

Je rascher die Wärmeentziehung erfolgt, desto rascher erfolgt auch das secundäre Ansteigen der Temperatur. Die Dauer der Abkühlung ist von Einfluss auf die bald oder erst nach längerer Zeit erfolgende Wiedererwärmung; länger dauernde und allmählichere Wärmeentziehungen haben eine langsamere und weniger intensive Reaction — Temperatursteigerung — zur Folge als kurze mit niedrigeren Wassertemperaturen bewerkstelligte Abkühlungen. Für die Behandlung fieberhafter Erkrankungen ist die Beachtung dieses Gesetzes von grosser Wichtigkeit.

Die reactive Temperatursteigerung wird durch die vor der Abkühlung bestehende Körperwärme beeinflusst. Ein warmer Körper reagirt stärker als ein kühler. Es wird in sehr vielen Erkrankungsfällen angezeigt sein, durch Wärmezufuhr vor der Kälteanwendung die Reizempfänglichkeit und die Intensität der Reactionsvorgänge zu steigern. Die Anwendung sogenannter wechselwarmer Proceduren behufs günstiger Beeinflussung der Innervation und Circulationsverhältnisse, die Hervorrufung eines lebhaften Stromwechsels beruht auf dieser Thatsache.

Verbindung eines mechanischen Reizes mit dem thermischen Reize steigert die Reaction. Vinaj' und Maggiora's, ebenso Winternitz' Experimente bestätigen diese Thatsache, und es wurde wiederholt darauf hingewiesen, welch' grosse Bedeutung diesem Momente in der Beeinflussung der Wärmebilanz zukommt.

Das Verhalten nach der Wärmeentziehung hat auch Einfluss auf das prompte Auftreten der Reaction. Ruhe verzögert, Arbeit und Muskelbewegung beschleunigen und steigern die reactiven Vorgänge. Es wird nicht schwer fallen, daraus die Consequenzen für das Verhalten in den verschiedenen Krankheitsfällen zu ziehen. Wenn man sich vor Augen hält, dass jeder einzelnen Wasseranwendung eine vollständige Reaction folgen muss, dann wird man auch auf das Verhalten nach der Procedur, auf active oder passive Muskelaction, eventuell auf die Verabreichung alkoholischer Getränke, die auch die Reaction fördern, sein Augenmerk lenken müssen, um diesem obersten Princip jeder methodischen Wassercur gerecht zu werden.

Eine unvollkommene Reaction oder das Ausbleiben derselben ist immer mit einer Reihe unangenehmer oder schädlicher Consequenzen verbunden, sie bestehen in Abgeschlagenheit, Mattigkeit, Unaufgelegtsein zu körperlicher und geistiger Arbeit, Blässe, kleinem Puls, Frösteln, ungleichmässiger Blut- und Wärmevertheilung, und diese hintan-

zuhalten sind die Aufgaben, welche uns die Kenntnisse der Reactionsgesetze erleichtern.

Im Allgemeinen ist noch zu erwähnen, dass die
Reaction ebenso wie die Wärmeproduction im geraden
Verhältniss zu dem thermischen Nervenreiz steht. Wir
wissen, wie weit die Wärmeproduction durch den thermischen Nervenreiz zu beherrschen ist, je mächtiger der Nervenreiz, um so mächtiger
die Wärmeproduction und um so mächtiger die Reaction.

Excessive Abkühlungen können zu einer verspäteten
und excessiven oder zu unvollkommener Reaction führen. Die excessive Reaction kennzeichnet sich durch fieberähnliche
Zustände. Es zeigt sich wohl nach jedem kalten Bade bei normaler
Körpertemperatur; es ist dies eine Compensationserscheinung der Temperaturherabsetzung; eine fieberhafte Steigerung der Körpertemperatur
in der Reactionsperiode ist jedoch selten erwünscht, und es wird die
Aufgabe des Arztes sein, die Abkühlungen nur dann excessiv
zu gestalten, wenn excessive Reactionen erforderlich sind. Sie können
von wohlthätigem Einflusse sein bei Ernährungsstörungen durch ihren
Einfluss auf den Stoffwechsel und die Secretionen.

Die excessiven Abkühlungen können jedoch auch unvollkommene
Reaction zur Folge haben und selbst Collaps bewirken. Der Hinweis
auf diese Thatsache genügt, um die Bedeutung der excessiven Abkühlungen ins rechte Licht zu stellen.

Es ist selbstverständlich nicht denkbar, alle Möglichkeiten zu besprechen, welche das Auftreten der Reaction fördern oder hintanhalten,
alle Verhältnisse zu berücksichtigen, welche von vornherein die Wahl
der Reizgrösse bestimmen liessen, damit eine entsprechende Reaction
eintrete. Die Beobachtung ist auch hier die beste Lehrmeisterin, und
wenn ich nochmals betone, dass die Beherrschung der Reaction eine
der bedeutendsten Aufgaben der practischen Hydrotherapeuten ist, so
geschieht dies deshalb, um auf die Wichtigkeit practischer Arbeit auf
dem Gebiete der Hydrotherapie, genauer Prüfung und gründlicher
Beobachtung hinzuweisen.

II. THEIL.

Technik und Methodik
der Hydrotherapie.

Die Anwendungsweise und Wirkungsweise derjenigen Proceduren, die in gut eingerichteten Anstalten anwendbar sind, aber auch und hauptsächlich derjenigen Applicationsformen des Wassers, die in jedem Haushalte möglich sind, sollen hier eingehend geschildert werden.

Ich halte gerade die Schilderung derjenigen Proceduren, die ohne Aufwand von bedeutenden technischen Hilfsmitteln durchführbar sind, für dringend geboten, da nur auf diese Art die Einbürgerung des Wasserheilverfahrens in der Praxis möglich ist.

Es muss hier bemerkt werden, dass ich nicht alle bekannten oder existirenden Anwendungsformen schildere, es ist dies auch nicht nöthig. Wer mit der physiologischen Grundlage, mit der Wirkungsweise der Hydrotherapie vertraut ist, wird mit wenigen Proceduren sein Auslangen finden. Andererseits ist es ja möglich, so mannigfache Variationen der hydriatischen Proceduren zu erfinden, und solche werden auch thatsächlich immer wieder erfunden, so dass es unmöglich ist, sie alle einer eingehenden Schilderung und Prüfung zu unterziehen.

Ich beginne zunächst mit der Schilderung derjenigen Proceduren, welche die ganze Körperoberfläche treffen, und soll diejenige Procedur den Anfang machen, welche die einfachste und am leichtesten durchführbare ist.

1. Theilwaschung.

Bevor ich die Anwendung dieser Procedur schildere, muss eine Maassnahme besprochen werden, welche der Anwendung einer jeden Procedur vorangehen soll. Es ist dies die Vorbauung gegen die Rückstauungscongestion.

Wie erinnerlich, besteht die primäre Wirkung jedes thermischen Reizes in einer Contraction der getroffenen Gefässe. Die Folge davon ist eine Verdrängung des Blutes aus denselben nach anderen Organen, eine Fluxion dahin und Blutdrucksteigerung in den letzteren. Man bezeichnet diese Hyperämie als Rückstauungscongestion. Die Gefahr einer solchen primären Rückstauungscongestion kann aber darin gelegen sein, dass kranke Gefässe dem gesteigerten Drucke nicht gewachsen sind.

Es können auf diese Weise bei atherematösen Processen, bei grösserer Zerreissbarkeit oder zu grosser Zartheit solcher Gefässe die Gefahren der Zerreissung, der Blutaustretung in manchen Organen bedingt sein. Wenn auch derlei Folgen einer Rückstauungscongestion nicht häufig oder gar nie vorkommen, so wird es trotzdem nothwendig sein, wenn es sich auch nur darum handelt, geringere Consequenzen, wie Kopfschmerz in Folge von Congestion, zu verhüten, bei allen thermischen Einwirkungen Vorbauungsmaassregeln gegen eine Rückstauung zu treffen.

Diese Vorbauung besteht in einer thermisch bewirkten Erhöhung des Tonus der Gefässe in der gefährdeten Körperprovinz. Solche Gefässe müssen von der Kälteeinwirkung in einen erhöhten Tonus versetzt werden, damit sie der andringenden Blutwelle eine erhöhten Widerstand entgegensetzen können.

Diese Vorbauung gegen die Rückstauungscongestion besteht nun in einer kalten Waschung des Gesichtes, des Kopfes, des Nackens, der Brust und der Achselhöhlen, in einer Kühlung der Augen und in der Application eines kalten Umschlages oder einer kalten feuchten Haube auf den Kopf, welche bei länger dauernden Proceduren auch öfter erneuert werden müssen.

Die Abwaschung wird in der Weise vorgenommen, dass ein Körpertheil nach dem anderen entblösst wird, dann entweder mit einem Schwamm oder einem feuchten Handtuche abgewaschen, sonach abgetrocknet und wieder bedeckt wird. Man beginnt mit den oberen Extremitäten, geht sodann auch auf Gesicht, Kopf, Hals und Brust über, wäscht sodann Nacken, Rücken, Unterleib und endlich die unteren Extremitäten. Das Waschen muss sehr rasch und flüchtig geschehen. Eine der Abwaschung ähnliche Procedur ist die Theilabreibung, die so gemacht wird, dass jeder Theil für sich in das in kaltes Wasser getauchte und mehr weniger ausgewundene Handtuch eingehüllt und nun auf dem Tuche, nicht mit dem Tuche kräftig frottirt wird. Nach der Entfernung des nassen Handtuches wird der gewaschene Theil in ein trockenes Tuch gewickelt, um abgetrocknet zu werden, oder wenn es die Verhältnisse erheischen, nochmals in ein zweites nasses Tuch geschlagen. Zum Schlusse folgt immer die trockene Frottirung.

Die Vorbereitungen zu dieser Procedur sind sehr einfach. Der Patient liegt im Bette, eingehüllt in ein trockenes Leintuch, so dass es möglich ist, einen Körpertheil nach dem anderen zu entblössen.

Zur Procedur selbst benöthigt man einige Gefässe mit dem entsprechend temperirten Wasser und einige Handtücher.

Die Indicationsbreite einer Procedur hängt ab von den Grenzen, innerhalb welcher der thermische und mechanische Reiz derselben dosirt werden kann. Bei der Theilwaschung, noch mehr bei der Theilabreibung, sind wir in der Lage, sowohl den thermischen als auch den mechanischen Reiz in beliebiger Weise zu dosiren, wir werden demnach diese Procedur in einer grossen Reihe von Erkrankungen anwenden können. Der thermische Reiz kann in der Weise abgestuft werden, dass man kaltes oder temperirtes Wasser verwendet, dass man das Tuch mehr oder weniger auswindet; der mechanische Reiz in der Weise, dass man ein gröberes oder feineres Tuch verwendet. Die mechanische Reizung wird bei gleicher Frictionsstärke und gleicher Wassertemperatur um so kräftiger sein, je gröber oder dickfädiger das Tuch ist, der thermische Reiz um so mächtiger, je kälter das Wasser ist und je mehr Wasser das Tuch enthält. Dadurch, dass ein Körpertheil unmittelbar hinter einander mehrmals abgerieben werden kann, kann derselbe auch einem kräftigeren thermischen und mechanischen Reize unterzogen werden.

Die Theilwaschung ermöglicht es uns zunächst, über die Reactionsverhältnisse des Patienten einen Aufschluss zu gewinnen, und deshalb ist diese Procedur überall dort als erste Procedur anzuwenden, wo wir die Reactionsverhältnisse kennen lernen wollen, namentlich bei fieberhaften Erkrankungen. Sie ist geeignet in therapeutischer und in prognostischer Beziehung Aufschlüsse zu geben. Sehen wir, dass die Haut eines Theiles unter der Abwaschung und Frottirung sich nicht röthet, dass sie blass bleibt, dass der Theil sich rasch abkühlt, nicht rasch wieder durch Abtrocknung und Friction zur Erwärmung gebracht werden kann, so wird uns diese Beobachtung über den Charakter der Erkrankung, über die vorliegenden pathologischen Verhältnisse wichtige Aufschlüsse geben und unser weiteres therapeutisches Verhalten bestimmen können. Röthet sich die Haut unter der Theilwaschung oder Theilabreibung nur sehr langsam, bleibt sie blass und ist die Hautmuskulatur contrahirt (Gänsehaut), so deutet das auf abnorme Erregbarkeit der Gefässnerven hin; häufig ist dies ein Zeichen hochgradiger Anämie und auch ein Zeichen von Wärmeretention bei fieberhaften Krankheiten. Unser weiteres Verhalten in therapeutischer Beziehung ist dadurch vorgezeichnet: Anwendung solcher Reize, welche, ohne die Erregbarkeit besonders zu steigern, ohne Ueberreizerscheinungen hervorzurufen, die Contraction der Gefässe und der Hautmuskulatur zur Lösung bringt.

Eine livide Hautröthung nach der Waschung, das Auftreten areo-

larer Cyanose, deutet auf Circulationsstörungen; eine bedeutende Herabsetzung der Hauttemperatur nach einer Theilwaschung oder schwere
Wiedererwärmung nach derselben ist bei fiebernden Patienten ein
Zeichen drohenden Collapses. Wir sehen also, wie wichtig diese Procedur in prognostischer Hinsicht ist. Allerdings muss bemerkt werden,
dass selbst in solchen Fällen, in denen weder schwere Circulationsstörungen noch bedeutende Innervationsveränderungen vorliegen, durch
fehlerhafte Application einer Procedur Cyanose oder auch Ueberreizerscheinungen auftreten können. Diese können und müssen selbstverständlich verhütet werden.

Diese Procedur ist also zunächst als e r s t e bei F i e b e r k r a n k e n
indicirt. Und es wird wenige Hydrotherapeuten geben, welche dieselbe
nicht als erste Procedur bei allen fieberhaften Erkrankungen anwenden
würden. Sie erfüllt aber noch den Zweck eines milden N e r v e n -
r e i z e s und ist geeignet, den Körper zu lebhafter Wärmeabgabe vorzubereiten, Wasser- und Wärmeretention zu verhüten. Jeder Körpertheil kann in beliebiger Weise zur Wärmeabgabe vorbereitet werden.
Durch Wiederholung der Theilwaschung an bestimmten Körpertheilen
kann von denselben mehr Wärme entzogen werden, wir können die
Hautgefässe zu mächtiger Erweiterung bringen, wir können, wie W e y -
r i c h gezeigt hat, die Wasserabgabe von der Haut um $50^0/_0$—$60^0/_0$
erhöhen und dadurch den fiebernden Patienten sehr viel Nutzen bringen.

Auch das subjective Befinden der Patienten nach dieser vor-
bereitenden Procedur ist gewöhnlich ein besseres. Es tritt ein Wohlgefühl auf, welches sein Vertrauen stärkt, die Furcht vor energischeren
Proceduren beseitigt.

2. Abreibung.

Ein 2—3 Meter langes und 1—$1^1/_2$ Meter breites Leintuch wird
in Wasser von beliebiger Temperatur getaucht, mehr oder weniger
ausgewunden und wird um den aufrecht stehenden Patienten in folgender Weise gewickelt. Der Patient hält die Arme horizontal erhoben,
der Badediener legt nun den einen Rand des Tuches in die rechte
Achselhöhle, führt das Tuch quer über die Brust und durch die linke
Achselhöhle zum Rücken, der Patient drückt nun die beiden Arme an
die Seiten des Thorax, und nun wird der Rest des Tuches über die
Schultern und den ganzen Körper geschlagen. Mit dem Zipfel, den
der Badediener zuletzt in der Hand behält, wird das Tuch am Halse
festgestopft und auch zwischen beide Ober- und Unterschenkel wird
das Tuch festgeklemmt, so dass es möglichst faltenlos dem Körper
anliegt, in seiner Lage festhält und je zwei sich berührende Körper-

theile durch eine Leinenlage trennt. Nun fährt der Badediener mit
flach anliegenden Händen und langen, mehr weniger kräftigen Strichen
an dem Körper des Abzureibenden auf und nieder und zwar in raschem
Tempo. Der Diener hat darauf zu achten, dass alle Körperstellen
wiederholt abgerieben werden, er hat darauf zu achten, dass alle Körperstellen gleichmässig Wärme abgeben, was durch das Gefühl sehr leicht
entschieden werden kann.

Auch bei dieser Procedur hat man es in der Hand, den thermischen und den mechanischen Reiz in beliebiger Weise zu dosiren.
So wie bei der Theilwaschung, so wird es auch hier durch Anwendung
niedrigen oder höher temperirten Wassers, durch geringes oder starkes
Auswinden des Tuches, durch die Wahl eines feinen oder groben
Tuches möglich sein, die Reize zu modificiren und den vorliegenden Indicationen gerecht zu werden. Wir können die Wirkung der Abreibung
noch dadurch erhöhen, dass wir entweder das Tuch über einzelnen
Körpertheilen oder über dem ganzen Körper durch Aufgiessen von
kaltem Wasser wieder abkühlen und entweder die Abreibung wieder
mit langen Strichen wiederholen, oder im raschen Tempo mit mehr
weniger Gewalt abklatschen. Man bezeichnet diese Procedur als
Abklatschung, resp. Lakenbad. Sie erfüllt besonders die Indication, einzelnen Körpertheilen oder dem ganzen Körper grössere
Mengen von Wärme zu entziehen.

Diese die ganze Körperoberfläche auf einmal treffende Procedur
ist zunächst ein mächtiger Nervenreiz; sämmtliche periphere sensible
Nervenendigungen werden auf einmal getroffen, und es ist begreiflich,
dass der Primäreffect dieses Reizes ein sehr mächtiger sein wird.
Diese kräftigen Eindrücke werden, centripetal fortgeleitet, auch im
Centralnervensysteme mächtiger percipirt und ebenso mächtigere Reflexe auslösen. Die Veränderungen zeigen sich zunächst im Respirationstypus. Dieser kann auf der Höhe der Inspiration stocken, geht
jedoch bald wieder in eine beschleunigte und vertiefte Respiration
über. Bei weniger empfindlichen und reizempfänglichen Menschen
kommt es ohne vorherige Stockung zur vertieften und beschleunigten
Respiration. Die weitere mächtige Wirkung dieser Procedur zeigt sich
in einer Veränderung der Circulation und der Blutvertheilung. Als
Primäreffect findet eine Contraction der peripheren Gefässe und Verdrängung des Blutes aus denselben und nach den inneren Organen
statt (daher hier die besondere Wichtigkeit einer Vorbauung gegen
die Rückstauungscongestion), alsbald jedoch erweitern sich die Hautgefässe. Die Erweiterung kommt hier auf reflectorischem Wege zu
Stande und ist eine active, d. h. mit Erhaltung des Tonus der Gefässe.

Die Circulationswiderstände in den Hautgefässen werden herabgesetzt, die Herzthätigkeit wird eine verlangsamte und kräftige, es wird mit jeder Systole eine grössere Blutmenge in den Lungen- und Aortakreislauf geschleudert, die Hautgefässe werden stärker gefüllt und die inneren Organe von ihrem Blutgehalte entlastet. Die Procedur ist also zunächst dort indicirt, wo die Blutvertheilung verändert und die Circulation beeinflusst werden soll. Durch die stärkere Füllung der Hautgefässe werden Congestionen, Hyperämien, Stasen in inneren Organen behoben. Es wird dies nothwendig sein bei Circulationsstörungen, selbst bei solchen, die durch organische Erkrankungen des Circulationsapparates bedingt sind. Daher die Erleichterung der Compensation bei Herzklappenfehlern durch diese Procedur, der wohlthätige Effect bei Lungenaffectionen, bei denen Hyperämie und Stase im kleinen Kreislaufe besteht, bei Emphysen, chronischen und acuten Katarrhen, deshalb auch der wohlthätige Effect bei Magen- und Darmkatarrhen, wo es angezeigt ist, die Hyperämie in den Organen der Bauchhöhle herabzusetzen.

Die wichtigste Wirkung der Abreibung ist die in Bezug auf den Wärmehaushalt. Wie früher erwähnt, sind wir bei einer gleichmässigen Erweiterung der Hautgefässe unter der Abreibung im Stande, die Wärmeabgabe von der Haut um 90 % zu erhöhen und Wärmeretention zu beseitigen. Man kann die Wirkung noch erhöhen durch das sogenannte Lakenbad, und man kann gerade jene Körpertheile mehr kühlen, die eine grössere Wärmeanhäufung zeigen, und man kann ferner, das ist gerade für Patienten mit ungleichmässiger Wärmevertheilung bei drohender oder bestehender Herzschwäche wichtig, diese ungleichmässige Wärmevertheilung zu einer gleichmässigen gestalten.

Eine der wichtigsten Aufgaben ist es jedoch, um diese Effecte hervorzurufen, die Hautgefässe im Zustande der Erweiterung zu erhalten. Vergrösserung der Wärmeabgabe und Verzögerung eines Frosteintrittes wird nur auf die Weise möglich sein. Je mächtiger der thermische und der mechanische Reiz ist, je länger die Procedur dauert, um so nachhaltiger ist der antipyretische Effect. Während wir dort, wo es sich nur darum handelt, einen Nervenreiz auszulösen, Circulation zu bessern, Blutvertheilung zu ändern, ein kräftig ausgewundenes, jedoch in kaltes Wasser getauchtes Tuch verwenden werden, werden wir bei fieberhaften Kranken möglichst kaltes Wasser nehmen, das Tuch weniger auswinden und grobes Laken wählen. Die Procedur kann 3—5—8 Minuten dauern.

Auch die Wasserretention wird durch die Abreibung beseitigt, was namentlich bei Hydropsien und im Beginne fieberhafter Erkrankungen.

wo gewöhnlich Wasserretention mit Wärmeretention Hand in Hand geht, von grossem Werthe ist.

Die Wirkung der feuchten Abreibung wird noch erhöht durch eine derselben vorangehende Erwärmung. Daher die intensive Wirkung einer feuchten Abreibung unmittelbar aus der Bettwärme heraus. Bei sehr blutarmen Patienten, bei solchen, die wenig Wärme produciren, ungleichmässige Wärmevertheilung zeigen, an kalten Händen und Füssen leiden, ist auch die Abreibung aus der Bettwärme nicht durchführbar, hier muss der Körper direct durch Wärmezufuhr erwärmt werden. Ein Dampfkasten erfüllt diesen Zweck. Bei diesem Verfahren wird auch nur die an der Körperoberfläche angehäufte Wärme durch die Abreibung entzogen, es gelingt daher, einen mächtigen Nervenreiz auszulösen und die Blutvertheilung zu bessern, ohne die Körpertemperatur herabzusetzen. Wir wissen, welchen Einfluss eine energische thermische und mechanische Action auf die corpusculären Elemente des Blutes ausübt. Diese Wirkung einer hydriatischen Procedur, sowie die Wirkung auf die Circulation, die Innervation, den Stoffwechsel wollen wir uns bei der Behandlung chlorotischer und anämischer Patienten zu Nutze machen. Wir dürfen jedoch keine Wärmeentziehung vornehmen und auch die Wärmeproduction nicht zu mächtig anregen, und aus diesem Grunde ist die Anhäufung von Wärme an der Körperoberfläche vor der Abreibung angezeigt.

In anderen Fällen soll viel Wärme entzogen, die Wärmeproduction angeregt, Oxydationen beschleunigt und verstärkt werden. — Dies ist namentlich bei Erkrankungen, denen Stoffwechselretardation zu Grunde liegt, der Fall; hier ist die Abreibung mit sehr kaltem Wasser, in triefendem Laken mit nachfolgendem Lakenbad und darauffolgender energischer Muskelaction angezeigt. Die Begründung dieser Combination ist sehr leicht, wenn man sich die im ersten Theile besprochenen Reactionsgesetze vor Augen hält.

Von grossem Werthe ist ferner die Abreibung bei Erkrankungen des Nervensystems, bei Störungen in sensiblen und motorischen Bahnen. Wir haben ja hervorgehoben, in welcher Weise thermische und mechanische Reize die Fortleitungsgeschwindigkeit und Perceptionsfähigkeit der sensiblen Nerven beeinflusst, es wurde ferner hervorgehoben, in welcher Weise die Motilität durch Reize, welche die peripheren Nervenendigungen treffen, alterirt werden kann. Wir verweisen ferner darauf, dass kurze, thermische Reize die Sensibilität steigern, länger dauernde dieselbe herabsetzen, und nun wird es uns auch klar sein, in welcher Weise die Abreibung angewendet werden muss, um den verschiedenen

Indicationen, die die Anästhesien, Parästhesien, Hyperästhesien, Neuralgien, Paralysen etc. geben, gerecht zu werden.

Es ist aus den bisherigen Auseinandersetzungen auch klar, welche Temperaturen zur Abreibung gewählt werden sollen, wir können in allen bisher besprochenen Fällen niedrige Temperaturen 8—14° nehmen, selbst bei anämischen Menschen, da ja, wenn die nothwendigen Vorsichtsmaassregeln getroffen werden, auch bei diesen die Anwendung niedriger Temperaturen nichts schadet. Hervorgehoben muss jedoch werden, dass es absolut nicht schonender ist, wenn das zur Abreibung verwendete Wasser von höherer Temperatur ist.

Fassen wir das bisher Erörterte zusammen, so sehen wir, dass die feuchte Abreibung mächtig erregend und tonisirend wirkt, dass sie alle Functionen im Sinne einer Steigerung derselben alterirt, und zwar Innervation, Circulation, Respiration und Stoffwechsel. Es wird uns daher nicht schwer fallen, auch noch für andere Erkrankungsformen die Indication der Abreibung zu stellen; wir werden aber auch ihre Contraindicationen zu deduciren in der Lage sein. Erwähnt soll hier noch werden, dass zu den Contraindicationen, die sich aus dem Gesagten leicht ableiten lassen, sich auch noch entzündliche Affectionen der Körperoberfläche, Hyperästhesie der Hautorgane, Geschwürsprocesse gesellen.

Weitere, die ganze Körperoberfläche treffende Proceduren sind die

3. Regenbäder, Douchen oder Fallbäder.

Durch einen Giesskannenkopf fällt das Wasser in dickeren oder feineren Wasserstrahlen aus einer Höhe von etwa drei Metern auf die Körperoberfläche. Die Doucheapparate müssen derart eingerichtet sein, dass der Druck, unter welchem das Wasser steht, veränderlich sei. Der Druck bildet den mechanischen Factor, und dieser soll dosirbar sein. Die Apparate sollen es ferner ermöglichen, auch den thermischen Reiz zu graduiren. Sowohl heisses, als auch kaltes Wasser fliessen aus ihren Reservoirs durch verschiedene Leitungsröhren in einen Mischapparat. Ein Thermometer, welches an dem Mischapparat angebracht ist, zeigt die Temperatur des Wassers, welches nun aus dem Mischer in die zum Brausekopfe zuführende Röhre strömt. Es ist auf die Weise möglich, Douchen von verschiedener Temperatur zu appliciren.

Je nach der Form der Ausflussöffnung kann man verschiedene Doucheformen unterscheiden. Man kann so Glocken-, Zirkel-, Capellendouchen, Strahl- und Staubdouchen unterscheiden.

Man unterscheidet ferner die bewegliche Strahldouche. Eine konisch gebohrte Metallspitze ist an einem Kautschukrohre angesetzt, derselben entströmt unter starkem Drucke ein gebundener Wasserstrahl. Durch ein entsprechendes Ansatzstück kann das Wasser in Form eines Fächers den Körper treffen — Fächerdouche. Auch bei dieser Douche muss die Einrichtung getroffen sein, dass das Wasser mit verschiedenem Druck und von verschiedener Temperatur angewendet werden könne; es muss ferner möglich sein, mit Hilfe dieser beweglichen Douche auch Dampf zu appliciren, so dass man durch dieselben Ausflussmündungen kaltes, warmes, heisses Wasser oder auch Dampf rasch nach einander auf den Kranken einwirken lassen könne. Man bezeichnet diese letztere Doucheform als „schottische Douche".

Die Wirkung der Douchen setzt sich ebenfalls aus dem thermischen und mechanischen Reiz zusammen. Dadurch, dass sich die fallenden Wassermassen immer erneuern, erneuert sich auch der thermische und mechanische Reiz, der die Körperoberfläche trifft.

Die peripheren Nervenendigungen werden durch die Douche erregt, und je nachdem bloss einzelne Körperpartien oder die ganze Körperoberfläche getroffen werden, werden nur gewisse Körpertheile oder das ganze nervöse Centrum erregt, und so können Innervationsveränderungen im ganzen Organismus oder in einzelnen Organen bewirkt werden. Kurze, kräftige, kalte oder auch heisse Douchen werden die verschiedensten Neuralgien und motorische Alterationen beseitigen, die Muskelkraft nimmt zu; hysterische Lähmungen schwinden oft in kurzer Zeit unter ihrem Einflusse, die Reflexerregbarkeit wird erhöht und die elektromotorische Erregbarkeit wird gesteigert. Unter langer Fortsetzung der Douche hingegen, namentlich der localen, beobachtet man eine Herabsetzung der Erregbarkeit sensibler, motorischer und vasomotorischer Nerven. Für die localen schottischen Douchen, die in der Einwirkung kalter und warmer oder Dampfdouchen bestehen, wird auch der letzterwähnte Effect therapeutische Verwerthung bei Neuralgien, krankhaft gesteigerter Erregbarkeit quergestreifter und auch glatter Muskeln und bei Erkrankungen des Darmes finden.

Die schottischen Douchen müssen in der Weise angewendet werden, dass der Application des warmen Wassers die des kalten Wassers folge. Die Wirkung dieser Procedur ist eine mächtig erregende und revulsive; ein lebhafter Stromwechsel wird in den getroffenen Partien hervorgerufen, welcher es bewirkt, dass die krankhaft angehäuften Ermüdungsstoffe, die zumeist saurer Natur und die Ursache der Schmerzen in den Gelenken, Muskeln und Nerven sind und die auch die Bewegungsstörung veranlassen, neutralisirt, resp. alkalisirt und fortgeschafft werden. Die schottischen Douchen wirken ferner wie eine thermische Massage und dem Umstande ist ihr günstiger Effect bei gestörter Magen- und Darmfunction zuzuschreiben.

Als wärmeentziehende Procedur werden die Regenbäder selten benützt; sie stehen in ihrer temperaturherabsetzenden Wirkung den anderen allgemeinen Proceduren nach. Man könnte wohl durch eine längere Dauer der Douchen eine temperaturherabsetzende Wirkung erzielen; der sich jedoch immer wieder erneuernde Nervenreiz, wie er bei dieser Procedur stattfindet, verbietet eine länger dauernde Fortsetzung derselben, da ihr eine allzu rasche und starke Reaction folgen könnte.

Die Wirkung der Regenbäder auf die Circulation, auf den Tonus der Gefässe, auf Blutdruck und Blutvertheilung ist dieselbe, wie bei der früher besprochenen Procedur.

Nach den bisherigen Erörterungen ist es nun klar, dass der Anwendung der Regenbäder ein weiter Spielraum zukommt. Zunächst werden wir diese Procedur als diätetisches und prophylaktisches Mittel zur Kräftigung des Organismus und zur Verhütung von Erkältungen benützen. Sehr kalte Douchen von kurzer Dauer finden hier ihre Anwendung. Die durch dieselben hervorgerufene reactive Hauthyperämie, die gymnastische Uebung der Hautgefässe fördern diesen Zweck. Ferner wendet man diese Procedur bei Anämien und Chlorosen an und zwar mit derselben Vorsicht, mit welcher die vorher beschriebenen Abreibungen angewendet werden. Einer kalten Douche muss eine Erwärmung vorangehen; die wechselwarmen Douchen treten also hier in ihre Rechte. Andererseits werden auch länger dauernde kalte Douchen mit ihrer Wärme entziehenden, die Wärmeproduction anregenden, den Stoffwechsel beschleunigenden und die Oxydationen fördernden Wirkung als mächtiges Mittel bei einer Reihe von Stoffwechselerkrankungen, namentlich der Fettleibigkeit angewendet. Bei verschiedenen Störungen der Respirations- und Circulationsorgane, bei träger Circulation und bei Neigung zu Katarrhen werden kurz dauernde kalte Regenbäder indicirt sein.

Laue Regenbäder (18°—24°) sind meist von indifferenter Wirkung und werden als beruhigende Curen bei nervösen Erregungszuständen verwendet; bei allen Patienten, bei welchen man wegen Empfindlichkeit der Haut gegen niedrigere Temperaturen mit denselben nur allmählich einschleichen kann und endlich nach Wärme zuführenden Proceduren dann, wenn man, um eine Reaction möglichst hintanzuhalten, die erwärmte Haut nur allmählich, aber um so energischer abkühlen will. Bei dieser Art wird dann der Regen in Intervallen von wenigen Secunden kälter und kälter gemacht.

Warme Douchen (25 ⁰ — 35 ⁰) werden bei uns selten angewendet; viel häufiger in Frankreich, wo überhaupt die Douchen das Um und Auf der Hydrotherapie bilden. Wir wenden sie als beruhigende Procedur bei Erregungszuständen im Nervensysteme, bei erethischen Formen der Hysterie und Neurasthenie an. Endlich und hauptsächlich als vorbereitende Procedur und zwar behufs Wärmezufuhr vor kalten Regenbädern.

Von hohem Interesse und grosser Wichtigkeit sind die beweglichen Fächerdouchen, die bei einer ganzen Reihe von Organerkrankungen mit Erfolg angewendet werden. Sie wird zumeist kalt angewendet. Die Dauer derselben hängt von ihrem Zweck ab. Man dirigirt die Fächerdouche dorthin, wo man von ihrer thermisch-mechanischen Wirkung etwas erwartet. So findet die Fächerdouche Anwendung bei Hyperämien parenchymatöser Organe, namentlich der Leber und der Milz; es ist erwiesen, dass z. B. die Malariamilz unter dem Einflusse einer energischen Fächerdouche sich mächtig contrahirt. Auf periphere Nerven angewendet, nützen die Fächerdouchen bei Lähmungen und Neuralgien verschiedener Art, insofern nicht acute Entzündungen die Anwendung widerrathen. Fächer auf die Brust angewendet, dienen zur Beförderung der Resorption von Exsudaten, worauf hauptsächlich F o d o r (Wien) hingewiesen hat. Selbst starre organisirte Exsudate, pleuritische Schwarten schwinden unter zweckentsprechender Anwendung dieser Doucheform. Erwähnt sei, dass auch die Expectoration unter dem Einflusse dieser Douche leichter von Statten geht.

Die Fächerdouche findet ferner Anwendung bei motorischer Schwäche der Magen- und Darmmuskulatur, bei Amenorrhoe und functioneller Blasenschwäche; auf die Innenfläche der Oberschenkel gerichtet bringt sie Nutzen bei Amenorrhoe und sexuellen Depressionszuständen; auf die Füsse gerichtet als reflectorisch wirkende Procedur bei Hyperämien im Gehirn und Hirnhäuten. Längs der Wirbelsäule applicirt, wirkt sie mächtig erregend auf Respirations- und Circulationscentrum. Zum Theil wurde schon in dem ersten Abschnitt dieses Buches auf diese Wirkung localer Kälteapplicationen hingewiesen, zum Theil werden wir gelegentlich der Besprechung der einzelnen Erkrankungsformen auf diese Procedur noch zu sprechen kommen. Es soll nur vorläufig hier hervorgehoben werden, dass diese Applicationsform bei denjenigen Circulations- und Respirationsstörungen angewendet wird, deren Ursache auf Innervationsveränderungen beruht.

Die Regenbäder sind contraindicirt bei Erregungszuständen, es ist dies ja natürlich, da die Wirkung dieser Anwendungsform eine mächtig erregende ist. Auch die Contraindicationen der localen Douchen werden dem, der mit der Wirkungsweise dieser Procedur vertraut ist, von vornherein klar sein. Um nur einige Beispiele hervorzuheben, sei erwähnt, dass Kopfdouchen bei Arteriosklerose, Bauchdouchen bei Gravidität und Douchen auf die unteren Extremitäten und Füsse bei Anämie im Gehirn und in den Hirnhäuten contraindicirt sein werden.

Zu den Douchen gehört noch die

4. Douche filiforme (Stechdouche) von Lauré,

bei welcher ein haarfeiner Wasserstrahl unter sehr grossem Drucke aus einem biegsamen, aber unelastischen Rohre, mittels eines Pumpwerkes getrieben wird. In grösserer Entfernung zerstäubt der Strahl und wirkt als Rubefaciens. Der ungetheilte feine Strahl wirkt gleich einem Point de feu und erzeugt eine Blase an der Haut. Das Wasser dringt bis in das Unterhautfettgewebe. Die Application der Douche filiforme erzeugt ziemlich bedeutenden Schmerz, der so lange dauert, bis die Flüssigkeit resorbirt wird. Die Procedur wirkt ferner verlangsamend auf die Herzaction und steigernd auf den Blutdruck.

Die Anwendung erfolgt bei beschleunigter Herzaction, bei hohem Blutdrucke, bei Congestionen zum Kopfe, bei mannigfachen Neuralgien, bei Spinalirritation, kurz überall da, wo Hautreize, Epispastika, Rubefacientia und Revulsiva angezeigt sind.

Der Applicationsort hängt ab von der Wirkung, die erzielt werden soll. Hierüber wird im speciellen Theil Näheres mitgeteilt werden.

Contraindicirt ist ihre Anwendung bei niedrigem Blutdruck, bei langsamem Puls, bei gesunkener Innervation bei schweren Anämien, drohenden Ohnmachten und nach grossen Blutverlusten. —

Eine einfache und sehr wirksame allgemeine Procedur ist ferner das

5. Halbbad.

Die Höhe des Wassers in einer gewöhnlichen Badewanne, behufs Verabreichung eines Halbbades, beträgt 20—30 cm. Die Procedur wurde von Priessnitz als Halbbad bezeichnet, trotzdem das Wasser weder die halbe Badewanne füllt noch den Körper des Badenden nur zur Hälfte bedeckt. Die Bezeichnung wurde jedoch von allen Hydrotherapeuten beibehalten. Die geringe Wassermenge hat ihre grossen Vortheile; nur dadurch ist es möglich, den Patienten einem entsprechenden mechanischen Reiz auszusetzen.

Der mechanische Reiz besteht hier darin, dass der Körper entsprechend frottirt und übergossen wird.

Gleich nachdem der Patient in die Wanne gebracht wurde, wird er von dem Badediener mit dem Badewasser überschüttet, so dass der ganze Körper möglichst rasch benetzt werde, gleichzeitig wird er kräftig frottirt und angewiesen, selbstthätig die unteren Extremitäten und die vordere Körperhälfte zu reiben und mit dem Wasser zu bespülen; ist der Patient dies zu thun nicht in der Lage, muss ein zweiter Badediener diese Arbeit übernehmen. Nachdem der Patient nun einige Zeit übergossen wurde, wird er am ganzen Körper kräftig frottirt. Sodann wird die Temperatur des Wassers durch Zugiessen oder Zufliessen von kaltem Wasser herabgesetzt.

Es ist also auf die Art möglich, sowohl den thermischen als auch den mechanischen Reiz in beliebiger Weise zu graduiren und die Procedur bei einer grossen Reihe von Erkrankungen anzuwenden.

Man wendet das Halbbad zumeist bei fieberhaften Erkrankungen an. Hier wird als Anfangstemperatur 15 °—22 ° R gewählt, während der Dauer des Bades wird die Temperatur um 2—4 ° herabgesetzt. Zu den ersten Bädern benutzt man gewöhnlich höhere Temperaturen; nur wo Gefahr im Verzuge ist, wo ein mächtiger Reiz auf das Nervensystem ausgeübt werden soll, die peripherischen Gefässe schwer zur Erweiterung gebracht werden können, wo tiefe, kräftige Respirationen ausgelöst werden sollen, wird man gleich am Anfang niedrigere Temperaturen anwenden. Von grosser Wichtigkeit ist es — um einen positiven Badeeffect zu erzielen — einen entsprechenden mechanischen Reiz mit dem thermischen zu verbinden. Ein Maassstab ist hier im Allgemeinen nicht aufzustellen. Man muss nur immer vor Augen halten, dass der Reiz ein solcher sei, dass die Hautgefässe zur Erweiterung gebracht werden, dass sich die Haut gleichmässig röthe, nicht blauroth oder marmorirt oder auch nicht blass werde.

Ein in der Weise verabreichtes Halbbad wird die Temperatur herabsetzen, die Herzaction und den Tonus der peripheren Gefässe und damit die fieberhafte, gestörte Circulation bessern, die Ausscheidung der Toxine und Infectionsstoffe fördern, Respiration, Stoffwechsel und die Blutvertheilung bessern. Was die Dauer des Bades anlangt, so soll dasselbe im Allgemeinen so lange dauern, bis die Achselhöhle keine grössere Wärme zeigt wie die übrigen Körperstellen. In der Regel kommt man mit Bädern von 10—12 Minuten aus, jedenfalls muss das Bad so lange dauern, als es nothwendig ist, um die Hautgefässe mächtig zu erweitern, ein zweiter Frost darf jedoch nicht abgewartet werden. Frostgefühl darf der Patient nur beim Eintreten in

das Bad verspüren (primäre Kältewirkung und Frostgefühl). Wird der
Patient kräftig frottirt und übergossen, dann schwindet dieses Frost-
gefühl. Beim geringsten Zeichen eines zweiten Frostgefühles muss der
Patient aus dem Bade entfernt werden.

Die Zahl der täglich zu verabreichenden Bäder bei fieberhaften
Erkrankungen variirt nach verschiedenen Gesichtspunkten. Mit Rücksicht auf die Temperatur des Patienten soll er dann gebadet werden,
wenn dieselbe 39° erreicht hat. Oft sind es aber viel wichtigere
Symptome, welche die Wiederholung des Bades indiciren, und zwar
Benommenheit des Sensoriums, beschleunigte Respiration und ganz
besonders die Entspannung im Circulationssystem. Bei leichteren Fällen
kommt man demzufolge mit zwei bis drei Bädern täglich aus, bei
schweren Fällen wird man fünf bis sechs Bäder, eventuell auch noch
in der Nacht ein bis zwei Bäder verabfolgen müssen. Bemerkt muss
noch werden, dass bei Alterationen der Gehirnfunction der Kopf des
Patienten häufig mit kaltem Wasser aus ziemlich bedeutender Höhe
übergossen werden soll, jedoch in der Weise, dass der Kopf mit einem
aus mehreren Lagen bestehenden Umschlage bedeckt wird und das
Wasser auf das Tuch stürzt.

Ziemssen hat zur Behandlung fieberhafter Erkrankungen das sogenannte allmählich abgekühlte Bad eingeführt. Die Anfangstemperatur des Wassers soll 5—6° niedriger sein als die Körpertemperatur des Patienten. Der Patient wird im Bade am Stamm und
den Extremitäten kräftig frottirt. Ganz allmählich und in kurzen Intervallen lässt man nun kaltes Wasser zufliessen, bis die Temperatur des
Wassers, nach 10—15 Minuten, auf circa 20° C herabgesetzt ist.
Die Dauer des Bades beträgt im Ganzen etwa 20—30 Minuten, d. h.
so lange, bis trotz des mechanischen Reizes lebhaftes Frösteln eintritt.
Der Kranke wird dann rasch in das vorher erwärmte Bett gebracht
und gut zugedeckt. Dass auf die Art eine bedeutende Wärmeentziehung
erreicht werden kann, unterliegt keinem Zweifel, es fehlt jedoch bei
diesem Bade die Wirkung auf das Nerven- und Gefässsystem, die oft
viel wichtiger ist als die Wirkung auf die Temperatur, weshalb die
früher beschriebenen Halbbäder von weitaus grösserem Werthe sind.

Mit Halbbädern kann man auch eine kräftige Revulsivaction
ausüben und zwar so, dass man ein wärmeres Bad durch rasches Zugiessen von kaltem Wasses stark abkühlt oder aber, dass der Patient
aus einem wärmeren Bad in ein daneben stehendes kälteres Bad gehoben wird. Es ist dies eine wechselwarme Procedur, die, entsprechend
ausgeführt wie andere thermische Contraste, als eine mächtige Revulsivaction bei vielen Fällen von Neuralgien und Neurosen in Betracht

kommt. Noch bei einer ganzen Reihe von Erkrankungen des Nervensystems, namentlich des Rückenmarkes, werden die Halbbäder in der Temperatur von 24—20⁰ und in der Dauer von fünf bis sechs Minuten, mit entsprechenden Frottirungen, angewendet. Bei den Erkrankungen des Rückenmarkes muss die Behandlung oft Jahre lang mit Consequenz durchgeführt werden; erst dann kann ein Stillstand oder eine Besserung des Processes beobachtet werden. Auch bei functionellen Neurosen werden die Halbbäder in derselben Weise gegeben. Nach dem Bade soll sich der Patient Bewegung machen, wenn nicht möglich, ins Bett oder an einen warmen Ort gebracht werden.

Weiter finden die Halbbäder Anwendung bei Magen-Darm-Affectionen, insbesondere bei atonischen Zuständen und Circulationsstörungen im Unterleib, und zwar in Verbindung mit hohen Bauchübergiessungen. Nachdem dem Patienten das Halbbad in vorher beschriebener Weise verabreicht wurde, wird aus bedeutender Höhe, etwa 1—1^1/$_2$ m, mit Wasser von der Badetemperatur, aus grossen Kübeln der Bauch des Patienten übergossen. Die Uebergiessung wird sechs bis zehn Mal vorgenommen und wirkt mächtig tonisirend. Winternitz bezeichnet diese Procedur als thermische Massage. Nur bei anämischen Patienten muss mit dieser Procedur sehr vorsichtig vorgegangen werden. Es ist mir wiederholt vorgekommen, dass anämische und erschöpfbare Patienten nach einem solchen Halbbade mit hohen Bauchübergiessungen über Schwindel und Ohnmachtsgefühl geklagt haben. Die Ursache dieser Beschwerden ist offenbar eine stärkere Ueberfüllung der Abdominalgefässe mit Blut und eine Entziehung des Blutes von Gehirn und Hirnhäuten. Es ist wahrscheinlich, dass bei diesen Patienten die hohen Bauchübergiessungen einen zu starken Reiz bilden, der, ähnlich wie der Goltz'sche Klopfversuch, eine Lähmung der Abdominalgefässe bewirkt.

Im Allgemeinen ist das Halbbad mit hohen Bauchübergiessungen ein mächtiges Unterstützungsmittel zur Anregung der Darmfunction. Die Halbbäder wirken ferner günstig bei passiven Hyperämien in den Organen des Abdomens, welche durch Hervorrufung eines lebhaften Stromwechsels beseitigt werden.

Von ausgezeichnetem Erfolge sind endlich die Halbbäder als diätetisches Mittel. Die Temperaturen sind zumeist niedrigere, 22—16⁰, die Dauer eine kürzere, drei bis vier Minuten. Bei anämischen Patienten ist die Dauer noch kürzer.

Contraindicirt sind die Halbbäder dort, wo grössere Wärmeentziehung nicht gestattet ist, ferner bei grossen Schwächezuständen, bei Collaps mit subnormalen Temperaturen und bei drohender Gefahr einer Blutung.

Wenn das Wasser die Wanne so hoch anfüllt, dass der Patient bis über die Schulter in das Wasser eintaucht, so bezeichnet man die Procedur als

6. Hochbad.

Die Temperaturen sind in der Regel höhere, 26—28 ^{0}, die Dauer eine längere. Der Patient frottirt sich selbst in dem Bade, jedoch nicht zu stark, da die Wirkung des Hochbades eine das gesammte Nervensystem beruhigende sein und hier jeder kräftige Nervenreiz möglichst vermieden werden soll. Die Procedur wirkt auch ungemein schmerzlindernd, so dass man diese Form von Bädern bei nervöser Erregbarkeit, bei erethischen, neurasthenischen und hysterischen Patienten, bei starken diffusen Nervenschmerzen, bei lancirenden Schmerzen und namentlich bei Schlaflosigkeit mit Erfolg anwenden kann. Bei dem

7. Tauchbade

wird die Wanne nur bis zur Hälfte mit Wasser von sehr niedriger Temperatur (16—12 ^{0}) gefüllt. Dieses Bad ist auch von sehr kurzer Dauer. Der Patient steigt in das Bad, taucht seinen Körper bis über die Schulter in das Wasser ein und macht selbst sehr energische Bewegungen in der Wanne, indem er von rechts nach links und von vorn nach hinten Schaukelbewegungen macht. Diese Schaukelbewegungen bewirken einen kräftigen Wellenschlag und dadurch einen sehr kräftigen mechanischen Reiz. Die Procedur hat eine mächtig erregende Wirkung und ist von grossem Vortheile für diejenigen Patienten, welche im Hause ohne jede Hülfe eine Wasseranwendung durchführen sollen. Sie ist meist von guter Reaction begleitet und kann dort angewendet werden, wo eine Steigerung des Stoffwechsels, eine Besserung der Circulation, eine Tonisirung des ganzen Organismus erzielt werden soll. Contraindicirt ist sie bei hochgradigen Schwäche- und Erregungszuständen und bei erhöhter Erregbarkeit. Am häufigsten wird das Tauchbad angewendet als abkühlende Procedur nach Wärme- und Schweissproceduren. Dieselbe Indication erfüllt auch das

8. Vollbad.

Diese werden in grossen Bassins von mindestens 1—1$^1/_2$ m Länge und Breite und 1$^1/_2$ m Tiefe genommen. Die Temperatur des Wassers ist die niedrigste, die zur Verfügung steht. Die Dauer des Bades ist stets eine kurze, $^1/_2$—1 Minute, nur selten länger. Der Patient wird aufgefordert, recht kräftige Bewegungen zu machen und einige Mal unterzutauchen. Die Wirkung dieses Bades beruht auf dem mächtigen Reiz, der die ganze Körperoberfläche auf einmal trifft und damit die Circulation, Respiration und Stoffwechsel beeinflusst. Es wird, wie erwähnt, nach erwärmenden Proceduren, bei welchen in der Haut eine lebhafte Circulation stattfindet, angewendet, um die Wärme, die an der Körperoberfläche angehäuft ist, zu entziehen, die Gefässe zur Contraction zu bringen und die Circulation zu beruhigen. In manchen Fällen ist es angezeigt, den Patienten nicht sofort aus der erwärmenden Procedur einem kalten Vollbade auszusetzen; man thut gut, zwischen die erwärmende Procedur und das Vollbad eine laue Douche (20—16°) einzuschieben.

Angezeigt sind die Vollbäder bei Fettleibigkeit, Syphilis, bei Arthritis und Diabetes, bei torpider Scrophulose und bei chronischen metallischen Vergiftungsformen. Sie beschleunigen den Stoffwechsel und leiten eine mächtige regressive Metamorphose ein. Aus diesem Grunde sind sie auch bei allgemeinen Schwächezuständen, bei hochgradigen Anämien, bei schweren Ernährungszuständen contraindicirt. Es ist dies ja begreiflich, da die Vollbäder eine mächtige und nachhaltige Reaction und damit bedeutende Steigerung der Oxydation bewirken. Sie sind ferner contraindicirt bei Herzkrankheiten, Neigung zu Congestionen und Blutungen, bei fieberhaften Erkrankungen und den meisten Affectionen des Centralnervensystems.

Eine ungemein wichtige, schon von Priessnitz in die Hydrotherapie eingeführte Procedur ist die

9. Feuchte Einpackung.

Eine $2^1/_2$—3 m lange und circa 2 m breite Wolldecke wird auf ein Bett gebreitet, darauf legt man ein in kaltes Wasser getauchtes, mehr oder weniger ausgewundenes Tuch. Der ganz entkleidete Patient legt sich nun, nach entsprechender Vorbereitung gegen die Rückstauungscongestion, auf das Tuch, in welches er so eingeschlagen wird, dass dasselbe dem ganzen Körper möglichst glatt anliegt. Zwischen je zwei sich berührende Körpertheile muss ein Theil des feuchten Tuches eingeschoben werden, so dass die ganze Körperoberfläche mit dem feuchten Medium in Berührung kommt. Es ist besonders zu berücksichtigen, dass das Tuch gut schliessend und glatt gefaltet, gleichmässig rings um den Hals anliege. Es ist ferner wichtig, dass diejenigen Körpertheile, die sich schwer erwärmen und die nicht viel

Wärme produciren, von nur wenigen Lagen des feuchten Tuches bedeckt seien. Dies gilt besonders von den unteren Extremitäten, die übrigens, wenn sie sich kalt anfühlen, vor der Einpackung noch trocken frottirt werden müssen oder auch gar nicht in das feuchte Tuch eingeschlagen werden sollen. Sobald das Leintuch dem Körper gut anliegt, so fasst der Badediener den einen Theil der Decke und führt ihn, möglicht fest anschliessend an dem Körper, um diesen herum. Es muss auch jetzt besonders darauf geachtet werden, dass die Wolldecke um den Hals gut schliesst. Nun wird auch der andere Theil der Decke auf gleiche Weise um den Körper herumgeführt, der freie Längsrand gut angezogen und das untere Ende unter die Füsse zurückgeschlagen. Wenn es nothwendig ist, wird der Patient noch in eine zweite Kotze eingeschlagen, mit Federbetten bedeckt, je nach der beabsichtigten rascheren oder langsameren Wiedererwärmung. Die Procedur muss sehr rasch gemacht werden.

Die Wirkung der Procedur ist eine mächtige, eine um so mächtigere, je grösser die Temperaturdifferenz zwischen der Körperoberfläche und dem feuchten Medium ist. Die Berührung der ganzen Körperoberfläche mit dem feuchten Tuche bringt zunächst alle Erscheinungen des primären Kältereizes hervor: Contraction der peripheren Gefässe, reflectorische Beeinflussung der Circulation und Respiration im Sinne einer Beschleunigung. Alsbald treten die Wirkungen der feuchten Einpackung auf die Wärmeabgabe und die Wärmeproduction in den Vordergrund. Zunächst findet eine Ausgleichung der Temperaturdifferenz zwischen der Körperoberfläche und dem feuchten Tuche statt, da die Leinwandlage eine dünne ist und die Wärmeabgabe durch die Decke sehr stark behindert ist. Der Patient empfindet nach circa 10—15 Minuten ein behagliches Wärmegefühl. In diesem Stadium beginnen sich die Hautgefässe zu erweitern und eine bedeutende Wärmemenge häuft sich an der Körperoberfläche an. Die mächtige Erweiterung der Hautgefässe bewirkt eine Ableitung des Blutes von den inneren Organen, namentlich vom Gehirn und den Hirnhäuten, sie bewirkt eine Erweiterung des Strombettes für das Blut und damit eine Herabsetzung der Circulationswiderstände für das Herz. Die Pulsfrequenz vermindert sich bedeutend, oft um 30—40 Schläge in der Minute. Auch die anfangs beschleunigte Respiration wird allmählich verlangsamt, wenn auch nicht in dem Maasse wie die Pulsfrequenz Noch eine wichtige Wirkung der feuchten Einpackung macht sich schon in diesem Stadium geltend: die bedeutende Beruhigung im Gesammtnervensystem.

„Die Bähung der Körperperipherie durch den blutwarmen Wasserdunst, die dadurch bewirkte Quellung der sensiblen peripherischen

Nervenendigungen, die ruhige Lage, die fehlende mechanische Reizung, die gleichmässige Wärme sind Momente, welche die eintretende Beruhigung im gesammten Nervensystem zu erklären geeignet sind.

Die von den Nerven an der Peripherie dem Centrum zugeführten thermischen, mechanischen und dynamischen, stets wechselnden Reize, fallen fort. Die peripherischen Nervenendigungen befinden sich in einem, der Innentemperatur nahestehenden, gleichmässigen, nicht wechselnden Medium. Die Beruhigung breitet sich von der Peripherie zum Centrum aus. Dazu kommt noch, dass das Blut von den inneren Organen in das erwärmte Stromgebiet der Haut abgelenkt wird, dass also auch die vom Blutstrome abhängigen Innervationsimpulse in den nervösen Centralorganen sehr abgeschwächt werden.

Daraus erklärt sich die grosse Beruhigung, die Neigung zum Schlafe, die in der Einpackung schon nach kurzer Zeit eintritt.

Dauert die Einpackung länger, etwa $^3/_4$ Stunde, so tritt Schweiss ein. Für die Wirkung der feuchten Einpackung ist deren Einfluss auf die Wärmeproduction von Bedeutung. Die Wärmeproduction wird mächtig herabgesetzt, indem durch die enge Umhüllung die Muskeln zu voller Ruhe und Unthätigkeit gebracht werden, ihre tonische Spannung lässt nach, und so wird ein Factor der Wärmebildung vermindert." (Winternitz.)

Wir sehen, dass die Wirkung der feuchten Einpackung von ihrer Dauer abhängt. Will man den Patienten bloss erwärmen, so genügt eine Dauer der Einpackung von 15 — 20 Minuten. Länger dauert die Einpackung, wenn man auf Nerven- und Gefässsystem beruhigend einwirken will, ohne grosse Wärmeentziehung zu erzielen. Jedenfalls muss im letzteren Falle die Einpackung unterbrochen worden, ehe es durch die Rückwirkung der an der Körperoberfläche angehäuften Wärme zu einer Beschleunigung der Circulation oder gar zu Schweissausbruch gekommen sein wird. Objectiv wird dieser Zeitpunkt erkannt an einer neuerlichen Steigerung der durch die Einpackung regelmässig beträchtlich verlangsamten Pulsfrequenz; der Puls wird an der Arteria temporalis geprüft.

Bei chronischen Leiden, wo es nur auf eine mächtig beruhigende und ableitende Wirkung ankommt, wird man die Einpackung also kurz vor dem Schweissausbruch unterbrechen.

Ganz anders wird man in den Fällen vorgehen müssen, bei welchen eine Wärmeentziehung vorgenommen werden soll.

Hier müssen wiederholt gewechselte Einpackungen gemacht werden. Beobachten wir nochmals die Erscheinungen, wie sie in einer feuchten Einpackung auftreten. Der kurz dauernden Contraction der der

Gefässe folgt eine lebhafte Reaction, eine bedeutende Erweiterung der peripheren Gefässe, eine vermehrte Zufuhr des fieberheissen Blutes nach der Peripherie. Das Blut tauscht seine Temperatur mit der des nassen Tuches aus und kehrt abgekühlt zu den inneren Organen zurück und kühlt diese ab. Zu dem auf diese Weise zu Stande gekommenen Wärmeverlust gesellt sich noch der Wärmeverlust, der durch Verdampfung des im feuchten Tuche enthaltenen Wassers durch die Wolldecke hindurch stattfindet. Alle diese Momente genügen jedoch nicht, um durch eine einfache, feuchte Einpackung die fieberhaft gesteigerte Körpertemperatur wirksam herabzusetzen. Bald nach der ersten Einpackung, oft schon nach zehn Minuten, wird das Fieber wieder die frühere Höhe erreicht haben. Man öffnet nun die Einpackung und legt den Kranken in eine zweite, bereits vorbereitete Einpackung. In dieser Einpackung erwärmt sich der Patient etwas langsamer. Die Einpackungen müssen nun so oft gewechselt werden, bis eine genügende Fieberermässigung erreicht ist, was dann der Fall ist, wenn der Kranke längere Zeit bis zu einer vollständigen Wiedererwärmung bedarf. Die eingetretene Wiedererwärmung beurtheilt man am besten in der Weise, dass man die flache Hand an die fest um die Glieder des Eingepackten angezogene Wolldecke anlegt; nach einiger Uebung fühlt man mit Sicherheit, ob die darunter liegenden Körpertheile normal oder abnorm warm sind oder ob ihre Temperatur noch subnormal sei. Wird nun der zufühlenden Hand von der rauhen Decke über den eingewickelten Füssen, die deutliche Empfindung von Wärme übermittelt, so ist mit Sicherheit anzunehmen, dass auch die äusserste Peripherie des Körpers vollkommen erwärmt sei.

Ist die Wärmeanhäufung resp. Temperatursteigerung eine beträchtliche, so kann man zu den ersten Packungen gleich doppelte und dreifache Leintücher benutzen.

In den so gewechselten Einpackungen wird die Wärme nur sehr allmählich entzogen, es erfolgt in Folge dessen nach denselben auch keine allzu rasche Wiedererwärmung, wie nach anderen hydriatischen Proceduren. Die gewechselten Einpackungen sind also aus verschiedenen Gründen die wirksamsten antipyretischen Proceduren.

Die Steigerung der Wärmeabgabe, die Herabsetzung der Wärmeproduction, die Verlangsamung der Herzaction, die Verlangsamung der Stoffwechselvorgänge und Verminderung der Consumption sind Momente, auf welche man bei der hydriatischen Antipyrese zu achten hat, und welche auch durch keine andere Procedur so günstig beeinflusst werden, wie durch die feuchten, gewechselten Einpackungen.

Noch auf ein Moment muss Rücksicht genommen werden: auf

eine gleichmässige Wiedererwärmung nach jeder neuen Einpackung. Hier muss man vorwaltend seine Aufmerksamkeit der vollkommenen Wiedererwärmung der unteren Extremitäten zuwenden, die selbst durch Wärmflaschen, warme Tücher erreicht werden muss.

Der letzten Einpackung muss eine die Körperoberfläche abkühlende Procedur folgen. Es muss die an der Körperoberfläche angehäufte Wärme entzogen, der durch die Einpackung hervorgerufenen Erweiterung der Hautgefässe ein Ende gemacht und auch die erschlaffte Hautmuskulatur muss wieder tonisirt werden. Durch eine kurze Abreibung oder ein Halbbad wird dieser Zweck erreicht.

Lässt man die Patienten länger als $^3/_4 - 1^1/_2$ Stunden in der Einpackung liegen, so kommt es zum Schweissausbruch; die Gefässe sind auch jetzt mächtig erweitert, die Circulation in der Haut wird beschleunigt und die perspiratorische Thätigkeit dadurch angeregt. Auch dieser Einpackung muss selbstverständlich eine wärmeentziehende Procedur folgen.

Die feuchten Einpackungen haben also, wie aus den bisherigen Erörterungen ersichtlich, ein sehr weites Indicationsgebiet.

Sie ist, wie bereits hervorgehoben, eine der wirksamsten antipyretischen Proceduren. Namentlich dort, wo schonend vorgegangen werden soll, wo die Wärme nur allmählich entzogen werden soll, wo die Haut heiss und trocken ist, wo selbst durch energische Friction keine lebhafte Röthung erzielt werden kann, wird man mit grossem Nutzen von den gewechselten Einpackungen Gebrauch machen.

Wir haben gesehen, dass in der feuchten Einpackung die Innervation und Circulation bedeutend herabgesetzt wird. Bei denjenigen fiebernden Patienten, bei denen von vornherein die Herzkraft gesunken ist, bei denen schwere Störungen des Bewusstseins, Sopor, Koma etc. bestehen, ferner bei solchen, wo auch tiefe Inspirationen ausgelöst werden sollen, darf die feuchte Einpackung nicht angewendet werden. Hier werden andere Proceduren, die wir schon kennen gelernt haben, angezeigt sein, namentlich solche, die mit kräftigen, mechanischen Reizen verbunden sind.

Wir werden ferner von der feuchten Einpackung bei einer Reihe von Nervenleiden Gebrauch machen. Sie werden sich namentlich bewähren bei Neuralgien, Neurosen und Psychosen, mit dem Charakter der Erregung und Reizbarkeit, selbst bei maniakalischen Exaltationszuständen und bei Manie.

Ganz besonders bewährt sich die Einpackung zur Behandlung der Schlaflosigkeit und Folge von Erregungszuständen. In diesen Fällen hat die Einpackung $^3/_4$ Stunde zu dauern.

Der mächtig beruhigende Einfluss auf die Circulation wird diese Procedur bei allen mit beschleunigter Herzaction und gesteigerter Pulsfrequenz einhergehenden Zuständen indiciren. Die verschiedenen Formen von Cardiopalmus, ja Morbus Basedowii werden oft günstig beeinflusst.

Bei einer Reihe von Erkrankungen, die mit Beschleunigung des Stoffwechsels einhergehen, bei rheumatischen Affectionen, bei Erkrankungen, die mit gestörter Hautfunction einhergehen, in diesen Fällen von längerer, 1 — 1$\frac{1}{2}$ stündiger Dauer. Ebenso bei Hydropsien, Nephritis und bei Intoxicationen und Autointoxicationen. In ähnlichem Sinne haben Einpackungen bei Diabetes guten Erfolg. Nicht etwa, als ob sie auf die Zuckerausscheidung bedeutend wirken würden, aber durch Hebung der Hautperspiration gelingt es, die Niere zu entlasten, indem die pathologisch gesteigerte Diurese gewöhnlich vermindert wird, dann werden durch die Haut verschiedene, meist saure Endproducte des Stoffwechsels ausgeschieden, welche sonst die Niere, die bei Diabetes ohnehin so stark überlastet ist, schädigen, und endlich wird die Haut succulenter und zu Pruritus und Pustelbildung weniger geneigt.

Aus demselben Grunde wendet man die feuchte Einpackung bei dyskratischen Processen an. Sehr gute Erfolge sah ich endlich von der feuchten Einpackung bei einigen Hautkrankheiten und zwar bei Ichthyosis und Psoriasis. Erwähnt sei noch, dass in den letzten Jahren wiederholt Versuche gemacht wurden, auch heisse Einpackungen therapeutisch zu verwerthen. Sie wurden besonders zur Behandlung der Meningitis cerebrospinalis empfohlen.

Die Einpackung hat auch ihre Nachtheile und Contraindicationen. Wir machen oft die unangenehme Erfahrung, dass wir von dieser Procedur keinen Gebrauch machen können, weil gewisse Patienten dieselbe nicht vertragen. Unangenehmes Hitzegefühl, Aengstlichkeit, Bangigkeitsgefühl, verschiedene Angstzustände sehen wir bei Patienten auftreten, bei denen wir diese am allerwenigsten erwartet haben, und gerade in solchen Fällen, in denen die Einpackung indicirt erscheint, und in welchen sich nicht leicht eine Ersatzprocedur für die Ganzeinpackung anwenden lässt. Die Theilpackung, welche nur bis zur Achselhöhle reicht, bei welcher also die Arme, der Nacken und ein Theil der Brust frei bleiben, wirkt wohl in ähnlicher Weise, wie die Ganzeinpackung, sie hat jedoch den Nachtheil, dass der Verschluss nach oben kein vollkommener ist und dass eine ganze Reihe der wohlthätigen Wirkungen der Einpackung, welche sich auf Puls, Blutdruck und Respiration beziehen, ausbleibt. Dagegen machte ich die Erfahrung, dass die früher genannten Patienten, welche die Ganzeinpackung nicht vertragen haben, die Theilpackungen ganz gut vertragen konnten. Auf Grund der Ueberlegung und der Angaben intelligenter Patienten kam ich nun darauf, dass es weniger die physiologische Wirkung der Theilpackung, gegenüber der Ganzeinpackung sei, welche das subjective Empfinden des Patienten beeinflussen können, sondern dass der Grund hauptsächlich in der Wirkung der Einpackung auf die Psyche des Patienten zu suchen sei und dass namentlich das F r e i b l e i b e n d e r A r m e das Nichtauftreten genannter Zustände bewirke.

Jeder Hydrotherapeut wird diese Erfahrung bestätigen können. Meine erste diesbezügliche Beobachtung machte ich bei einer Patientin, die an Hemicranie litt, sie bekam in der ersten, regelrechten Einpackung schon in dem Momente, als dieselbe technisch beendet war, Aufregungszustände, die an Manie grenzten, so dass ich dieselbe unterbrechen musste. Die Angstzustände, das Gefühl der Unsicherheit, des Gebundenseins war ein so vorwaltendes, dass es meinen Ueberredungskünsten nicht mehr gelang, die sonst sehr leicht beeinflussbare Patientin zu einer zweiten Einpackung zu bewegen.

Um nun diese Nachtheile der Einpackung zu eliminiren, ohne auf die Vortheile derselben verzichten zu müssen, habe ich dieselbe für diese Fälle in der Weise modificirt, dass ich eine von den Achselhöhlen beginnende Theilpackung mit einer Kreuzbinde combinirte. Wir haben also eine Einpackung, bei welcher nur Kopf und Arme freibleiben und welche sowohl um den Hals, als auch um Schulter und Achselhöhle gut anschliesst. Die feuchten Kreuzbinden (siehe später) werden mit einer trockenen Hülle ebenfalls in Form von Kreuzbinden umgeben, welche dieselben physikalischen Eigenschaften besitzt, wie der trockene Theil der Theilpackung, so dass sich bezüglich der Wärmestauung und Wärmestrahlung keine Differenzen an verschiedenen Körpertheilen ergeben.

Diese von mir als m o d i f i c i r t e E i n p a c k u n g*) bezeichnete und in der hydriatischen Praxis bereits von Vielen angewendete Procedur hat dieselbe Wirkungsweise, wie die gewöhnliche Einpackung und wird in geeigneten Fällen von allen Patienten gut vertragen. Damit die Arme nicht nackt bleiben, ist es vortheilhaft, dem Patienten ein Leibchen anzuziehen.

Die modificirte Einpackung versetzt uns ferner in die günstige Lage, gleichzeitig verschiedene Kühlschläuche anwenden zu können.

---

*) Buxbaum: Modification der Einpackung zu praktischen und wissenschaftlichen Zwecken. Blätter für klin. Hydrotherapie 1896. Nr. 11.

Namentlich der Umstand, dass man mit ihr gleichzeitig einen Herzschlauch — die hydriatische Digitalis — technisch verbinden kann,
ist meiner Ansicht nach ein grosser Vortheil derselben. Die Einpackung findet nämlich dort ihre Grenzen, wo Herzschwäche besteht
und wo Collaps zu befürchten ist. Mit der Möglichkeit, gleichzeitig
mit der Application der Einpackung die des Herzschlauches verbinden
zu können, beseitigen wir die die Circulation herabsetzende Wirkung
der Einpackung und wir sind in der Lage, diese vortreffliche Procedur
nun auch in solchen Fällen anwenden zu können, in denen sie bisher
contraindicirt war, und zwar bei gewissen Erkrankungen des Respira-
tions- und Circulationsapparates.

Die Application geschieht in der Weise, dass der Herzschlauch
zwischen dem feuchten und trockenen Theil der Kreuzbinde eingeschaltet wird. Das zuführende Rohr des Schlauches zieht an dem
Halse vorbei, während das abführende Rohr unter der rechten Achselhöhle zum Durchtritte gelangt.

Die modificirte Einpackung ermöglicht es auch, wissenschaftliche
Untersuchungen über die Wirkung der Einpackung auf die Circulation
anzustellen. Die Untersuchungen, wie sie von Vinaj angestellt wurden, sind nicht ganz einwandfrei, da er einen Arm frei liess und der
Verschluss der Einpackung um Hals und Achselhöhle kein vollständiger war. Die Ergebnisse seiner Untersuchungen entsprechen auch
nicht den Resultaten, die von Winternitz gefunden wurden. So fand
Vinaj, dass in einer langdauernden Einpackung die Gefässe mächtiger
contrahirt waren als vor derselben.

Die sphygmographischen Untersuchungen, die ich angestelllt habe,
bestätigten auch die von Winternitz gefundene Thatsache, dass die
Blutgefässe zur Erweiterung gelangen, dass diese Erweiterung mit Erhaltung des Tonus der Gefässe stattfindet, dass erst nach langer Dauer
der Einpackung eine Erschlaffung der Gefässe eintritt, die jedoch
durch Einschaltung des Herzschlauches in die Einpackung verhindert
werden kann.

Die vielerwähnte Theilpackung ist ebenfalls eine wichtige
Modification der Einpackung und kann als $^3/_4$ Packung oder $^1/_2$ Packung
angewendet werden. Die erstere reicht von unten bis zur Achselhöhle,
die letztere nur bis zum Nabel. Verwendet werden sie wie die Ganz-
einpackungen als depletorisch und beruhigend wirkende Procedur.

Von grosser Wichtigkeit ist die

10. Trockene Einpackung.

Sie ist eine schweisserregende Procedur und wird genau so aus-geführt wie die feuchte Einpackung, natürlich mit Hinweglassung des feuchten Leintuches. Der Patient wird direct in die Wolldecke ein-geschlagen. Die Härchen der Wolldecke reizen die peripheren Nerven-endigungen. Die Hautgefässe erschlaffen, die Circulation wird be-schleunigt. Das Blut kehrt aus den Hautgefässen wärmer nach den inneren Organen zurück, steigert deren Temperatur um $0,5^0$—$1,0^0$ C Dieses wärmere Blut wirkt als Reiz auf das Herz und die Nerven-centren, auch auf die Secretionsnerven der Haut und so kommt es unter Beschleunigung der Respiration und Circulation zu Schweiss-ausbruch. Der Schweiss jedoch entführt die überschüssig an der Körper-oberfläche angehäufte Wärme, die Körpertemperatur wird herabgesetzt und die Erscheinungen von Seiten der Circulations- und Respirations-organe werden wieder zur Norm zurückgeführt.

Die Zeit, in welcher sich der ausgiebige Schweiss einstellt, ist verschieden lang und lässt sich im Vorhinein nicht bestimmen. Im Allgemeinen kann man annehmen, dass die mittlere Dauer der Ein-packung bei guter Circulation $1^1/_2$ Stunden sein muss, um Schweiss hervorzurufen. Von manchen, namentlich von französischen Autoren, die überhaupt keine Freunde der trockenen Einpackung sind, wird an-gegeben, dass die Patienten vier bis fünf Stunden liegen müssen, damit Schweiss eintrete. Unsere Erfahrungen bestätigen dies nicht. Die Tran-spiration kann beschleunigt werden dadurch, dass der Patient vor der Einpackung energisch Bewegung macht, sich dann rasch entkleidet und in die vorher erwärmte Wolldecke legt.

Die trockene Einpackung behufs Schweisserregung soll nicht länger als zwei Stunden dauern, man erzielt schon dabei einen genügenden Effect.

Die Hauptwirkungen der Einpackung bestehen in Steigerung des Stoffwechsels, in einem beträchtlichen Körpergewichtsverlust, in Ein-dickung des Blutes und Verminderung der Diurese.

Was den Einfluss auf das Nervensystem anbelangt, beobachtet man im Beginne eine erregende Wirkung, bei längerer Dauer treten Erscheinungen von Adynamie auf.

Der Einfluss auf das Circulationssystem besteht in einer Be-schleunigung der Herzaction, Druckvermehrung im Gefässsysteme und Veränderung der Blutvertheilung.

Die schweisserregende Einpackung wird daher angezeigt sein zunächst als diätetisches Mittel bei vernachlässigter Hautpflege, bei Furunculose und Akne, ferner bei rheumatischen, gichtischen und dyskrasischen Leiden. Die vermehrte Ausscheidung von Wasser, Salzen und organischen Stoffen durch die Haut mit dem Schweisse wird auf die Blutzusammensetzung von wesentlichem Einflusse sein und sich daher bei hydropischen Zuständen, zur Einleitung lebhafter Resorptionsvorgänge bei Exsudativprocessen und chronischen Entzündungsvorgängen empfehlen.

Endlich findet die trockene Einpackung Anwendung bei Adipositas, Lues und torpider Scrophulose.

Contraindicirt ist die trockene Einpackung bei allen Erregungszuständen, bei Consumptionskrankheiten, bei organischen Erkrankungen des Herzens, bei fieberhaften Erkrankungen und bei Phthisis.

Besonders hervorgehoben muss noch werden, dass der trockenen Einpackung eine abkühlende Procedur folgen muss. Die Procedur muss mit Rücksicht auf die Krankheitszustände, die durch die trockene Einpackung ihre Heilung finden sollen, eine möglichst kalte und kräftig mechanische reizende sein und sie soll den ganzen Körper auf einmal treffen. Anch nach der trockenen Einpackung muss die an der Körperoberfläche aufgehäufte Wärmemenge entzogen werden und die erschlafften Hautgefässe und Nerven tonisirt werden. Ein kaltes Voll- oder Halbbad, ein Lakenbad, oder auch eine Douche mit Fächer erfüllt diesen Zweck.

Endlich soll noch bemerkt werden, dass die trockene Einpackung viel zu eingreifend ist, als dass sie täglich vorgenommen werden könnte; sie wird höchstens drei Mal wöchentlich angewendet und auch nicht durch zu lange Zeit, da die übermässige Schweisserregung mannigfache Ernährungsstörungen hervorrufen könnte.

Zu den schweisserregenden Proceduren gehören noch die

11. Dampfbäder.

Sowohl in der feuchten als auch in der trockenen Einpackung findet die Erwärmung durch Wärmestauung statt. Im Dampfbade, in dem die Luft mit heissem Dampfe gesättigt ist, findet die Erwärmung und Schweisserregung durch Wärmezufuhr statt.

Die Dampfbäder, wie sie gewöhnlich angewendet werden, sind derart construirt, dass die Patienten, mit Ausschluss des Kopfes, in demselben bequem sitzen können, währenddem der Dampf von einem ausserhalb des Kastens befindlichen dampferzeugenden Apparate in den

Kasten einströmt. Die Dampfkasten können für die sitzende Position oder für die horizontale Lage des Patienten eingerichtet sein.

Die Wirkung der Dampfkastenbäder beruht auf der Wärmezufuhr. Bei kurzer Dauer der Einwirkung des Dampfes, schon nach zwei bis drei Minuten, werden die Hautgefässe zur Erweiterung gebracht, Wärme an der Körperoberfläche angehäuft. Schon nach fünf Minuten beginnt der Schweissausbruch, welcher durch Erhöhung der Temperatur, durch stärkere Zufuhr des Dampfes und durch die Dauer beliebig ausgedehnt und gesteigert werden kann. Bei längerer Dauer kann die Körpertemperatur bis auf 40° gesteigert werden, Herzaction und Respiration wird beschleunigt und der Stoffwechsel mächtig angeregt. Die Schweisssecretion bewirkt einen Körpergewichtsverlust, der durch die Wasserabgabe erklärlich ist und beliebig — natürlich bis zu einer gewissen Grenze — gesteigert werden kann.

Gleichzeitig mit der vermehrten Schweisssecretion findet eine Ausscheidung von Stoffwechselproducten, toxischer uud bacteritischer Stoffe statt, wie dies von verschiedenen Autoren nachgewiesen wurde.

Interessant sind die Arbeiten über den Einfluss schweisserregender Proceduren auf die Secretion von Magensäure, die Verdauungsfähigkeit derselben, sowie auf die Säure des Harns. Zasiecki auf der Klinik Manassein's fand, dass die Magensecretion, die Verdauungsfähigkeit des Magensaftes, sowie die Säure des Harns unter schweisserregenden Proceduren geschwächt wird. Auch Dr. Simon bestätigt diese Thatsachen. Auch er fand, dass in der Mehrzahl der Fälle für eine Weile die Secretionsthätigkeit herabgesetzt wird, dieselbe ereicht vier bis sechs Stunden nach dem Dampfbade ihren Höhepunkt, um nachher recht langsam, manchmal im Verlaufe von sechs Tagen zum normalen Zustande zurückzukehren. Simon erklärt diese Erscheinung mit der Verarmung des Organismus an Chloriden unter Dampfproceduren und empfiehlt diese Procedur unter Beobachtung aller erdenklichen Vorsicht und unter Ausschluss der zu Blutungen inclinirenden Fälle bei Magengeschwüren, bei saurem Magenkatarrh und reichlicher Magensaftabsonderung. Bei verminderter Acidität des Magensaftes sind die Dampfbäder contraindicirt; ohne Nutzen sind sie bei nervösen Magenerkrankungen, sogar bei gleichzeitig bestehender Hyperacidität.

Die Wahl der Temperatur im Dampfkasten hängt von dem Zweck ab, den wir erfüllen wollen. Wollen wir den Patienten bloss erwärmen, so ist es angezeigt, dass der Dampfkasten hoch temperirt sei; soll dagegen Schweiss erregt werden, so ist es zweckmässiger, den Patienten in einen Dampfkasten zu setzen, der noch nicht sehr hoch temperirt ist, etwa nur 30—35°C beträgt, in Intervallen von 1—1 Minute steigert man die Temperatur bis zur erwünschten Höhe. Die Patienten vertragen diesen Vorgang sehr gut. Was die Dauer anlangt, so richtet sich diese ebenfalls nach der Indication. Zur Erwärmung genügt eine Zeitdauer von zwei bis drei Minuten, behufs Schweisserregung muss der Dampfkasten 10—20 Minuten, selten länger angewendet werden.

Vor der Anwendung des Dampfbades muss eine energische Vorbauung gegen die Congestion vorgenommen werden, während der Dauer desselben muss der Umschlag auf dem Kopf wiederholt erneuert werden. Nach dem Dampfkastenbade muss wie nach den vorher besprochenen Proceduren eine kalte und erregende Procedur applicirt werden.

Auch die Dampfkastenbäder als schweisserregende Proceduren sollen, wenn nicht unbedingt nothwendig, nicht täglich und auch nicht durch längere Zeit vorgenommen werden, da sie leicht zu einer Erschöpfung führen. Man giebt jeden zweiten Tag eine solche Procedur, in den Zwischentagen jedoch irgend eine leichtere, die Indication erfüllende Procedur.

Indicationen und Contraindicationen sind nach dem Vorhergesagten leicht zu deduciren.

Kurze Dampfkastenbäder werden behufs Erwärmung vor den kalten Proceduren angewendet bei allgemeiner Atonie, bei Chlorose und Anämie.

Längere Dampfkastenbäder mit darauffolgender Abkühlung bei träger Circulation, bei einer Reihe von Hautkrankheiten, am allerhäufigsten jedoch und mit bestem Erfolge bei Erkrankungen des Stoffwechsels, namentlich bei Adipositas, bei uratischer Diathese, bei dyskrasischen Processen, bei Constitutionskrankheiten, Scrophulose, Lues, bei chronischen Gelenks- und Muskelrheumatismen, bei Neuralgien, bei Intoxicationen organischer und anorganischer Natur und ganz besonders bei Albuminurien, Nephritiden und den aus diesen entstandenen Hydropsien. In letzter Zeit wurden von Schubert lang dauernde Schweissproceduren in Verbindung mit Aderlässen auch zur Behandlung der Chlorose empfohlen.

Zu erwähnen ist noch, dass länger dauernde Dampfkastenbäder von Ziegelroth bei Malaria empfohlen wurden, und zwar sollen sie in der anfallsfreien Zeit als Präventivcur gegen Recidiven und zur Bekämpfung der Malariakachexie angewendet werden.

Bei allen Fällen, in denen Dampfkastenbäder angewendet werden, ist die Berücksichtigung der Herzaction sehr angezeigt. Sind Schwächezustände zu befürchten, so wird man gut thun, schon vor der Anwendung des Dampfkastens einen Kühlapparat auf die Herzgegend zu appliciren, der dann während der ganzen Dauer der Schweisserregung liegen bleiben soll.

Contraindicirt sind die Dampfbäder bei fieberhaften Erkrankungen, bei anatomischen Erkrankungen des Centralnervensystems, bei hochgradiger Atheromatose, bei hochgradiger Schwäche und bei Neigung zu Blutungen.

Früher galten auch Herzkrankheiten als Contraindicationen. Schwere Circulationsstörungen, Erkrankungen des Herzmuskels contraindiciren zwar auch heute noch die Anwendung der Dampfkastenbäder, leichtere Fälle jedoch werden mit entsprechender Vorsicht auch durch diese Procedur günstig beeinflusst werden können, namentlich, wenn sie mit dem Herzschlauch combinirt oder wenn sogenannte Theildampfbäder applicirt werden.

Behufs Application des Dampfes auf einzelne Körpertheile wurden zahlreiche Apparate construirt. Am einfachsten ist der von einem Laien, Namens Gartner, construirte Apparat, das Gartner'sche Dampfbett, welches aus einem verschiebbaren Barren besteht, der auf das Bett des Patienten gestellt wird. Der Patient liegt unterhalb des Barrens, über denselben wird eine Decke gebreitet. Der Dampf wird aus einem unterhalb des Bettes befindlichen Heizapparate durch Röhren unter den Barren geleitet. Dieser Apparat ermöglicht die Anwendung des Dampfes in jedem Haushalte, an jedem Krankenbette und ermöglicht es auch, Theildampfbäder behufs Behandlung einzelner Extremitäten bei Rheumatismus oder einzelner Körpertheile bei Hydrops in Folge von Vitien oder Nephritis, zu appliciren. Eine sehr einfache Construction gestattet die Vergrösserung und Verkleinerung des Apparates.

Eine vortreffliche Neuerung stellt das von Winternitz angegebene Dampfbad in der Wanne dar.

Auf den Boden der Wanne kommt ein auf circa 10 cm hohen Füssen ruhender Holzrahmen, der mit querlaufenden Gurten überspannt ist. Der Patient liegt auf diesem Gestell. Ein ähnlicher Rahmen steht schief am Kopfende der Wanne und dient als Rückenlehne für den Patienten. Auf den Boden der Wanne führt ein Schlauch, durch welchen heisses Wasser in die Wanne fliesst. Das langsam zufliessende heisse (60 bis 70° R) Wasser giebt seinen Dampf ab, und wenn nun über die ganze Wanne eine Wolldecke gebreitet wird, so bleibt der Dampf in der Wanne, wo die Temperatur auch bis zu 50° R innerhalb sehr kurzer Zeit steigt.

Die Vortheile dieser Dampfbäder in der Wanne sind so mannigfaltig, dass dieselben als eine höchst werthvolle Bereicherung unserer Applicationsmethoden betrachtet werden können.

Vor Allem ist man in der Lage, auf sehr einfache Weise in jedem Haushalte eine Dampfprocedur zu appliciren. Man braucht dazu die Wanne mit dem beschriebenen Rahmen und einen Kübel mit sehr heissem Wasser, der hoch steht, und einen Schlauch, durch welchen das Wasser aus dem Kübel auf den Boden der Wanne geleitet wird. Ein Kotzen vervollständigt den Apparat.

Ein weiterer Vortheil ist der, dass der Patient in liegender Position seine Procedur bekommen kann, dass es sehr bequem ist, auf die Art den Herzschlauch mit dem Dampfbad zu combiniren und dass es ferner möglich ist, den Patienten, ohne ihn viel zu bewegen oder ohne Aufwand von anderen Hülfsmitteln der nach jeder Dampfprocedur angezeigten kalten Procedur zu unterziehen. In derselben Wanne wird der Patient mit einigen Kübeln kalten Wasser aus 1—1$^1/_2$ m Höhe übergossen, ein genügender thermischer und mechanischer Reiz, um die an der Körperoberfläche angehäufte Wärme zu entziehen, die Gefässe, Nerven und Hautmuskulatur zu tonisiren.

Endlich ermöglicht das Dampfbad in der Wanne die Application eines Theildampfbades auf die untere Körperhälfte. Der Patient sitzt auf einem niedrigen Stuhle in der Wanne und wird mit Wolldecken nur bis zur Mitte des Stammes bedeckt.

Es giebt noch eine ganze Reihe Dampfkastenbäder, die sich durch ihrr Construction von den bisher beschriebenen nur ganz unwesentlich unterscheiden.

Eine 'werthvolle Bereicherung unseres Heilschatzes sind diejenigen Apparate, welche es ermöglichen, auch Heissluftbäder zu verabreichen. Die Heissluftbäder können im Allgemeinen in ähnlichen Kasten verabfolgt werden wie die Dampfbäder, nur sind dieselben innen mit einem Röhrennetz versehen, durch welches heisse Luft einströmt oder es befindet sich in demselben ein Heizapparat, durch welchen die Luft in beliebiger Weise erhitzt werden kann.

Es ist bemerkenswerth, dass man in einer trockenen Luft viel höhere Hitzegrade erträgt als in einer mit Wasserdämpfen geschwängerten Luft. Es rührt dies daher, dass die trockene Luft weniger leicht ihre Wärme dem lebenden Körper mittheilt und dass in der trockenen warmen Luft eine fortwährende Verdunstung von Haut und Lungen stattfindet und somit eine Abkühlung ermöglicht, die grösser ist als in einem mit Wasserdämpfen gesättigten Raume. Die Dauer der Heissluftbäder, die selten in einer höheren Temperatur als 50—60^0 R verabfolgt werden, beträgt 15—30 Minuten. Der diaphoretische Effect ist ein genügend grosser, um bei den Erkrankungen, die wir bei Besprechung der Dampfkastenbäder aufgezählt haben, ein günstiges Resultat zu erzielen. Es ist wohl kaum noch zu erwähnen, dass auch nach einem Heissluftbade eine entsprechende Abkühlung erfolgen muss.

Es soll hier noch einiger Proceduren Erwähnung gethan werden, die in letzter Zeit erfunden wurden und die sich allgemeiner Beliebtheit erfreuen.

Kellogg in Chicago construirte das elektrische Lichtbad für den ganzen Körper und für einzelne Körpertheile. Es besteht aus entsprechend geformten Kasten, welche innen mit Spiegelplatten ausgekleidet und mit einer grossen Anzahl elektrischer Glühlämpchen versehen sind. In dem Kasten befindet sich ein Stuhl, auf dem der Patient sitzt, oder ein Bett, auf dem er ruht, oder ein Gestell, auf das ein Körpertheil bequem gelagert wird. Sowie die elektrische Lichtquelle eingeschaltet wird, wird der Körper vom Licht überfluthet, die Strahlen werden von den Spiegeln reflectirt, so dass der ganze Körper oder die Körpertheile gleichmässig und intensiv belichtet werden.

Die Wirkung des elektrischen Lichtes ist zweifellos die der strahlenden Wärme, die die Gewebe viel besser durchdringt wie die geleitete Wärme, und es ist wahrscheinlich, dass das Zellenleben mächtig beeinflusst wird.

Kellogg untersuchte die Wirkung des elektrischen Lichtbades auf die Perspiration und ist der Ansicht, dass es die wirksamste und zweckmässigste Procedur sei, um die Hautthätigkeit anzuregen, ohne dabei den Körper dem erschöpfenden Einflusse einer prolongirten Hitzeapplication auszusetzen. Es ist allerdings richtig, dass sich oft schon bei einer Temperatur von 30° C und in drei bis fünf Minuten eine mächtige allgemeine Perspiration zeigt, wozu man bei anderen Proceduren eine bedeutend längere Zeit braucht; ebenso richtig ist es, dass, wie bei anderen schweisserregenden Proceduren, auch hier mit dem Schweiss Harnstoff, Ptomaine und Toxine ausgeschieden werden, es muss jedoch berücksichtigt werden, dass im elektrischen Lichtbade die Pulsfrequenz und auch die Respirationsfrequenz enorm zunimmt. Nur von diesem Gesichtspunkte aus darf das elektrische Lichtbad therapeutisch beurtheilt werden.

Diese Procedur wird hauptsächlich gegen Fettleibigkeit empfohlen, ferner zur Wegschaffung von serösen Trans- und Exsudaten und bis zu einem gewissen Grade als Ersatz für die vernachlässigte Muskelthätigkeit. Die Bäder sollen nicht zu lange dauern und von einer kräftigen Kälteapplication gefolgt sein. Sehr zweckmässig ist es, wenn man bei Anwendung des Lichtbades behufs Entfettungskur während des Bades von Zeit zu Zeit eine kalte Application einschalten, am

besten ein kaltes Regenbad oder kalte Uebergiessungen von 10—15⁰ C,
und zwar so lange, bis eine entschiedene Reaction eintritt. Bei Hydrops
soll man sehr vorsichtig sein, besonders bei cardialem Ursprung desselben, wo das Herz schlaff und dilatirt ist, die kleinen Blutgefässe
ihren Tonus verloren haben. Bei Hydrops in Folge einer acuten
Nephritis, hat das Lichtbad einen unschätzbaren Werth durch die Ableitung einer grossen Blutmenge auf die Oberfläche und Entlastung
der entzündeten Organe, dazu ist schon eine Temperatur von 30⁰ C
genügend.

Bei chronischer Nephritis sind die Resultate nicht so günstig, da
die Reactionsfähigkeit des Organismus meist bedeutend herabgesetzt
ist; bei acuten Nachschüben soll es jedoch wieder allen anderen Behandlungsmethoden weit überlegen sein. Auch hier folgt nach dem
elektrischen Lichtbade eine abkühlende Procedur.

Auch bei Urämie und toxämischen Zuständen soll das elektrische
Lichtbad Vorzügliches leisten; bei depascirendem Diabetes ist das Lichtbad, wie jede andere heisse Procedur, contraindicirt.

Zu allgemeinen revulsiven Zwecken ersann Kellogg eine neue
Form des Lichtkastens: eine Verbindung desselben mit einer Douchevor-
richtung. Der Patient kann in der Cabine aufrecht stehen und während
des Lichtbades eine Regen- oder horizontale Strahldouche von beliebiger,
mehr weniger kühler oder kalter Temperatur bekommen; die Glühlampen sind durch flache Glaswände geschützt. Die so erzielte Revulsion ist sehr mächtig und kann je nach Bedarf erneuert werden.
Dieses Verfahren ist von grossem Werthe bei chronischer, exsudativer
Arthritis.

In den letzten Jahren ist der Versuch gemacht worden mit localer
Anwendung von trockener, heisser Luft und zwar mit Hitzegraden von
80—150⁰ C Gelenkrheumatismus, Gicht etc. zu behandeln. Diese
Behandlung wurde zuerst von Tallerman empfohlen. Seine Vorrichtungen bestehen aus Behältnissen von Kupferblech in geeigneter
Form um den der Behandlung zu unterwerfenden Körpertheil — in
erster Linie die oberen und unteren Extremitäten — frei in sich auf-
zunehmen. Asbestlager verhindern den unmittelbaren Contact der
Körperoberfläche mit den heissen Metallwänden. Das Wesentlichste an
der ganzen Einrichtung ist eine sehr einfache Ventilvorrichtung, welche es
ermöglicht, dass die in dem Apparate befindliche Luft dauernd eine
völlig trockene ist, wodurch die ausserordentlich hohen, hier zur Verwendung kommenden Temperaturen thatsächlich ohne Schädigung auf
den Körper einwirken können; denn die von der jedesmaligen eingeschlossenen Luftmenge aufgenommene Flüssigkeit wird auf die

Weise immer wieder entfernt, um durch neue, trockene Luft ersetzt zu werden.

Die Wärmezufuhr geschieht durch 36 kleine Gasflammen. Ehe das betreffende Glied in den Apparat eingebracht wird, regulirt man die Temperatur auf 60 ° C und lässt sie dann auf 100, 120, ja 140 ° steigen. Die Zeitdauer, innerhalb deren eine einzelne Einwirkung geschieht, schwankt zwischen 30 Minuten und 2 Stunden. Es ist von grösster Wichtigkeit, dauernd das subjective Befinden des Patienten zu controliren; so wie er das geringste Gefühl von übermässiger Wärmeempfindung in dem eingeschlossenen Gliede hat, ist es ein Zeichen, dass die im Apparat enthaltene Luft bis zu dem Grade mit Wasserdampf gesättigt ist, dass eine weitere Perspiration von der Hautoberfläche nur noch in geringem Maasse vor sich gehen kann, und es ist, um Verbrennungen zu verhüten, geboten, durch sofortige Oeffnung der Ventile für den Zuzug frischer, trockener Luft zu sorgen (Mendelsohn).

Die Heilerfolge, die Tallerman bei verschiedenen Formen von Rheumatismus erzielte, wurden von französischen Aerzten, auch von Prof. Krause, Prof. Wilms bestätigt.

Lindemann*) modificirte den Apparat, indem er eine andere Hitzeerzeugung, nämlich die elektrische wählte, ausgehend von der Ansicht, dass die elektrische Hitze wegen ihrer absoluten Reinheit, Trockenheit, Ungefährlichkeit und sicheren Regulirbarkeit für die Heissluftbehandlung besonders geeignet sein müsse. Lindemann's Apparat, der Elektrotherm genannt wird, besteht aus dem eigentlichen Behandlungskasten mit Untersatz und dem Schaltbrett mit Rheostat zum Reguliren der Wärme. Beide sind durch Leitungsschnüre verbunden. Der nach innen gut isolirte Kasten ist aus Steinholz gefertigt, dasselbe leitet die Wärme schlecht. Der viereckige Kasten ist der bequemen Lagerung wegen zum Aufklappen eingerichtet und enthält seitlich zwei kreisrunde, gut gepolsterte Ausschnitte zum Durchstecken der Extremitäten. An den Ausschnitten befinden sich gut abschliessende Ledermanschetten, auch kann bei Fuss- oder Handbehandlung die eine Oeffnung durch eine Kappe aus Leder vollständig verschlossen werden. Als Unterlage für den zu behandelnden Körpertheil dient eine im Inneren angebrachte, gut gepolsterte Ledermulde. Am Grunde des Kastens befindet sich der Erhitzer und oberhalb desselben ein Marienglasfenster, um die directe Ausstrahlung der Hitze abzuhalten. Unter dem Deckel sind einige Glühlampen angebracht, welche zur directen Beobachtung des Gliedes während der Behandlung durch die Deckelfenster dienen,

---

*) Blätter für klin. Hydrotherapie 1898. Nr. 10.

ausserdem als locales, elektrisches Lichtbad gebraucht werden können. Ein im Inneren aufgehängtes Hygrometer lässt die mehr oder weniger hohe Trockenheit der Luft erkennen. Um bei bandagirter Extremität die Hitze sofort vollständig entweichen lassen zu können, ist der obere Deckel besonders zum Aufklappen eingerichtet und dann in gewünschter Höhe festzuhalten. Auf dem Kasten ist ein rechtwinklig gebogenes Thermometer befestigt, welches von 50 — 180 °C anzeigt; ausserdem befinden sich in dem Deckel zwei Ventilöffnungen und auf demselben eine Anschlussrosette mit Verbindungsdrähten, sowie ein Ausschalter und eine Sicherung für die Glühlampen. An der Seite trägt der Kasten eine Schaltvorrichtung zur Verbindung der Leitungsschnur mit dem Erhitzer, sowie eine Glühlampe, welche anzeigt, ob Strom vorhanden ist und in welcher Stärke. Eine zweite hiervon ausgehende Leitungsschnur endigt in einem Druckschalter und dient dem Patienten zur Selbstregulirung. Durch einen Druck auf den Knopf des Schalters wird die elektrische Leitung unterbrochen, durch einen weiteren wieder hergestellt. Der Kranke ist dadurch in der Lage, bei zu grosser Hitze selbst dieselbe sofort ganz abzustellen und wieder einzustellen.

Zur Regulirung der Wärme dient der auf dem Schaltbrett montirte Rheostat, mit welchem der im Kasten befindliche Erhitzer durch eine Leitungsschnur verbunden ist. Mittels Kurbeldrehung wird der Strom und damit die Wärmeentwickelung durch Ausschaltung verschiedener Widerstände gesteigert. Eine zweite, zum Schaltbrett führende Leitungsschnur, welche zu den Glühlampen führt, ist direct an die Leitung angeschlossen. Durch einen auf dem Kasten befindlichen Ausschalter wird die Beleuchtung desselben leicht ein- und ausgeschaltet. Das Schaltbrett befindet sich entweder auf einem Nebentisch und wird dann durch eine Leitungsschnur mit dem Contact einer Lichtleitung nach Abschrauben der Glühlampe verbunden oder hängt fest an der Wand, wie es für stabilen Betrieb vorzuziehen ist. Eine Schädigung des Patienten ist vollständig ausgeschlossen. Mit dem Rheostat lässt sich die Temperatur im Kasten auf das Genaueste reguliren, die Temperatur beliebig lange constant erhalten. Bei Einstellung auf Vollstrom steigt die Temperatur so schnell an, dass in ca. vier Minuten die Anfangstemperatur von 60 ° C, in 15—20 Minuten ca. 120 bis 130 ° C erreicht ist. Der Stromverbrauch ist verhältnissmässig gering.

Der Apparat leistet vortreffliche Dienste bei chronischen Gelenkskrankheiten, selbst in veralteten Fällen, speciell Arthritis deformans und nodosa, auch wenn sie mit Herzaffectionen verbunden sind, desgleichen bei Gicht, chronischen Gelenksdistorsionen, Ischias etc.

Wir wollen nun die T h e i l b ä d e r besprechen.

12. Hinterhauptsbad.

Das Hinterhaupt des in horizontaler Lage befindlichen Patienten ruht in einem mit kaltem Wasser gefüllten Becken, welches dem Nacken entsprechend einen Ausschnitt hat. Es ist dafür gesorgt, dass Wasser zu- und abfliessen kann. Um die gewünschte Wirkung zu erzielen, ist es nothwendig, dass das Wasser während der ganzen Dauer der Procedur auf gleicher Temperatur erhalten werde. Man benutzt gewöhnlich ganz kaltes Wasser und wendet diese Procedur hauptsächlich dann an, wenn Circulations-Respirationscentrum und die sexuelle Thätigkeit beeinflusst werden soll. Sie wird als beruhigende Procedur angewendet; dementsprechend müssen wir sie längere Zeit mindestens zehn Minuten einwirken lassen. Sie verlangsamt die Herzaction und die Respiration und zwar in denjenigen Fällen, in denen beschleunigte Herzaction und Respiration auf nervöse Erkrankungen zurückzuführen sind. Ich nenne die nervöse Tachykardie, das nervöse Asthma und den Morbus Basedowii. Auch die sexuelle Erregbarkeit wird bedeutend herabgesetzt und sind gute Erfolge von dieser Procedur bei Pollutionen, bei Priapismus, Nymphomanie und Vaginismus beobachtet worden. Lange fortgesetzte Kühlung des Hinterhauptes bewährt sich ferner bei Kopfschmerz in Folge von Anämie.

13. Ellbogenbad und Handbad.

Das Ellbogengelenk wird bei entsprechender Unterstützung des Vorder- und Oberarms in niedrig temperirtes Wasser getaucht und 10—20 Minuten darin belassen.

Es wurde schon bei einer anderen Gelegenheit darauf hingewiesen, in welcher Weise Kälteapplicationen längs des Nervus ulnaris und auf die das Ellbogengelenk passirenden arteriellen Gefässe wirken. Bei dem Ellbogenbade machen wir von diesen Wirkungen Gebrauch. Wir beobachten eine Herabsetzung der Sensibilität im Verästelungsgebiete des Nervus ulnaris bis zur völligen Anästhesie, ferner Contraction der getroffenen Gefässe, Tonisirung der peripheren Gefässe, Herabsetzung der Blutzufuhr zu den peripher von der Kälteapplication gelegenen Gefässgebieten und Herabsetzung der Temperatur daselbst und collaterale Hyperämie in den central gelegenen Partien mit allen Consequenzen derselben.

Diese Procedur wird daher mit Erfolg anzuwenden sein bei schmerzhaften und entzündlichen Vorgängen im Vorderarm, der Hand und den
Fingern. Bei Neuralgien im Gebiete des Nervus ulnaris, bei Neuritiden,
bei Phlegmonen, Panaritien wird diese Procedur günstige Erfolge erzielen lassen. Auch der H a n d b ä d e r wollen wir Erwähnung thun,
deren Beschreibung übrigens nicht nothwendig ist. Man wendet zu den
Handbädern n i e d r i g e , h o h e und w e c h s e l w a r m e Temperaturen an
und sorgt für entsprechenden Wasserzu- und abfluss. Sowohl kühle,
als auch kalte und wechselwarme Handbäder haben sich oft bei verschiedenen Formen von Asthma bewährt. Namentlich nervöses Asthma,
aber auch das durch Erkrankungen der Respirationsorgane bedingte
Asthma wird durch das Handbad günstig beeinflusst. Es scheint, dass
die sensiblen Nervenendigungen in der Hand in Reflexbeziehungen zu
dem Centrum für das Respirationsorgan stehen. Das wechselwarme
Handbad wird entweder in der Weise gegeben, dass zwei Gefässe vorbereitet werden, von denen das eine mit kaltem, das andere mit warmem
Wasser gefüllt ist, oder in der Weise, dass zuerst das Gefäss mit
warmem Wasser gefüllt wird, die Hand wird eine Zeit lang in demselben belassen, dann lässt man das warme Wasser ab- und kaltes
Wasser zufliessen. Wie bei jeder wechselwarmen Procedur bildet auch
hier den Schluss die kalte Anwendung. Die Handbäder finden ferner
Verwendung bei Circulationsstörungen in der Hand, bei lästig kalten
oder brennend heissen Händen. Im ersteren Falle genügt die Anwendung eines kurzen eine bis zwei Minuten dauernden Handbades, im
letzteren Falle wird das kalte Handbad durch längere Zeit etwa zehn
Minuten fortgesetzt. Endlich wendet man das kalte Handbad noch
bei Hyperhydrosis der Hände an.

Von grosser Wichtigkeit ist das

14. Fussbad.

Zu dem Fussbade verwendet man gewöhnlich ein längliches Holz-
wännchen, in welchem beide Füsse bequem Platz finden. Durch einen
Kautschukschlauch steht das Gefäss mit der Wasserleitung oder mit
einem Wasserreservoir in Verbindung. An der entgegengesetzten Wand
ist durch einige Löcher für genügenden Abfluss des Wassers gesorgt. Es
ist also die Einrichtung getroffen, dass das Wasser mit grosser Kraft
fortwährend zufliesst, dass also der thermische Reiz — es wird gewöhnlich kaltes, 8—10 ° Wasser angewendet — mit einem entsprechenden,
mechanischen Reiz verbunden sei. Der mechanische Reiz wird noch
dadurch erhöht, dass der in dem Gefäss s t e h e n d e Patient die Füsse

continuirlich übereinanderreibt. Nur so kommt die entsprechende
Reaction zu Stande, die zur Erzielung der gewünschten Erfolge nothwendig ist. In manchen Fällen ist es sogar angezeigt, durch eine
kräftig auf die Füsse gerichtete Fächerdouche die Wirkung des fliessenden Fussbades zu erhöhen.

Die Wirkung des fliessenden Fussbades ist eine mächtige R e -
v u l s i v a c t i o n. Sie erstreckt sich auf die Gefässe und Circulation
im Kopfe und im Abdomen. Unter dem Einflusse eines genügend
lange dauernden Fussbades, d. h. bis eine ordentliche, active Erweiterung der Gefässe in den von dem Kältereize getroffenen Partien eingetreten ist, contrahiren sich die Gefässe im Gehirn und
den Hirnhäuten. Steckt man ein Thermometer in den äusseren Gehörgang, dessen Temperatur als Maassstab für die Temperatur im
Gehirn und implicite für die Circulationsverhältnisse daselbst betrachtet werden kann, so beobachtet man zunächst, dass die Queck-
silbersäule im Thermometer ein wenig ansteigt. Dieses Ansteigen
dauert so lange, als der primäre Kältereiz an den Füssen anhält. Die
primäre Kältewirkung äussert sich in einer Contraction der getroffenen
Gefässe und einer Verdrängung des Blutes von dort, respective in
einer Rückstauung in entfernten Körpertheilen. Sowie sich jedoch die
Gefässe in den getroffenen Hautpartien erweitern, sinkt die Temperatur
im äusseren Gehörgang. Dieses Sinken der Temperatur hält an während der Dauer des Fussbades und über dieselbe längere Zeit hinaus
und beträgt $0 \cdot 5 - 0 \cdot 6^{\,0}$. Es ist wahrscheinlich, dass diese Wirkung auf
reflectorischem Wege durch Vermittelung der Vasomotoron zu Stande
kommt. Thatsache ist, dass sich die Gefässe im Gehirn und den Hirnhäuten mächtig contrahiren, was noch dadurch bestätigt wird, dass
auch einzelne Conjunctivalgefässe sich contrahiren. Ich erinnere an
das Experiment von N a u m a n n, der direct gezeigt hat, dass locale
Kältereize nur durch Vermittelung des Nervensystems einen Einfluss
auf entfernte Gefässgebiete ausüben. Es ist kaum anzunehmen, dass
solche locale Kältereize nur direct durch Ableitung wirken. Das getroffene Gefässgebiet ist viel zu klein, als dass die Ueberfüllung desselben mit Blut einen Einfluss auf die Blutmenge in anderen Organen
ausüben könnte. Es ist auch nicht anzunehmen, dass die locale Kälteapplication einen solchen Einfluss auf die Bluttemperatur ausüben
könnte, um auf die Art das Sinken der Temperatur im äusseren
Gehörgang zu erklären.

Das kalte fliessende Fussbad wird zunächst bei l o c a l e n A f f e c -
t i o n e n, und zwar bei habitueller Kälte der Füsse, ganz gleichgültig, ob diese bedingt ist durch spastische Contraction der Gefässe

oder durch passive Stase, ferner bei habituellen Schweissfüssen angewendet.

Am allerhäufigsten findet jedoch das kalte fliessende Fussbad An-
wendung bei **Kopfschmerz in Folge von Hyperämie in den
Meningen** und im Gehirn, bei **meningealen Reizungserschei-
nungen und bei angioparalytischer Migräne**, ferner bei
Schlaflosigkeit in Folge von Hirnhyperämie und endlich bei **acutem
Alkoholismus.**

Es ist natürlich, dass anämische Zustände im Gehirn und den
Hirnhäuten die Anwendung dieser Procedur contraindiciren. Nun, man
ist nicht immer in der Lage, im Vorhinein zu entscheiden, ob wir es
mit Kopfschmerz in Folge von Hyperämie oder Anämie zu thun haben.
Für solche Fälle ist das kalte fliessende. Fussbad ein ausgezeichnetes
differential-diagnostisches Mittel. Das fliessende Fussbad wirkt mit einer
solchen Sicherheit, dass man annehmen kann, falls nach demselben
der Kopfschmerz nicht aufhört oder etwa noch stärker wird, sicher
Anämie besteht.

Die Fussbäder wirken auch auf die **Circulation im Abdomen
und namentlich im Becken.** Die Indication ergiebt sich von
selbst: Amenorrhoe findet ihre Beseitigung, vorausgesetzt, dass nicht
anatomische Veränderungen ihre Ursache sind, durch consequent angewendete fliessende Fussbäder. Auch die Contraindicationen ergeben
sich von selbst, wenn man bedenkt, dass sie Uteruscontractionen anregen und auch Blasenkrampf erzeugen.

Als Ersatzprocedur für das fliessende Fussbad wird häufig das
sogenannte Wassertreten, d. h. das Auf- und Abgehen in einem grossen
Gefässe, in welchem das Wasser bis zu den Knöcheln des Patienten
reicht, angewendet. Die Bewegung ersetzt hier den mechanischen Reiz.

Diese Procedur, sowie das Barfussgehen in feuchtem Grase, werden
fälschlich als Kneippproceduren bezeichnet. Sie wurden schon hundert
Jahre vor Kneipp in die Hydrotherapie eingeführt.

Fliessende Fussbäder lassen sich in jedem Haushalte leicht herstellen und sind deshalb auch leicht unmittelbar vor dem Schlafengehen als ausgezeichnete schlafbringende Procedur anzuwenden.

Eine weitere sehr wichtige, in ihrer Wirkungsweise sehr interessante Procedur ist das

15. Sitzbad.

Die Sitzbäder werden in den unter dem Namen Sitzwannen bekannten Gefässen, die verschiedene Formen und verschiedene Grössen

haben, genommen. Das Wasser soll dem Badenden bis zur Nabelhöhe reichen, wozu etwa 20—25 l Wasser nothwendig sind. Die enthüllten und nicht eingetauchten Körpertheile sollen in ein Lein- und Wolltuch eingehüllt sein.

Die Sitzbäder gehören zu den am besten gekannten und erforschten Proceduren der Hydrotherapie.

Zunächst ist festgestellt, dass die Wirkung des Sitzbades abhängt von seiner Temperatur und von der Dauer, und es sollen vorerst die kalten Sitzbäder, die in einer Temperatur von 8—12 ⁰ gegeben werden, besprochen werden.

Die kalten Sitzbäder beeinflussen die Circulation in den Gefässen der Unterleibsorgane, und es ist begreiflich, dass die Beeinflussung eines so mächtigen Circulationsgebietes von bedeutender Rückwirkung auf die Circulation im ganzen Organismus sein muss. Es ist dies auch zweifellos durch sphygmograghische, sphygmomanometrische, plethysmographische und thermometrische Untersuchungen festgestellt.

Beim Einsetzen in ein kaltes Sitzbad beobachtet man zunächst eine Reihe subjectiver Symptome, die die Folge einer Verdrängung des Blutes von den Gefässen der Unterleibsorgane sind: Schwere, Hitzegefühl, stechenden Schmerz am Scheitel, Flimmern vor den Augen, Ohrensausen, öfters Schwindel.

Die von der Arteria radialis abgenommene Pulscurve zeigt Zeichen erhöhter Spannung, der Puls, der zuerst etwas beschleunigt ist, wird alsbald verlangsamt. Die vom Arm abgenommene plethysmographische Curve steigt an und wird um so höher, je länger — bis zu einer gewissen Grenze — das Sitzbad dauert — Zeichen dafür, dass das Blut aus den Gefässen des Unterleibes verdrängt wurde. Auch Blutkörperchenzählungen, die aus Blutproben, die von nicht eingetauchten Körpertheilen entnommen, gemacht wurden, beweisen den Einfluss auf die Circulation und die Blutvertheilung, nicht in letzter Linie beweisen dies die thermometrischen Untersuchungen. Die Achselhöhlenwärme geht im Momente des Einsetzens in die Höhe und hält sich während der Dauer des Sitzbades auf einem höheren Niveau.

Alle diese Erscheinungen sind auf reflectorische Erregung der Vasomotoren und der abdominalen Gefässnerven, des Nervus splanchnicus, zurückzuführen.

Ebenso wichtig wie die eben geschilderten Erscheinungen, die während der Dauer des Sitzbades auftreten und deren Intensität mit der Dauer parallel gehen, ebenso wichtig sind die nach der Unterbrechung, d. h. in der Reactionsperiode auftretenden Erscheinungen. Wird das Sitzbad nach kurzer Dauer (eine bis fünf Minuten) unterbrochen, so tritt die Reaction rasch ein. Die Blutgefässe im Abdomen erweitern sich rasch, das Blut strömt in die erweiterten Gefässe und es entsteht eine active Hyperämie. Die Gefässe der Unterleibsorgane sind stärker gefüllt als vor dem Sitzbade. Dauert das Sitzbad länger, so hält die Contraction in den Gefässen der Unterleibsorgane längere Zeit an, die Reaction wird verzögert und tritt oft erst nach Stunden und auch nicht rasch, sondern allmählich ein. Nur bei allzu langer Dauer des kalten Sitzbades tritt noch während der Dauer desselben eine Hyperämie im Abdomen ein, ein Zeichen von Uebermüdung, von Ueberreizung der getroffenen Gefässe und deren Nerven.

Auch die Innervation wird in derselben Weise beeinflusst wie die Circulation. Kurz dauernde kalte Sitzbäder wirken erregend auf die Nerven der muskulären Elemente, lang dauernde Kältereize beruhigen, lähmen die motorische Sphäre.

Wichtig ist ferner das Verhalten der Temperatur während des Sitzbades und nach demselben. Auch hierüber, wie über alle bisher besprochenen Verhältnisse hat Winternitz die genauesten Untersuchungen angestellt.

Das kalte Sitzbad von kurzer Dauer (bis zehn Minuten) setzt die Mastdarmtemperatur herab, zehn Minuten nach dem Bade war diese im Mittel noch um 0.1 ° C niedriger als vor demselben; schon nach den nächsten zehn Minuten war jedoch die Rectumwärme höher als vor dem Sitzbade und erhielt sich so durch mehr als eine Stunde. Im Allgemeinen kann man sagen, dass kurze kalte Sitzbäder local eine Temperaturherabsetzung bewirken, dass jedoch noch in der ersten halben Stunde eine höhere Erwärmung, eine Reaction, folgt, die in der zweiten Stunde abklingt und an welche sich ein mehrstündiger mässiger Temperaturabfall knüpft.

Ein länger dauerndes kaltes Sitzbad, z. B. in der Dauer von 30 Minuten, setzt die Mastdarmwärme viel tiefer herab als das nur zehn Minuten währende. Die Temperaturerniedrigung ist noch nach einer Stunde zu erkennen. Nach dieser Zeit tritt eine kurze Temperatursteigerung ein, die wieder von einem durch circa sechs Stunden anhaltendes compensatorisches Sinken der Mastdarmwärme gefolgt ist.

Wir sehen also, dass ein kurzes kaltes Sitzbad (bis zehn Minuten) eine reactive Hyperämie und Temperatursteigerung und eine Erregung der Nerven, ein lang dauerndes kaltes Sitzbad locale Anämie und Abfall der Temperatur für lange Zeit und eine Beruhigung der Innervation bewirkt.

Die kurzen kalten Sitzbäder werden daher ihre Anwendung finden*)
bei allen Erkrankungen der Abdominalorgane, die mit
Anämie, passiver Hyperämie, herabgesetzter secretorischer und motorischer Function einhergehen; bei chro-
nisch-katarrhalischen Magendarmaffectionen mit motorischer, sensibler und secretorischer Depression, bei
Leber- und Milzhyperämie; hier wird ein lebhafter Stromwechsel
hervorgerufen, der die passiven Stauungen beseitigt; ferner bei bestimmten Formen von Obstipation, bei manchen Erkrankungen der
Harn- und Geschlechtsorgane, namentlich bei solchen, die mit
verringerter Blutzufuhr oder nervöser Depression einhergehen: bei Amenorrhoe, Menostasen, torpider Endometritis, bei Impotenz, bei verringerter Libido sexualis, bei Prostatorrhoë
und Spermatorrhoë und bei Blasenschwäche.

Mit Rücksicht darauf, dass die kurz dauernden kalten Sitzbäder
auch ableitend wirken, werden sie noch in denjenigen Erkrankungsfällen
angewendet, wo Hyperämie in anderen Organen beseitigt werden soll. Hier kommen hauptsächlich Congestivzustände zum Kopf und
Schlaflosigkeit in Folge von Hyperämie im Gehirn und in den Meningen
in Betracht. Von derselben Erwägung ausgehend wurden diese Sitzbäder
auch bei Epilepsie empfohlen, doch sahen wir hier keinen Erfolg. Kurze
kalte Sitzbäder werden ferner noch von Pingler als wehenbefördernde
Mittel, namentlich in der Austreibungsperiode, empfohlen. Die Wirkung
dieser Procedur ist eine ausgezeichnete und wird von vielen Aerzten
angewendet. Während der Dauer des Sitzbades soll in letzteren
Fällen der Rücken mit kaltem Wasser übergossen werden. Kurze
kalte Sitzbäder wurden von mir auch zur Behandlung von bestimmten
Fällen von Chlorose und Anämie empfohlen und zwar derjenigen, welche
auf Enteroptose beruhen. Ich bin hier von der Ansicht ausgegangen,
und meine diesbezüglichen Untersuchungen haben es bestätigt, dass
es sich bei der Enteroptose um eine Stauung des Blutes in den Gefässen der Unterleibsorgane handle, dass namentlich in Folge der
herabgesetzten peristaltischen Thätigkeit des Darmes, die ja doch auch
unbedingt zur Fortbewegung des Blutes nöthig ist, die Stauung zu
Stande kommt und dass es mit kalten, kurz dauernden Sitzbädern gelingen
muss und auch gelingt, die Peristaltik so zu heben, dass dadurch die
intraorganische Fortbewegung des Blutes und die Blutvertheilung bedeutend gebessert und die symptomatische Chlorose und Anämie beseitigt
wird. Im speciellen Theil soll hierüber Ausführliches mitgetheilt werden.

---

*) Die Indicationen sind der Hydrotherapie von Winternitz l. c. entnommen.

Die langen kalten Sitzbäder in der Dauer von zehn Minuten bis
einer halben Stunde, werden hauptsächlich bei allen Diarrhoeformen,
in Verbindung mit einer vorhergehenden kalten Abreibung, angewendet.
Ihr Erfolg ist ein ausgezeichneter. Wir werden an einem anderen
Orte noch darauf zurückkommen, es soll jedoch schon hier hervorgehoben werden, dass diese Procedur bei allen Formen von Diarrhoe
— mit Ausnahme der paradoxen Diarrhoe — ganz gleichgültig, auf
welche Ursache das Symptom Diarrhoe zurückzuführen ist, von ausgezeichneter Wirkung ist. — Immer, selbst bei den Erkrankungen des
Darmes, die mit geschwürigen Processen einhergehen, ist das anatomische Substrat der Diarrhoe eine gesteigerte Hyperämie, vermehrte
Secretion und gesteigerte Peristaltik. Wie wir aus den vorhergehenden
Erörterungen gesehen haben, werden alle diese Erscheinungen durch
lang dauernde kalte Sitzbäder in günstigster Weise beeinflusst. Der
Patient wird nach der Abreibung unabgetrocknet ins kalte Sitzbad
gesetzt, gut eingehüllt und zugedeckt, und angewiesen, den Bauch
ordentlich zu frottiren. Dieses Frottiren des Abdomens bildet
den mechanischen Reiz, der bei jedem Sitzbad angewendet werden soll.

Die lang dauernden kalten Sitzbäder werden ferner angewendet
bei allen acuten Entzündungen der Abdominal- und
Beckenorgane, mit Ausnahme der Erkrankungen der Blase und
Niere bei Entzündungen der Haemorrhoiden, bei Prostatitis,
bei Periproktitis und endlich bei sexuellen Erregungszuständen.

Contraindicirt sind die kalten Sitzbäder ausser bei Blasen- und
Nierenerkrankungen noch bei allen Koliken.

Die lauen (16—25° C) Sitzbäder werden therapeutisch nicht häufig
verwendet. Sie üben keinen genügenden thermischen Reiz aus, dem
zu Folge kommt es auch zu keiner entsprechenden Reaction. Sie
entfalten eine leicht anticongestive und antiphlogistische Wirkung
und finden höchstens bei chronischen Gonorrhoen und Blasenkatarrhen,
sowie chronischen Entzündungsprocessen des Uterus und deren Umgebung, wie der Ovarien in der Dauer von 20 Minuten bis zu einer
Stunde, Anwendung.

Was die warmen Sitzbäder anbelangt (32—38° C), so bewirken
diese eine Herabsetzung der gesteigerten Erregbarkeit im Nervensystem,
eine Ermässigung tonischer und spastischer Contractionen in muskulösen
Gebilden, eine Herabsetzung des Tonus in den Gefässen und regen
endlich die Resorption an.

Die lang dauernden warmen und auch heissen Sitzbäder sind daher
ebenfalls als sehr nützliche und wirksame Proceduren zu empfehlen.

Krampfformen und kolikartige Schmerzen sind es, die dieser Badeform am raschesten weichen. Tenesmus bei Blasenkatarrh, sowohl bei Gonorrhoe, als auch nach diätetischen Excessen, Molimina menstrualia schwinden nach Anwendung protrahirter warmer Sitzbäder. Auch Gallensteinkolik, Magen- und Darmkolik werden durch diese Procedur sehr günstig beeinflusst. Endlich werden sie angewendet, um die Resorption para- und perimetritischer Exsudate anzuregen.

Endlich soll hier noch der fliessenden Sitzbäder gedacht werden, die Gastl in die Therapie einführte. Es ist durch Bleiröhren, die an der Innenfläche der Wanne schlangenförmig angebracht und mit zahlreichen Oeffnungen versehen sind, für Wasserzufluss und an dem Boden der Wanne für Wasserabfluss gesorgt. Das Wasser strömt mit grosser Kraft in die Wanne, und es verbindet sich so mit dem kräftigen thermischen ein sehr kräftiger mechanischer Reiz, der die mächtig erregende Wirkung erklärt. Es wurde hauptsächlich gegen hartnäckige Obstipationen empfohlen. — Auch wechselwarme Sitzbäder wurden zur Bekämpfung der Crises gastriques der Tabiker angegeben.

Zu den am häufigsten, auch in der gesammten Therapie verwendeten hydriatischen Proceduren gehören die

16. Umschläge.

Die Umschläge bestehen aus einem mehrfach zusammengelegten Tuche aus Leinwand, welches in Wasser von gewünschter Temperatur getaucht, mehr weniger ausgewunden auf einen Körpertheil applicirt und trocken bedeckt wird.

Man unterscheidet im Allgemeinen kalte, warme und erregende Umschläge. Die kalten oder warmen Umschläge müssen häufig gewechselt oder durch gewisse Vorrichtungen in der gewünschten Temperatur erhalten werden, die erregenden Umschläge bestehen in einem gut ausgerungenen kalten Umschlage, welcher gut trocken bedeckt und entweder bis zur vollständigen Erwärmung oder bis zum vollständigen Trockenwerden liegen gelassen wird.

Die Umschläge sind locale Proceduren und entfalten zunächst eine Wirkung an der Stelle der Application. Unter kalten Umschlägen beobachten wir eine Contraction der Blutgefässe, eine Anämie und Verlangsamung der Circulation und eine Beeinflussung des localen Stoffwechsels. Derselbe wird gehemmt nicht nur durch mangelhafte Blutversorgung der Zellen, sondern auch durch Herabsetzung der vitalen

Thätigkeit der Zelle. Die peripheren Nerven werden erregt und lösen eine Anzahl von örtlichen und Reflexwirkungen aus. Die Muskulatur wird in einen erhöhten Tonus versetzt, welcher zu einer gesteigerten Leistungsfähigkeit führt. Auch Gährungs - und Zersetzungsprocesse werden sistirt. Bei langer Anwendung der Kälte geht der Contractionszustand der Gefässe in einen Lähmungszustand über, die Verlangsamung der Circulation erreicht den Grad einer venösen Stase; es treten Erscheinungen von Lähmung in den peripheren Nerven ein.

Unter warmen Umschlägen beobachten wir ebenfalls zunächst in Folge des thermischen Reizes eine Contraction in den Gefässen und Capillaren, bald jedoch gehen Gefässe und Nerven in einen Erschlaffungszustand über, es entsteht eine Fluxion zu dem betreffenden Körpertheil, ferner eine Erschlaffung der Muskulatur, die Stoffwechselvorgänge werden lebhafter, Gährungs- und Zersetzungsprocesse begünstigt.

Dass locale Kälte- und Wärmeapplicationen auch entfernte reflectorische Wirkungen erzielen lassen, wurde wiederholt hervorgehoben. Ich erinnere an die Versuche von Samuel, ich erinnere an die collaterale Hyperämie, resp. Anämie, ich erinnere ferner an die bei den Sitzbädern besprochene Beeinflussung der allgemeinen Circulation durch thermische Reize auf das Splanchnicusgebiet, ich erinnere endlich an die Beherrschung der Circulation im Gehirn und in den Hirnhäuten durch Kälteapplication auf die Füsse etc.

Es wurde ferner die Wirkung localer Kälte und Wärme auf die Tiefe besprochen, und wir werden auch noch Gelegenheit haben, darauf zurückzukommen.

Was geschieht nun unter erregenden Umschlägen? Der erregende Umschlag wird, wie erwähnt, als kalter Umschlag applicirt, und es macht sich zunächst die Wirkung der Kälte geltend, bald jedoch findet ein Ausgleich zwischen der Temperatur der bedeckten Körperteile und des feuchten Mediums statt. Der Wärmeverlust ist dann in Folge der trockenen Bedeckung verhindert, es kommt in Folge dessen zu einer Wärmestauung, zu einer Steigerung der Temperatur bis zur Blutwärme und auch darüber. Die Gefässe unter dem Umschlag sind erweitert und zwar mit Erhaltung ihres Tonus, die Circulation ist eine lebhafte und dieser besseren Blutversorgung verdanken wir eine Besserung des localen Stoffwechsels. Die Wirkung des erregenden Umschlages beruht also auf dem Eintreten einer localen Reaction.

Die Differenz zwischen kalten, warmen und erregenden Umschlägen ist also klar, und dennoch tauchte wiederholt und von verschiedenen Seiten die Bemerkung auf, „da doch der Culminationspunkt der Wirkung

erregender Umschläge in der Erwärmung sei, so könnten wir doch
gleich von vornherein warme Umschläge appliciren, wir erhielten denselben Effect und gingen schonender vor."

Dass dem nicht so sei, wurde zunächst durch Temperaturmessungen
zwischen der Haut und dem Umschlage von verschiedener Temperatur bewiesen. Es wurde nämlich constatirt, dass selbst unter
sehr heissen Umschlägen die Temperatur niemals, auch nicht in den
ersten Minuten so hoch gestiegen ist, als unter kalt angelegten und
durch die physiologische Action des Körpers warm gewordenen Umschlägen, was mit Sicherheit dafür spricht, dass es nicht nur nicht
nothwendig, ja gar nicht angezeigt ist, um eine revulsive, eine erregende
Wirkung hervorzurufen, warme Umschläge aufzulegen.

Den sichersten Beweis jedoch für die differente Wirkung warmer
und erregender Umschläge erbrachte Winternitz.

Winternitz, der, wie besprochen, die Wirkung verschiedenster
hydriatischer Proceduren auf die Blutvertheilung und die Zusammen-
setzung des Blutes prüfte, dehnte seine diesbezüglichen Untersuchungen
auch auf die heissen und erregenden Umschläge aus und fand Resultate, welche mit Sicherheit auf die differente Wirkungsweise der beiden
genannten Proceduren schliessen lassen.

Die Zahl der rothen und weissen Blutkörperchen wurden bei
einem Versuchsindividuum in der Fingerbeere und Wadenhaut, ein
anderes Mal in der Fingerbeere und Bauchhaut bestimmt. Nun wurde
das erste Mal ein erregender Umschlag auf die Waden applicirt und
$1^1/_2$ Stunden liegen gelassen; das zweite Mal wurde auf die Bauch-
decke ein warmer Umschlag gegeben, der durch eine später zu be-
sprechende Vorrichtung auf einer Temperatur von 40^0 durch $1^1/_2$ Stunden erhalten wurde. Nach der Entfernung des erregenden Umschlages
von der Wadenhaut zeigte sich, dass in der Wadenhaut eine beträchtliche Vermehrung der rothen und weissen Blutkörperchen, sowie des
Hämoglobingehaltes und in der Fingerbeere eine beträchtliche Verminderung dieser Blutelemente und des Blutfarbstoffes stattfinde. Im
zweiten Falle zeigte sich nach Entfernung des heissen Umschlages von
der Bauchhaut eine sehr bedeutende Verminderung der rothen Zellen
an dieser Stelle ebenso des Hämoglobingehaltes; an der Fingerbeere
zeigte sich eine Verminderung der Blutzellen und des Farbstoffes.
Die weissen Blutzellen waren unter dem heissen Umschlage ebenfalls vermehrt, was auf die Weise zu erklären ist, dass die Leukocyten eine besondere Empfindlichkeit gegenüber chemo- und thermotak-
tischen Einflüssen haben und immer an den Ort irgend eines Reizes
kommen.

Wichtig ist jedoch das Verhalten der rothen Blutkörperchen: unter dem erregenden Umschlage active Hyperämie, strotzend gefüllte Gefässe und Capillaren, welche durch Ableitung von anderen Körpertheilen bewirkt wurde; unter dem heissen Umschlag nur eine Congestion in erschlafften Gefässen, der Blutstropfen ist viel ärmer an morphotischen Bestandtheilen.

Es entsteht nun die Frage, in welcher Weise sollen die Umschläge bedeckt werden? Auf die Beantwortung dieser Frage kommt es hauptsächlich bei den erregenden Umschlägen an. Die kalten und warmen Umschläge, die durch häufiges Wechseln oder durch eingeschaltete Apparate in der gewünschten Temperatur erhalten werden müssen, können in beliebiger Weise bedeckt werden. Die erregenden Umschläge sollen jedoch mit möglichst schlecht leitenden Stoffen bedeckt werden. Bei dieser Umschlagsform ist es nothwendig, dass das Wasser nach entsprechender Erwärmung verdunste und dass er trocken werde; es muss daher Vorsorge getroffen werden, dass der Abdunstung ein Hinderniss gesetzt werde, ohne sie jedoch gänzlich zu hindern. Wird der Umschlag mit impermeablen Stoffen bedeckt, so ist die Verdunstung vollständig gehemmt, da sich der blutwarme Wasserdampf an der inneren Seite dieser Stoffe condensirt und als Wassertropfen zurückfällt, der Umschlag bleibt feucht und es steigt auch die Temperatur unter dem Umschlag nicht so hoch, wie wenn er mit schlechten Wärmeleitern bedeckt ist.

Eine ausgezeichnete Arbeit über das Verhalten der Temperatur unter Umschlägen mit verschiedener Bedeckung haben S c h w e i n - b u r g, W i n t e r n i t z und J. P o l l a k (Professor Winternitz' Schüler) gemacht.

Die Resultate sind interessant und wichtig genug, um hier mitgetheilt zu werden: Die Temperaturzunahme ist in den ersten fünf Minuten unter den verschiedenen Bedeckungen sehr variabel und schwankt zwischen 1—3·5°. Die Zeit, in welcher die Temperaturmaxima erreicht wurden, variirte ziemlich bedeutend. Am schnellsten erreichte die Hauttemperatur ihr Maximum unter einer trockenen Wattebinde. Unter einem heissen 40° warmen unbedeckten Umschlage begann die Hauttemperatur schon nach 15 Minuten wieder abzusinken. Unter feuchten, trocken verbundenen Umschlägen stieg die Hauttemperatur in einzelnen Fällen noch selbst nach 2¹/₂ Stunden. Das Abfallen der Hauttemperatur erfolgt, wenn die feuchte Leinenbinde nicht bedeckt ist, und ferner zwischen der feuchten Leinenbinde und der Haut, wenn die Binde zu trocknen beginnt. Dieses Absinken der Temperatur beginnt erst, nachdem durch längere Zeit, eine Stunde und mehr, die Temperatur zwischen den Umschlagsschichten höher war als die Hauttemperatur. Wird die Leinenbinde mit impermeablen Stoffen bedeckt, so trocknet die Binde nicht, weil eine Abdunstung nicht stattfinden kann, demgemäss sinkt auch die Hauttemperatur unter solchen Umschlägen, wenn das jeweilige Temperaturmaximum einmal erreicht wurde, überhaupt nicht mehr ab. Im Allgemeinen lässt sich sagen, dass die Temperatur höher steigt, wenn der Umschlag grössere Stellen des Körpers bedeckt, also bei Leib- und Kreuzbinden.

Die erregenden Umschläge werden nach alldem indicirt sein, wenn wir eine revulsive Wirkung, eine lebhafte arterille Fluxion in bestimmten Partien hervorrufen wollen und dadurch die vitale Thätigkeit in der Haut und den darunter liegenden Organen, den Stoffwechsel steigern, die Resorption anregen wollen.

Was das Wechseln der Umschläge anlangt, so ergiebt sich dies bei kalten und warmen Umschlägen von selbst. Der kalte Umschlag wird gewechselt, bevor eine Reaction von Seiten der Haut eingetreten wäre, bevor ein Ausgleich der Temperaturdifferenzen von Haut und Umschlag· stattgefunden hat; der warme Umschlag wird gewechselt, sobald er so viel von seiner Wärme verloren hat, dass eine Erneuerung wünschenswerth erscheint.

Bei noch so häufigem Wechseln dieser kalten und warmen Umschläge ist die constante Erhaltung der gewünschten Temperatur nicht möglich; ausserdem ist das häufige Wechseln mit grosser Belästigung für den Patienten und grosser Mühe und Arbeit seitens des Wartepersonals verbunden. Die Winternitz'- und Leiter'schen Schläuche, welche auf den Umschlag gelegt werden und durch welche beliebig kaltes oder heisses Wasser circuliren kann, ermöglichen es constant die gewünschte Temperatur anzuwenden und vermeiden jede Belästigung des Patienten. Die Winternitz'schen Schläuche sind aus Kautschuk bestehende, schneckenförmig aufgerollte, mit Zu- und Abflussrohr versehene Schläuche. Sie haben verschiedene Grössen und den Körpertheilen entsprechende Formen und werden auf den feuchten Umschlag aufgelegt. In neuerer Zeit wurden von Prof. Gärtner derartige Schläuche aus Aluminium angegeben.

Der erregende Umschlag soll erneuert werden, sobald er trocken geworden ist. „Die ganze Serie von Erscheinungen, welche unter dem erregenden Umschlage auftreten, wie: Contraction der Gefässe, Wiedererwärmung und active Dilatation der Gefässe, Abdunstung des in dem Umschlag enthaltenen Wassers, bilden einen Turnus, der mit dem vollständigen Abdunsten des Wassers, d. h. mit dem Trockenwerden beendet ist. Dieses Resultat ist abhängig von einer normalen Circulation und tritt in ungefähr drei bis fünf Stunden ein. In solchen Fällen, in denen die Circulation gut ist, tritt auch nach kurzer Zeit ein behagliches Wärmegefühl ein. Bei mangelhafter Circulation, wie das namentlich bei Constitutionskrankheiten (Tuberculose, Diabetes) oder Kachexien vorkommt, kommt es in manchen Fällen zu einem Schauergefühle, welches so lange dauert, als der Umschlag anliegt. In diesen letzteren Fällen, in denen eine Erwärmung und Reaction ausbleibt, ist es angezeigt, vor der Application des Umschlages eine Tonisirung der Gefässe durch eine kalte Waschung oder kalte Abreibung vorzunehmen. In diesen Fällen gelingt es fast immer, eine genügende Reaction hervorzurufen. Ganz falsch wäre es hier, durch einen warmen oder heissen Umschlag eine Erweiterung der Gefässe erzielen zu wollen, darauf frieren die Patienten erst recht; noch zweckmässiger ist es, durch möglichst niedrige Temperaturen eine primäre Nervenerregung und Reaction auszulösen."*)

Fassen wir die Wirkungsweise der verschiedenen Umschlagsformen zusammen, so ergiebt sich deren Anwendung von selbst: kalte Umschläge kommen bei allen localen Erkrankungen in Betracht, welche mit Hyperämie, Congestion oder Entzündung einhergehen, wo Schmerz, Hitze. Blutung, Exsudation oder Zersetzungsprocesse bestehen. Warme Umschläge werden zur Begünstigung von Austritt zelliger Elemente des Blutes, zur localen Steigerung der physiologischen und pathologischen Nutritions- und Vegetationsprocesse, des Stoffwechsels, behufs Hervorrufung von Zerfall und Resorption gebraucht; bei localer Anämie, Stauung, starrem Exsudat, sowie starrer Infiltration und bei abnormem Schwund von Gewebszellen, weiter bei einer Reihe von Schmerzen nicht entzündlicher Natur, wie bei vielen Neuralgien und Krampfschmerzen, als Sedativa und Antispasmodica. Die Indication der erregenden Umschläge wurde bereits besprochen.

Ich erwähne noch einiger Umschlagsformen:**) der wechselwarmen Umschläge, die einen werthvollen Ersatz für wechselwarme Proceduren bilden und vermöge der thermischen Contrastwirkung zur Erreichung gewaltiger Revulsion dienen, und endlich der Dampfcompressen. Die letzteren werden in folgender Weise applicirt. Auf den betreffenden Körpertheil kommt zunächst eine Flanelllage, darauf wird ein heisser Umschlag gelegt, der wieder mit einer trockenen Flanelllage bedeckt wird. Der heisse Umschlag wird so oft als nöthig erneuert. Bei dieser Umschlagsform ist Wärmestauung mit

---

*) Strasser: Umschläge, Urban und Schwarzenberg 1896.

**) Buxbaum: Blätter für klin. Hydrotherapie 1894. Nr. 4.

Wärmezufuhr in vortheilhafter Weise combinirt. Ich und andere Hydrotherapeuten haben von den Dampfcompressen mit darauffolgender
kalter Waschung bei rheumatischen Affectionen in einzelnen Muskeln,
Gelenken und Nerven, namentlich bei Ischias sehr günstige Resultate erzielt.

Die Umschläge werden je nach der Körperregion, auf welche sie
applicirt werden, eingetheilt in Kopf-, Hals-, Brust-, Stamm-,
Leib-, Haemorrhoidal- und Genital-, Wadenumschläge
und Longettenverbände.

a) Kopfumschläge.

Zu den Kopfumschlägen werden dreieckige Tücher verwendet, die
den ganzen behaarten Kopf einwickeln, oder auch feuchte Hauben.
Um den Umschlag beliebig lange kalt oder kühl zu erhalten, ohne
ihn, je nach seiner rascheren oder allmählicheren Erwärmung, häufiger
oder seltener wechseln zu müssen, kann man mit Eisbeuteln oder Eis-
blasen den feuchten Umschlag stets kalt erhalten. Diesen Eisbeuteln
sind jedoch Vorrichtungen vorzuziehen, die Winternitz anfertigen
liess und die eine continuirliche Kühlung der Kopfumschläge ermöglichen. Es sind dies Kühlkappen und Kühlschläuche, von denen jetzt
hauptsächlich die letzteren in Verwendung stehen. Die Kühlschläuche
für den Kopf bestehen aus dünnwandigen Kautschukröhren, die in
Form einer Kappe zusammengeheftet sind, und durch welche ein be-
ständiger Strom des Wassers von beliebiger Temperatur unterhalten
wird. Die Vortheile dieser Kühlschläuche sind sehr gross. Man kann
auf die Art die Kälte durch lange Zeit anwenden, ohne den Patienten
durch Erneuerung der Umschläge zu belästigen, was namentlich bei
Erkrankungen des Gehirns und der Hirnhäute, wo jede Bewegung ungemein schmerzhaft empfunden wird, sehr schwer in die Wagschale fällt.
Die Kühlschläuche müssen auf den feuchten Umschlag gelegt
werden. Es soll dies deshalb betont werden, weil in der Praxis häufig
der Usus besteht, trockene Kälte anzuwenden, d. h. den Eisbeutel
direct auf den Kopf zu appliciren, und weil durch trockene Kälte viel
häufiger Rheumatismen entstehen, als dies bei der Anwendung feuchter
Kälte der Fall ist.
Der Hauptzweck der kalten Umschläge oder deren Combination
mit Kühlschläuchen besteht in Herabsetzung der localen Temperatur
der Circulation und Innervation und des Stoffwechsels. Will man
diesen Effect erzielen, so muss man erstens die locale Kälteapplication

lange Zeit dauern lassen, zweitens muss man mit der Temperatur des Wassers ein- und ausschleichen. Jeder Kälteanwendung, auch der localen, folgt bekanntlich eine Reaction. Der Hauptzweck einer fortgesetzten Kühlung ist jedoch möglichste Vermeidung der Reaction, da man z. B. bei Meningitis durch Hervorrufung einer Reaction bedeutenden Schaden stiften würde. Man thut deshalb gut, durch den Kühlapparat zuerst höher temperirtes (10—12°) Wasser durchfliessen zu lassen, geht dann allmählich mit der Temperatur des Wassers herunter, um dann, nach dem die Kühlung genügend lange gedauert hat, wieder auf 8—12° hinaufzugehen. Auf die Weise wird die Reaction am längsten hintangehalten.

Der kühlende Kopfumschlag kommt bei Congestionen gegen den Kopf zur Anwendung, bei congestiven Kopfschmerzen, bei Reizzuständen im Gehirn und den Hirnhäuten, bei Entzündungen daselbst und auch bei neuralgischen Kopfschmerzen, welche mit Turgescenz im Gesichte einhergehen. Ferner wird der kühlende Kopfumschlag als Vorbauung gegen die Rückstauungscongestion vor allen hydriatischen Proceduren angewendet. Ihre Hauptwirkung besteht, wie gesagt, in der Anämisirung des Gehirns und der Hirnhäute, ein Theil ihrer Wirkung kommt aber unzweifelhaft auf den anästhesirenden Einfluss der Kälte auf die sensiblen peripheren Nervenendigungen. Nach Entfernung des kalten Umschlages muss die Kopfhaut und das Haar ordentlich abgetrocknet werden, oder der Patient muss längere Zeit bis zum vollständigen Trockenwerden der Haare im geschlossenen Raume behalten werden.

Oft kommt es uns darauf an eine Reaction, locale Temperatursteigerung, Erweiterung der Gefässe und Beschleunigung der Circulation zu erzielen. In diesen Fällen werden wir mit sehr niedrigen Temperaturen kurz dauernde Applicationen der Kühlschläuche vornehmen. Dies ist besonders angezeigt bei allen auf angiospastischen Zuständen beruhenden Erkrankungen.

Behufs Hervorrufung einer erregenden Wirkung werden feuchte, gut trocken bedeckte Umschläge angewendet. Man zieht über die feuchte Haube eine trockene Haube, die feuchte Haube muss gut ausgewunden, die trockene gut anliegend sein; die Verdunstung muss möglichst hintangehalten werden. Die Wirkung erregender Umschläge ist bekannt; sie werden angewendet bei allen auf Anämie basirenden Erkrankungen, bei Kopfschmerz, Migräne, anämischer Natur, bei Neuralgien, bei rheumatischen Affectionen der Kopfschwarte. Sie werden meist über die

Nacht liegen gelassen, nach ihrer Entfernung wird der Kopf gewaschen und gut abgetrocknet.

Heisse oder warme Kopfumschläge kommen selten — höchstens bei heftigen angiospastischen Hemicranien — zur Verwendung. Behufs längerer Anwendung höherer Temperaturen werden dieselben Apparate wie bei den kühlenden Umschlägen angewendet.

Zu den am häufigsten angewendeten Umschlagsformen gehören die

b) Halsumschläge.

Die Art ihrer Application kann als bekannt angenommen werden. Auch bei der Anwendung kalter Umschläge soll das lästige Wechseln derselben möglichst vermieden werden. Zu diesem Behufe hat Winternitz einen Kühlapparat angegeben, welcher das Wechseln des Umschlages entbehrlich macht. Der Kühlapparat besteht aus einem cravattenartig geformten Beutel, in welchen man entweder eine Kältemischung vor der Application auf den Hals einfüllt, oder durch welche man einen Strom kalten Wassers aus einem höher stehenden Reservoir beliebig lange und schnell fliessen lassen kann. Wenn erregende Umschläge gemacht werden sollen, so werden die feuchten Umschläge in bekannter Weise trocken bedeckt und durch zwei bis fünf Stunden, bis zum Trockenwerden liegen gelassen, um dann wieder erneuert zu werden.

Was die Methode anbelangt, so wendet man bei jeder acuten Entzündung, namentlich im Anfange und bei jeder acuten Exacerbation der Entzündungsprocesse der Halsorgane, also bei Angina, bei Pharyngitis, Laryngitis, bei Phlegmone, Diphtherie kühlende Umschläge an. Nach Bekämpfung der heftigsten Entzündungserscheinungen werden erregende Umschläge angewendet: durch Beförderung der Circulation wird die Secretion gefördert, Membranen gelockert und abgestossen.

In den Fällen, in welchen passive Hyperämien und Stasen, die sich durch cyanotisches Aussehen kenntlich machen, in den Rachengebilden bestehen, sind kalte Umschläge und Kühlapparate contraindicirt. Die Arterien contrahiren sich mächtig unter der Kälte, dadurch wird die Blutzufuhr gehemmt, die Stase wird gesteigert und es kann zu Oedembildung kommen. Hier sind oft zunächst warme Umschläge indicirt, die dann, wenn die Circulation im Gange ist, von erregenden Umschlägen abgelöst werden. Bei Diphtherie, Angina phlegmonosa wird man häufig von den heissen Umschlägen mit darauffolgenden, erregenden Umschlägen Gebrauch machen.

Kalte Halsumschläge, namentlich die Kühlcravatte, werden häufig angewendet, um die Blutzufuhr zu dem Kopfe zu verringern, und zwar durch die Contraction, die in den Carotiden erzielt wird. Bei congestiven Kopfschmerzen, auch bei acuter Meningitis wird von dieser Anwendungsform häufig mit Erfolg Gebrauch gemacht. Auch bei Epilepsie wurde diese Applicationsform angewendet. Bekanntlich wurde ja sogar die Unterbindung einer Carotis zur Heilung der Epilepsie vorgeschlagen.

c) Brustumschläge.

Die Application von Umschlägen auf die Brust wird in der mannigfachsten Weise vorgenommen. Es soll hier gleich bemerkt werden, dass die gewöhnliche Applicationsform der Brustumschläge, bei welcher ein Tuch von der einen Achselhöhle über die Brust zur anderen Achselhöhle und von hier über den Rücken zum Ausgangspunkte zurück angelegt wird, die schlechteste ist, da die obere Brusthälfte dabei vollständig unbedeckt bleibt. Die einfachste Art ist folgende: ein dreieckiges Tuch wird so angelegt, dass entweder die rechte Ecke an die Brust kommt, die beiden Spitzen über die Schultern geführt, am Rücken gekreuzt, unter den Achselhöhlen nach vorn geführt und dort geknüpft werden oder dass die rechte Ecke auf den Rücken zu liegen kommt und die Spitzenenden sich auf der Brust kreuzen. Diese Umschläge können leicht gewechselt werden, ohne dass der Patient eine grössere Muskelanstrengung machen müsste.

Die allerzweckmässigste Umschlagsform ist jedoch die Kreuzbinde. Zu dieser sind zwei gewöhnliche Leibbinden erforderlich. Jede derselben hat eine Länge von $2 - 2\frac{1}{2}$ m und eine Breite von $30 - 40$ cm. Eine der Binden wird in kaltes Wasser getaucht und kräftig ausgewunden. Diese feuchte Binde wird nun in folgender Weise angelegt: von der linken Achselhöhle beginnend, führt man die Binde über die vordere Brustfläche schräg zur rechten Schulter, schlägt die Binde über derselben um und leitet sie schräg über den Rücken zum Ausgangspunkte wieder zurück. Von hier wird sie quer über die Brust zur rechten Achselhöhle dirigirt und von da wieder über den Rücken schräg zur linken Schulterhöhe, um sie nach neuerlichem Umschlagen über den noch unbedeckten Theil der vorderen Brustfläche auslaufen zu lassen. Die zweite, trockene Binde wird in derselben Weise angelegt. Am Ende dieser zweiten Binde sind kleine Bändchen angenäht, mittelst welcher dieselbe an der Brust befestigt wird.

Man kann zu den Kreuzbinden auch vier Handtücher verwenden, von welchen zwei feuchte, kreuzweise über die Brust gelegt werden, so, dass auch der Rücken ganz bedeckt wird und die anderen zwei in derselben Weise angelegt die trockene Bedeckung bilden.

Chelmonski*) hat Brustleibchen angegeben, welche die Kreuzbinden ersetzen.

Die Vortheile der Kreuzbinden sind klar. Sie bedecken die ganze Brust und sind bei einiger Uebung sehr leicht anzulegen. Sie ermöglichen die Einschiebung von Kühlapparaten behufs ganz localer Kälteapplication, wo es gilt, einzelne Partien längeren und gleichmässigen Kältewirkungen auszusetzen.

Die Kreuzbinden, resp. Brustumschläge werden zumeist als erregende Umschläge angewendet, doch wird auch häufig von der directen Kältewirkung Gebrauch gemacht. Wir wissen nach früheren Untersuchungen, dass die Kälte schon nach einigen Minuten bis in die Tiefe wirkt, und wenden daher die kühlenden Umschläge behufs Bekämpfung localer Hyperämien oder Entzündungsprocesse der Lunge und der Pleura und bei Erkrankungen des Herzens an. Hier kann man, um das häufige Wechseln der Umschläge und die damit verbundenen belästigenden und schmerzhaften Lageveränderungen zu vermeiden, Kühlapparate, Kühlschläuche zwischen den feuchten und trockenen Theil der Kreuzbinde auf die zu kühlende Brustpartie einschieben. Bei Hämorrhagien, falls in den Lungenspitzen Symptome bestehen, welche bezüglich der Herkunft der Blutung auf dieselben hinweisen, lässt Winternitz ausser kalten Umschlägen kleine, mit Eis gefüllte Säckchen auf die Supraclaviculargruben legen.

Locale Kälteapplicationen auf das Herz werden einer gesonderten Besprechung unterzogen werden. Hier soll nur erwähnt werden, dass die Combination von Kreuzbinden mit Kühlapparaten auf die Herzgegend eine sehr häufige Anwendungsform ist, und besonders bei entzündlichen Affectionen des Pericards, des Herzmuskels und des Endocards herangezogen wird.

Wir kehren nun zu den erregenden Brustumschlägen zurück. Behufs Hervorrufung einer erregenden Wirkung muss der Umschlag in kaltes Wasser getaucht und ziemlich gut ausgewunden sein. Im ersten Momente bewirken sie einen flüchtigen Reiz auf die sensiblen Nervenendigungen und tiefe Inspirationen. Der Umschlag erwärmt sich bald, und zwar bis zur Hauttemperatur, und wegen verhinderter Wärmeabgabe durch die trockene Bedeckung höher, oft bis zur Bluttemperatur.

*) Bl. für klin. Hydrotherapie 1894. Nr. 8.

Das Wasser beginnt zu verdunsten, und der Thorax befindet sich in einem blutwarmen Dunstbade. Die Wirkung der erregenden Umschläge erstreckt sich auch auf die in der Brusthöhle befindlichen Organe, die in einer Besserung der Circulation, des Zellenlebens und der Ernährung besteht. Die Kreuzbinden gehören deshalb zu den beliebtesten und geschätztesten Proceduren, sie haben sich auch am raschesten Eingang in die allgemeine Therapie verschafft. Ihr grosse Bedeutung in der Behandlung der Erkrankungen der Lunge und der Pleura ist anerkannt. Quälender Husten wird durch sie gemildert, das Secret in den Bronchien gelockert, die Expectoration erleichtert und die Athembeschwerden hören auf; käsige infiltrirte Partien demarkiren sich, zerfallen und werden abgestossen, und es ist nicht selten, dass unter solchen Umständen Narbenbildung, bei Tuberculose Heilung eintritt. Auch schwere nervös-asthmatische Zustände werden augenscheinlich gebessert und quälende dyspnoische Zustände beseitigt.

Man wendet daher die erregenden Kreuzbinden bei allen Erkrankungen der Lungen und der Pleura an, bei nervösen Lungenerkrankungen mit demselben Erfolge wie bei katarrhalischen Affectionen. Bei acuten Erkrankungen der Lungen werden gleich von vornherein erregende Umschläge angewendet. Bei acuten entzündlichen Affectionen in der Pleura legt man im Beginne der Erkrankung auf die schmerzhafte, entzündete Partie über die Kreuzbinde einen Kühlapparat an. Die Schmerzen, das pleurale Reiben schwindet alsbald unter dieser Behandlung, und es ist nicht unmöglich, dass auf die Art häufig Exsudatbildung hintangehalten wird. Sowie die Schmerzen nachgelassen haben oder wenn es zur Exsudatbildung gekommen ist, wendet man nur erregende Umschläge an. Unter diesen letzteren Applicationen sieht man häufig auch pleuritische Schwarten, starre Exsudate, Verwachsungen schwinden.

Von der ausgezeichneten Wirkung erregender Umschläge habe ich mich ferner bei acuten Entzündungen in den Schultergelenken überzeugt. Es giebt keine Umschlagsform, welche die Schultergelenke so gut einhüllt wie die Kreuzbinden. Ferner ist diese Umschlagsform von sehr guter Wirkung bei Intercostalneuralgien und Erkrankungen der Mamma.

Die erregenden Umschläge werden gewechselt, so oft sie trocken geworden sind, d. i. nach drei bis fünf Stunden. Bei Patienten, welche tagsüber nicht im Bette liegen, werden die Umschläge nur über Nacht angelegt. Vor der Abnahme desselben wird die Haut über dem Umschlage ordentlich frottirt, nach Entfernung desselben wird der ganze

Thorax mit kaltem Wasser abgerieben. Die Gründe sind jetzt schon als bekannt vorauszusetzen.

Auch heisse Brustumschläge kommen zur Anwendung, und zwar als resolvirende, resorptionsfördernde und beruhigende Procedur bei chronischen Infiltrationen und starren Exsudaten.

Von den wechselwarmen Compressen oder von Dampfcompressen mit darauffolgenden kalten Waschungen habe ich bei Intercostalneuralgien, rheumatischen Affectionen in den Brustmuskeln sehr gute Erfolge gesehen.

d) Stammumschläge.

Die Stammumschläge sollen von der Achselhöhle bis zur Symphyse reichen. Dementsprechend müssen zwei Leintücher, je nach der Grösse des Patienten, zwei- bis dreifach zusammengelegt sein. Das Tuch muss anderthalb Mal so gross sein als der Körperumfang beträgt. Auf das Bett wird zuerst das trockene Tuch gelegt, darauf kommt das in kaltes Wasser getauchte, mehr weniger ausgerungene zweite Leintuch. Auf das so hergerichtete Lager legt sich der Patient und wird nun zuerst in das feuchte und dann in das trockene Tuch eingeschlagen.

Die Stammumschläge bedecken also einen grossen Theil der Körperoberfläche; es kommen hier dem zu Folge neben den allgemeinen Wirkungen der Umschläge auch noch die auf die Körpertemperatur in Betracht. In Folge dessen spielen sie in der Fieberbehandlung eine grosse Rolle. Sie stehen in ihrer Wirkung der der feuchten Einpackung am nächsten, üben einen bedeutenden Einfluss in Bezug auf Wärmeabgabe und Wärmeproduction aus und entsprechen auch durch ihre reflectorische Wirkung auf das Herz, auf die Respiration und das gesammte Nervensystem den Anforderungen einer hydriatischen Antipyrese.

Die Stammumschläge werden mit Erfolg angewendet in denjenigen Fällen fieberhafter Erkrankungen, in denen die Durchführung anderer hydriatisch antipyretischer Maassnahmen wegen Mangel an geschultem Personal unmöglich ist; sie werden aber auch dort, wo allgemeine Proceduren durchführbar sind, die Zahl derselben einzuschränken gestatten, da die zwischen je zwei allgemeine Proceduren eingeschobenen Stammumschläge das Wiederansteigen der Temperaturen verhüten. Die Stammumschläge als antipyretische Proceduren müssen selbstverständlich entsprechend gewechselt werden. Es richtet sich der Zeitpunkt des Wechselns, wie bei den feuchten Einpackungen, nach der Durchwärmung, da es ja auch hier zu Wärmestauung nicht kommen darf. Zumeist ist dies nach einer halben Stunde der Fall.

Das Wechseln der Stammumschläge muss in diesen Fällen zuweilen ohne besondere Belästigung, in manchen Fällen ohne Bewegung des Patienten vorgenommen werden. Dies ist besonders bei Darmblutungen im Typhus der Fall. Hier ist der Umschlag so zu modificiren, dass nur ein trockenes Leintuch unter dem Patienten durchgezogen wird und das feuchte nur von oben aufgelegt wird, so dass es Brust, Bauch und Seitentheile bedeckt. Beim Wechseln braucht dann nur der trockene Umschlag aufgeklappt zu werden.

Die Stammumschläge werden, wie jede andere Umschlagsform, auch bis in die Tiefe wirken, wenn sie als kühlende Umschläge, in Verbindung mit Kühlschläuchen, applicirt werden. Sie werden deshalb bei allen entzündlichen Affectionen des Magens, des Darmes, der Leber, Milz, Niere, des Peritonäums, der Geschlechtsorgane und der Blase, bei Blutungen etc. mit Erfolg angewendet. Die eingeschobenen Kühlapparate müssen eine den erkrankten Organen entsprechende Grösse haben.

Die Wirkung der erregenden Stammumschläge ist dieselbe wie anderer bereits besprochener Umschläge. Sie werden deshalb bei allen chronischen hyperämischen Zuständen der Abdominal- und Beckenorgane, bei entzündlichen, mit Exsudation und mangelhafter Resorption einhergehenden torpiden Erkrankungsformen von günstiger Wirkung sein. Auch bezüglich des Wechselns kann auf die früher besprochenen Umschlagsformen verwiesen werden.

Ich habe früher die Stammumschläge mit den feuchten Einpackungen verglichen. Nicht nur in antipyretischer Beziehung, sondern auch in Bezug auf ihre nervenberuhigende Wirkung nähern sie sich der Wirkungsweise der letzteren, und thatsächlich lehrt auch die Erfahrung, dass sie von ausgezeichnetem Effecte bei Erregungszuständen und Schlaflosigkeit sind. Die peripheren Nervenendigungen werden beruhigt, die Beruhigung theilt sich dem Centralnervensystem mit, dazu kommt noch ihre dilatirende Wirkung auf die Gefässe des Unterleibes und damit die Ableitung des Blutes vom Gehirn, die Beruhigung der Herzaction, und es ist der schlafbringende Effect zur Genüge erklärt. Als schlafförderndes Mittel werden die Stammumschläge Abends angelegt und bleiben über Nacht liegen.

Als heisse Procedur kommen die Stammumschläge nicht zur Anwendung. Häufig jedoch bewährt sich die Combination eines erregenden Stammumschlages mit einem eingeschobenen Schlauche, durch welchen man heisses (40⁰) Wasser fliessen lässt. Namentlich bei Koliken im Magen und Darm, bei Gallenstein- und Nierensteinkoliken, bei Blasen- und Uteruskoliken, sieht man von dieser Combination die raschesten Erfolge. Von geradezu wunderbarer Wirkung ist der Stammumschlag mit heissem Schlauch auf die Magengegend bei einer Reihe von Magenaffectionen. Winternitz*) hat auch diese Methode in die Hydrotherapie eingeführt und bezeichnet man diese als „Winternitz'sches Magenmittel". „Die theoretische Erklärung wurzelt in dem Umstande, dass nach der wesentlich beschleunigten Reaction die gesteigerte Circulation in den gut tonisirten Gefässen vortheilhafter wirkt, wie die Fluxion in passiv dilatirten, gelähmten Gefässen bei der Application einfacher heisser Umschläge."

Das Winternitz'sche Magenmittel findet am häufigsten Anwendung bei katarrhalischen und nervösen Magenaffectionen und bei functionellen Erkrankungen des Magens. Nervöse Beschwerden, sensibler und motorischer Natur, auch secretorische Störungen werden durch diese Methode auffallend rasch gebessert und geheilt. Chronische Katarrhe, Dyspepsien werden ebenfalls in kurzer Zeit günstig beeinflusst. Die allerbesten Erfolge erzielt man jedoch mit diesem Magenmittel bei Erbrechen verschiedenen Ursprunges. In diesen Fällen wird der Stammumschlag mit dem heissen Schlauch vor der Nahrungsaufnahme applicirt und bleibt so lange liegen, bis die Verdauung ihren Höhepunkt überschritten hat.

Wer nur ein einziges Mal die überraschende Wirkung dieses Magenmittels gesehen, wird fortan zu den begeistertsten Anhängern dieser Methode gehören. Winternitz berichtet über einen Fall, der eine Dame aus nervöser Familie betraf, bei dem Cardialgien und heftiges Erbrechen im Vordergrunde der Erscheinungen waren. Kein Medicament und auch keine hydriatische Cur war im Stande, das Erbrechen zu sistiren. In diesem Falle versuchte Winternitz zum ersten Male den Stammumschlag mit dem heissen Schlauch. Nachdem derselbe $\frac{1}{2}$ Stunde gelegen hatte, bekam die Patientin Milch — es trat keine Cardialgie und auch kein Erbrechen auf. In derselben Weise wurde eine Zeit lang fortgefahren, bis es gelang, der Patientin auch compactere Nahrung beizubringen, endlich wurde auch ohne Schlauch Milch verabreicht, später ohne denselben compactere Nahrung und die Patientin genas vollständig und nahm im Verlaufe von einigen Wochen um $6\frac{1}{2}$ kg an Körpergewicht zu.

---

*) Winternitz, Bl. für klin. Hydrotherapie 1891. Nr. 1.

Ich habe diese Methode auch bei dem unstillbaren Erbrechen der Schwangeren*) angewendet und sehr guten Erfolg erzielt. Ich werde über diese meine Erfahrungen im speciellen Theile dieses Buches referiren. Wendriner berichtet über den ausgezeichneten Erfolg dieser Behandlungsmethode bei der Anorexie der Phthisiker und zahlreiche andere Autoren heben den Werth dieser Methode bei den verschiedensten Affectionen des Magens hervor.

Ich will hier noch kurz erwähnen, dass ich von dieser Methode sehr günstige Erfolge bei den Verdauungsstörungen der chlorotischen Patienten gesehen habe. Die Verdauungsstörungen bei diesen Patienten beruhen bekanntlich auf einer Anämie der Magenschleimhaut und Hyperacidität; es kann ja auch in Folge der nicht genügenden Durchspülung der Magenschleimhaut mit alkalischem Blut zu Erosionen und Ulcerationen kommen. In diesen Fällen wird durch den heissen Magenschlauch die Magenschleimhaut hyperämisirt, die Hyperacidität und die damit verbundenen Beschwerden beseitigt, sowie der Entwickelung von Erosionen und Ulcerationen vorgebeugt.

Schliesslich erwähne ich noch die günstigen Erfolge der Combination eines Stammumschlages mit einem heissen Schlauche auf das kleine Becken bei heftiger Dysmenorrhoe. Auch hierüber wird noch eingehender referirt werden.

Strasser charakterisirt die Wirkungsweise dieser Procedur in seiner ausgezeichneten Monographie über Umschläge dahin, dass sie eine vielfach potenzirte Wirkung eines erregenden Umschlages ist, wobei die Beruhigung der sensiblen Nervenendigungen im Vordergrunde steht. —

e) Die Leibbinde,

auch Neptunsgürtel, Priessnitz'scher Umschlag genannt, besteht aus einer $2^1/_2$—3 m langen und 30—50 cm breiten Binde. Ein Drittel derselben wird in kaltes Wasser getaucht, gut ausgewunden um den Leib gerollt und mit dem trockenen Theile bedeckt und durch zwei Bändchen befestigt. Man lässt sie gewöhnlich nur über Nacht anlegen, bei gutem Wetter kann sie jedoch auch Tags über getragen werden, währenddem der Patient seiner Beschäftigung nachgeht. In letzteren Fällen wird sie vierstündlich gewechselt.

Ihre Wirkung ist dieselbe wie die anderer Umschläge. Man wendet sie als erregende Umschläge bei allen acuten und chronischen Erkrankungen des Magens und des Darmes,

---

*) Blätter für klin. Hydrotherapie 1892. Nr. 2.

bei Hyperämie der Leber, bei Stauungen in den Abdominalorganen an. Von gutem Erfolge ist sie bei Amenorrhoe behufs Hervorrufung einer Fluxion zu den weiblichen Genitalien.

Bei sexuellen Reizzuständen, Pollutionen, Erectionen ist ihre Anwendung contraindicirt.

Auch die Leibbinde kann mit Kühlapparaten oder mit dem heissen Schlauch combinirt werden. Ihre Indication ist dieselbe wie der betreffenden combinirten Stammumschläge.

f) Die Hämorrhoidal- und Genitalumschläge

sind ⊤ förmige Binden, deren horizontaler Schenkel das Abdomen umfasst, und deren senkrechter Schenkel von vorne nach rückwärts, d. h. über die Symphyse geht und am horizontalen Schenkel befestigt wird. Als kühlende Umschläge werden sie bei entzündeten Hämorrhoiden, bei Proctitis, Periproctitis, bei Orchitis, Epididymitis, als erregende Umschläge bei chronischen Entzündungen in diesen Organen, als heisse Umschläge bei Tenesmus alvi et vesicae angewendet.

g) Die Wadenbinden

bestehen aus 1 m langem, circa 25 cm breitem Handtuche, dessen erstes Drittel nass gemacht und ausgewunden um die Waden möglichst faltenlos angelegt und mit dem Rest trocken bedeckt wird. Diese Umschläge werden als erregende Umschläge angewendet und macht man hauptsächlich von ihrer reflectorischen Wirkung auf die Gefässe im Gehirn und in den Hirnhäuten Gebrauch. Sie wirken in ähnlicher Weise wie die fliessenden Fussbäder. Ihre Anwendung erfolgt über Nacht bei Kopfcongestionen, bei Schlaflosigkeit in Folge von Hirnhyperämie, kurz überall dort, wo eine Blutverminderung im Kopfe angezeigt ist.

Einen Ersatz für die Wadenbinden bilden nasse Strümpfe, die durch trockene Strümpfe bedeckt werden.

h) Longettenverbände.

Diese von Winternitz so bezeichnete Umschlagsform wird aus 5—10 cm breiten, circa meterlangen Leinwandstreifen hergestellt. Diese aus alter, nicht appretirter Leinwand bestehenden Streifen werden rollbindenartig aufgerollt, in ganz kaltes Wasser getaucht, mässig ausgepresst und können in diesem Zustande jedem beliebigen Körpertheil vollkommen glatt anliegend und beliebig fest angepasst werden.

9*

Man wendet diese Umschläge als k ü h l e n d e an, werden als solche
in 8—10° Wasser getaucht und werden n i c h t in trockene eingehüllt,
sondern ganz einfach bedeckt. Die Entzündung erfordert möglichste
Schonung des betreffenden Körpertheils, es soll daher auch jedes
Wechseln des Umschlages vermieden werden, und dies ist durch die
Anwendung der Longettenverbände auch möglich. Man schlägt die
trockene Bedeckung einfach zurück, tropft aus einem Schwamm kaltes
Wasser auf den Longettenverband, derselbe imbibirt sich vollständig
mit dem kalten Wasser und man hat auf die Art einen frischen
kalten Umschlag, ohne den Patienten durch Erneuerung desselben belästigen zu müssen. Diese Form der Longettenverbände wendet man
also bei a c u t e n t z ü n d l i c h e n P r o c e s s e n an. Wenn die anatomische Situation es gestattet — an den Extremitäten z. B. — kann
man die Wirkung dieser localen Proceduren noch erhöhen durch central
von der Entzündung, längs des zuführenden Gefässes, applicirte Eis-
blasen oder Kühlapparate. Dieselben bringen die zuführenden Gefässe
zur Contraction und anämisiren die entzündete Partie durch herabgesetzte Blutzufuhr.

Die kühlenden Longettenverbände in der beschriebenen Form werden ferner mit ausgezeichnetem Erfolge bei V e r b r e n n u n g e n und
G e s c h w ü r s p r o c e s s e n angewendet. Unter solchen Umschlägen
werden nicht nur die Schmerzen bedeutend vermindert, sondern auch
eine rasche Regeneration von Epidermis erzielt.

Es braucht kaum betont zu werden, dass unter den zu behandelnden Körpertheil irgend ein impermeabler Stoff gelegt werde.

Die Longettenverbände werden auch als e r r e g e n d e Umschläge
angewendet. In diesen Fällen werden die feuchten Binden mit Watte
bedeckt und mit einer trockenen Calicotbinde verbunden. Diese bewähren sich in überraschender Weise bei c h r o n i s c h e n t z ü n d-
l i c h e n m i t E x s u d a t i o n e i n h e r g e h e n d e n P r o c e s s e n. Die
unschätzbare Wirkung dieser erregenden Longettenverbände zeigt sich
bei c h r o n i s c h e n G e l e n k e n t z ü n d u n g e n mit starrem oder
flüssigem Exsudat in den Gelenken. In kürzester Zeit resorbirt sich
das Exsudat und stellt sich die Beweglichkeit her; ebenso sah ich
glänzende Erfolge von dieser Umschlagsform bei i n d o l e n t e n, s c r o-
p h u l ö s e n D r ü s e n p a k e t t e n. Ferner sah ich in letzter Zeit einen
imponirenden Erfolg bei E l e p h a n t i a s i s a r a b u m.

Diese Form der Longettenverbände wird oft 24 Stunden, ohne
gewechselt zu werden, liegen gelassen. Auf Reinhaltung des behandelten Körpertheils und der verwendeten Leinwandstreifen muss sorg-

fältigst geachtet werden, da sich namentlich bei so langem Liegenlassen des Umschlages sehr leicht Ekzeme und Furunkel bilden können. Bei speckig belegten Geschwürsflächen ist es oft gut, durch ein bis zwei Tage heisse Longetten aufzulegen und sobald das Geschwür gereinigt ist, zu den erregenden Longetten überzugehen.

Wir kommen nun zur Besprechung der Kühlapparate und ich beginne mit dem

17. Rückenschlauche, Chapmann-Beutel.

Sie dienen zur Kälte- resp. Wärmeapplication längs der Wirbelsäule. Die Chapmannbeutel bestehen aus schmalen langen Säcken, die mit Eis, Kältemischungen, kaltem oder heissem Wasser gefüllt werden und mittelst Bändchen in ihrer Lage befestigt werden. Einfacher und zweckmässiger sind die Kühlschläuche, die aus dünnen Gummischläuchen zusammengesetzt sind und eine länglich ovale Form haben. Sie sind mit einem Zufluss- und Abflussrohr versehen. Das Zuflussrohr taucht in ein hochstehendes mit dem Wasser von gewünschter Temperatur gefülltes Gefäss.

Es wurde bereits an anderer Stelle die Wirkung von Kälte und Wärme längs der Wirbelsäule besprochen. Das wenige Positive, das wir hierüber wissen, lässt sich kurz dahin zusammenfassen, dass die Circulation in den getroffenen Partien bis in die Tiefe mächtig geändert wird und dass eine Reihe von centralen und reflectorischen Reizen ausgelöst werden. Die mangelhaften Ergebnisse experimenteller Untersuchungen werden jedoch ersetzt durch eine Reihe praktischer Beobachtungen. Wir wissen, dass die Kälte längs der Wirbelsäule eine Fluxion zu den peripheren Körperpartien hervorruft, und deshalb wenden wir die Rückenschläuche bei kalten Extremitäten, bei Amenorrhoe an. Wärme längs der Wirbelsäule bringt den entgegengesetzten Effect hervor, doch machen wir von dieser Applicationsform selten Gebrauch.

Wir wissen ferner, dass der kalte Rückenschlauch, namentlich hoch auf den Nacken angewendet, das Circulationscentrum und Respirationscentrum mächtig beeinflusst, und wenden diese Methode — wie übrigens schon besprochen wurde — bei starker Beschleunigung der Herzaction und bei beschleunigter Respiration an, wenn diese durch Erkrankungen des Nervensystems bedingt sind; bei Tachycardia nervosa, bei Morbus Basedowii, bei nervösem Asthma etc. Ferner setzt der kalte Rückenschlauch die sexuelle

Erregbarkeit herab, in Folge dessen ist seine Anwendung bei sexuellen Reizzuständen, bei Onanie, Pollutionen, Priapismus, Nymphomanie von grossem Nutzen. Ebenso wirksam sind sie bei erethischen Formen von Neurasthenie und Hysterie, wo sie die Reflexerregbarkeit bedeutend herabsetzen. Hierher ist auch die vorzügliche Wirkung bei Chorea minor zu zählen.

Kalte Rückenschläuche sind ferner von hervorragender Wirkung bei Spondylitis, bei entzündlichen Vorgängen in den Rückenmarkshäuten und im Rückenmark selbst.

In all diesen Fällen muss der Rückenschlauch lange liegen gelassen werden, aus Gründen, die schon bekannt sind. Nochmals soll jedoch betont werden, dass die Kühlschläuche nicht direct auf den Rücken, sondern so wie jeder andere Kühlapparat durch Vermittelung eines feuchten Tuches applicirt werden sollen. Es wird der Schlauch in diesem Falle zuerst auf das Bett gelegt, darauf kommt ein feuchtes Tuch, so dass der Patient zuerst auf das nasse Tuch zu liegen kommt.

Heisse Schläuche können immerhin bei lästigem Hitzegefühl in den unteren Extremitäten und bei profuser Menstruation versucht werden, doch ist ein Erfolg nicht zu verbürgen.

18. Der Herzschlauch.

oder Herzkühlapparat besteht aus einem kreisförmig aufgerollten dünnwandigen Kautschukschlauche, der mit einem Wasserzufluss- und Wasserabflussrohr versehen ist. Der Durchmesser des Schlauches ist 15 — 20 cm. Die Application des Herzkühlapparates geschieht in folgender Weise. Dem im Bette liegenden Patienten wird auf die Herzgegend ein in kaltes Wasser getauchter Umschlag gelegt, über diesen Umschlag wird der Herzkühlapparat befestigt und der ganze Apparat mit einem trockenen Tuche bedeckt. Der Wasserzufluss erfolgt durch Vermittelung des Zuflussrohres aus einem hochstehenden, gewöhnlich mit kaltem Wasser gefüllten Kübel, das Abflussrohr mündet in ein am Boden stehendes Gefäss.

Die Wirkung der Kälte auf die Herzgegend lässt sich dahin zusammenfassen, dass die Pulszahl vermindert, die Pulswelle erhöht wird, und die Spannung in den Gefässen zunimmt, die Arterie zeigt eine bessere Füllung, der Blutdruck wird höher, der Herzspitzenstoss und der zweite Aortenton werden stärker, Irregularitäten werden vermindert, die ganze Herzaction wird gekräftigt. Der Herzschlauch wirkt daher wie die Digitalis, ohne deren Cumulativwirkung, und Winternitz, dem wir die eingehendsten Untersuchungen über die Wirkung dieser Procedur verdanken, bezeichnet auch mit Recht dieselbe als „hydriatische Digitalis".

Ich kann nicht umhin, einige nähere Details über diese ausgezeichnete Procedur, wie sie durch W i n t e r n i t z und S i l v a*) festgestellt sind, mitzutheilen.

Auf dem Wege des Contactes, durch Contiguität, verbreitet sich die Abkühlung im lebenden Gewebe bis in die Tiefe und auf dieser Wirkung beruht der Effect der Eisblase, die auf das Herz applicirt wird. S i l v a glaubt, dass ein grosser Theil dieser Wirkung keine reflectirte, sondern eine directe, die Herzmuskelfasern beeinflussende sei.

W i n t e r n i t z ist der Ansicht, dass die Abkühlung der Herzgegend direct auf die Innervation des Herznervengeflechtes wirke und von hier aus Innervationsveränderungen, Umstimmungen der Herzinnervation bewirke.

Nach etwa 15 Minuten der Applicationsdauer beobachtet man mit dem B a s c h'schen Sphygmomanometer an der Radialarterie, dass der Blutdruck von 120 auf 140 und endlich selbst auf 180 mm Quecksilber ansteigen kann. Dieser letztere Effect ist gewöhnlich erst nach einstündiger Kälteapplicaiion erreicht, erhält sich aber meist so über eine Stunde nach Abnahme des Eisbeutels.

Diese Zunahme des Druckes wurde bei Gesunden und Kranken, Anämischen, Herz-Nierenkranken und Fieberkranken constatirt. Nur bei Fieberkranken ist die Druckzunahme eine etwas geringere. Nie sah S i l v a eine Abnahme des Druckes auf die Kälteeinwirkung auf die Herzgegend erfolgen.

Auch im Thierexperiment hat S i l v a den Druck in der Carotis bei Hunden auf 120—170—190 mm Quecksilber nach einer dreiviertelstündigen Application aufsteigen gesehen.

Der Druckzunahme entsprechend sinkt die Pulszahl. S i l v a hat beim Menschen beobachtet, dass beim Gesunden auf Eisapplication die Pulszahl von 72 auf 68 und 64 herabging, in anderen Fällen von 60 auf 52, von 58 auf 50, von 78 auf 68. Bei einer Chlorotischen von 84 auf 72, bei einer subacuten Pericarditis nach einer $^1/_2$ Stunde von 84 auf 78, bei einer subacuten Nephritis von 80 auf 72, von 60 auf 40, und bei einer schlecht compensirten Stenose der Mitralis von 60 auf 40. Das Maximum des Effectes war meist nach einer Stunde erreicht, aber schon 15—20 Minuten nach Beginn der Application

---

*) Riforma medica 1886. f. 253. Mitgetheilt nach der Arbeit des Prof. Winternitz: Die Bedeutung der Hydrotherapie für die Klinik. Blätter für klin. Hydrotherapie 1891. Nr. 6.

begann das Sinken. Die Nachwirkung dauerte gleichfalls über eine Stunde. Gleichzeitig wird der Herzstoss kräftiger und die Höhe der Pulscurve steigt öfters um das Dreifache, die Arterie wird weiter, besser gefüllt und gespannt, die Dauer der Diastole wird verlängert und der Abfluss des Blutes aus den Pulmonalvenen in den linken Ventrikel erleichtert, das Blut mit grösserer Kraft in den Arterienbaum getrieben.

Dass damit Congestionen zu der Lunge vermindert oder beseitigt werden, wenn ihre Entstehung eine rein mechanische ist, versteht sich von selbst. Geringere Stauung in den Lungengefässen, ein grösserer Blutreichthum im Aortenbaume müssen die Folge sein. Damit schwinden auch die Ungleichheiten und Ungleichmässigkeiten des Pulses und die Arhythmie.

Die Sphygmogramme, die früher beispielsweise alle Charaktere eines entspannten Gefässes boten, zeigen nun alle Charaktere eines höher gespannten Gefässes.

Dass mit dieser Aenderung der Circulation auch die Secretionen, wenn sie durch Stauung vermindert waren, in den Nieren beispielsweise, vermehrt werden, dass die Absorption von Transsudaten und die Ausscheidung derselben erleichtert werden, versteht sich von selbst und wir sehen hier eine analoge Wirkung von dem Eisbeutel wie von der Digitalis. Aus der Pulscurve ist ersichtlich, dass der Eisbeutel einen Einfluss auf die vasomotorischen Centren hat, die erregt werden, wodurch der Gefässtonus zunimmt.

Durch thermoelektrische Nadeln und durch directe Thermometrie bei Hunden hat Silva die Temperatur in der Pericardialhöhle gemessen und zwar an der vorderen Herzwand, an der hinteren Herzwand, im linken Ventrikel, sowie gleichzeitig in der Bauchhöhle unterhalb der Leber und im Rectum, und die Veränderungen beobachtet, die unter der Eisblase eingetreten sind. Immer stellte sich eine Abnahme der Temperatur im Pericardium an der vorderen und hinteren Herzwand ein, die 1—2 und 3·5 ° beträgt. Den grössten Temperaturabfall zeigte natürlich die vordere Wand des Pericardiums, einen geringeren die hintere und den geringsten die Bauchhöhle und das Rectum.

Man weiss, dass von Traube versucht wurde, die Temperatur im Fieber mit Digitalis herabzudrücken. Diese Methode ist immer gefährlich für den Kranken, und man begreift, um wie viel die Anwendung der Eisblase zu demselben Zwecke nach dem oben vorgeführten Experimente vorzuziehen ist. Die Wirkung der Eisblase — sagt Winternitz — auf das Herz ist nach Silva's Unter-

suchungen gewiss abhängig von der Herabsetzung der Blut- und Herz-
temperatur.

Aus all dem deducirt Winternitz folgende Indicationen für den
Herzkühlapparat:

1. Die Kälteapplication auf die Herzgegend vermindert die Temperatur der Pericardialhöhle
   und des Herzens und ist deshalb nützlich bei
   entzündlichen Erkrankungen dieser Organe.

2. Es wird die Temperatur des Blutes herabgesetzt,
   und es ist deshalb diese Methode nützlich im
   Fieber als Unterstützungsmittel der anderen
   antithermischen Methoden. In ihrer Verbindung
   mit den antipyretischen Medicamenten ist die
   Eisblase auch deshalb von Nutzen, weil alle
   Antipyretica das Herz schädigen und den Gefässtonus herabsetzen, Collaps bewirken, dem
   die Eisblase geradezu entgegenwirkt.

3. Bei allen Schwächezuständen des Herzens, welche
   Ursache sie immer haben.

4. Ueberall, wo der Blutdruck gesunken ist, ist die
   Eisblase nützlich, also in allen schweren Circulationsstörungen, adynamischen Fiebern, nicht
   compensirten Herzfehlern oder functionellen
   Herzerkrankungen.

5. Durch die Erleichterung der Circulation im
   kleinen Kreislauf wird die Kälteeinwirkung auf
   die Herzgegend nützlich bei allen Congestiv-
   zuständen der Lungen, Bronchorrhagien, Haemo-
   ptoë und Bronchialkatarrhen aus Blutstasen.

6. Die einzige Contraindication wäre eine weit ge-
   diehene Fettentartung des Herzmuskels, wie sie
   in den letzteren Stadien von Herzfehlern, beim
   Diabetes, bei Nephritis vorkommt.

Hier ist die Kühlung geradeso schädlich wie die Digitalisanwen-
dung, ja, der gesteigerte Gefässtonus würde die Circulationswiderstände
sogar steigern und der Herzschlauch könnte Asystolie, wenn sie nicht
schon besteht, hervorrufen und steigern. Auch bei hochgradigen Em-
physemen wird wegen der anatomischen Lage der Lungen der Herzkühlapparat eine weit geringere Wirkung auf den Herzmuskel ausüben.

Der Herzkühlapparat hat nicht nur eine therapeutische, sondern auch eine differential-diagnostische und prognostische Bedeutung. Besteht fettige oder myocarditische Degeneration des Herzfleisches, so reagirt das Herz auf eine Kühlung nicht mit einer Contraction des Herzens, sondern mit drohendem Collaps. Der Patient wird cyanotisch. Die Dauer der Herzkühlung richtet sich nach der Individualität. Man kann bis zu einer Stunde und auch weiter steigen. Am besten verfährt man so, dass man mit geriuger Zeitdauer, etwa 15 Minuten, beginnt und allmählich steigt. In manchen Fällen ist es angezeigt, auch zwei und drei Mal täglich den Herzschlauch zu appliciren.

Auf die Combination des Herzschlauches mit allgemeinen Proceduren werden wir bei Besprechung der Herzkrankheiten zurückkommen und werden dort auch sehen, wie durch vorbereitende Proceduren, selbst in Fällen, in denen der Herzkühlapparat contraindicirt ist, die Anwendung desselben ermöglicht wird, so dass noch bedeutender Nutzen von demselben zu erwarten ist.

19. Die Kühlsonde für die Harnröhre: Psychrophor.

wurde von Winternitz im Jahre 1877 in die Therapie eingeführt. Der Apparat ist ein Metallkatheter à double courant ohne Fenster. Das Zufluss- und Abflussrohr ist mit langen Schläuchen versehen. In der bekannten Weise wird für Zufluss und Abfluss des Wassers gesorgt.

Die Sonde wird in horizontaler Lage des Patienten bis in die Pars prostatica eingeführt und nun wird der Hahn des zuführenden Schlauches geöffnet, und es circulirt ein Wasserstrom durch die Sonde.

Die Wirkung der Sonde beruht auf dem mechanischen Reiz und dem die Innervation und den Muskeltonus beeinflussenden thermischen Reiz der niedrigen Temperatur, und darauf siud die günstigen Erfolge, welche mit diesem Apparate auerkanntermaassen erzielt wurden, zurückzuführen. In Folge des mechanischen Eingriffes wird die Urethra und deren Falten gespannt, die Circulation gebessert und die meist passiv hyperämische Schleimhaut anämisirt oder activ hyperämisirt. Der thermische Reiz tonisirt die circulären Muskelfasern, welche im Caput gallinaginis um die Ausführungsgänge der Samenwege gelagert sind, ferner die Musculi ischio- und bulbocavernosi, den Sphincter vesicae und die um die Harnröhre gelagerten contractilen Fasern. Ferner kommt die anästhesirende Wirkung des thermischen Reizes in Betracht. Daher die Anwendung dieser Procedur bei Pollutionen, Ejaculatio praecox,

Debilitas sexualis, Impotentia coëundi. Man sieht bei solchen Fällen selbst schon nach kurzer Behandlung die günstigsten Erfolge. Es lässt sich oft schon im Vornhinein bestimmen, ob ein Erfolg zu erwarten ist. Lässt man nämlich den Apparat einige Zeit in der Harnröhre liegen und bemerkt man, dass derselbe durch die contrahirten Fasern der Urethra festgehalten wird, so kann man daraus schliessen, dass der Tonus der Gewebe sich gesteigert hat, was als günstiges prognostisches Symptom aufgefasst werden kann. Jedenfalls muss die Behandlung längere Zeit fortgesetzt werden und applicirt man den Apparat jeden zweiten Tag für 10—15 Minuten. In derselben Weise geht man auch vor und lassen sich dieselben günstigen Erfolge erzielen bei Spermatorrhoe und Prostatorrhoe und Enuresis nocturna, ferner bei chronischer Gonorrhoe.

Bei der Behandlung sind noch folgende Cautelen zu beobachten: Das Instrument soll immer das möglichst dickste sein, welches noch in die Harnröhre eingeführt werden kann.

Die zu wählende Temperatur des Wassers soll namentlich im Anfange nicht zu niedrig sein, man wendet 12—14⁰ R Wasser an.

Bei Hyperästhesie der Harnröhre führt man die Sonde, währenddem das Wasser durch dieselbe fliesst, nur bis zum ersten Drittel der Harnröhre. Durch das durchfliessende kalte Wasser wird der Anfangstheil der Urethra und auch die nächste Umgebung weniger empfindlich und man kann nun die Sonde weiter führen. In der Weise geht man nun allmählich bis zur Pars prostatica, ohne dem Patienten wesentliche Schmerzen verursacht zu haben. Liegt einmal die Sonde, dann empfinden die Patienten keinen Schmerz mehr.

In einer ausführlichen Arbeit hat B r i k *) den Werth des Psychrophors beschrieben. Er empfiehlt unter Umständen auch 30—35⁰ Wasser.

„Bei allen E n t z ü n d u n g s f o r m e n," sagt B r i k, „kommt es in den Anfangsstadien darauf an, den Blutzufluss zu dem erkrankten Organe zu vermindern, im weiteren Verlaufe der meisten Entzündungen ist es geboten, den Erkrankungsherd zu hyperämisiren. Die erste Sondirung bei chronischer Gonorrhoe ist zumeist etwas schmerzhaft, es werden hierbei oft weiche Granulationen zerstört. In solchen Fällen ist die combinirte Therapie des mechanischen Druckes mit dem thermischen Reize am besten — die Kälte leistet als Beruhigungsmittel Ausgezeichnetes. Ich beginne daher die mechano-thermische Behand-

---

*) Brik, Die Kühlsonde und ihre Anwendung. Blätter für klin. Hydrotherapie 1891. Nr. 5.

lung der chronischen Urethritis damit, dass ich eine mässig dicke Sonde 20—22 mm in die Urethra langsam einführe und durch fünf bis zehn Minuten liegen und 10—12⁰ Wasser durchströmen lasse.

Allmählich steige ich in der Charriere'schen Scala entsprechend zu höheren Nummern und verlängere die Durchströmungsdauer, und sobald die Empfindlichkeit der Harnröhre geringer geworden, gehe ich zu höheren Temperaturen über, und zwar lasse ich 30—34⁰ Wasser durch 15—20 Minuten durchströmen. Selbstverständlich muss das Orificium urethrae die Einführung dicker Sonden gestatten, wo nöthig, muss dasselbe incidirt werden.

Die Wirkung des combinirten thermo-mechanischen Verfahrens ist die Rarefaction des Gewebes durch den Druck der Sonde und Beförderung der Erweichung und Resorption durch den thermischen Reiz, die Harnröhre verliert ihre Rigidität, wird weich und elastisch, die Filamente sind aus dem Harn geschwunden. Die Dauer der Behandlung lässt sich nicht präcise angeben, drei bis vier Wochen kann man im Mittel annehmen." Brik empfiehlt ferner die Anwendung der Sonde mit durchfliessendem warmen Wasser bei denjenigen Formen der Pollutionen, welche mit Unempfindlichkeit der Harnröhre einhergehen. Er stellt diese im Gegensatze zu den gewöhnlichen mit Hyperästhesie einhergehenden Pollutionen als hartnäckiger und prognostisch ungünstiger dar und empfiehlt zur Behandlung dieser Form die Anwendung der Warmwassersonde, und zwar beginnt er mit 30⁰ Wasser und fünf Minuten Durchströmungszeit. Oft beobachtet man noch ganz überraschende Erfolge in Fällen, die gegen andere Behandlungsarten sehr renitent waren.

Auch paretische Zustände der Schliessmuskulatur der Blase können mitunter, wenn Kälte nichts nützt, durch Warmwassersonde günstig beeinflusst werden. Beim Krampf der hinteren Harnröhre, die mit Hyperämie und Hyperästhesie einhergehen, empfiehlt es sich, immer Kälte anzuwenden. Beim weiblichen Geschlechte pflegen diese Formen relativ häufig vorzukommen und empfehlen sich zur Behandlung der letzteren dicke weibliche Kühlsonden.

Im Anschlusse daran will ich einen Apparat besprechen, der von Schütze in die Hydrotherapie eingeführt wurde und zwar behufs Behandlung der Gonorrhoe. Er bezeichnet diesen Apparat als Hydrophor. Ein Röhrchen ist von unten bis circa 1 cm unterhalb des oberen Endes cannelirt, die Rinnen communiciren durch schmale längliche Oeffnungen mit dem Innenraume, das obere Ende des Instrumentes ist geschlossen. Mittels eines Kautschukschlauches steht der Apparat mit einem Gefässe in Verbindung, in welchem Wasser enthalten ist. Das Instrument wird eingefettet in die Harnröhre eingeführt, die Schleimhaut der Urethra wird gespannt und wird von dem Wasser, welches am unteren Ende in das Instrument einfliesst, bespült. Natürlich kommen nur diejenigen Theile der Urethralschleimhaut mit dem Wasser in Berührung, welche sich über den Riffen des Instrumentes befinden. Dreht man jedoch das Instrument, so kommen immer neue Partien der Schleimhaut zur Bespülung. Das Wasser spült die Schleim- und Eitermassen aus der Urethra, ferner werden alle Partien der Schleimhaut gespannt, ordentlich bespült und von den Gonokokkenmassen befreit, die Sonde wirkt dilatirend und die Circulation wird endlich derart gebessert, dass die passiven Hyperämien schwinden, wodurch die Schleimhaut sich soweit erholt, dass sie sich der localen Infection besser erwehren, resp. entledigen kann. Schütze empfiehlt, wie erwähnt, dieses Instrument zur Behandlung der Gonorrhoe und zwar sowohl der acuten, als auch der subacuten und chronischen Formen ein bis zweimalige tägliche Anwendung und benutzt hiezu Wasser von 15° unter niedrigem Druck.

Bei hartnäckigen chronischen Fällen, sowie bei vorhandenen Stricturen kann der Hydrophor mit heissem Wasser (30—38°) oder auch wechselwarm angewendet werden.

Auch ein Vaginalkühler, ein cylinderförmiger Apparat, der eingeölt in die Vagina geschoben werden kann, mit wasserzu- und abführendem Schlauch versehen ist, wird von Winternitz empfohlen, und zwar bei Vaginismus, Vulvitis und Vaginitis mit kaltem Wasser, mit heissem Wasser bei Strangurie, Tenesmus und zur Beförderung localer Eiterungsprocesse.

Auf dem Princip des Psychrophors basirt auch die

20. Kühlblase für den Mastdarm.

Der von Winternitz angegebene Apparat besteht aus einem hohlen metallenen Zapfen, mit einem etwas dickeren abgerundeten Ende, welcher — sowie dessen Hals — mit kleineren Oeffnungen versehen sind. An der Seite des Apparates befinden sich die Rückflussöffnungen. Der ganze Zapfen wird mit einer dünnen Gummiblase überzogen, deren Basis an einer Scheibe befestigt wird, die sich dort befindet, wo Zufluss- und Abflussrohr in den Zapfen münden. Leitet man das Wasser durch das Zuflussrohr in den Kühlapparat, so fliesst dasselbe aus den kleinen Oeffnungen in die Blase, von wo es wieder durch die Seitenöffnungen in das abführende Rohr, und von hier nach aussen fliesst. Hemmt man durch Compression des abführenden Schlauches den Abfluss des Wassers, so wird die Blase gefüllt und dehnt sich aus, übt demnach einen Druck auf den Mastdarm und die umgebenden Gewebe; hört die Compression des abführenden Schlauches auf, so entleert sich die Blase und der Druck auf den Mastdarm lässt nach. Man kann auf die Art eine thermische Massage des Mastdarms und der umgebenden Gewebe ausüben. Die hauptsächlichste Anwendung findet er bei Hämorrhoiden, acuter und chronischer Proctitis und Periproctitis, bei Entzündungen der Prostata, bei Coccygodynie und Metrorrhagien.

Mit heissem Wasser gefüllt, wirkt er wie ein Kataplasma, antispasmodisch und sedativ, bei Tenesmus, Strangurie etc. Die Anwendungsdauer beträgt 15—20 Minuten.

Bei entzündlichen Affectionen der Blase und des Blasenhalses ist die Anwendung der Kühlblase strenge contraindicirt.

Im Principe der Kühlsonde gleich ist ferner der

21. Atzberger'sche Mastdarmkühlapparat.

Er besteht auch aus einem Hohlzapfen, welcher mit Zu- und Abflussrohre versehen ist. Der Apparat wird, wie der vorige, in den Mastdarm eingeführt und nun vom Wasser gespeist. Man benutzt meistens kaltes 10—15° Wasser und soll hier, wie beim Psychrophor, mit etwas höher temperirtem Wasser beginnen, da die Anwendung des niedrig temperirten Wassers im Beginne der Behandlung Blasen- und Mastdarmkrampf erzeugen kann. Die Dauer der Anwendung beträgt zehn Minuten bis zu einer Stunde.

Die Kühlung wirkt antiphlogistisch, anämisirend und anästhesirend sowie auch tonisirend auf die muskulären Gebilde des Mastdarms und seiner ganzen Umgebung bis zum Blasenhals und den Muskeln der Urethra. Er wird wie die Kühlblase für den Mastdarm, hauptsächlich bei Hämorrhoiden mit Erfolg angewendet und wurde auch von Atzberger. einem Laien, nur behufs Behandlung der Hämorrhoiden construirt. Verkleinerung der Hämorrhoidalknoten, Beseitigung der Entzündung sind nicht selten zu beobachtende Wirkungen consequenter Behandlung.

22. Enteroklyse.

Die Anwendung der sogenannten Klystiere ist obsolet geworden. Man wendet gegenwärtig behufs Entleerung des Darmes Irrigationen an, die mit einem Irrigateur, dessen Beschreibung wohl überflüssig ist, vorgenommen werden.

Bei habitueller Constipation thut man gut, durch kleine kühle Wassermengen (20—16°) zuerst den untersten Darmtheil zu entleeren, sodann mit einem längeren Darmrohre eine etwas grössere Menge, $^1/_4$—$^1/_2$ l, lauwarmer Flüssigkeit (20—24° R) langsam einfliessen zu lassen. Ein möglichst langes Zurückhalten des injicirten lauen Wassers hat den ausgiebigsten Erfolg.

Der Nutzen wiederholter kleiner ($^1/_{20}$—$^1/_4$ l) kühler (12—16°)*) zur Resorption bestimmter, also zurückzuhaltender Lavements bei chronischen Magenerkrankungen und Icterus ist ein vielfach erprobter.

Steindl**) berichtet über einen Krankheitsfall, in welchem er durch zweistündliche Rectaleingiessungen von 15° C Wasser in der Menge von 200 g ausgezeichnete diuretische Wirkung erzielte. Auf die diuretische Wirkung der Klystiere hat Bouchard schon längst hingewiesen.

Die Einführung grosser Flüssigkeitsmengen in den Darm, um ihn von den angehäuten Krankheitsstoffen zu befreien, wurde namentlich für die Kinderpraxis von Monti empfohlen. Mit Rücksicht darauf, dass bei Anwendung von sechs bis sieben Liter Flüssigkeit die völlige Durchspülung des Intestinaltractes gelingt, schlug Genersich für diese Methode den Namen Diaklyse vor. Was nun die Enteroklyse bei den acuten gastro-intestinalen Erkrankungen der Kinder und insbesondere der Säuglinge anbelangt, so ist sie ein souveränes Mittel, um den Darmtract von den Producten der Fäulniss, den pathogenen Mikroorganismen und deren Toxinen zu befreien.

Was die Menge des Wassers anbelangt, so variirt diese nach dem Alter der Kranken. Bei Säuglingen findet man mit einem Liter sein Auskommen. Die Darmausspülung kann mehrmals täglich wiederholt werden, soll aber nicht durch mehr als vier bis fünf Tage gemacht werden.

Die Anwendung der Enteroklyse gegen Darmocclusion ist bekannt. Von Cantani wurde sie besonders in letzter Zeit bei Cholera nostras und Cholera asiatica empfohlen.

---

*) Die Temperaturen sind, wo nicht eine besondere Bezeichnung beigestellt ist, im ganzen II. Theile, ebenso auch im folgenden III. Theil nach der R Scala angegeben.

**) Blätter für klin. Hydrotherapie 1898. Nr. 5.

III.

Specieller Theil.

Ich stehe auf dem Standpunkte meines verehrten Lehrers Professor Winternitz, der es sowohl in seinen Vorlesungen als auch in all seinen Publikationen perhorrescirt, ganz bestimmte Applicationsformen für eine bestimmte Erkrankungsform festzustellen. Richtig zu individualisiren und die allgemeinen Wirkungen unseres physikalischen Heilverfahrens dem vorliegenden kranken Individium anzupassen — das ist die Aufgabe des Arztes.

Ich habe mich auch bemüht, in diesem hier folgenden speciellen Theile so weit als möglich jene Principien zu besprechen, wie sie für die Aufstellung bestimmter Indicationen wichtig sind; es soll an der Hand bestimmter Krankheitstypen gezeigt werden, in welcher Weise die therapeutischen Grundsätze verwerthet werden. Es ist deshalb auch nicht nöthig und auch nicht möglich, alle Krankheitsbilder einer Besprechung zu unterziehen; wenn man es erlernt hat, in einer Reihe von Erkrankungen das Krankheitsbild zu analysiren und das Behandlungsprincip festzustellen, dann wird man sich leicht auch in den hier nicht zur Sprache kommenden Erkrankungen zurecht finden.

Eine präcise Besprechung der Indicationen überhob mich der Aufgabe, an einigen Stellen noch ganz besonders die Contraindicationen der Hydrotherapie hervorzuheben.

---

1. Acute fieberhafte Infectionskrankheiten.

Allgemeines.

Auf keinem Gebiete der Pathologie und Therapie ist es so lohnend, einen Rückblick auf die Geschichte zu werfen, als auf dem der acuten fieberhaften Erkrankungen. Zwei Fragen sind es, welche hauptsächlich alle Praktiker und Forscher bewegten, und wie ein roter Faden ziehen sich diese Fragen durch die ganze Geschichte der fieberhaften Erkrankungen bis auf den heutigen Tag. Die eine Frage bezieht sich auf das Wesen und die Genese des Fiebers, die andere auf die Bedeutung des Fiebers. Und es ist dies auch ganz natürlich. Hängt doch von der Beantwortung dieser Fragen die ganze Therapie des Fiebers ab; hängt doch namentlich von der Beantwortung der Frage, welche Bedeutung dem Fieber zukomme, die weitere Frage ab, ist das Fieber für den Ablauf der Erkrankung nöthig oder nicht und soll das Fieber bekämpft werden oder nicht. Allerdings gehen die aufgestellten zwei Fragen auch miteinander Hand in Hand, und die Anschauungen über das Wesen des Fiebers übten jeweilig einen Einfluss auf die Beurtheilung der Bedeutung des Fiebers und dessen Therapie.

In den ältesten Zeiten betrachtete man das Fieber einzig und allein nur als eine Steigerung der Temperatur, die Hippokratiker identificirten das Fieber mit dem Feuer, jedoch erst gegen Ende des achtzehnten Jahrhunderts trat ein ernstlicher Umschwung bezüglich des Wesens, der Bedeutung und der Therapie des Fiebers auf.

Es verdient gewiss hervorgehoben zu werden, dass es neben den bedeutenden Klinikern auch Hydrotherapeuten waren, welche sich mit dem „Fieber" intensiv beschäftigten.

Zwei Namen sind es, die besonders genannt werden sollen: Hahn*) und Currie**).

Bei Hahn jun. finde ich zum ersten Male eine Ansicht über das Fieber, die der Erwähnung und Anerkennung werth ist. Er spricht bei acuten und fieberhaften Krankheiten davon, dass bei diesen Kranken, wenn sie äusserlich den heftigsten Frost empfinden, die Hitze nur desto mehr gegen die inneren Theile zu concentrirt ist und richtet auch darnach seine Therapie ein.

Er lässt bei hitzigen Fiebern, wo das Feuer zwar innerlich im Körper am heftigsten seine Macht ausübt, aber doch meistens auch stark genug an den äusseren Theilen hervorbricht, kalt trinken, aber auch selbst bei anhaltendem, abmattendem Schweisse kalt abwaschen und zwar wiederholt, ja sogar bis zwölf Mal am Tage. Wir sehen hier, dass Hahn schon von einer Wärmeretention und Wärmeabgabe wenigstens eine Ahnung hatte und dass er der Wärmeabgabe eine grosse Bedeutung beimisst. Ebenso verdient hervorgehoben zu werden,

---

*) Hahn, Vater und Söhne. Sigmund der Vater 1664 geb. Johann Sigmund, der berühmtere Sohn schrieb zuerst im Jahre 1738: Unterricht von Kraft und Wirkung des kalten Wassers etc., in Schweidnitz. — Die wunderbare Heilkraft des frischen Wassers bei dessen innerlichem und äusserlichem Gebrauche, durch die Erfahrung bestätigt. Von Dr. Johann Sigmund Hahn. 6. Auflage. Mit Vorwort von Prof. Dr. Wilh. Winternitz. Leipzig 1898.

**) Currie's Wirken fällt in das Ende des vorigen und in den Anfang dieses Jahrhunderts. Ausführliches über seine Werke siehe Küchenmeister: Die therap. Anwendung des kalten Wassers, Berlin 1869.

dass er den Erscheinungen von Seiten des Gehirns schon seine Aufmerksamkeit schenkt und die Kaltwasserumschläge auf den Kopf bei fieberhaftem Kopfweh und cerebralen Erscheinungen empfiehlt.

Einen grossen Fortschritt sowohl für die Fieberlehre als auch für die Behandlung des Fiebers bedeutet das Auftreten und Wirken Currie's.

Currie war der erste, der sich des Thermometers bediente. Obwohl er der Temperatur eine hohe Bedeutung beimisst, lenkt er doch schon die Aufmerksamkeit auf andere Symptome des Fiebers — auf die Veränderungen der Circulation und des Pulses und überragt schon dadurch alle seine Vorgänger um ein Bedeutendes.

Currie's Wirken ist aber auch deshalb von grosser Wichtigkeit, weil er als der erste Vorläufer der Liebermeister'schen Fiebertheorie betrachtet werden kann.

Der Gang, den die Natur nach Currie nimmt, ist, fern von theoretischen Betrachtungen, folgender, wobei zu bemerken ist, dass Currie ausdrücklich seine Auffassung für einen möglicher Weise missglückten Versuch einer Fieberlehre betrachtet. Als entfernte Ursache des Fiebers lässt sich vielleicht ein Gift betrachten (Miasma oder dergleichen). Hierauf folgt Reaction, grössere Thätigkeit des Herzens und der Lungen und eine krank- oder krampfhafte Zusammenziehung der äusseren Gefässe, die sich dem Rückfluss der Flüssigkeiten widersetzt. So entsteht ein Kampf zwischen Mittelpunkt und Widerstand der äusseren Gefässe, nach dessen Erfolg ein Grad widernatürlicher Hitze sich erzeugt, und die Phänomene der heissen Periode eintreten.

Die Gründlichkeit Currie's, sein genialer Gedankengang, seine ausgezeichneten theoretischen und praktischen Arbeiten hatten keinen bedeutenden Erfolg. Nur Wenige seiner Zeitgenossen beschäftigten sich mit ihm und seinen Ideen und so kam es, dass er bald in Vergessenheit gerieth. Allerdings lebten seine Ideen bald wieder auf — in den Köpfen anderer. Seine Erfindungen wurden wieder von Neuem erfunden und namentlich seine Fieberlehre und ihre Nutzanwendung feierte bald wieder ihre Auferstehung.

In den vierziger Jahren dieses Jahrhunderts war es Fröhlich von Fröhlichsthal*), der wieder die Meinung aussprach, dass da, wo die Hautthätigkeit mehr gehemmt ist, die inneren Organe mehr leiden; Andere sagen, dass die heftige Fieberwärme das Product des Hautspasmus sei, die Kälte hebt diesen Hautspasmus auf, die Schweisslöcher öffnen sich, die Hitze quillt mit dem Schweisse, der als Folge des aufgehobenen Hautkrampfes anzusehen ist, heraus. Die inneren

---

*) Ueber die sichere und schnelle Wirkung der Uebergiessung etc. Wien 1842.

organischen Theile werden von der Hitze befreit, das Fieber lässt nach und dadurch wird den bösen Symptomen vorgebeugt. Auch bezüglich der Anwendungsweise des Wassers war man bis in diese Zeit nicht viel weiter gekommen, indem heisser Kopf, trockene Haut, frequenter Puls kalte Proceduren indicirten; während Kälte der Extremitäten allgemeine Schwäche mit kleinem Pulse lauwarme Waschungen erheischten.

Wir gelangen nun zu den Arbeiten der letzten Jahrzehnte, die, wenn auch keine vollständig befriedigende, jedoch weittragende Resultate brachten. Den Mittelpunkt der Arbeiten bildete auch jetzt noch die gesteigerte Temperatur bei fieberhaften Erkrankungen und die Untersuchung jener Bedingungen, unter welchen es zu Fieberhitze komme.

Als ersten nennen wir hier Traube, der von den Erscheinungen des Fieberfrostes ausgehend, die Temperaturerhöhung auf eine verminderte Wärmeabgabe zurückführte, bei gleichbleibender Wärmeproduction. Diese Ansicht erwies sich bald als irrig. Eine Reihe hervorragender Forscher, unter ihnen auch Liebermeister, hat festgestellt, dass im Fieber der Stoffumsatz, wenn auch gegen die Norm vermehrt, nicht in gleichem Maasse wachse, wie die Wärmeproduction und namentlich Winternitz hat durch experimentelle, calorimetrische Untersuchungen bewiesen, dass sowohl der Wärmeretention als auch der gesteigerten Wärmeproduction eine Bedeutung in der Genese des Fiebers zukomme. Die Ursache der fieberhaften gesteigerten Temperatur ist also ein Missverhältniss zwischen der Wärmeproduction und der Wärmeabgabe. Das wollen wir vorläufig festhalten.

Und nun kommen wir zu einer weiteren Frage: Haben wir bei fieberhaften Erkrankungen nur die gesteigerte Temperatur zu berücksichtigen, giebt es nicht auch andere der Temperatursteigerung gleichwerthige Symptome, die eine Rücksichtnahme beanspruchen?

So lange die gesteigerte Temperatur das einzige Fiebersymptom war, welches man kannte und welches der Beobachtung zugänglich war, war es ja selbstverständlich, dass der Heilwerth des Fiebers die einzige Frage war, die alle Geister beschäftigte.

Es wurde bereits hervorgehoben, dass Hippokrates das Fieber, d. h. die fieberhaft gesteigerte Temperatur direct als ein grosses Heilmittel betrachtete. Bald wurde seine Ansicht bestätigt, bald widerlegt. Wir erwähnen hier wieder Currie, der von der schädlichen Wirkung der gesteigerten Temperatur überzeugt ist: der da meint, dass man ihr grosse Aufmerksamkeit bei der Betrachtung schenken

müsse, dass das wichtigste Krankheitsmoment die Contraction der
äusseren Gefässe ausmache, die sich hartnäckig behaupte und deren
Lösung die wichtigste Aufgabe der Therapie sei. Durch die Regelung
der Gefässcontraction wird die Perspiration gebessert, die überflüssige
Hitze geht durch merkliche und unmerkliche Perspiration verloren,
der Reiz der krankhaften Wärme geht verloren, die Thätigkeit des
Herzens und der Schlagadern regelt sich etc.

Durch die darwinistische Theorie ist die hippokratische Anschauung
abermals in die Höhe gebracht worden. Pflüger that den Ausspruch,
dass das Feuer reinigen soll, mit dem erhöhten Stoffwechsel sollen
die Schädlichkeiten verbrannt werden, und eine ganze Reihe bedeutender Forscher ist der Ansicht, dass die hohen Hitzegrade sehr wirksam zur Bekämpfung der fieberhaften Erkrankungen sind; die Stoff-
wechselveränderungen sind es, welche Selbstheilung von Krankheiten
erzielen und Immunität veranlassen. Bleiben die Stoffwechselvorgänge
aus, ist der Organismus zur Reaction gegen die Toxine nicht fähig,
so unterliegt der Körper den deletären Einflüssen der Krankheitsursache.

Die teleologische Auffassung des Fiebers als Heilprocess des Organismus wurde durch Virchow völlig verworfen und die Therapie
musste wieder in der Bekämpfung der hohen Temperaturen ihre wichtigste Aufgabe erkennen. Die Temperatursteigerung war wieder das
beherrschende und pathognomonische Symptom des Fiebers geworden.
Da kamen nun die bacteriologischen Forschungen, welche wieder auf
diese Frage einen mächtigen Einfluss ausübten und den Krieg über
den Heilwerth des Fiebers von Neuem entfesselten. Es muss hier
gleich bemerkt werden, dass dieser Kampf ein höchst einseitiger war,
da er ja immer nur die Temperaturen im Auge hatte und andere sehr
wichtige Symptome vollends ausser Acht liess.

Auf der einen Seite hiess es, dass die hohen Temperaturen keinen
schädlichen Einfluss auf den Organismus haben. Man berief sich
hierbei auf die Erfahrung, dass sehr hohe Temperaturen sehr lange
vertragen werden, ohne dass sie eine deletäre Wirkung auf den Organismus ausübten, man berief sich auf Thierexperimente, welche ergaben, dass Temperaturen von 41—42 ⁰ ja sogar solche von 43 ⁰
wochenlang von den sonst so wenig widerstandsfähigen Kaninchen vertragen werden. Es wurde dies am bestimmtesten von Naunyn ausgesprochen. Auch beim Menschen ist durch künstliche Ueberhitzung
von Crawford, Bartels, Jürgensen direct gezeigt worden, dass
42⁰ Temperaturen ohne Schädigung vertragen werden. Ebenso ist auch
nicht ohne Widerspruch geblieben, dass die Ueberhitzung die Ursache

der parenchymatösen Degenerationen und Verfettungen der verschiedensten Organe sei, wie sie nach fieberhaften Erkrankungen und im Experimente gefunden wurden.

Auf der anderen Seite wurde der Temperatursteigerung wieder insofern eine grosse Bedeutung beigemessen, als dieselbe als Naturheilbestrebung, als Abwehr gegen die Infectionserreger betrachtet wurde. Es ist hier folgende Erwägung massgebend. Das Fieber bei Infectionskrankheiten kommt zu Stande durch ein von den Mikroben abgesondertes Gift, das Pyrotoxin. Die biologische Bedeutung des Pyrotoxins ist offenbar die, dass durch das Pyrotoxinfieber der Stoffzerfall im Organismus vermehrt, die Resistenz der Zellen aber geschwächt werden soll, so dass die Mikroben reiches Ernährungsmaterial haben und in die geschwächten Gewebe bequem eindringen können. Das mikrobische Fieber ist nun dadurch ausgezeichnet, dass unser Organismus darauf nicht etwa mit Maassnahmen reagirt, welche die Entfieberung begünstigen, sondern umgekehrt mit einer Steigerung der so wie so schon erhöhten Körpertemperatur, d. h. mit sogenanntem reactivem Fieber.

Die Ueberhitzung dient dazu, die Mikroben zu tödten oder wenigstens abzuschwächen. Es ist also wieder die alte Frage vielfach erörtert worden, ob durch Herabsetzung der Körpertemperatur dem Patienten nicht vielleicht mehr geschadet als genützt werde. Da nämlich die meisten Mikroben nie bei innerhalb weniger Grade schwankenden Temperaturen sich gut zu entwickeln vermögen, kann man das bei Infectionskrankheiten auftretende Fieber als eine heilsame Reaction des Organismus auffassen, welche den Zweck hat, die eingedrungenen Mikroben durch Temperaturerhöhung abzutödten. Dass der Organismus schliesslich sein Ziel dabei erreichen kann, sehen wir ja bei vielen fieberhaften Erkrankungen, die thatsächlich ohne Behandlung durch die vis medicatrix naturae in Heilung übergeführt worden sind; ob aber die Steigerung der Körpertemperatur das von der Natur angewendete Heilmittel gewesen ist, geht aus dem Gesagten noch nicht hervor, dazu bedarf es grosser vergleichender Beobachtungen, und diese haben ergeben, dass eine Herabsetzung der Körpertemperatur den Krankheitsverlauf nicht nur nicht verschlechtert und die Heilung hinausschiebt, sondern den Verlauf wesentlich bessert.

Die hohen Temperaturen müssen bekämpft werden, das ist eine durch tausende und abertausende von Beobachtungen sanctionirte Thatsache. Es darf jedoch nicht vergessen werden, dass die Bemühungen, die Temperatur möglichst tief herabzudrücken, Normaltemperaturen zu erzwingen, nicht nur nicht erfolgreich, sondern auch nicht vortheilhaft sind, da die Infectionskrankheiten unter solchen Bedingungen nicht rascher und günstiger verlaufen und es darf nicht ausser Acht gelassen werden, dass es noch Fiebersymptome giebt, die eine ebensolche, ja erhöhtere Rücksichtsnahme erheischen, als die gesteigerten Temperaturen.

Das wurde seit jeher, namentlich von den Hydrotherapeuten und den Anhängern der Hydrotherapie betont. Ich citire hier wieder Currie, der durch seine hydriatischen Maassnahmen die Contraction der peripheren Gefässe und der verschiedenen Körperhöhlen zu lösen bemüht ist, um die Wärme zur Verdunstung zu bringen, der jedoch auch dem Herzen und den Schlagadern sowie den nervösen Erscheinungen eine wichtige Bedeutung in der Indicationstellung beimisst. Brand, dem in der Lehre von der Hydrotherapie des Fiebers eine bedeutende Rolle zukommt und auf den wir noch zurückkommen, spricht von einer nothwendigen Reaction behufs Rückkehr der gestörten Functionen des Gehirns und Nervensystems, er spricht von der Nothwendigkeit, die Consumtion und den Stoffzerfall, welcher ja zum Theil durch das Fieber bedingt ist, zu verhüten. Ganz besonders aber sind es Naunyn, Mader, Winternitz, welche darauf hingewiesen haben, dass wohl die hohe Temperatur als ein schlimmes Symptom, ja vielfach als ein Barometer der Gefahr zu betrachten sei; das Wesen der Gefahr liege aber nicht in diesem Symptom allein. Es wird darauf hingewiesen, dass oft bei verhältnissmässig niedriger Temperatur schwere Symptome, tiefste Prostration, Sopor, hämorrhagischer Decubitus etc. auftreten.

Interessant ist diesbezüglich, dass der bereits erwähnte Mader*) sich folgendermassen äussert. Er äussert sich wohl nur über Typhus; ich finde mich jedoch berechtigt, Mader's Aeusserung hier zu citiren: „Nach einer Richtung scheint mir die lähmende Wirkung des Typhusgiftes von besonderer Wichtigkeit, nämlich auf die vasomotorischen Nerven". So scheinen ihm die Neigung der Typhösen zu Cyanose, zum Decubitus, hypostatischen Hyperämien, Infarcirungen, Pneumonien und Katarrhen in den Lungen, die Erschlaffung der Herzthätigkeit, der Pulsus dicrotus, höchst wahrscheinlich auch manche Gehirnsymptome zu erklären zu sein. Auch die Milzschwellung kann er nur auf Rechnung der Parese der vasomotorischen Nerven bringen.

Ich citire endlich nur noch Generalarzt Vogl**), einen der hervorragendsten klinischen Kenner der Wasserbehandlung der Infectionskrankheiten, der es ausgesprochen hat, dass die Herabsetzung der

---

*) Jahresbericht der Krankenanstalt Rudolfsspital 1870.
**) Münch. med. Wochenschr. 1895.

Temperatur der Schwerpunkt der Therapie bei Infectionskrankheiten (Typhus) nicht sein könne.

Und nun sehen wir, welche Symptome des Fiebers es sind, die einer besonderen therapeutischen Berücksichtigung bedürfen.

Vor allen sind es die Circulationsstörungen, welche nächst der Temperatursteigerung zu den constantesten Fiebersymptomen gehören: Beschleunigung der Herzaction, Vermehrung der Pulsfrequenz. Die vermehrte Pulsfrequenz ist unabhängig von der Temperatur, denn oft genug sehen wir, dass die Pulszunahme der Temperatursteigerung vorangeht. Die Fieberursache muss also auch unabhängig von der Temperatur durch directe Einwirkung auf das Herz die Pulsfrequenz beeinflussen — später geschieht dies allerdings auch durch Steigerung der Eigenwärme. Weiterhin wird aber das Herz in fieberhaften Infectionskrankheiten beeinflusst durch das Verhalten der nervösen Centralorgane. Pässler und Romberg haben es experimentell erwiesen, dass die Infectionserreger lähmend auf das Vasomotorencentrum wirken und dass bei vielen Infectionen der Tod durch Lähmung des Vasomotorencentrums eintritt. Von weiteren Circulationsstörungen ist besonders beachtenswerth die Beschaffenheit des Pulses.

Im Frost ist der Puls klein und hart, es besteht Krampf der kleinen Hautarterien. Wir wissen, welche Bedeutung dieser Gefässcontraction zukommt, Wärmeretention und Wasserretention ist ihre Folge und wir werden noch Gelegenheit haben, auf die Wirkungen dieser Erscheinungen zurückzukommen. Eine der bedeutendsten Circulationsstörungen ist jedoch bedingt durch die Erschlaffung der arteriellen Gefässwände, durch Verlust des Tonus der Arterien, wie er sich im Dicrotismus äussert. So lange die Herzaction noch kräftig ist, ist die Füllung der Arterie noch eine verhältnissmässig gute, die sphygmographische Curve ist noch relativ hoch; je mehr jedoch die Herzschwäche zunimmt, um so kleiner, schwächer und leerer wird der Puls und endlich kann er fast unfühlbar werden. Bei gleicher Pulszahl und gleicher Temperatur ist der Zustand der Gefässe wie des Herzens nicht derselbe, daher ist die erwähnte Veränderung durchaus nicht als eine einfache Function der Temperatur, sondern ebenso als eine directe Folge der Krankheitsursache zu betrachten und wird diese Erschlaffung auch am allerhäufigsten bei Infectionskrankheiten beobachtet. Die Intoxication des Organismus mit den chemischen Producten der einen oder der anderen pathogenen Mikroorganismen ist ihre Veranlassung. Die Herabsetzung der Spannung ist oft sogar eines der ersten Symptome einer solchen acuten Intoxication, einer Allgemeininfection. Diese Gifte wirken alle in mehr oder weniger intensiver Weise auf das Nervensystem. Als

Symptom dieser Wirkung ist auch die Herabsetzung der Thätigkeit der vasomotorischen Centren zu betrachten. Dies allein führt schon zur Verminderung der Gefässspannung. Ausser den vasomotorischen Centren erfahren in Fällen von sehr schwerer Infection auch die Nervenganglien des Herzmuskels eine secundäre Abschwächung, hierdurch wird die Herzthätigkeit geschwächt, was wiederum seinerseits dahin wirkt, dass der Puls noch schlechter wird. Unter normalen Verhältnissen unterstützen sich die vasomotorischen Centren und die peripherischen vasomotorischen Nerven gegenseitig, letztere werden ausserdem aller Wahrscheinlichkeit nach durch den Reiz, den eine hinreichend grosse vom Herzen in die Gefässe getriebene Blutsäule auf sie ausübt, in der erforderlichen Spannung erhalten. Sobald nun bei einer acuten Infectionskrankheit ausser der primären abschwächenden Wirkung des Giftes auf die Gefässnerven auch seine toxische Wirkung auf den Herzmuskel und seine automatischen Nervencentren sich geltend macht, vermindert sich die Kraft der Herzcontraction resp. die Grösse der vom Herzen in die Blutgefässe getriebenen Blutwelle. Gleichzeitig schwindet das die peripherischen Nerven reizende Moment gänzlich oder doch zum Theil, was zur Abschwächung derselben und in Folge dessen zur Herabsetzung der Spannung der Gefässwände beiträgt. In solchen Fällen stellt sich leerer und zugleich sehr weicher Puls ein.

Wenn man bedenkt, welch' nachtheilige Folgen die erwähnten Circulationsstörungen, zu denen übrigens noch ein bedeutendes Sinken des Blutdruckes hinzukommt, für den Organismus haben, wenn man bedenkt, das Hypostasen in den Lungen, Stasen in den verschiedenen Organen, ungleichmässige Blut- und Wärmevertheilung, mannigfache Stoffwechselstörungen, verringerte Diurese, ferner Decubitus als Folgen dieser Circulationsstörungen aufzufassen sind, so wird man es begreiflich finden, dass diesen Symptomen mindestens dieselbe Aufmerksamkeit geschenkt werden muss, wie den gesteigerten Temperaturen.

Auch die Verdauungsstörungen, Appetitlosigkeit, darniederliegende Secretion der Verdauungssäfte, Verminderung der Resorption der Peptone sind Erscheinungen, denen unsere Aufmerksamkeit vollauf gebührt.

Die Respirationsstörungen sind zumeist Folgen der erhöhten Temperatur. Diese ist es, welche compensatorisch, behufs stärkerer Abkühlung, die Athembewegungen veranlasst. Die Respirationsfrequenz hält gleichen Schritt mit der Temperatur.

Die nervösen Erscheinungen sind jedoch wieder besonderer Beachtung werth, da sie nicht allein durch hohe Temperaturen bedingt sind; wir sehen ja in vielen fieberhaften Erkrankungen bei Tempera-

turen von 40⁰ und darüber völlige Euphorie; während wir in anderen
Fällen bei viel niedrigeren Temperaturen, jedenfalls bedingt durch die
Krankheitsursache, die mannigfachsten und schweren nervösen Er-
scheinungen auftreten sehen, wie Kopfschmerz, Empfindlichkeit gegen
Sinneseindrücke, Unfähigkeit zu geistiger Arbeit, Schlaflosigkeit,
Abgeschlagenheit, Schwäche, Delirien, Sopor, Krämpfe, Lähmungen, ja
völlige Reactionslosigkeit.

Die febrilen Se- und Excretionsstörungen, Verringerung der Harnmenge, Vermehrung des Harnstoffes
und der Harnsäure, die Herabsetzung der Wasserausscheidung durch Respiration und insensible Perspiration, die Ernährungsstörungen der Gewebe und Organe, welche ebenfalls Folge gewisser Infectionen und nicht der gesteigerten Temperatur sind, sind
gewiss auch Symptome, die bei der Beurtheilung und Behandlung berücksichtigt werden müssen.

Nicht in letzter Linie kommen die Veränderungen in Betracht,
welche das Blut erleidet. Der Hämoglobingehalt des Blutes, die Zahl
der rothen und weissen Blutkörperchen, die Alkalescenz des Blutes
erleidet unter den fieberhaften Infectionskrankheiten Veränderungen,
die wichtige Indicationen für die Therapie abgeben.

Wir sehen also, dass eine Reihe in ihrer Wichtigkeit gleich-
werthiger Symptome unsere Betrachtung erheischt, wenn wir eine
rationelle Therapie einleiten wollen. Doch dies genügt noch nicht.
Entsprechend unseren Fortschritten auf dem Gebiete der Pathologie
fordern wir von einer rationellen Therapie, dass diese auch eine ätiologische sei. Unsere Therapie soll gegen die Infectionserreger
selbst oder gegen deren Producte gerichtet sein.

Es entsteht nun die Frage: Sind wir mit der Hydrotherapie im
Stande, alle an eine rationelle Therapie gerichteten Ansprüche zu erfüllen, sind wir im Stande die Infectionskrankheiten ätiologisch und
symptomatisch mit unserem Heilverfahren zu beeinflussen?

Wir werden versuchen, in Folgendem die Antwort hierauf zu geben.

Wenn wir die oben geschilderten Symptome des Fiebers der Reihe
nach betrachten, so müssen wir sagen, dass es keine Therapie giebt,
welche jedes einzelne Symptom und den ganzen Symptomencomplex
in so mächtiger Weise zu beeinflussen im Stande ist, wie die Hydrotherapie. Die Arbeit, die zu dem Resultate führte, der Hydrotherapie
zur Anerkennung zu verhelfen, war eine grosse, der Kampf ein
mächtiger — aber er wäre vergebens gewesen, wenn nicht die klinischen
Erfolge, die Statistik, die experimentelle Untersuchung schlagende Beweise für die Wirkung dieser Therapie wären.

Heute sind alle Kliniker und Praktiker darin einig, dass die einzige Therapie, die bei den meisten Infectionskrankheiten zum sicheren Ziele führt, die rationell angewendete Hydrotherapie ist.

Es wäre müssig, die Aussprüche bedeutender Männer anzuführen, die die Richtigkeit des Gesagten beweisen, es soll, wie gesagt, untersucht werden, was die Hydrotherapie zu leisten vermag.

Dass die Hydrotherapie die gesteigerte Temperatur herabzusetzen im Stande ist, wurde niemals in Zweifel gezogen. Nur war man sich lange nicht klar darüber, in welcher Weise die Temperatur herabgesezt wird. Man war lange Zeit der Ansicht, dass das Wasser nur nach physikalischen Gesetzen wirke und es komme nur auf den Kältegrad an, um die Körpertemperatur mehr oder weniger herabzudrücken. Man beachtete nicht, dass der Mensch doch nicht eine leblose Masse sei, man vergass, dass beim Menschen ausser den physikalischen Eigenschaften des Wassers die Physiologie in Betracht komme.

Winternitz war der erste, der darauf aufmerksam gemacht hat und man kann es heute sagen, dass seine auf experimentelle, calorimetrische und thermometrische Studien gegründeten Anschauungen allgemeine Anerkennung gefunden haben. Nur bezüglich mancher Nebenwirkungen bestehen auseinandergehende Ansichten, die wir später registriren wollen.

Winternitz hat gezeigt, dass die Wärmeabgabe gesteigert und die Wärmeproduction herabgesetzt werden kann, dass also beide Factoren, welche die Steigerung der Temperatur bewirken, durch entsprechende hydriatische Maassnahmen beeinflusst werden können.

„Die Wärmeabgabe von der Körperoberfläche ist abhängig von der Temperaturdifferenz zwischen der Körperoberfläche und dem umgebenden Medium und von dem Querschnitte der Hautgefässe und der Geschwindigkeit der Blutströmung in denselben. Die Hauptaufgabe liegt also in der Ueberwindung der automatischen Wärmeregulation des Körpers (siehe Allgemeiner Theil) und das Hauptmittel dazu liefert die vor, während und nach der Wärmentziehung constant erhaltene Erweiterung der peripherischen Gefässe.

Ohne genaue Beachtung dieses Factors sind die Effecte der wärmeentziehenden Behandlung dem Zufalle anheimgegeben. Nur wenn es gelingt, durch kräftige thermische und mechanische Reize die Hautgefässe zur Erweiterung zu bringen und diese in Erweiterung zu erhalten, gelingt es, die Wärmeabgabe zu bessern, es gelingt aber auch nur auf die Art, die Wärmeproduction herabzusetzen." (Winternitz.)

Wir haben im Allgemeinen Theil gesehen, dass durch entsprechende Erweiterung der Hautgefässe einer collateralen Hyperämie in der Muskulatur, der Hauptbildungsstätte der Wärme, vorgebeugt wird. „Wird noch während der Procedur eine Contraction der peripheren Gefässe hintangehalten, so wird damit eine vermehrte Blutzufuhr zu dem Hautorgane bewirkt. Dadurch geschieht es, dass die sensiblen Nervenendigungen reichlich vom wärmeren Blute umspült werden. Der reiche Wärmestrom verhindert ein allzu rasches Eindringen der Abkühlung zu den inneren Organen. Der immer erneuerte Blutstrom führt viel Wärme an die Peripherie und verhindert eine zu tiefe Abkühlung der Oberfläche, trotz enorm gesteigerter Wärmeabgabe. Dadurch wird einem Collaps vorgebeugt. Der weite Blutstrom in der Haut verhindert eine collaterale Hyperämie in der Muskelschichte, eine Steigerung der Temperatur in dieser Schichte und damit eine gesteigerte Wärmeproduction in derselben. Es ist auch nicht gleichgiltig, in welcher Weise die Körpertemperatur herabgesetzt wird; von der Art der Wärmeentziehung hängt die Reaction des Organismus gegen eine solche ab. Die bei Wärmeentziehungen reactiv gesteigerte Wärmeproduction ist nicht abhängig von der Wärmeentziehung, sondern von der Grösse des damit verbundenen thermischen Nervenreizes, von dem Grade der wirklichen Abkühlung der peripherischen sensiblen Nervenendigungen. Diese reactive Steigerung der Wärmeproduction kann vermieden werden durch möglichste Vermeidung der Abkühlung der Endausbreitungen der sensiblen Nerven und durch wirkliche Temperaturherabsetzung des Körpers. Eine der wichtigsten Bedingungen hierfür ist abermals die Erweiterung der Hautgefässe. Nur bei gleichzeitigem Versagen der Wärmeregulatoren in der Haut, kann nach Voit, bei noch so sehr gesteigerter Wärmeproduction, Fiebertemperatur auftreten. Das beste Mittel, diese zu beseitigen, kann nur in der Wiederherstellung der besagten Hautfunction liegen." (Winternitz.)

Dass eine Erweiterung der Hautgefässe die Ursache der gesteigerten Wärmeabgabe und einer dauernden Herabsetzung der Körpertemperatur ist, wurde durch interessante plethysmographische Untersuchungen von Maragliano gezeigt. Auch medicamentöse Antipyretica, wie Salicyl, Antipyrin, Thallin u. s. w. bewirken eine Erweiterung der Hautgefässe und Herabsetzung der Körpertemperatur, doch zeigt sich bei vergleichenden Untersuchungen ein colossaler Unterschied, der für die Vortheile der Hydrotherapie gegenüber der medicamentösen Therapie spricht. Bei dieser letzteren findet eine Erschlaffung der Gefässe statt, während bei der Anwendung hydriatischer Proceduren eine Erweiterung der Gefässe mit Erhaltung des Tonus stattfindet. Die Bedeutung dieses Unterschiedes wird klar, wenn man bedenkt, dass eine Erschlaffung der Gefässe mit Collaps oder collapsähnlichen

Zuständen einhergeht, und wenn man weiter erwägt, dass bei fieberhaften Processen von vornherein eine bedenkliche Neigung zur Erschlaffung, zum Tonusverluste in den Gefässen besteht, die ja eigentlich hintangehalten werden soll, was auch, wie später gezeigt werden
wird, durch hydriatische Antipyrese möglich ist.

Es unterliegt also keinem Zweifel, dass die Temperatur durch
hydriatische Proceduren herabgedrückt, die Wärmeabgabe gebessert,
die Wärmeproduction herabgesetzt werden kann. Wenn man jedoch
bedenkt, dass die Fieberhitze sehr resistent ist, dass sie nach physi-
kalisch erzwingbarem Abfalle leicht wieder zu ihrer Höhe zurückpendelt,
so wird man sich nicht damit begnügen dürfen, die Temperatur herabgedrückt zu haben, man wird gezwungen sein, die Temperatur auf
einem niedrigeren Niveau dauernd zu erhalten, und es frägt sich nun,
ob wir auch dies im Stande sind. Die Antwort ist bejahend. Es gelingt fast immer selbst bei den resistentesten Fiebern den Temperaturen
durch zweckentsprechende allgemeine und locale Proceduren ihren
schädlichen und verderblichen Charakter zu benehmen.

Durch die Lösung der Wärmeretention wird auch noch einer
anderen Aufgabe entsprochen, noch eine der Bedingungen der fieberhaften Temperatursteigerung beseitigt. Es wird nämlich der Wasser-
zurückhaltung im Organismus entgegengewirkt. Es wurde dies von
Weyrich und Winternitz nachgewiesen, wie bereits im Allgemeinen
Theil ausführlich besprochen wurde. Mit Beseitigung der Wasserretention wird also auch ein abnormer Vorgang beim Fiebernden be-
beseitigt, und damit gewiss auch zur leichteren und rascheren Ausgleichung der Störung beigetragen.

Dass man durch hydriatische Proceduren die Temperatur herabdrücken kann, wurde, wie bereits hervorgehoben wurde, niemals in
Zweifel gezogen; es wurde jedoch von verschiedenen Seiten der Ein-
wand erhoben, dass die Wärmeproduction gesteigert und die durch
das Fieber ohnehin schon erhöhte Oxydation und die damit einhergehende Körperconsumption noch mehr angefacht wird.

Es wurde diese Ansicht zwar schon oben widerlegt und es wurden
auch schon die Wege gezeigt, auf welchen es möglich ist, die Steigerung der Wärmeproduction und Körperconsumption zu verhüten; ich
komme hier nur deshalb auf dieses Moment zurück, weil einer der bedeutendsten Forscher auf dem Gebiete der hydriatischen Antipyrese,
Liebermeister, in jüngster Zeit selbst dieser durch die hydriatische
Antipyrese hervorgerufenen Steigerung des Gesammtstoffumsatzes eine
heilsame Bedeutung beimisst. Liebermeister erblickt in der Steigerung
des Gesammtstoffumsatzes durch die Steigerung der Wärmeproduction

eine Unterstützung des Heilbestrebens der Natur zur Bekämpfung der Mikroben und ihrer Toxine.

Die zweite Frage, die wir nun zu beantworten haben, ist: Sind wir im Stande, mit hydriatischen Proceduren die Circulationsstörungen bei fieberhaften Erkrankungen zu beseitigen?

Vor vielen Jahren hät Winternitz darauf hingewiesen, dass die Beseitigung der Circulationsstörungen ebenso wichtig, ja oft viel wichtiger ist als die Bekämpfung der Temperatursteigerung.

Dass wir beim gesunden Menschen jede einzelne Phase der Circulation mit unserem Verfahren beeinflussen können, das zu beweisen, ist uns bereits früher gelungen. Es gelingt uns aber auch, zu zeigen, dass wir mit geeigneten Maassnahmen die Circulationsstörungen auch bei Kranken hintanhalten und die bestehenden beseitigen können. Auf den Umstand, dass man den im Froststadium bestehenden Contractionszustand der kleinen Gefässe durch kräftige thermische und mechanische Actionen lösen kann, braucht wohl jetzt nicht näher eingegangen zu werden. Es soll nun bewiesen werden, dass wir die Herzaction bessern, die Pulsfrequenz herabsetzen, den Tonus in den Gefässen wiederherstellen und erhöhen resp. erhalten, den Blutdruck steigern, die Blutvertheilung bessern können.

Sowohl locale als auch allgemeine Proceduren ermöglichen es uns, die Circulationsstörungen zu beseitigen. Kalte Herz- und Rückenschläuche werden, wie Winternitz gezeigt hat, und wie jedesmal durch sphygmographische und sphygmomanometrische Aufnahmen bewiesen werden kann, den Tonus in den Gefässen theils durch Kräftigung der Herzaction, theils durch Reizung des vasomotorischen Centrums, heben. Wir erfüllen damit die Indication, die, wie wir früher gesehen haben, dadurch gegeben ist, dass die Thätigkeit der vasomotorischen Centren herabgesetzt ist und die Ganglien des Herzens eine Abschwächung erlitten haben.

Ganz besonders aber werden allgemeine, die ganze Peripherie treffende Proceduren die Circulation bessern.

Die ihres Tonus verlustig gewordenen Gefässe sind charakterisirt durch die hohe vertical aufsteigende primäre Elevation, durch fehlende Elasticitätselevationen und durch von der Curvenbasis oder nahe von derselben aufsteigende mehr oder weniger hohe dicrotische Wellen.

Wenn man nun einen Menschen, dessen Gefässsystem solche durch die Infection bedingte krankhafte Veränderungen erlitten hat, einer entsprechenden, die ganze Körperoberfläche treffenden Procedur aussetzt, so erhält das Gefässsystem sofort ihren guten Tonus, den es für mehr oder weniger lange Zeit bewahrt. Die Gefässe erweitern sich und der

Blutdruck steigt trotz Erweiterung der Gefässe. Die Pulscurven zeigen grosse primäre Elevationen, deutliche von der Höhe des Curvengipfels abgehende erste Elasticitätswellen und hoch über der Curvenbasis stehende Rückstosswelle.

Die Besserung der Tonus in den peripheren Gefässen übt eine grosse Rückwirkung auf die Thätigkeit des Herzens, indem die Arbeit desselben durch Verringerung der Widerstände in der Peripherie bedeutend erleichtert wird. Es sind nun alle Bedingungen hergestellt, welche eine Schwächung der Circulation hintanhalten. Es wird eine genügende Blutsäule nach der Peripherie entsendet, und es werden die Gefässe in einer dauernden Spannung erhalten.

So kommt es, dass bei hydriatisch behandelten Patienten, bei denen gleich von vornherein auf die Circulationsverhältnisse Rücksicht genommen wird, fast niemals Stauungen, hypostatischen Pneumonien und Decubitus auftreten, so kommt es auch, dass man bei noch so schweren Infectionskrankheiten fast nie Herzcollaps beobachtet, da ja Herzcollaps zumeist nichts Anderes als Gefässcollaps bedeutet und Hintanhaltung des Letzteren die Gefahren des Herzcollapses beseitigt.

Der Grad der Verdauungsstörungen in fieberhaften Infectionskrankheiten hängt von der Höhe der Temperatur ab. Die Einflussnahme auf die Temperatur wird daher auch die verminderte Secretion in den Verdauungskanälen, die Resorption und Ausnützbarkeit der Nahrungsstoffe günstig beeinflussen, was wiederholt nachgewiesen wurde; namentlich wird die peptonisirende Wirkung des Magensaftes für Eiweiss durch hydriatische Proceduren gefördert.

Auch die Respirationsstörungen werden durch Erniedrigung der fieberhaft gesteigerten Temperatur zum Theil beseitigt. Den günstigen Einfluss hydriatischer Proceduren auf die Sauerstoffaufnahme und Kohlensäureabgabe und auf die damit einhergehenden Oxydationen haben Winternitz und Pospischill, wie schon mitgetheilt wurde, erwiesen; durch Robin und Binet[*]) wurde der Chemismus der Respiration beim Typhus unter dem Einflusse der kalten Bäder geprüft, sie gelangten zu Resultaten, welche neue Stützen für den Werth der hydriatischen Antipyrese bei Infectionskrankheiten sind. Bei Typhen und auch anderen Infectionskrankheiten ist das Procentverhältniss von absorbirtem Sauerstoff und erzeugter Kohlensäure beträchtlich unter der Norm. Je schwerer die Infection, um so weniger hoch der Gasaustausch. Was nun bei Infectionskrankheiten bekämpft werden muss, das ist die Unfähigkeit der lebenden Zelle, den Sauerstoff festzuhalten und

---

[*]) Acad. d. med. 1897. Paris.

zu verwerthen, das ist die Ueberfüllung der Gewebe mit Zerfallstoffen, welche um so unlöslicher, giftiger und weniger eliminirbar sind, je weniger sauerstofhaltig sie sind. Die kalten Bäder üben nun bei Infectionskrankheiten (Typhus) dadurch ihre wunderbare Wirkung aus, dass sie die Oxydationsvorgänge vermehren, welche die Bacterien und die aus den Geweben durch die Krankheitserreger entstehenden Gifte in lösliche, leicht zu eliminirende Substanzen umwandeln. Das kalte Bad fördert auch mächtig die Diurese, verringert die Harnstoff- und Harnsäureausscheidung, es vermehrt die Wasserabgabe von der Haut, was als eine der wichtigsten Bedingungen einer wirksamen Antipyrese längst erkannt und für die hydriatische Antipyrese sicher gestellt ist.

Mannigfache Stoffwechseluntersuchungen, namentlich die von Gerhard, von Bartels, Barth u. A. haben ergeben, dass bei der Wasserbehandlung im Fieber die in 24 Stunden ausgeschiedene Harnstoffmenge beträchtlich herabgesetzt wird; es ist dies ein gewichtiger Beweis für die Verringerung der Körperconsumption unter der Wasserbehandlung.

Wenn ich mich nun noch auf die im allgemeinen Theile dieses Buches ausführlich mitgetheilten Wirkungen der hydriatischen Proceduren berufe, wenn ich hervorhebe, dass wir mit unseren Eingriffen auf die nervösen Störungen einen mächtigen Einfluss ausüben können, dass wir durch allgemeine die ganze Körperoberfläche treffende Proceduren die in fieberhaften Erkrankungen bestehende gesteigerte Erregbarkeit herabsetzen, dass wir diese Wirkung noch durch Kühlapparate auf den Kopf und längs der Wirbelsäule unterstützen, dass wir umgekehrt auch die Herabsetzung der centralen Erregbarkeit ebenfalls durch allgemeine Proceduren beseitigen, Sopor, Coma, Bewusstlosigkeit beheben, dass wir, wie ebenfalls bewiesen wurde, die Reflexthätigkeit heben können, so glaube ich gezeigt zu haben, dass wir in der hydriatischen Antipyrese eine Behandlungsmethode besitzen, welche vom symptomatologischen Standpunkte aus allen Anforderungen gerecht zu werden vermag.

Es soll nun der Beweis erbracht werden, dass unsere Therapie auch eine causale, eine ätiologische ist.

Als die Infectionserreger entdeckt wurden, wurde der Hydrotherapie von vielen Seiten grosse Skepsis entgegengebracht, und es wurde mit Recht die Frage aufgeworfen: ist es auch jetzt noch rationell, die Infectionskrankheiten mit Wasser zu behandeln? Dass man vor der Entdeckung der Bacillen zahlreiche praktische Erfolge aufzuweisen hatte, das vergass man vollends. —

Es muss nun vor Allem hervorgehoben werden, dass das bedeutendste antibacterielle Schutzmittel das Blut ist. Der Organismus reagirt in mächtiger Weise gegen die in ihn eingedrungenen Bacterien und deren Toxine, indem er diese theils auszuscheiden trachtet, theils durch das Blut, seine körperlichen Elemente und sein Serum, seine Verdauungsenzyme, wie jetzt wieder angenommen wird, zu vernichten trachtet. Es stehen also dem Organismus Hülfs- und Wehrkräfte zur Verfügung und von der Tüchtigkeit dieser Kräfte hängt die Bekämpfung der durch die Bacterieninvasion hervorgerufenen Schädigung ab.

Ist nun unsere Therapie im Stande, den Organismus in seinem Heilbestreben zu unterstützen? Eine Reihe der bedeutendsten Forscher, allen voran B u c h n e r, stellen an eine rationelle Therapie die Anforderung, die natürlichen Hülfskräfte zu festigen und zu unterstützen.

Hat nun die Hydrotherapie einen Einfluss auf die A u s - s c h e i d u n g der Krankheitserreger?

Zahlreiche Autoren haben sich mit diesbezüglichen Untersuchungen beschäftigt, die Ergebnisse derselben bejahen unsere Frage.

Vor Allem wurde von Q u e i r o l o, B r u n n e r u. A. gezeigt, dass durch den Schweiss pathogene Mikroorganismen zur Ausscheidung gelangen, dass eine der wichtigsten Vorrichtungen zur Befreiung des Organismus von Infectionskrankheiten in der Haut gelegen ist und durch eine Anregung der Hautfunction ohne jede schädliche Nebenwirkungen eine Eliminirung der Bacterien und ihrer Toxine erzielt werden kann.

Eine Reihe anderer Forscher zeigte, dass auch der Nierensecretion eine Bedeutung für die Ausscheidung von Krankheitsstoffen bei Infectionskrankheiten zukommt. B o u c h a r d, S a h l i, B o n a r d i, G a u t i e r etc. fanden und bestätigten diese Thatsache.

Es ist nun festgestellt, dass durch hydriatische Proceduren sowohl die Hautfunction als auch die Harnsecretion mächtig angeregt wird, es wurde durch R o q u e, W e i l u. A. gefunden, dass unter hydriatischer Behandlung der urotoxische Coëfficient während der ganzen Dauer der Behandlung mit kaltem Wasser erhöht ist, d. h. mit anderen Worten, dass unter Hydrotherapie die durch den Harn ausgeschiedenen Toxine eine mächtige Förderung erfahren; es ist also klar, dass auf die Weise eine bedeutende Kräftigung der natürlichen Hülfskräfte des Organismus zu Stande kommt.|

Die b a c t e r i c i d e K r a f t d e s B l u t e s ist abhängig von dem Alkalescenzgrade desselben, von seinem Gehalte an rothen und weissen Blutkörperchen und an Hämoglobin.

Durch die grundlegenden Arbeiten von Fodor, Flügge u. A. wissen wir, dass die Säfte des lebenden gesunden Thierkörpers bactericide Eigenschaften besitzen. Fodor wies nach, dass die bactericide Eigenschaft des Blutes mit dem Grade der Alkalescenz steigt und auch Calabrese kam zu dem Resultate, dass der Grad der Alkalescenz an und für sich selbst den wichtigsten Coëfficienten der bactericiden Flüssigkeit abgebe, in dem Sinne, dass das Serum, je mehr es alkalisch ist, um so erhöhtere Grade bactericider Eigenschaften habe.

Nun haben Jaksch und Tassinari gezeigt, das die alkalische Reaction des Blutes bei mit schweren Ernährungstörungen einhergehenden Krankheiten eine erhebliche Verminderung erfährt. Im Thierexperimente wurde von Tassinari beobachtet, dass nach septischer Infection bei einem Kaninchen, die Alkalescenz innerhalb zweier Tage von 3·6 Natron für 1000 ccm Blut auf 1·58 sank.

Es kommt also der Hydrotherapie auch in dieser Richtung eine hohe Bedeutung zu, insofern durch Strasser festgestellt wurde, dass unter dem Einflusse kalter, kräftiger Proceduren die Alkalescenz des Blutes steigt.

Wichtig ist ferner das Verhalten der rothen und weissen Blutkörperchen und des Hämoglobingehaltes bei Infectionskrankheiten. Bezüglich des Letzteren hat Korowitzky (Kiew) wenigstens für Typhus und Pneumonie den Beweis erbracht, dass derselbe während des Fieberstadiums abnimmt, und erst mit eintretender Genesung, bei Pneumonie nach der Krise, wieder zunimmt, ebenso hat er gefunden und Andere haben es bestätigt, dass auch die Zahl der rothen Blutkörperchen im Fieberstadium abnimmt, bezüglich der Leukocyten ist eine Abnahme im Typhus constatirt. Auch diesbezüglich leistet nun die Hydrotherapie grosse Dienste, insofern sie, wie wir ja an anderer Stelle ausführlich aus einander gesetzt haben, den Hämoglobingehalt steigert, die Zahl der rothen und weissen Blutkörperchen im circulirenden Blute mächtig steigert, was nachgewiesen zu haben Winternitz und Rovighi's Verdienst ist.

Mit all diesen wichtigen Thatsachen ist nun die Erklärung gegeben, warum wir die Hydrotherapie als die beste Methode zur Behandlung der Infectionskrankheiten betrachten. Die empirisch längst festgestellte Ueberlegenheit dieser Methode gegenüber anderen Behandlungsarten ist auch von den modernsten pathogenetischen Gesichtspunkten aus begründet.

Welche Methoden stehen nun dem Hydrotherapeuten im Allgemeinen zur Bekämpfung der Infectionskrankheiten zu Gebote?

Die Formen und Methoden, nach denen die Anwendung des Wassers geschah, wechselten ungemein stark. Jeder hatte und hat auch heute noch seine eigene Methode.

Die älteste Methode ist das allgemeine Bad mit lauem Wasser, eine Methode, die in Verbindung mit Bähungen von Hippokrates, Asklepiades, Alexander Tralles, Currie und auch Brandis (Göttingen 1789) geübt wurde. Später kamen die kalten, allgemeinen Abwaschungen ohne nachfolgende Abtrocknung, eventuell mit Anwendung von Luftzug zum Trockenwerden des Körpers in Gebrauch, eine Methode, die von Hahn, Brandis und auch Currie geübt wurde und die da zeigt, dass das Nichtabtrocknen schon lange vor Kneipp geübt wurde. Umschläge und Einwicklungen in nasse Tücher wurden von Hahn, ganz besonders von Priessnitz und seinen Schülern in die Therapie eingeführt. Gewechselte Einpackungen empfiehlt besonders Niemeyer.

Das kalte Wasser als Uebergiessung, als Regendouche wurde zuerst von Dimsdale empfohlen. Sie wurde von Bartels und Jürgensen in Kiel modificirt. Das Wasser, welches eine Temperatur von 21 bis herab zu $+ 4^0$ C hat, fällt in der Dauer von 2—15 Minuten, aus einer Höhe von 20—25 Fuss auf den in der Wanne sitzenden Patienten. Auch in Form von Sturzbädern (der Patient wird in der Wanne mit 10—20 Liter kalten Wassers übergossen) wurden Proceduren von Hahn empfohlen, es ist dies jedoch die eigentliche Currie'sche Behandlungsmethode. Currie stellte mit diesen Bädern wissenschaftliche Versuche an, die sicher als die ersten Versuche zur Begründung des kalten Bades betrachtet werden können. Wir finden auch bei ihm die ersten genauen Vorschriften über die Dauer, die Temperatur und die Zahl der Bäder.

Und nun kommen wir zur Methode Brand's*) in Stettin, der als der Begründer der Typhusbehandlung angesehen werden kann. Seine Methode besteht in nassen Einpackungen, Halbbädern, Begiessungen (auf den Boden der Wanne wird ein Laken gelegt, der Kranke hineingebracht und sogleich einmal und hierauf alle zwei bis drei Minuten wiederholt übergossen, in der Zwischenzeit aber leicht frottirt. Den Schluss bildet ein Uebergruss, der auch bis 8^0 R in der Temperatur herabgehen kann), Begiessung im Vollbade, nasse Abreibung, nasse Umschläge, Waschungen.

Bartels und Jürgensen setzen 1866 an Stelle der früher em-

---

*) 1861. Hydrothorapie d. Typhus. Stettin.

pfohlenen Regendouchen kalte Vollbäder, die sie acht bis zehn Mal in 24 Stunden applicirten.

Liebermeister (Tübingen) empfiehlt abkühlende Halbbäder und zwar wendet er sie zu der Zeit, wenn die Temperatur schon spontan Neigung hat etwas herabzugehen, also vorzugsweise in der Zeit der Nacht etwa von sieben Uhr Abends bis sieben Uhr Morgens an.

Ziemssen führte das allmählich abgekühlte Bad in die Therapie ein. Der Patient wird in das Bad gesetzt, dessen Temperatur um 5—6° niedriger sei als die Körpertemperatur des Patienten, wird darin am Stamm und den Extremitäten fortwährend gerieben. Ganz allmählich und in Pausen lässt man nun kaltes Wasser zufliessen, am besten mittels eines unter der Wasserfläche mündenden Schlauches, bis die Temperatur des Badewassers nach 10—15 Minuten auf ca. 20° C = 16° R erniedrigt ist. Im Ganzen verweilt der Kranke etwa 20—30 Minuten im Bade d. h. so lange, bis sich trotz des Frottirens und trotz der Wellenbewegung lebhaftes Frösteln oder Klapperfrost einstellt. Der Kranke wird dann rasch in das vorher erwärmte Bett gebracht und gut zugedeckt. Die Procedur ist wohl eine mächtige antithermische, aber keine antipyretische, insofern sie wohl die Temperaturen um $1—2^1/_2°$ herabdrücken, jedoch Gefäss- und Nervensystem nicht mächtig genug beeinflussen kann.

Vinaj (Turin) empfiehlt das abgekühlte Bad. Die Vorrichtung zur Verabreichung dieser Procedur besteht aus einer Wanne mit weiter Zufluss- und Abflussöffnung. Zwei Rohre dienen zur Leitung des warmen und kalten Wassers. Der Patient steigt zunächst in die Wanne, in welcher sich 24—36° C Wasser befindet, in diesem Bade verbleibt er zehn Minuten, nach dieser Zeit beginnt man mit der Abkühlung, die mehr oder weniger rasch vorgenommen werden kann. In dem Moment, als der Patient zu frösteln beginnt, lässt man ihn aus dem Bade heraussteigen.

Winternitz und wir seine Schüler wenden in Infectionskrankheiten folgende Proceduren an: Theilwaschungen und Theilabreibungen, Abreibungen, feuchte Einpackungen, Halbbäder, Stammumschläge und erregende Umschläge, endlich Kühlapparate auf Herz, Bauch und Kopf.

Wir werden bei Besprechung der einzelnen Infectionskrankheiten sehen, in welcher Weise unter den von Winternitz empfohlenen Proceduren die Auswahl getroffen werden muss und auf welche Bedingungen es behufs Erzielung günstiger Erfolge ankommt.

Schon jetzt wollen wir jedoch hervorheben, dass es immer auf die rechtzeitige Inangriffnahme einer hydriatischen Behandlung ankommt.

Die Ansicht mancher Kliniker, dass man mit der hydriatischen Antipyrese erst dann beginnen solle, wenn die anderen Behandlungsmethoden keinen Erfolg mehr erzielen lassen, oder „nur" in sehr
schweren Fällen ist so unlogisch, dass auf dieselbe nicht mehr reflectirt
werden muss. Die Statistik lehrt, dass eine rechtzeitige Behandlung
die günstigsten Erfolge erzielen lässt, dass der Verlauf der Erkrankung
unter solchen Umständen ein leichter und dass die Mortalität die
möglichst geringste ist.

a) Typhus abdominalis.

Der Typhus abdominalis war die erste Infectionskrankheit, welche
mit hydriatischen Proceduren behandelt wurde. Wenn auch die zur
Anwendung gekommene Methode, wie wir gesehen haben, zu verschiedenen Zeiten und seitens verschiedener Hydrotherapeuten verschieden waren, so waren doch die Erfolge ganz ausgezeichnete. Ein
Blick auf die Statistik zeigt dies klar und deutlich. So berichtet
Jürgensen:*)

bei exspectativer Behandlung sind in Tübingen gestorben	22·1%/0
bei nicht tadelloser Bäderbehandlung	7·1 „
bei streng methodischer Bäderbehandlung	1·8 „
Brand: bei streng methodischer Bäderbehandlung gestorben	3·5 „
Leichtenstern (Stettin): bei streng methodischer Bäder- behandlung gestorben	5·4 „
Ratjen (Hamburg): bei streng methodischer Bäderbehand- lung gestorben	4·0 „
Drasche (Wien): bei streng methodischer Bäderbehandlung gestorben	9.3 „
In den Vorjahren	16·2 „
Tripier und Bouveret (Lyon): vor der Bäderbehandlung Mortalität	23·0 „
bei der Bäderbehandlung Mortalität	7·5 „
Juhel-Renoy: bei streng methodischer Bäderbehandlung	4·7
bei exspectativer	14.2 „

Interessant sind die Ergebnisse in der Münchener
Garnison.

Von 1841—1860 war bei medicamentöser Behandlung die
Mortalität   21·0 „

---

*) Wir entnehmen die hier folgenden statistischen Daten einer Arbeit Vogl's.

Von 1860—1875 bei theils exspectativer, theils abkühlender
Behandlung   15·2 %
Bei Bäderbehandlung   6·5 „
    In einer späteren Periode wurde die Mortalität auf   4·0 „
herabgedrückt.

Wenn ich noch einige Worte zur Statistik erwähne, so geschieht
dies deshalb, um auch mit statistischen Daten den Nutzen eines frühzeitigen Beginnes der hydriatischen Behandlung zu beweisen.

So hat H a g e n b a c h aus seinen Fällen berechnet, dass, wenn
die Behandlung des Typhus bis zum vierten Erkrankungstage begonnen
werden konnte, die Mortalität nur drei bis vier Procent betrug. Fiel
der Anfang der Wassercur auf den vierten bis elften Tag, so erreichte die Sterblichkeit 13.3 %, bei noch späterem Eintritt in die
Cur bis 28 %. Es lässt sich also mit Bestimmtheit behaupten, dass
die Mortalität um so geringer ausfällt, je früher die Bäderbehandlung
eingeleitet wird.

Am entschiedensten spricht sich R i e g e l *) für den Nutzen des
frühzeitigen Beginnes der Wasserbehandlung bei Typhus aus. Er sagt
hierüber Folgendes: „Wie fast alle Beobachter einstimmig angegeben
haben, ist für den Erfolg der Hydrotherapie der Zeitpunkt, in welchem
der Kranke in die wärmeentziehende Behandlung übernommen wird,
eines der bedeutungsvollsten Momente. Bei jedem einzelnen Falle kann
man sich immer wieder überzeugen, dass die einzelne Erkrankung
um so günstiger und um so rascher ihren Ablauf nimmt, je früher
der Kranke nach hydrotherapeutischen Grundsätzen behandelt wird.
Es kann darum nicht ein Vorwurf gegen diejenigen erhoben werden,
welche bereits in einem Stadium des Typhus von der Hydrotherapie
Anwendung machen, in welchem die Diagnose noch nicht zweifellos
festgestellt ist, da ja aus dieser Methode bei hochgradigem Fieber niemals Gefahren entstehen."

Namentlich der letztere Satz kann nicht nachdrücklich genug betont
werden. Dort, wo man auf eine schöne Typhuscurve weniger als auf
einen milden Verlauf des Typhus reflectirt, wird man auch sicher dieses
durch die Erfahrung sanctionirte Wort beherzigen.

Noch ein Wort über „Typhusrecidiv" unter Wasserbehandlung. Es
wird von mancher Seite die Behauptung aufgestellt, u. A. namentlich
von Z i e m s s e n, dass die Häufigkeit des Typhusrecidivs mit der Durchführung der Hydrotherapie des Typhus und der damit verbundenen
diätetischen Heilmethoden entschieden zugenommen hat. „Das Recidiv

---

*) Deutsch. Arch. f. klin. Medicin 1872, citirt nach Winternitz.

steht zur Mortalität des Typhus im umgekehrten Verhältnisse; je
weniger Todesfälle, um so mehr Recidive." Jedenfalls verdient dieser
Ausspruch eines solch' erfahrenen und gewissenhaften Beobachters
eine volle Berücksichtigung. Ich möchte jedoch mit Rücksicht auf
die Erfahrungen, die uns zu Gebote stehen, diesen Ausspruch einigermaassen einschränken.

So wie es unbedingt geboten erscheint, rechtzeitig die Typhusbehandlung einznleiten, ebenso dringend ist es angezeigt die hydriatische Typhusbehandlung lange genng fortzusetzen.
Die Recidiven, die bei hydriatischer Typhusbehandlung beobachtet
werden, sind znm Theil darauf zurückzuführen, dass die Behandlung
in dem Momente, in dem Entfieberung eingetreten ist, unterbrochen
oder dass sie zn dieser Zeit zn sehr eingeschränkt wird. Die Behandlung ist so lange fortznsetzen, so lange die Temperatur nicht
vollständig zur Norm zurückgekehrt ist und bis sie sich einige
Tage auf normaler Höhe erhält. Es rächt sich auch hier der alte
Fehler, der darin besteht, dass die Typhusbehandlung nnr von der
Höhe der Temperatur abhängig gemacht wird. Uebrigens ist es bekannt, dass bei jeder Behandlungsmethode Recidiven auftreten und
zwar wie Cnrschmann nachgewiesen, in einem Verhältnisse, welches
zwischen 1·4 und 17 % schwankt. Man hat gar keinen Anhaltspnnkt
anznnehmen, dass die Hydrotherapie häufigere Recidiven verschulde,
als irgend eine andere Methode.

Wir haben oben hervorgehoben, dass man· mit den verschiedensten
Proceduren sein Auslangen findet, vorausgesetzt, dass der thermische
und mechanische Reiz entsprechend der zu erfüllenden Indication,
dosirt wird. Dennoch wird man gut thun, die hydriatische Behandlung
des Typhus abdominalis mit einer ganz bestimmten Procedur und zwar
mit der Theilwaschung einzuleiten.

Mit Hnlfe der Theilwaschnng überzeugt man sich, was zunächst
am allerwichtigsten ist, von der Erregbarkeit der Gefässnerven, der
Herzkraft, der Intensität des fieberhaften Processes. Die Theilwaschung
wird mit einem Worte als reactionsprnfende Procedur angewendet, sie
giebt uns den Fingerzeig, wie die weitere oder eigentliche Behandlung
vorgenommen werden soll.

Auf die Temperaturverhältnisse hat die Theilwaschung wohl keinen
besonderen Einfluss, es sei denn, dass sie an ein nnd derselben Körperpartie wiederholt vorgenommen wird, sie hat aber alle Consequenzen
des thermischen Nervenreizes, der, wie ja besprochen, von grosser
Wichtigkeit ist. Ich hebe nochmals hervor, dass die Theilwaschung
wichtige Anhaltspunkte für die Beurtheilung des Processes und für

das weitere therapeutische Verhalten bietet. Bleibt nach der Theilwaschung die Haut blass und kalt, die Temperatur im Körperinnern sehr hoch, so werden wir meist mit höheren Temperaturen, länger dauernden Bädern, kräftigen mechanischen Eingriffen die weitere Antipyrese zu erzielen bemüht sein.

Zeigt nach der Waschung die Haut areolar-cyanotische Injection, ist die Temperatur der Haut sehr niedrig, das Körperinnere sehr hoch temperirt, so darf man auf Wärmeretention, Herzschwäche, drohenden Collaps schliessen. Hier muss man der Peripherie Wärme zuführen, dem Stamme solche entziehen und nur kurze, flüchtige aber intensive thermische und mechauische Reize anwenden.

Trockene Erwärmung der Extremitäten mit gleichzeitigen Stammumschlägen, flüchtige Begiessuugen mit kräftiger Friction werden hier ihre Anzeige finden. In solchen Fällen wird man, wie in dem früher genannten Falle, wiederholt Theilwaschungen vornehmen müssen, um auf die Weise, ferner durch ein- bis zweimalige Anwendung des Herzschlauches für je eine Stunde die Herzkraft zu bessern, und günstigere Reactionsverhältnisse anzustreben.

Hat man dies erreicht, wird die Haut nach der Theilwaschung lebhaft injicirt (rosaroth), erwärmt sich der Patient am ganzen Körper rasch und gleichmässig, besteht kein besonderes Missverhältniss zwischen Temperatur in der Achselhöhle und der im Rectum, so geht man zu den Halbbädern über.

Was die Wahl der Temperaturen zu den Bädern anbelangt, so wird diesbezüglich sehr viel gefehlt. Entweder es wird zu kalt oder zu warm gebadet. Am zweckmässigsten ist es, im Beginne 24—22° R zu wählen. Hier ist es Hauptaufgabe, auf eine gleichmässige Erweiterung der Gefässe zu achten. Es wäre müssig, hier nochmals auf die Gründe dieser Regel näher einzugehen, es ist auch überflüssig, nochmals hervorzuheben, dass mit dem thermischen Reize ein kräftiger mechanischer Reiz verbunden werden muss. Es wurde dies bereits an mehreren Orten besprochen und können wir uns hier auf das bereits Gesagte berufen.

Nicht unerwähnt soll hier bleiben, dass ein zweiter Frost im Bade nicht abgewartet werden darf. Der Patient muss im Bade, wenn nöthig, auch von zwei Badedienern, kräftig frottirt und übergossen werden und aus dem Bade entfernt werden, noch bevor es etwa zu einer Cyanose auf der Haut gekommen ist. Oft ist es natürlich nicht im vorhinein zu bestimmen, wann Frost eintritt, oft bekommen die Patienten im Bade trotz kräftiger mechanischer Friction Cyanose, ja sogar Collaps. Solche Fälle werden verhütet dadurch, dass dem Patienten vor dem

Bade Milch mit etwas Cognac verabreicht wird. Tritt dennoch während des Bades Collaps oder auch nur Cyanose auf, dann darf der Patient nicht etwa aus dem Bade gehoben werden. Durch eine kräftige auf den Nacken gerichtete kalte Uebergiessung, während welcher die Frictionen fortgesetzt werden müssen, wird die Innervation und Circulation gebessert, Cyanose und Collaps beseitigt.

Bezüglich der Dauer des einzelnen Bades lassen sich nach dem Gesagten keine allgemein gültigen Gesetze aufstellen. Wo es auf einen kräftigen Nervenreiz ankommt, wo es ferner gilt, die Circulation zu bessern, wo die Einflussnahme auf die Temperaturverhältnisse durch Innervations- und Circulationsstörungen mehr in den Hintergrund gedrängt wird, dort wird man mit kälteren und kürzer dauernden Proceduren etwa fünf bis acht Minuten vorgehen müssen; wo es sich jedoch darum handelt, die Temperaturherabsetzung für längere Zeit zu erzielen, dort wird man eine höhere Anfangstemperatur des Badewassers, etwa 25 ⁰ R, wählen, wird mit der Temperatur allmählich herabgehen und das Bad möglichst lange dauern lassen. Ich verweise hier übrigens auf die im allgemeinen Theile besprochenen Reactionsgesetze, die ja namentlich für die Behandlung fieberhafter Erkrankungen von grosser Wichtigkeit sind.

Was nun die Zahl der täglich zu verabreichenden Bäder anbelangt, so hat die Hydrotherapie diesbezüglich mannigfache Wandlungen durchgemacht. Früher galt das Gesetz, den Patienten zu baden, so oft die Temperatur 39 oder 39·5 ⁰ überschritten hat, und es wurden dementsprechend bis zu 12, ja oft 16 Bäder täglich gegeben. Heute ist man längst davon abgekommen, sein Handeln nur von den Temperaturen abhängig zu machen. Man richtet sich wohl nach den Temperaturen, hauptsächlich jedoch nach den Innervations- und Circulationsverhältnissen. Das Wiedererscheinen eines hochgradigen Dicrotismus der Pulswelle, die grosse Steigerung der Pulsfrequenz, ungleichmässige Wärmevertheilung, Coma etc. sind viel wichtigere Anhaltspunkte für die Wiederholung der Procedur.

Die Gesammtzahl der Bäder in 24 Stunden schwankt nach der Schwere des Falles; es können zwei bis sechs Bäder nothwendig sein. Bezüglich der Temperatur des Patienten soll man sich vor Augen halten, dass dann gebadet werden soll, wenn diese 39·5 ⁰ überschreitet, es kann jedoch die Indication bestehen, auch schon früher, unabhängig von der Höhe der Temperatur, die Procedur zu wiederholen, wenn, wie gesagt, die Innervation und Circulation es erheischen.

Liebermeister empfiehlt die Bäder zur Zeit der Remission der Tagestemperatur zu verabreichen und auch v. Ziemssen lässt

Morgens zwischen drei und neun Uhr, Mittags zwischen zwölf und zwei
Uhr, Abends nach neun Uhr und Nachts zwischen zehn und zwölf Uhr
baden. Wenn man bedenkt, dass, wie ja zum Ueberflusse hervorgehoben wurde, die Temperatur nur dann eine Indication zur Wiederholung des Bades bietet, wenn sie 39·5 überschritten hat, wenn man
ferner bedenkt, dass die Resistenz der Temperatur gegenüber thermischen Eingriffen so ziemlich immer dieselbe ist, wenn man ferner
bedenkt, wie wichtig es ist, dass der Patient ruhige Nächte verbringen
soll, dass er vor Allem einen ungestörten Schlaf benöthigt, dann wird
man mit der Zeiteintheilung der genannten Autoren nicht einverstanden
sein können. Ich bin entschieden der Ansicht, dass das letzte Bad
Abends zwischen neun und zehn Uhr gegeben werden soll; nur wenn
besondere Ereignisse, wie oben hervorgehoben, es erheischen, dann soll
auch des Nachts die Procedur wiederholt werden. Eine bestimmte
Zeitangabe für die Wiederholung der Bäder, wie v. Ziemssen her-
vorhebt, ist absolut unzulässig. Ich will auch darüber nichts mehr
erwähnen.

Die Verabreichung zahlreicher Bäder wird von bedeutenden Hydrotherapeuten auch heute noch empfohlen, wie z. B. von Vogl und
Baruch (New-York). Hören wir, was Winternitz und Strasser
über das häufige Baden sagen: Es ist gewiss ein Missgriff, zu oft und
zu kalt zu baden. Der Erfolg des häufigen Badens ist zunächst der-
jenige, dass eine Summe nervöser Störungen auftritt. Die nach der
alten Auffassung sogenannte Febris nervosa stupida des Patienten wird
in die Febris nervosa versatilis übergeführt. Der Kranke befindet sich
in einem Zustande nervöser Erregung. Aber nicht nur die nervösen
Symptome sind auffallend, sondern ebenso auffallend ist, dass, je mehr
die Bäder gehäuft werden, um so weniger die Temperatur herabgedrückt werden kann. Es wirkt jedes Bad als Reiz für das gesammte
Nervensystem und wirkt auch als Reiz für die wärmebildenden Organe.
Häuft man die Reize dadurch, dass man zu oft badet oder zu niedrige
Temperaturen nimmt, so steigert man auch die Reaction, und es kann
durch den allzu starken und häufigen Reiz zu einer Krise, zu einer
kritischen Temperatursteigerung kommen. Ich wiederhole es daher
nochmals, dass Relaxation in dem Gefässsysteme, Depressionserscheinungen von Seiten des Nervensystems, Benommenheit des Sensoriums, Athmungsunregelmässigkeiten unter allen Umständen wesentlich
wichtiger sind, als eine hohe Temperatur.

Durch ein entsprechend verabreichtes Bad gelingt es gewöhnlich,
die Temperatur um 1—1·5 ° herabzudrücken. Durch unmittelbar nach
dem Halbbade applicirte Stammumschläge, die stündlich ge-

wechselt werden, gelingt es auch gewöhnlich, die Temperaturen durch mehrere Stunden auf dem erreichten Niveau zu erhalten. Bei consequenter Durchführung dieser Methode ist es selten nöthig, selbst bei den schwersten Fieberformen, mehr als fünf bis sechs Bäder in 24 Stunden anzuwenden.

Die Anwendung der Stammumschläge ist für sich selbst in jenen Fällen noch anwendbar, wo wegen bestimmter Complication, wie etwa Darmblutungen, das Fieber nicht durch andere hydriatische Manipulationen gemässigt werden kann. Den weiteren Nutzen solcher Umschläge hat man wiederholt zu erfahren Gelegenheit bei Diarrhöen und Meteorismen.

Eine Procedur, die bei Typhus noch zur Anwendung kommt, allerdings viel seltener wie die Halbbäder, ist die feuchte Einpackung und zwar als gewechselte feuchte Einpackung. Sie ist indicirt bei sehr beschleunigter Herzaction und bei hochgradigen Erregungszuständen. Ueberall, wo schonend verfahren werden soll, bei hochgradiger Anämie, wo die Wärme nur allmählich entzogen werden soll, wo die Haut brennend heiss und trocken, wo selbst durch sehr energische Frictionen keine lebhafte Röthung derselben erzielt werden kann, endlich, wo die Mittel zu anderen Proceduren fehlen, wird man das Fieber mit grösstem Nutzen durch die methodisch gewechselten Einpackungen wirksam bekämpfen. Nur bei tief gesunkener Herzkraft, bei schweren Störungen des Bewusstseins, wo tiefe Inspirationen ausgelöst werden sollen, werden die feuchten, beruhigenden Einpackungen contraindicirt sein.

Die Wirkung allgemeiner Proceduren wird wesentlich unterstützt durch einige locale Anwendungsformen. Vor Allem ist es der Herzschlauch, dessen Anwendung nicht dringend genug empfohlen werden kann.

Es wurden die Gefahren, welche dem Patienten von Seite des Herzens drohen, gebührend gewürdigt, und es ist sicher keine Uebertreibung, wenn behauptet wird, dass die Herzparalyse im Typhus die drohendste Gefahr für den Patienten ist. Von der ersten Stunde an bis zur vollendeten Entfieberung ist die Aufrechterhaltung der Herzthätigkeit das Ziel einer rationellen Therapie. Dass die Bäder das Herz dauernd tonisiren, kann als bekannt vorausgesetzt werden. Das Herz arbeitet kräftig und langsam, die Circulationswiderstände in der Peripherie werden durch Tonisirung und Erweiterung der Gefässe beseitigt, die Gefässe selbst nehmen an der Circulation lebhaften Antheil. Und doch ist es angezeigt, gleich von vornherein den Herzschlauch zu appliciren. Der Herzschlauch ist ein Prophylacticum gegen Collaps. Man wende ihn täglich durch ein bis zwei Stunden an, es ist aber auch ein wirksames Agens zur Bekämpfung der bereits eingetretenen Herzschwäche, wirksamer als die so sehr beliebten Alkoholica in grossen Dosen.

Ich habe Gelegenheit gehabt, Typhuskranke in Behandlung zu bekommen, die sich in der dritten Woche des Typhus befanden und bei denen die Herzschwäche das prävalirende Symptom war. In solchen Fällen betrachtete ich die Bekämpfung dieses Symptoms als die Hauptaufgabe der Therapie und es gelang mir auch durch consequente, oft zwei bis drei Tage dauernde ununterbrochene Anwendung des Herzschlauches, die Herzschwäche zu beseitigen.

Es giebt Fälle, bei denen die Anwendung allgemeiner Proceduren mit Rücksicht auf die bestehende Herzschwäche, auf die drohende Gefahr eines Herzcollapses contraindicirt ist. Es ist bekannt, dass die allgemeinen Proceduren eine reflectorische Contraction sämmtlicher Capillaren der Körperoberfläche bewirken, womit eine Fluxion grosser Blutmengen zum Herzen zusammenhängt; sie dauert bis zur Lösung der peripheren Gefässcontraction und muss für diese kurze Dauer durch die Reservekraft des Herzens gebannt werden; ein intactes Herz ist dieser Aufgabe gewachsen. Es kommt jedoch leider häufig genug vor, dass die hydriatische Behandlung des Patienten erst zu einer Zeit in Angriff genommen wird, wenn die Herzthätigkeit bereits bedeutend geschwächt ist, ja oft erst dann, wenn Collapse eingetreten sind. Kälte an der Peripherie, Cyanose an den Extremitäten, areolare Injection an verschiedenen Hautstellen kleiner, fadenförmiger, kaum zählbarer Puls, und mannigfache Störungen zumeist schon hypostatische Pneumonien charakterisiren das Krankheitsbild. Hier ist der Herzschlauch oft das einzige Mittel, welches noch von Erfolg begleitet ist. Erst wenn die Herzaction kräftiger, die Pulsfrequenz verlangsamt, wenigstens zählbar ist, die Cyanose geschwunden ist, geht man zu allgemeinen Proceduren und zwar zunächst zu Theilwaschungen über.

Von acht Typhusfällen, die ich in der zweiten bis dritten Woche in Behandlung bekam und bei welchen die Herzthätigkeit eine solche, wie eben beschrieben, war, habe ich es gewiss nur der sorgfältigen Anwendung des Herzschlauches zu verdanken, dass mir kein einziger starb. Freilich ist die Behandlung eine aufreibende, jedoch ungemein dankbare.

Dass man dabei auch von Alkoholicis mässigen Gebrauch machen muss, ist selbstverständlich.

Zum Herzschlauch verwendet man gewöhnlich ganz kaltes Wasser. Die Patienten klagen selten über unangenehme Empfindungen.

Weitere Berücksichtigung verdienen die Symptome von Seite des Centralnervensystems, Sopor, Coma, Delirien, Erregbarkeit etc. Im Allgemeinen werden diese durch die erwähnten Allgemeinproceduren wirksam bekämpft, und man beobachtet die erwähnten Symptome auch selten bei einem Patienten, der von vornherein hydriatisch behandelt wird.

Das ist ja das Charakteristische der hydriatischen Typhusbehandlung, dass der Typhus bei derselben seines schweren Charakters entkleidet, dass, wie manche Schriftsteller sich klassisch ausdrücken, dem Typhus das Typhöse benommen wird. Hat man jedoch das Unglück, benommene Patienten in Behandlung zu bekommen, so wird schon nach einem regelrecht verabreichten Bade das Sensorium frei werden, die Besinnlichkeit wiederkehren. Während der Verabreichung des Halbbades werden dem Patienten einige Kübel des zum Halbbade benützten Wassers auf den Kopf gegossen, jedoch nicht direct, sondern so, dass der Badediener die Hand auf den Kopf des Patienten legt, und ich habe oft genug gesehen, dass der total benommene Patient schon nach den ersten Frictionen und Uebergiessungen im Halbbade zunächst Abwehrbewegungen macht, dass sein Sensorium allmählich frei wird und dass er anfängt, sich selbst zu reiben. Das Freiwerden des Sensoriums erfolgt nach der Entfernung aus dem Bade vollkommen.

Zur Unterstützung dieses Verfahrens bei hochgradiger Benommenheit oder auch nur bei subjectiven Klagen dient der Kopfkühlapparat, der, wie aus dem Allgemeinen Theil erinnerlich, lange Zeit angewendet und bei dem mit den Temperaturen ein- und ausgeschlichen werden muss.

Bei Darmblutungen werden, wie erwähnt, Stammumschläge eventuell in Verbindung mit dem Kühlapparat auf das Abdomen angewendet. In solchen Fällen muss jede mit mechanischen Actionen verbundene Procedur ausgesetzt werden.

Bei hypostatischen Pneumonien werden Kreuzbinden in Verbindung mit dem Herzschlauch indicirt sein. Diese, sowie Decubitus sind keine Contraindication für allgemeine Behandlung, ja im Gegentheil, die Heilung dieser Complicationen wird durch die letztere beschleunigt.

Ich halte es nicht für nöthig, hier auch noch auf die hygienisch-diätetische Seite der Behandlung einzugehen, ebenso betrachte ich es nicht als meine Aufgabe, auf die combinirte Anwendung hydriatischer Proceduren mit einzelnen Medicamenten zu reflectiren. Dass wir Hydrotherapeuten die Anwendung einzelner Medicamente dort, wo sie unbedingt zur Unterstützung der Hydrotherapie herangezogen werden müssen, nicht perhorresciren, ist klar.

Ich theile hier noch mit, dass von D e b o v e in Paris die Idee stammt, den Typhuskranken systematisch grosse Mengen Wassers trinken zu lassen, um eine intensive Durchschwemmung des Organismus zu erzielen und eine gefährliche Ansammlung von Ptomainen im Körper zu verhindern. Für den Herzmuskel droht durch die Resorption grosser Flüssigkeitsmengen, sofern sie nur in passenden Intervallen eingeführt werden, keine Gefahr, es scheint vielmehr daraus, dass die Blutmenge nicht verringert wird, eine Anregung für seine Action zu resultiren. Ebenso wird ohne Zweifel die Thätigkeit der Leber und der Nieren gesteigert und die Temperatur durch die vermehrte Wasserabgabe herabgesetzt.

Ich kann dieses Capitel nicht schliessen, ohne auf die T e m p e r a t u r m e s s u n g mit einigen Worten einzugehen.

Man findet immer noch vielfach, dass die praktischen Aerzte sich mit Achselhöhlenmessungen begnügen, ohne zu bedenken, dass hierbei die grössten Fehler vorkommen können. Von der Unverlässlichkeit der Achselhöhlenmessungen kann man sich überzeugen, wenn man vergleichende Messungen im Rectum oder in der Vagina vornimmt. Oft bestehen Differenzen von zwei bis drei Grad, was doch weder für die Beurtheilung des Processes, noch für die Therapie gleichgültig sein kann.

Ich beobachte die Regel, bei fieberhaften Patienten sowohl Temperaturmessungen im Rectum als auch in der Achselhöhle vorzunehmen, weil namentlich bei Typhösen sehr häufig Wärmeretention zu beobachten ist, die für die Indicationsstellung von entscheidender Wichtigkeit ist.

b) Malaria.

Die hydriatische Behandlung des Wechselfiebers wurde zuerst von C u r r i e (1807) geübt. Seine Methode bestand in Uebergiessungen mit kaltem Wasser im Hitzestadium. Vor dem Anfalle empfahl er Sturzbäder, welche, eine Stunde vor dem Anfalle verabfolgt, den Paroxysmus verhüteten. Auch P r i e s s n i t z behandelte Wechselfieber hydriatisch, doch mit wenig Erfolg. Günstige Erfolge erzielte F i s c h - h o f in Budapest, der selbst bei perniciöser Form keinen Misserfolg hatte. Er verwendete unmittelbar vor dem Anfalle kalte Sitzbäder mit Rückenwaschungen und liess auch an den fieberfreien Tagen die Procedur ausführen. Die besten Erfolge hatte F l e u r y mit k a l t e n D o u c h e n, die $^1/_4$—$^1/_2$ Stunde vor dem Anfalle applicirt und mit

einer 12 — 14⁰ Strahldouche auf die Milzgegend combinirt, die
Anfälle coupirten. Auch Malariakachexien behandelte er mit Erfolg.
Fleury fand viele Nachahmer, die mit denselben Proceduren ebenso
günstige Erfolge erzielten. Ich nenne Bequerel, Collin, Chau-
tard, Dauvergne.

In den sechziger Jahren war es Winternitz, der für die hydriatische Behandlung der Malaria eintrat. Von da an mehren sich die
klinischen Beobachtungen und die Publicationen, die theilweise auch
schon Erklärungen über die Art und Weise, in welcher die Wirkung
des kalten Wassers erfolge, enthalten. Namentlich Fodor, Strasser,
Fischer, Glax, Ziegelroth beschäftigten sich eingehend mit der
Malaria in interessanten und grundlegenden Arbeiten.

Die beste Behandlung der Malaria besteht, nach den überein-
stimmenden Angaben aller Autoren in der Application einer kalten,
mit kräftigem thermischem Reiz verbundenen Procedur, wobei es
gleichgültig ist, in welcher Form die Application geschieht. Als wichtigste Aufgabe wird jedoch der Eintritt einer guten Reaction betrachtet.
Dort, wo die Reaction ausbleibt, bleibt auch der Erfolg aus. Mit der
mächtig erregenden Procedur, die also beliebig gewählt werden kann,
soll zweckmässig eine Fächerdouche auf die Milzgegend verbunden
werden. Mosler führte den Nachweis, dass durch den thermischen
und mechanischen Reiz eines Wasserstrahls eine Milzverkleinerung zu
Stande komme. Er hat bei einem Intermittenskranken im Beginne
des Froststadiums durch Anwendung einer einzigen Milzdouche in der
Dauer einer Minute die Ausdehnung der Milzdämpfung in der Längs-
richtung um 4 cm, in der Querrichtung um 3 cm verkleinert. Dabei
ging die Mastdarmtemperatur rasch um 1⁰ C in die Höhe, was nach
Winternitz leicht, durch die auf eine locale Kälteapplication folgende
reflectorische Contraction der Hautgefässe des ganzen Körpers und
die dadurch bedingte Blutüberfüllung der Innenorgane zu erklären ist.
Es empfiehlt sich daher auch aus diesem Grunde, der localen Milzdouche eine allgemeine Procedur vorauszuschicken, welche eine Erweiterung der Hautgefässe, eine Hauthyperämie hervorruft (Fodor).
Fodor hat übrigens auch gesehen, dass selbst ohne Localdouche die
Milzschwellung sich zurückbildete, während in manchen Fällen, trotz
der Milzdouche die Milz sich vergrösserte. Hier sind allerdings die
Douchen nicht in der vorschriftsmässigen Zeit applicirt worden.

Die Hauptaufgabe der Therapeuten liegt in der richtigen Zeit-
bestimmung und in der Hervorrufung einer guten Reaction. Je kürzer
das Intervall zwischen der Procedur und dem zu erwartenden Frost
ist, um so sicherer ist der Erfolg.

Wie sehr die Erzielung einer lebhaften Reaction unerlässlich zur
Erreichung eines günstigen Erfolges ist, geht aus den ausgezeichneten
Auseinandersetzungen W i n t e r n i t z hervor.

„Wird der Krankheitskeim rechtzeitig in seiner Entwicklung gestört, durch mächtige Contraction der Milz in die venöse Blutbahn
geworfen, hier von dem bactericiden Serum umspült, mit den Phago-
cyten durchmischt, vielleicht, wie es von verschiedenen Seiten vermuthet wird, in der Leber oder durch die thermisch gesteigerte Oxydation vernichtet, ehe er seine toxischen Wirkungen voll zu entfalten
vermochte, so wäre die Coupirung des Anfalles denkbar. Dann wäre
es auch verständlich, dass oft eine einzige Cur, wie es von vielen
Seiten beschrieben wurde, ein Wechselfieber zu beheben vermag. Dabei
erklärt es sich aber auch, dass, sobald der wichtigste Erfolg der Cur,
die Reaction, fehlt, auch jeder Heileffect ausbleibt.“

Was die zur Verwendung kommenden Proceduren anlangt, so bestehen diese in kalten, kräftigen Regenbädern, feuchten in groben
Laken vorgenommenen Abreibungen eventuell in Verbindung mit Lakenbädern, kalten Sitzbädern von zehn Minuten Dauer, kalten Vollbädern,
Tauchbädern etc.

Die Behandlung muss fortgesetzt werden, bis auch die Blutbeschaffenheit, die Verdauung, die Circulation wiederhergestellt ist,
kurz jedes Zeichen der Kachexie geschwunden ist.

Auf welche Weise die Wirkung zu Stande kommt, hierüber bestehen mehrere Theorien.

Sehr geistreich erklärt S t r a s s e r die Wirkung der hydriatischen
Proceduren in folgender Weise:

„Um der Einwirkung der hydriatischen Behandlung eine Erklärung
zu geben, muss ich die Biologie des Plasmodiums und die Blutbefunde
vor, während und nach einem Fieberparoxysmus zu Hülfe nehmen.

„In der apyretischen Zeit findet man bekanntlich im Blute keine
Plasmodien, erst kurze Zeit vor dem Anfalle oder zu Anfang desselben
finden wir sie, wie sie in den rothen Blutzellen sitzen und amöboide
Bewegungen zeigen. Ist nun die vergrösserte Milz etwa das Reservoir,
in welchem sich das Miasma vor seinem Austritte in das Blut auf-
hält, wie es vielfach vermuthet wird, oder nicht, das ist für die weitere
Folge des einzelnen Anfalles von untergeordneter Bedeutung, ebenso
die Frage, ob der Parasit ektoglobulär in die Blutbahn gelangt und
erst dort eine rothe Blutzelle befällt, oder ob er schon in der Zelle
heraustritt. Der Parasit entwickelt sich in der Blutzelle, und sobald
er vollständig entwickelt ist, wird der Fieberanfall ausgelöst, auf welche
Weise, ist bisher noch vollständig räthselhaft.

„Das Hämoglobin der rothen Blutkörperchen ist untergegangen und in Melanin verwandelt; gegen Ende des Anfalles gehen die befallenen Blutzellen selbst zu Grunde, und wir finden in den Blutpräparaten wenig frei schwimmende Melaninkörnchen, die meisten sind in die Leukocyten aufgenommen und bilden in denselben Pigmentgruppen.

„Es besteht demnach der natürliche Ablauf des Paroxysmus im Austreten des Parasiten in die Blutbahn, im Wachsthum des Parasiten, Zerfall des Trägers, Zerfall des Parasiten unter theilweiser Aufnahme der Zerfallsproducte durch Leukocyten.

„Nichts wäre nun einfacher, als zur Erklärung der Heilswirkung hydriatischer Maassnahmen bei Malaria die durch dieselben erzeugte Leukocytose als Phagocytose herbeizuziehen. Und einen Theil der Wirkung stelle ich mir auch in dieser Weise vor, doch nicht den ersten, sondern den letzten Theil. Die Leukocyten nehmen nur frei schwimmende Körnchen auf, also würde eine einfache Leukocytose als Phagocytose nur zu einer Zeit als bedeutender Factor in Betracht kommen, wenn die Körnchen ihr Haus, die Zelle, nach dessen Zerfall verlassen haben, und dies geschieht immer in weit vorgeschrittener Zeit des Froststadiums. Hier weise ich auf die erste hier anscheinend sehr bedeutende Wirkung der peripheren thermischen Reize hin, nämlich auf den Zerfall der rothen Blutzellen.

„R o v i g h i hat schon nach seinen Thierexperimenten die Vermuthung ausgesprochen, dass bei Kältereizen auf die Haut rothe Blutzellen zerfallen; und die Erscheinung einer Vermehrung der Phosphorausscheidung bis zu 25 $^0/_0$, welche ich bei meinen Stoffwechseluntersuchungen im N-Gleichgewichte nach Kältereizen auf die Haut gefunden habe, drängte mich zu der Annahme des Zerfalles der rothen Blutzellen. Kann ich also die rothen Blutzellen zum Zerfalle bringen, bevor der Fieberanfall ausgelöst werden kann, so habe ich nur den natürlichen Ablauf ungeheuer beschleunigt. Auch der Umstand, dass die hydriatische Therapie n u r dann von Erfolg ist, wenn sie knapp vor dem Anfalle angewendet wird, bestärkt mich in der Ansicht, denn in der Zeit vor dem Anfalle sind die Parasiten schon gross gewachsen, das Hämoglobin der Zellen ist längst verzehrt, und die Zelle selbst ist dem Zerfalle so nahe, dass sie einer Attaque jedenfalls viel weniger Widerstand leisten kann, wie eine von einem Plasmodium nicht befallene Zelle. Ich weiss es nicht, ob das Plasmodium zur Entfaltung seiner Wirksamkeit die Zelle unbedingt nöthig hat oder nicht, es scheint dies der Fall zu sein; in diesem Falle ist demselben der Boden seiner Wirksamkeit entzogen, und ich lege daher bei der hydriatischen Behandlung das Hauptgewicht der Wirkungsweise auf die Zerstörung der parasitentragenden rothen Blutzellen; in welcher Weise etwa die Phagocytose auf die herausgeschleuderten Körnchen wirkt, ist Gegenstand weiterer Combination und fällt mit der Wirkungsweise der Phagocytose bei anderen Infectionskrankheiten vollkommen zusammen. Ich will die Möglichkeit einer Phagocytenwirkung entschieden zugeben."

Zur Erklärung der Dauerwirkung muss die Wirkung auf die Milz herangezogen werden.

Bei energischen Contractionen der Milz unter dem Einflusse thermischer Reize werden die Infectionskeime in die Blutbahn geschleudert, wo sie unter der kräftig gesteigerten Oxydation der Gewebe bei thermischen Reizen, vielleicht durch Phagocytenwirkung ihren Untergang finden.

Die Wirkung der hydrotherapeutischen Behandlungsweise fällt bei Malariabehandlung mit ihrer Wirkung bei den meisten sonstigen Infectionskrankheiten zusammen, sie besteht in der gewaltigen Unterstützung des Organismus in seiner Selbsthülfe gegen die Krankheiten und deren Ursachen.

Mit der Anwendung w a r m e r B ä d e r muss sehr vorsichtig vorgegangen werden, so lange Neigung zu Fieberparoxysmen besteht.

F a z i o und Professor G l a x haben nämlich die interessante Beobachtung gemacht, dass warme Bäder den chronischen Formen der Malaria schweren und perniciösen Character verleihen und dass diesen Bädern ein provocatorischer Einfluss auf selbst lange Zeit hindurch schleichende Malaria zukommt.

Sehr schwierig gestaltet sich die Behandlung der M a l a r i a - k a c h e x i e, schwieriger oft als die der Malaria selbst. Ich will hier natürlich absehen von denjenigen Fällen, welche möglicherweise als Chininkachexien aufzufassen sind, da ja bekanntlich in sehr vielen Malariagegenden die Bevölkerung, ohne ärztlichen Rath in Anspruch zu nehmen, zur Zeit der Malaria und ihrer Recidiven, aber auch in anfallsfreien Zeiten, gewohnheitsgemäss, in jährlich ein bis zweimal sich wiederholenden Perioden grösserer Mengen Chinin nimmt, was gewiss oft genug zu schwerer Schädigung in der Blutbildung und zu anderen schweren Ernährungsstörungen führt.

Am häufigsten finden sich die anämischen Formen, welche hydriatisch wohl nach den bei der Anämie gegebenen Vorschriften zu behandeln sind. Wir dürfen jedoch bei diesen Patienten, ebenso wie bei den anderen, sehr herabgekommenen, mit nicht näher präcisirbaren schweren Ernährungsstörungen behafteten Patienten nicht vergessen, dass diese Kachexien von einer Art chronischer Intoxiçation herrühren. Damit ist uns eine gewisse Directive zur Behandlung, und zwar im Sinne der Elimination der Toxine gegeben. Auf welche Weise dies geschieht, lässt sich wohl leicht combiniren. Der Vorschlag von Ziegelroth, die Patienten periodisch schwitzen zu lassen, ist jedenfalls zu acceptiren.

c) Cholera asiatica und Cholera nostras.

Wie ein rother Faden zieht. sich durch die gesammte Litteratur der hydriatischen Behandlung der Cholera die Frage: Warm- oder Kaltwasserbehandlung? Ich will vorerst an der Hand der Geschichte den Nachweis erbringen, dass das bisher best bewährte Verfahren die Kaltwasserbehandlung sei.

Die möglichst schnelle Erwärmung des Cholerakranken wird als erstes Gebot der Therapie hingestellt. Diese wird jedoch durch warme Proceduren am allerwenigsten erzielt. Darüber äussert sich schon J. Casper (1832). Derselbe erzählt, wie energisch sich das natürliche Gefühl des Kranken gegen die Anwendung der Wärme sträubte. Kranke, die nicht asphyktisch gelähmt dalagen, vielmehr an den verhältnissmässig leichteren Formen litten, klagten über die ihnen in allen Fällen höchst widrige Hitze, sie meinten, sie verbrennen sich, die Respiration wurde beengter, sie baten, man möchte mit der Anwendung des Mittels innehalten. Solche Kranke dagegen, die als lebende Cadaver, asphyktisch, pulslos, und wenn auch nicht ohne Besinnung, doch gewissermaassen ohne Gefühl hingestreckt dalagen, bei denen ausser der fortdauernden kurzen Atmung kein Lebenszeichen mehr rege war, ja die nicht einmal das glühende Verlangen der Cholerakranken nach Getränk mehr äusserten, solche Patienten gaben durch unwilliges Verziehen der Gesichtsmuskeln, Aufstöhnen etc· deutlich genug zu erkennen, dass ihnen die in Anwendung gezogene Procedur, das Dampfbad, höchst unangenehm war.

Auch Reich (Berlin 1831) spricht sich gegen Dunstdampfbäder und Erwärmungsmittel aus.

Zink (Wien 1832) hat die Choleraepidemie in Wien verfolgt und stellte folgende Betrachtung an: Die Meinung, dass man bei der Cholera nicht zu viel thun könne, um durch erregende Arzneien, warme Getränke, Bedeckung, Reiben mit geistigen Mitteln, Dunstbäder, trockene Hitze etc. den Schweiss hervorzurufen und zu unterhalten, hatte sich durch höchst unheilkundige Rathgeber aus ferneren Gegenden so

allgemein im hiesigen Publicum verbreitet, dass eine verständige
ärztliche Abmahnung davon am Anfange derselben selten Gehör fand.

Selbst Autoren, die im Anfange die Wärme anwandten, verliessen
dieselbe bald wieder. Die heissen Wasserdämpfe, schreibt R o m b e r g
(1832), mochten, was ich leider zu vermuthen Grund habe, den un-
glücklichen Ausgang in vielen Fällen befördert haben. Ich habe deshalb ihren Gebrauch gänzlich aufgegeben und hoffe und wünsche, dass
den Ländern, welche die Cholera auf ihrem Zuge noch berühren wird,
unsere Erfahrung fromme und der unglückliche Wahn von einer mittels
Schweiss zu bewirkenden Krisis nicht neue Opfer durch Dampfbäder
fordern möge.

Die Anwendung der Wärme in Form von Dampfbädern, heissen
Bädern etc. fand doch auch ihre Lobredner. Dieser verschwindend
kleinen Zahl von übrigens auch nur bedingungsweisen Anpreisern des
warmen Wassers steht jedoch eine Legion von Anderen gegenüber, die
das Heil des Kranken in der Anwendung des kalten Wassers in seinen
verschiedenen Formen suchen.

Die Prophylaxis der Cholera betreffend, wurde die Bedeutung des
kalten Wassers mannigfach hervorgehoben. Nach W a t s o n (1848)
blieben an kalte Waschungen und Bäder gewöhnte Leute gewöhnlich
von der Cholera verschont. R e g e n h a r t (1849) empfiehlt als Prophylacticum den Neptungürtel, S t ä g e r (1850) kalte Waschungen und
Bäder.

Dieselben Mittel empfehlen P r i e s s n i t z, V a n d e r D e c k e n etc.

Die methodische Behandlung der Cholera mit kaltem Wasser
bildete sich aus, als die Epidemie ihren Einzug in Deutschland hielt
(1830). Hier waren es namentlich zwei Aerzte, die das Wasser
methodisch anzuwenden begannen. Es waren dies Prof. C a s p e r
(Berlin) und Dr. G ü n t h n e r, Director des Allgemeinen Krankenhauses
und kaiserlicher Leibarzt zu Wien.

Ihre Methoden fanden eine grosse Anzahl Anhänger und Nachahmer, die dieselbe in ausgedehntem Maasse in Anwendung zogen.

G a i m a r d und G e r a r d i n (Paris 1832), die vom französischen
Minister für Handel und öffentliche Arbeiten im Jahre 1830, als die
Cholera ihren Weg von Russland nach Preussen und Oesterreich
machte, behufs Studiums der verheerenden Krankheit entsendet wurden,
erstatteten über ihre in diesen Ländern gemachten Erfahrungen ausführlichen Bericht und waren voll des Lobes über G ü n t h n e r's
Methode.

Von 100 Kranken, die im Wiener Allgemeinen Krankenhause

nach dieser Methode von Mitte September bis Ende October behandelt wurden, starben 35 und genasen 65; von 42 von Ende October bis 12. December so behandelten Kranken wurden 34 geheilt und starben 8.

Müller in Wien adoptirt gleichfalls die Günthner'sche Methode und warnt eindringlich vor dem so viel übertriebenen Warmhalten. Er hebt die Vortheile der prophylaktischen kalten Waschungen hervor und ist fest überzeugt von der trefflichen Wirkung dieser kalten Waschungen.

Günthner's Behandlungsmethode hatte sich stattlicher Erfolge zu erfreuen, sowohl was die Zahl der Anhänger, als auch was die von ihnen erzielten Resultate betrifft. Aber auch Casper's Methode machte ihren Weg durch ganz Deutschland und lieferte Resultate, die denen Günthner's kaum nachstehen.

Der schon citirte Romberg sprach sich überaus günstig aus, ebenso Prof. Sachs in Königsberg. Es verdient wörtlich citirt zu werden, was dieser Autor über die Sturzbäder sagt: Es ist ein remedium, sine quo choleram curare nollem oder richtiger: ein Mittel, dessen Unterlassung bei der Cholera, wo es die äusseren Umstände gestatten, ich meinerseits für eine schwere Pflichtverletzung halten müsste.

Wagner (1836), der die Cholera in Jahren 1831—1832—1836 beobachtete, äussert sich sehr lobend über die Verwendung der Sturzbäder.

In den Jahren 1831, 1835 und 1849 war die Cholera nach Gräfenberg gelangt. Dort war es Priessnitz, der der Cholera mit dem ihm eigenthümlichen Verfahren entgegentrat. Unter seiner Behandlung soll keiner der Erkrankten gestorben sein.

Das Tragen der nassen Leibbinde, tägliche kalte Waschungen werden auch von Priessnitz prophylaktisch angewendet.

Priessnitz unterscheidet zwei Formen der Krankheit; entsprechend beiden Formen ist die Behandlung verschieden. In den Fällen in denen vorzugsweise der Unterleib ergriffen ist und Erbrechen und Durchfall auftreten, wird der Kranke vom Halse bis zu den Füssen in ein triefendes, ziemlich grobes Laken nicht allzu fest gewickelt und kräftig abgerieben; sind die Füsse krampfhaft zusammengezogen, so müssen diese besonders fest abgerieben werden. Die Abreibung kann wiederholt werden, wenn die Schmerzen im Unterleib nicht zu heftig sind. Sollten diese sehr empfindlich sein, so dass der Kranke sich krümmt und windet, so wird nach der ersten Abreibung ein Klystier von ganz kaltem Wasser gegeben. In jedem Falle wird der Patient nach der

Abreibung in ein 8—9° R Sitzbad gesetzt. In diesem Sitzbade wird dem Kranken häufig kaltes Wasser zum Trinken gereicht, wodurch das Erbrechen gefördert und schneller zu Ende gebracht wird. Ober-leib und Füsse werden wie bei der Abreibung kräftig frottirt oberhalb eines nassen, den Körper umschlingenden Leintuches. Wenn an einzelnen Stellen die Körperwärme ungleichmässig durchschlägt, wird kaltes Wasser aufgegossen. Im Sitzbade bleibt der Patient so lange, bis Erbrechen und Durchfall gestillt sind. Der Kranke wird dann mit einer nassen, gut verbundenen Leibbinde versehen, ins Bett gebracht, wo in den allermeisten Fällen ein erquickender Schlaf erfolgt. Nach dem Erbrechen bekommt der Kranke ein 12—14° R Bad von zwei bis drei Minuten oder eine Abreibung von derselben Temperatur. Hierauf folgt ein Luftbad und Bewegung in der freien Luft oder im Zimmer.

Ist jedoch der Choleraanfall von der Art, dass Krämpfe prävaliren, ist der Körper bläulich und das Uebel vorgerückt, so werden mehrere Abreibungen mit dem triefend nassen Leintuche angewendet, zwischen welchen Abreibungen der Kranke auf der Wolldecke liegend ungefähr sechs bis acht Minuten gerieben wird. Haben die Krämpfe abgenommen, ist die bläuliche Farbe gewichen, dann folgt ein Klystier, Sitzbad und die oben angegebene Behandlung.

Im Jahre 1855 hatte Van der Decken Gelegenheit, in Gräfen-berg viele Cholerakranke zu behandeln, das Ergebniss war ein günstiges.

Von Winternitz wird die folgende modificirte Gräfenberger Methode empfohlen.

Nach Prof. Winternitz muss die hydriatische Cholerabehandlung bei der Prophylaxe beginnen.

Persönliche Desinfection, die in excessivster Reinlichkeit besteht, ist der erste prophylaktische Grundsatz. Als zweites wichtiges Moment kommt die Bekämpfung der Neigung zu Diarrhoen in Betracht. Eine Abreibung im feuchten, in 8—10° Wasser getauchten, mehr weniger ausgewundenen oder triefenden Laken, je nachdem man mehr oder weniger Wärme entziehen will, entspricht diesen Anforderungen. Man kann aber auch ein Halbbad von 20, 18 und 16° R in der Dauer von zwei bis fünf Minuten anwenden oder ein kurzes einehalbe bis eine Minute dauerndes kaltes Regenbad. Vollständige Erzielung der Reaction ist unerlässlich.

Handelt es sich um ein schon vorgeschrittenes Leiden, um eine prämonitorische Choleradiarrhoe, vielleicht sogar schon um Erbrechen und Wadenkrämpfe, die nichts Anderes als beginnende Cholera be-deuten, so ist es Aufgabe des Therapeuten, den Entleerungen nach oben und unten Einhalt zu thun. Die Stillung der Diarrhoe und des Erbrechens ist die Capitalaufgabe der Choleratherapie.

Es giebt kein sicherer, prompter und unfehlbarer wirkendes Mittel als eine entsprechende hydriatische Behandlung. Die Methode, mit der man das angestrebte Ziel am besten erreicht, ist die Abreibung in einem in möglichst kaltes Wasser getauchten, meist etwas ausgerungenen Leintuche, der man unmittelbar, ohne vorherige Abtrocknung, ein 8—10—12 ^{0} R Sitzbad in der Dauer von 15—20—30 Minuten folgen lässt. Der Patient ist in dem Sitzbade gut zugedeckt, an den nicht eingetauchten Körperpartien gut eingehüllt und soll den Bauch kräftig frottiren.

Auch ein kräftiges Regenbad mit einer beweglichen Fächerdouche gegen den Unterleib von einer halben bis eineinhalb Minuten Dauer mit darauffolgendem Sitzbade entspricht dieser Anzeige.

Nach der Procedur wird eine feuchte, gut trocken verbundene Leibbinde umgelegt und der Kranke ins Bett gebracht, gut bedeckt und wenn nöthig, an den Extremitäten unter den Decken tüchtig frottirt. Unter dieser Behandlung tritt meist bald eine vollständige Reaction und häufig profuser Schweiss ein.

Bei neuerlicher Exacerbation der Erscheinungen wird die ganze Procedur wiederholt.

Auch bei vollentwickelter Cholera im algiden und asphyktischen Stadium findet nach den Erfahrungen Winternitz' die Hydrotherapie ihre Anzeige.

Der causale Process ist bei der Cholera die Lähmung der Darmnerven, die Lähmung der Darmgefässe. Die Hauptindication demnach ist es, eine mächtige Innervationserregung im Splanchnicus und den von demselben beherrschten Gefässgebiete hervorzurufen, selbst wenn die Toxine des Cholerabacillus sie veranlasst haben.

Auf die Gefässe und Nerven kann man jedoch mit keinem Mittel so mächtig einwirken, wie mit thermischen und mechanischen Reizen.

Was die Methode anbelangt, wird man auch in diesem Stadium mit den Abreibungen, Sitzbädern und Leibbinden sein Auslangen finden. Hier wird man die niedrigsten zur Verfügung stehenden Wassertemperaturen, oft durch Eis gekühltes Wasser verwenden und die mechanische Friction lange und energisch einwirken lassen müssen, um die erwünschte Reaction zu erzielen.

Die Hydrotherapie hat also in der Cholerabehandlung einen pro-phylaktischen Werth, sie vermag die prämonitorische Diarrhoe mit grosser Sicherheit zu bekämpfen und ist ein eminent sym-

ptomatisches Heilmittel in dem Stadium der Ausscheidungen
und in dem der Asphyxie.

Von denselben Gesichtspunkten aus ist auch die Behandlung der
Cholera nostras zu leiten. Doch wird man immer gut thun, jeder
Allgemeinbehandlung eine ordentliche Entleerung des Darmes durch
hohe Irrigationen vorangehen zu lassen.

Das Wesentlichste ist die Verhütung der Herzlähmung. Diese so-
wohl, als auch das Erbrechen und der Durchfall indiciren die kalten
Abreibungen, denen man aus oben geschilderten Gründen ein kaltes
Sitzbad und eine Leibbinde folgen lässt.

Unter den Complicationen der Cholera kommen zunächst
die verschiedensten acuten Infectionskrankheiten in Betracht. Von
acuten Infectionskrankheiten werden am häufigsten Typhus und
Pneumonie beobachtet. Die Behandlung dieses ist dieselbe, wie
die der selbstständig auftretenden Erkrankung. Auch die als Complication oder Nachkrankheit entstehende Nephritis ist der gleichen
Behandlung wie die acute Nephritis zu unterziehen. Einer sorgfältigen Behandlung bedürfen die an die Cholera nostras sich an-
schliesenden mehr chronischen Affectionen des Darmes.
(Hierüber soll später berichtet werden).

d) Dysenterie.

Das Contagium der Dysenterie kennen wir wohl noch nicht, es
ist jedoch mit Bestimmtheit anzunehmen, dass sowohl die epidemische,
als auch die endemische Form parasitären Ursprungs ist.

Im Beginne der Erkrankung handelt es sich oft um einen einfachen Durchfall, wo kalte Abreibungen mit darauf folgendem lang
dauerndem Sitzbade ausgezeichnete Dienste leisten.

Bei ausgesprochener Erkrankung sind die Koliken, der Tenesmus
und die geringfügigen Stühle, denen meist Schleim, Blut und Eiter bei-
gemengt sind, die Hauptsymptome.

Kalte Abreibungen und lang dauernde kalte Sitzbäder bilden auch
hier den Cardinalpunkt der Behandlung. Es wird von allen Autoren
hervorgehoben, dass schon die erste Procedur den schmerzhaften
Tenesmus beseitigt.

Englische Aerzte empfehlen bei dieser Erkrankung Eissuppositorien,
nach deren Einführung der Tenesmus und die Stühle sehr rasch aufhören sollen.

Die Einführung der Eissuppositorien muss continuirlich sein, während
einer bis eineinhalb Stunden, und soll alle drei bis vier Minuten ein
solches eingeführt werden.

Als sehr wirksame Behandlung wird die Enteroklyse mit
10—14 ° R Wasser empfohlen. Man lässt den Kranken die Knie-
ellenbogenlage einnehmen. Als Irrigator dient ein Glassgefäss mit
zwei bis zweieinhalb Liter Inhalt. Das Schlauchende wird gut geölt
und wenigstens 8 cm tief in den Mastdarm eingeführt. Spürt der
Patient bei der Eingiessung grosse Schmerzen, so unterbricht man
für eine Zeit die Eingiessung. Die Flüssigkeit wird gewöhnlich zehn
Minuten lang im Darm behalten. Die Eingiessungen finden zwei bis
drei Mal täglich statt und werden so lange fortgesetzt, bis keine
Symptome vorhanden sind. Johnston schlägt ein Analrohr à double
courant vor.

e) Acute exanthematische Infectionskrankheiten.

Die acuten exanthematischen Infectionskrankheiten galten lange als
ein Noli me tangere für die Hydrotherapie. Gegen Ende des vorigen
Jahrhunderts wurde wohl der Versuch gemacht, die hydriatische Behandlung dieser Erkrankungen einzuführen und zu begründen; er
scheiterte jedoch an dem geringen Wohlwollen der Hydrotherapie gegenüber
überhaupt, namentlich aber an der falschen Beurtheilung der Erkrankung.

Gerard in Liverpool und Currie können als die Ersten bezeichnet werden, die sich an die hydriatische Behandlung der exanthematischen Infectionskrankheiten heranwagten. Bei Currie finden
wir ausgezeichnete detailirte Vorschriften für jede Phase der Erkrankung. Später kam Gregory, Professor in Edinburg, und Kolbány
in Pressburg, die in classischen Abhandlungen mit ausführlichen
casuistischen Beiträgen den Nutzen der hydriatischen Behandlung beschrieben haben.

In den letzten Jahren traten Winternitz, Baum, Fodor,
Vierordt und Jürgensen energisch für die hydriatische Behandlung
ein, und man kann heute sagen, dass es ihnen zu verdanken ist, wenn
die Vorurtheile gebrochen sind und die Hydrotherapie einen breiten
Raum in der Behandlung der genannten Erkrankungen einnimmt.

α. Morbilli.

Bei der Behandlung der Masern sind es theils Symptome
toxischer Natur, theils die Complicationen, welche ein energisches Einschreiten seitens des behandelnden Arztes erfordern. Sowohl bei den
toxischen Symptomen, als auch bei den Complicationen sind es an-
erkanntermaassen die hydriatischen Proceduren, welche Ausgezeichnetes

leisten, vorausgesetzt, dass eine streng individualisirende Behandlung eingeleitet wird.

Unter den Symptomen sind es zunächst das Fieber mit all seinen Begleiterscheinungen, welche therapeutische Maassnahmen erfordern. Es ist allerdings in sehr vielen Fällen von Masern eine eigentliche Behandlung, abgesehen von diätetischen und hygienischen Vorschriften, nicht nöthig, sehr häufig jedoch giebt das Fieber eine dringende Veranlassung zum Einschreiten.

Bezüglich der Temperaturerhöhung muss jedoch Folgendes bemerkt werden. Im jugendlichen Alter — und wir haben, wenn wir von den acuten exanthematischen Infectionskrankheiten sprechen, zunächst dieses im Auge, — erreichen die Temperaturen niemals eine bedeutende Höhe; ferner ist zu beachten, dass der kindliche Organismus gegen Temperatursteigerung sehr heftig mit einer Reihe schwerer cerebraler Symptome reagirt, und endlich, dass Kinder viel mehr Wärme von ihrer im Verhältnisse zum Körpergewichte viel grösseren Körperoberfläche abgeben, als Erwachsene, dass also demzufolge bei kleinen Kindern eine weit geringere Abkühlung hinreicht, den nöthigen Effect zu erzielen, als bei Erwachsenen, andererseits aber bei Kindern wegen derselben Ursache viel leichter Collaps auftreten kann.

Diese Verhältnisse erheischen in der Indicationstellung ganz besondere Berücksichtigung. Ausserdem müssen wir jedoch ganz besonders den Circulationsverhältnissen unsere Aufmerksamkeit zuwenden, ebenso dem Respirationsapparate, der ja von allem Anfange an bei dem Krankheitsprocesse sehr betheiligt ist und eine der wichtigsten Complicationen bildet.

Bei geringer Temperatursteigerung, namentlich im Beginne der Erkrankung, selbst wenn diese mit Zeichen nervöser Erregung einhergehen, wie Unruhe, Schlaflosigkeit und Delirien, genügen Theilwaschungen mit einem in 12—14 grädiges Wasser getauchtem, mässig ausgewundenem Tuche, ein Kühlapparat auf den Kopf, ein Stammumschlag vollkommen, um der Erscheinungen Herr zu werden und die Kinder in Ruhe zu versetzen, ihnen Schlaf zu bringen etc.

Sind die Cerebralerscheinungen schwerer Natur, besteht fortgesetzte Benommenheit, Delirien, Convulsionen, bei gespanntem Puls, stark geröthetem Gesicht, so ist ein energisches Einschreiten angezeigt. Hier treten die feuchten gewechselten Einpackungen in ihre Rechte. Die ungemein beruhigende, ableitende, temperaturherabsetzende, die Circulation verlangsamende, den Blutdruck herabsetzende Wirkung der Einpackungen kommt hier vollends zur Geltung, und ich habe niemals einen Misserfolg zu verzeichnen gehabt. Die kleinen Patienten werden allmählich ruhiger unter der Einwirkung dieser Procedur, Jactationen, Convulsionen und Delirien schwinden, die Athmung wird ruhig, die Pulsfrequenz herabgesetzt, der Blutdruck sinkt, ohne dass die Blutgefässe ihren Tonus verlieren. Die Patienten verfallen in einen ruhigen Schlaf.

Ich habe niemals einen Nachtheil davon gesehen, wenn die Patienten in der letzten dritten oder vierten (es sind selten mehr als drei bis vier Einpackungen nöthig) einschliefen und man sie in dieser Einpackung selbst eine Stunde ruhig schlafen liess. Namentlich den Temperaturverhältnissen habe ich diesbezüglich grosse Aufmerksamkeit geschenkt mit Rücksicht aus den oben geschilderten Gründen bezüglich des Collapses, ich habe jedoch niemals ein zu rasches Sinken der Temperatur beobachtet; ich habe aber auch niemals beobachtet, dass, wenn die Temperatur durch einige Einpackungen herabgedrückt wurde, durch das längere Verweilen in der letzten Einpackung ein rascheres Ansteigen derselben etwa durch Stauung, erfolgt wäre.

Nach der letzten Einpackung folgt ein Halbbad in der Temperatur von 24—22° R mit kräftigen Uebergiessungen; hierauf wird das Kind mit einem Stammumschlag versehen, ins Bett gelegt und ruhen gelassen.

Erst wenn sich die bedrohlichen Erscheinungen wieder einstellen, was übrigens vor Verlauf von einigen Stunden selten der Fall ist, kann man die Proceduren wiederholen.

Tritt neben den höheren Temperaturen ausgedehnte Bronchitis in den Vordergrund, so ist das Halbbad in der Temperatur von 22—20° R mit kräftigen Uebergiessungen angezeigt, ebenso wenn Erscheinungen seitens des Circulationsapparates auftreten. Und wenn einige Autoren behaupten, dass das Darniederliegen der Herzkraft eine Contraindication für die Anwendung der Wasserproceduren bildet, so behaupte ich, und mit mir werden wohl die meisten Hydrotherapeuten übereinstimmen, dass es kein sicherer wirkendes Verfahren giebt zu Verhinderung und zur Bekämpfung der Circulationsstörungen, als die hydriatischen Proceduren, namentlich die Halbbäder von 22—20° R.

Das Halbbad muss mit kräftigen Frictionen und Uebergiessungen verbunden sein. Nur unter solchen Umständen wird der Abfall der Temperatur ein genügender sein, unter solchen Umständen wird aber auch die Circulation in solcher Weise gebessert werden, dass man nur selten Veranlassung finden wird, zu anderen Maassnahmen zu greifen. Das Halbbad soll nie länger als höchstens fünf Minuten dauern.

Beobachten wir ein Kind in einem solchen Halbbade, so finden wir, dass es zunächst kräftig hustet und expectorirt, die Athmung wird tiefer und kräftiger, nach dem Bade beobachtet man ein Sinken der Pulsfrequenz um 30—40.

Nach dem Halbbade applicirt man einen Stammumschlag und mit Rücksicht auf die Störungen seitens der Respirationsorgane eine Kreuzbinde. Die Umschläge werden zwei- bis dreistündlich gewechselt.

Ich komme später noch einmal auf die Complicationen seitens der Respirationsorgane zurück und möchte hier noch der typhösen oder asthenischen Masern gedenken. Man kann sagen, dass die Herzschwäche das dominirende Symptom bei dieser Form der Erkrankung ist und dass therapeutisch namentlich dieses Symptom in Betracht gezogen werden muss. Hier ist Folgendes zu beachten: von kurzen kräftigen thermischen und mechanischen Reizen wird man in diesen Fällen die besten Erfolge erzielen. Kurze kalte Uebergiessungen, die öfter vorgenommen werden müssen, sind hier indicirt. Vierordt empfiehlt für diese Fälle wärmere Bäder mit kurzen kühlen Uebergiessungen und Henoch sogar heisse Bäder mit kalten Uebergiessungen.

Und nun sollen hier die **Pneumonien, Bronchopneumien, Capillarbronchitis,** die ja so häufig die Masern compliciren und die ebenso häufig als Nachkrankheiten nach Masern auftreten, besprochen werden.

Vor Allem ist hier zu beachten, dass die pneumonischen Veränderungen in der Lunge, die Exsudation, welche eine Vermehrung der Widerstände im kleinen Kreislauf herbeiführen, eine höhere Arbeitsforderung an den rechten Ventrikel des Herzens stellen. Die Leistungsfähigkeit des Herzens muss auch mit Rücksicht auf den respiratorischen Gaswechsel wachsen, wenn derselbe in der Lunge in der Zeiteinheit so durchgeführt werden soll, als es nothwendig ist. Der Nachlass der Herzthätigkeit ist es also, welcher auch hier zunächst eine Gefahr für das erkrankte Kind bedeutet, und es muss gleich von allem Anfange an dem Herzen die grösste Aufmerksamkeit geschenkt werden. Mit Recht sagt Jürgensen: Der Puls sei die Richtschnur für die Behandlung der Pneumonie.

Wenn wir ferner in Betracht ziehen, dass wir eine Vertiefung und Verlangsamung der Respiration, Verhütung der Suffucation zu erreichen bestrebt sein müssen, dann wird es klar, dass wir für die Anwendung hydriatischer Proceduren einen grossen Spielraum haben, es wird aber auch klar, dass wir nur ganze bestimmte Proceduren, mit welchen wir den genannten Indicationen gerecht werden, mit Erfolg anwenden werden.

Kühle Halbbäder mit kräftigen Uebergiessungen und Frottirungen von nicht zu langer Dauer — höchstens fünf Minuten — in Verbindung mit localen Applicationen sind die bewährtesten Mittel in der Behandlung der Pneumonien im Kindesalter. Mit keiner einzigen hydriatischen Procedur sind wir im Stande, allen Indicationen mit einem Schlage oder einzelnen in den Vordergrund der Behandlung tretenden Symptomen so Rechnung zu tragen, wie mit dem Halbbade, wenn wir die Dauer desselben und den thermischen und mechanischen Reiz, entsprechend dem vorliegenden Falle, individualisiren; das Halbbad richtig angewendet, hat aber auch keine der unerwünschten Nebenwirkungen, wie viele der zur Behandlung der Pneumonie empfohlenen Proceduren. Das Halbbad spielt in der Geschichte der hydriatischen Behandlung der Pneumonie im Kindesalter dieselbe Rolle, wie die Hydrotherapie in der Geschichte der Therapie überhaupt. Es wird empfohlen, theoretisch und praktisch auf seine Verwendbarkeit und Möglichkeit geprüft, um, wenn es für gut befunden, bald wieder von anderen Proceduren verdrängt zu werden und fast in Vergessenheit zu gerathen und dann wieder neu entdeckt zu werden, und so darf es uns nicht wundern, wenn bei hervorragenden Autoren von den Bädern in einer Weise Erwähnung gethan wird, die einerseits für die ausgezeichnete Wirkung derselben spricht, andererseits aber vermuthen lässt, als wäre diese ausgezeichnete Procedur nicht schon längst erprobt und bewährt gewesen. Häufig finden wir das Bad als ultimum refugium angewendet, und das allein zeugt wohl für die Vortrefflichkeit seiner Wirkung.

Was die Temperatur anbelangt, finden wir dieselbe zwischen den grössten Extremen sich bewegen. Eiskalte und heisse Bäder werden von den verschiedendsten Autoren empfohlen; allerdings finden wir bei sehr wenigen die Angabe, mit welchem mechanischen Reiz der jeweilige thermische Reiz verbunden wurde. Die niedrigsten Temperaturen hat wohl Jürgensen angewendet, und noch dazu mit solchem Vertrauen, dass er sein eigenes 19 Monate altes Kind, welches an einer schweren, allen Behandlungsmethoden trotzenden Pneumonie erkrankt ist, mit 16°, später sogar mit 5—6°, zehn Minuten dauernden Bädern, und zwar mit bestem Erfolge, behandelt hat.

Was meine Erfahrung anbelangt möchte ich im Allgemeinen 22—18° R Bäder empfehlen. Bei entsprechender Dosirung des mechanischen Reizes, bei zweckmässiger Verbindung des Bades mit kräftigen kalten Begiessungen, bei der richtigen Wahl der Dauer des

Bades haben wir in demselben ein Mittel, mit welchem man in den meisten Fällen auskommen wird.

Ein fünf Minuten dauerndes Bad genügt in der Regel, um mit Bezug auf alle Symptome einen positiven Badeeffect zu erzielen. Keinesfalls soll das Bad fortgesetzt werden, wenn das Kind zu zittern beginnt. Bei Beobachtung der angegebenen Momente, der Friction der Uebergiessung und der Dauer, wird man äusserst selten die gefürchtete Cyanose oder Collaps auftreten sehen, ja im Gegentheile, wir werden — und gerade hier zeigt sich die vortreffliche Wirkung des Halbbades auch gegenüber anderen Proceduren — auf letztgenanntes Symptom, wie überhaupt auf die Symptome geschwächter Circulation sehr günstig einwirken. Exacte Untersuchungen mit Sphygmograph und Sphygmomanometer sind an Kindern undurchführbar. Jedoch genaue klinische Beobachtung zeigt, welch mächtige Wirkung wir auch mit Bezug auf die Circulation zu entfalten in der Lage sind. Schon die Vertiefung und Besserung der Athmung, die in einem Halbbade sichtlich erfolgt, wird, wie nach den Eingangs beschriebenen Vorgängen erklärlich, die Circulation in der Lunge bessern, was dadurch begünstigt wird, dass die kleinen Patienten im Beginne der Application kräftig husten und expectoriren, die Bronchien vom Secrete befreien und die Widerstände für die Circulation herabgesetzt werden. Dazu kommt noch, dass die Innervation des Herzens reflectorisch gesteigert wird und dass die Circulationswiderstände in der Peripherie durch die bei der Friction auftretende active Erweiterung der Hautgefässe bedeutend herabgesetzt werden, wodurch namentlich der bei der Pneumonie belastete und gefährdete rechte Ventrikel entlastet wird. Die Beschaffenheit des Pulses lässt keinen Zweifel darüber zu, dass die Circulation eine kräftige wird, die Pulsfrequenz wird bedeutend herabgesetzt. Das Herz der kleinen Patienten unterliegt, wie Zenker gezeigt hat, ebenso wie das der Erwachsenen den Gefahren einer Degeneration — je mehr wir im Stande sind, die Pulsfrequenz herabzudrücken, wobei selbstverständlich auch die Völle der Arterien und der Blutdruck in Betracht gezogen werden muss, um so bessere Dienste werden wir unseren Patienten erweisen.

Dass die Respiration im Bade bedeutend gebessert wird, wurde bereits angedeutet; es soll hier noch ausdrücklich hervorgehoben werden, dass die Respiration vertieft und verlangsamt wird, was eine physikalische Consequenz der Wirkung des Bades auf die Haut, auf das Respirations- und Circulationscentrum ist. Die Hyperämie des Lungenparenchyms, die bei der Pneumonie besonders gefürchtete und gefährliche Congestion in den Lungen nimmt ab, die Suffucationsgefahr schwindet. Dazu kommt noch die ausgezeichnete Wirkung des Halbbades auf die Innervation und das Allgemeinbefinden.

Allerdings ereignet es sich zuweilen, dass das Halbbad nicht genügt, allen Indicationen gerecht zu werden. Die Herzthätigkeit ist eine sehr schwache, die Circulation eine schlechte, die Respiration eine sehr oberflächliche und frequente, die Innervation eine sehr träge, hier wird man gezwungen sein, kräftige Reize auszulösen — und es sind die ganz kalten Uebergiessungen im 22° R Bade, die eine Besserung erzielen lassen. Namentlich die den Nacken treffenden Uebergiessungen werden vermöge ihrer Wirkungen auf das Respirations- und Circulationscentrum von besonders guter Wirkung sein. In sehr schweren Fällen mache ich auch von secundenlangen, von kräftigen Frottirungen gefolgten Eintauchungen in kaltes (12—10° R) Wasser Gebrauch.

Eine wichtige Unterstützung findet die Allgemeinbehandlung in einigen localen Applicationen; namentlich die verschiedenen Umschlagsformen: Kreuzbinden, Stammumschläge und Einwicklungen der unteren Extremitäten sind es, von denen wir in den meisten Fällen Gebrauch machen werden.

Die Kreuzbinde soll in kaltes, höchstens in gestandenes Wasser eingetaucht, recht gut ausgewunden und trocken verbunden werden. Die Kreuzbinden werden continuirlich angewendet und zwei- bis dreistündlich gewechselt. Mit den Kreuzbinden verbindet man zweckmässig Stammumschläge, die bekanntlich ein Wiederansteigen der Temperatur nach dem Bade verhüten sollen. Dieselben sollen einhalb- bis einstündlich gewechselt werden. Von den Einwicklungen der unteren Extremitäten macht man entweder behufs Zufuhr von Wärme Gebrauch, oder in Fällen, in welchen eine Ableitung vom Gehirn angezeigt ist. Im ersteren Falle werden warme, im letzten erregende Umschläge um die Extremitäten applicirt. Noch möge hier hervorgehoben werden, dass kleinen Pneumonikern vor und nach dem Bade ein Reizmittel gegeben werden soll. Nach beendigtem Bade deshalb, weil, wie die Beobachtung lehrt, die Abkühlung ihr Maximum eine Viertel- bis halbe Stunde nach dem Bade erreicht und es bei Herzschwäche in diesem Stadium leicht zu Erscheinungen von Collaps kommen könnte.

Mit Rücksicht auf den Umstand, dass die Masern, namentlich die mit Lungencomplicationen einhergehenden, eine grosse Bedeutung für die Entwicklung von Tuberculose haben, ist es dringend angezeigt, der Reconvalescenz eine grosse Aufmerksamkeit zu schenken.

Solche Kinder müssen abgesehen von der dringend gebotenen kräftigen Nahrung und der Beobachtung allgemeiner hygienischer Maassnahmen, täglich aus der Bettwärme, kräftig kalt gewaschen werden oder sollen noch durch lange Zeit täglich ein Halbbad von 22—20° R bekommen. Nur so wird man den gefährlichen Consequenzen entgegenzutreten in der Lage sein.

β. Variola.

Schon 1761 erzählte William Watson in seinem Werke von einem jungen Frauenzimmer, das während des Ausschlagsfiebers der Blattern seiner Wärterin entsprang — in einen Fluss sprang und genas.

„Die Einwohner Bengalens impften seit langer Zeit (so erzählt Ives [1755] in seiner „Reise nach Indien") die natürlichen Blattern ein und liessen nach der Operation den Kranken dreimal täglich kalt baden und sich kühl verhalten. Im Anzuge des Eruptionsfiebers lassen sie das Bad weg, beginnen aber wieder damit am zweiten Tage nach dem Erscheinen des Ausschlags und setzen diese drei Tage fort."

Die Chinesen sollen seit langer Zeit schon mit bestem Erfolge kalte Uebergiessungen oder kalte Bäder bei ihren Blatternkranken im Eruptionsfieber anwenden.

Gleiches weiss man von der Volksmedicin der siebenbürgischen Bauern. Auch Kolbány nennt kaltes Begiessen ein altes Hausmittel für Blatternkranke.

Currie empfiehlt kalte Sturzbäder.

In der letzten Zeit ist die hydriatische Behandlung der Variola wieder zur Anerkennung gelangt, namentlich die Anwendung kalter Proceduren, nachdem man lange Zeit in der Warmhaltung das Heil der Kranken suchte.

Schon im Prodromalstadium, welches mit hohen Temperaturen und stark beschleunigter Herzaction einsetzt, was etwa durch drei Tage dauert, ist die Anwendung hydriatischer Proceduren angezeigt, noch mehr im Stadium des vesiculösen Exanthems und der Eiterung.

Auch für diese Erkrankung hat das Princip Geltung: möglichst frühzeitiger Beginn der Behandlung.

Am besten bewähren sich auch hier feuchte gewechselte Einpackungen und Halbbäder. Pfeiffer hat in den Jahren 1870 und 1871 in dem Gefangendepot in Weimar diese Methode geübt und rühmt sie in Uebereinstimmung mit anderen Beobachtern.

„Die feuchten Einpackungen sollen frühzeitig, bis zur Erzielung eines genügenden Effectes vorgenommen werden, weil der rechtzeitige und volle Eintritt der Fieberintermission von grosser prognostischer Bedeutung ist für die Endstadien der Blatternkrankheit. Je glatter der erste Fieberanfall abläuft, desto günstiger gestalten sich die

Chancen für die mit eitriger Dermatitis complicirten weiteren Stadien der Krankheit." So äussert sich Pfeiffer über die Behandlung der Variola und wir können ihm mit Rücksicht auf unsere, wenn auch nur wenigen Erfahrungen, vollkommen beistimmen.

Sonst müssen auch hier die einzelnen Symptome beachtet und nach den besprochenen Principien behandelt werden. Auch Complicationen müssen nach den bekannten Grundsätzen behandelt werden. Namentlich die Herzthätigkeit, der Kräftezustand verdient besondere Beachtung und Berücksichtigung.

Die Behandlung der Varicellen bezieht sich zumeist nur auf das Fieber im Eruptionsstadium. Halbbäder von 22—20° R oder, wenn nöthig, Einpackungen mit eingeschalteten Stammumschlägen werden hier entsprechende Dienste leisten.

Pleuritis, Pneumonie, Gelenksaffectionen, Nephritis erfordern symptomatische Behandlung, wie sie theils schon besprochen wurde, theils entsprechenden Ortes noch ausführlich abgehandelt werden soll.

γ. Scarlatina.

„Für die beste Behandlungsweise des Scharlachs vom Beginne der Invasion bis zum Vorstosse der schweren Allgemeinerscheinungen halte ich den Gebrauch kalter Bäder." Ich stelle diese Ausspruch Jürgensen's meinen Auseinandersetzungen voran, weil noch vielfach über den Werth und die Zweckmässigkeit der Hydrotherapie gerade bei dieser Erkrankung die entgegengesetztesten Anschauungen herrschen. Es war dies seit jeher so, und es finden sich bei allen Autoren, die die Hydrotherapie des Scharlachs befürworteten, Aeusserungen über die Schwierigkeit, dieser Methode Eingang und Anerkennung zu verschaffen. Ich will diesbezüglich nur ein Wort Currie's und Kolbány's citiren: „Man habe keine Furcht, die Kranken zu erkälten oder ein Zurücktreten des Ausschlags, ein Wandern des Ausschlagsstoffes nach der Haut und Neigung zum Zurückgehen zu bewirken. Trotz des kühnen Eingriffs folgt nichts als Mattigkeit und Schwäche mit Neigung zur Ruhe und zum Schlaf; doch war die Furcht vor Schlafsucht und gänzlichem Sinken der Lebenskräfte stets eine vergebliche. Man überlasse (nach der Behandlung) den Kranken der Ruhe."

Bezüglich der Methode waren die älteren Aerzte allerdings nicht sehr standhaft, indem sie den „anderen" Aerzten, d. h. denen, die zur Kaltwasserbehandlung kein Vertrauen hatten, weitgehende Concessionen machten und statt der kalten Begiessungen, „wenn auch weniger, doch immerhin noch viel leistenden lauen Begiessungen empfahlen, die zwar nicht den Fortgang der Krankheit hemmen, aber doch ihre Heftigkeit mindern, indem sie die Hitze herunterbringen und Schweiss erzielen."

Interessant ist, dass bei C u r r i e , F r ö h l i c h von F r ö h l i c h s - t h a l , K o l b a n y , R e u s s , B i n n , die theils mit kalten Sturzbädern, theils mit kalten Waschungen ihre Scharlachkranken behandelten, unter vielen Hunderten von Patienten zwei bis drei Todte verzeichnet werden.

Es muss immer wieder betont werden, dass die Temperatur nicht der einzige Indicator für die Wahl der Procedur ist. Selbst hoch-febrile Zustände würden kein besonderes Einschreiten nöthig machen, wenn wir nicht toxische Symptome, ferner Symptome seitens des Herzens, der peripheren Gefässe und seitens des Centralnervensystems zu berücksichtigen hätten. Und darum ist es von allem Anfange an angezeigt, solche Proceduren zu wählen, welche auf alle genannten Symptome einen genügenden Einfluss ausüben.

Namentlich bezüglich des Gefässsystems ist zu beachten, dass bei den Scharlachkranken die peripheren Gefässe erschlafft, ihres Tonus verlustig sind. Die Rückwirkung dieser Erscheinung äussert sich in einer Herabsetzung des Blutdrucks, in einer Beschleunigung der Herz-thätigkeit, in der Neigung zu Stasen und in einer Verminderung der Wärmeabgabe von der Haut. Mit Recht hebt J ü r g e n s e n hervor, dass es in Folge gestörter Circulation zur herabgesetzten Leistungs-fähigkeit des Blutes kommt und die Therapie vor Allem das Ziel vor Augen haben muss: möglichst· viel leistungsfähiges Blut an die be-drohten Punkte zu schaffen, was wohl nur durch eine Besserung der Circulation zu erzielen ist.

Wenn ich also als erste Bedingung einer rationellen Behandlung die Hebung der Herzkraft, die Tonisirung der peripheren Gefässe auf-stelle, so glaube ich sowohl .vom theoretischen als auch vom klinischen Standpunkte hierzu berechtigt zu sein.

Ich bin bei Scharlachkranken immer in der Weise vorgegangen, dass ich zunächst Theilwaschungen mit einem in ganz kaltes Wasser getauchtem Tuche vornehmen liess, und ich constatire zu meiner Genug-thuung, dass auch V i e r o r d t kühle Waschungen empfiehlt, allerdings nur als beruhigende und erfrischende Procedur.

Die Theilwaschung wende ich, wie beim Typhus, als reactions-prüfende Procedur an. Dabei gelingt es mir fast immer durch dieselbe das Vertrauen der Umgebung des Patienten zu der Methode zu ge-winnen. Man beobachtet thatsächlich eine beruhigende und erfrischende Wirkung, die ja auch dem Laien am augenfälligsten ist. Die Kräftigung und Verlangsamung der Herzthätigkeit tritt auch schon bei dieser Procedur gewöhnlich sehr bald ein.

Hat die Theilwaschung ihren Dienst als vorbereitende Procedur auch in Bezug auf die Wärmeabgabe geleistet, tritt gleichmässige Wärmevertheilung am ganzen Körper auf, dann gehe ich zu den Halbbädern mit ordentlichen Frictionen und Uebergiessungen über. Die erschlafften Gefässe müssen in einen erhöhten Tonus versetzt werden. Darum müssen die Halbbäder mit kräftigen Frictionen und Uebergiessungen verbunden werden. Das ist die Hauptsache bei der Wahl der Proceduren; was die Temperatur anbelangt, so soll diese so gewählt werden, dass keine allzu rasche Wärmeentziehung erfolgt. 22° R Anfangstemperatur ist meiner Erfahrung nach die beste Temperatur, während der Dauer des Bades soll dieselbe um 2—3° herabgesetzt werden.

Die Dauer des Bades richtet sich nach dem Effect. Je rascher es gelingt, eine ordentliche Reaction zu erzielen, um so kürzer kann das Bad dauern. Hier muss allerdings hervorgehoben werden, dass, je kräftiger die Frictionen und die Uebergiessungen sind, um so rascher tritt die Reaction auf.

Bezüglich der Reaction muss bemerkt werden, dass bei einem scharlachkranken Kinde dieselbe nicht nach der R ö t h u n g beurtheilt werden kann. Wir haben jedoch in einem anderen Symptome einen Maassstab für die Beurtheilung der Reaction und zwar in der Herzthätigkeit.

Leichtenstern macht darauf aufmerksam, dass gerade bei Scharlachkranken die Herabsetzung der Pulsfrequenz w ä h r e n d d e s B a d e s viel früher auftritt als die Verminderung der Körpertemperatur. Ich habe seit jeher der Pulsfrequenz meine grösste Aufmerksamkeit geschenkt und das Bad unterbrochen, sowie ein merklicher Nachlass in der Pulsfrequenz eingetreten ist. Verminderung der Pulsfrequenz, Steigerung des Blutdrucks gehen Hand in Hand, und sie sind ein sicherer Maassstab für die tonisirende Wirkung der Bäder.

Im Bade werden tiefe Athemzüge ausgelöst. Dass diese nicht nur eine Ventilation der Lunge, sondern auch einen mächtigen Einfluss auf den Kreislauf bewirken, wurde wiederholt hervorgehoben. Ebenso wurde der Einfluss dieser Proceduren auf das Nervensystem schon wiederholt besprochen. Hier äussert es sich in einer besseren Blutvertheilung in dem Gehirn und den Meningen, in einem Freiwerden des Sensoriums, welches ja bei Scharlach sehr häufig in Mitleidenschaft gezogen ist.

Die Wirkung der Bäder ist eine anhaltende, sowohl in Bezug auf die Temperaturherabsetzung als auch in Bezug auf Circulation und Innervation. Es ist daher selten nothwendig, mehr als zwei bis drei

Bäder täglich zu geben. Bezüglich der Wiederholung der Bäder ist immer darauf zu achten, dass das Herz und das Gehirn die wichtigste Anzeige hierfür geben.

Von ähnlichen Principien leitet auch T r o u s s e a u die Behandlung des Scharlachs. Er empfiehlt die kalten Uebergiessungen mit 20—25 ° C in der Dauer von $^1/_4$—1 Minute. Sodann wickelt er den Patienten in ein Laken ein und legt ihn unabgetrocknet, aber gut zugedeckt, ins Bett. Die Uebergiessungen wiederholt er ein bis zweimal in 24 Stunden, je nach der Heftigkeit der Symptome. Dieselben sollen sogleich wieder begonnen werden, sobald heftigere Nervensymptome auftreten.

Auch das warme Bad mit kräftigen kalten Uebergiessungen findet beim Scharlach seine Anwendung und zwar bei schwerer Betäubung und bei Krämpfen. In letzterem Falle soll das Bad von längerer Dauer sein, und erst zum Schlusse folgt die kalte Uebergiessung auf Nacken und Kopf.

Noch ein Wort bezüglich der Temperaturverhältnisse. Es könnte nach dem Gesagten leicht die Meinung entstehen, dass die Temperatur keine oder nur geringe Berücksichtigung verdient. Dies ist nur dann der Fall, wenn keine allzu hohen Temperaturen beobachtet werden. Eine wirkliche Hyperpyrexie muss energisch bekämpft werden. Steigt die Körperwärme rasch auf 40 ° oder darüber, so muss gegen dieselbe eingeschritten werden. Es müssen kühle, d. h. 22—20 ° R Bäder von längerer Dauer gegeben werden, oder wenn diese ohne genügenden Erfolg sind, gewechselte Einpackungen mit Halbbad zum Schlusse.

Bei hohen Temperaturen kommt es sehr häufig vor, dass die Haut kühl ist, dass also Wärmeretention stattfindet, was auch J ü r g e n s e n zugiebt, trotzdem er L e i c h t e n s t e r n Recht giebt, der da annimmt, „dass beim Scharlach in den erschlafften Hautgefässen eine grössere Menge von Blut kreist, daher die unmittelbare Wärmebgabe eine ausgiebigere ist." — Die Wärmeabgabe kann bedeutend herabgesetzt sein. In solchen Fällen muss energisch darauf gesehen werden, dass eine Besserung der Wärmeabgabe stattfinde. Ich habe schon erwähnt, dass durch Theilwaschungen eventuell feuchte Abreibungen eine Tonisirung der erweiterten Gefässe bewirkt und dass durch darauf folgende Halbbäder die Wärmeabgabe bedeutend gebessert wird.

Was die S c h a r l a c h a n g i n a betrifft, so ist diese mit erregenden Umschlägen, die stündlich oder zweistündlich gewechselt werden sollen, zu behandeln. Die Behandlung der Diphtherie soll später besprochen werden. Was die den Scharlach complicirende Bronchitis anbelangt, so ist durch die Application der Bäder und der Kreuzbinden, wie in einem früheren Abschnitte besprochen, genug gethan.

Die Scharlachnephritis bedarf einer besonderen Besprechung, die
ihr später zu Theil werden soll. Hier soll nur noch betont werden,
dass die hydriatische Behandlung die Häufigkeit der nachfolgenden
Nephritis um ein Merkliches verringert hat, was sowohl von Jürgensen,
als auch von Leichtenstern hervorgehoben wird. Ebenso sieht man
auch die Otitis bei dieser Behandlungsweise seltener. Worauf dies
zurückzuführen ist, kann allerdings nicht festgestellt werden. Möglich,
dass die Besserung der Circulationsverhältnisse auch diese günstige
Wirkung zur Folge hat.

Schill (Wiesbaden) berichtet über 110 Fälle von Scharlach. die
hydriatisch behandelt wurden. Von allen diesen Patienten bekam nur
einer Nephritis. Ssokolow versucht dies in folgender Weise zu erklären: „Die Hautperspiration der Scharlachkinder ist bedeutend vermindert. Diese Verminderung der Hautperspiration führt zur Albuminurie als dem nächsten Resultate der Functionsstörung des Nieren-
gewebes. Bei Versuchen mit Lackiren der Haut mit den verschiedensten
Substanzen wird fast immer Albuminurie beobachtet, ebenso wird durch
Einfetten mit Vaseline der Perspirationszweck um die Hälfte verringert.
Das Einreiben der Kranken mit Speck ist also schädlich. Eine Ab-
schuppung, ausgenommen an den Fingern bemerkt man nicht. Die
Epidermis wird durch das tägliche Abbröckeln allmählich entfernt und
durch die offengehaltene Haut das Scharlachgift nach und nach aus
dem Körper entfernt. Daraus erklärt sich der ungewöhnlich milde
Verlauf und das Ausbleiben der Complicationen unter der Wasserbehandlung."

f) Diphtherie.

Seit der Entdeckung des Diphtherieheilserums ist die Frage, ob die
hydriatische Behandlung der Diphtherie berechtigt ist, von Neuem auf-
getaucht. Es sind ihr nicht viel Gegner erstanden, weil sie auch früher
nicht viel Anhänger hatte. Pauli und Wachsmuth waren die Ersten,
die für die Hydrotherapie der Diphtherie eintraten, sie konnten nicht
durchdringen, trotzdem zu jener Zeit noch keine andere verlässliche
oder wirksame Behandlung bekannt war. Preiss in Berlin, Roser
in Prag, Luzsinsky in Wien kämpften für die hydriatische Behandlung dieser Erkrankung vergebens. Es waren nur immer die
wenigen Hydrotherapeuten, die zu der Methode Vertrauen hatten und
sie übten.

„Nun, jetzt da die Heilserumtherapie solch günstige Erfolge aufzuweisen hat, ist die Hydrotherapie erst recht entbehrlich." So hört
man allerorts. Es ist hier nicht der Ort, über die Erfolge und Miss-

erfolge der Heilserumbehandlung zu berichten. Es ist nicht der Ort, nachzuweisen, dass die Heilserumtherapie denn doch keine so unschädliche Therapie ist, wie Anfangs angenommen wurde; es ist auch nicht möglich, eine vergleichende Statistik über die Erfolge mit Heilserum und über die mit Hydrotherapie aufzustellen; es soll jedoch darauf hingewiesen werden, dass die hydriatische Behandlung der Diphtherie aus der Ante-Heilserumperiode glänzende Erfolge aufzuweisen hat und dass es auch heute noch viele Aerzte giebt, die über glänzende Erfolge der Hydrotherapie berichten.

Dass die Hydrotherapie rationell begründet ist, wurde bereits eingehend erörtert; noch besser illustrirt die Beobachtung am Krankenbette den ausgezeichneten Werth der rationell angewendeten Hydrotherapie bei Diphtherie. Bacteriologische Untersuchungen setzen es ausser Zweifel, dass es sich um wirkliche Diphtherie handle.

Die hydriatische Behandlung dieser Erkrankungen stellt grosse Anforderungen an den behandelnden Arzt und das Wartepersonal. Das ist aber auch der einzige Nachtheil der Behandlung. Man muss immer bei der Hand sein, um sofort eingreifen zu können, wenn irgend ein Symptom ein Eingreifen nöthig macht.

Zunächst muss man sich vor Augen halten, dass, aus Gründen, die früher ausführlich besprochen wurden, eine Allgemeinbehandlung angezeigt ist. Unschädlichmachung der Toxine und Ausscheidung derselben aus dem Organismus ist die Aufgabe der Therapie, und diese wird am besten erfüllt durch allgemeine, die ganze Körperfläche treffende Proceduren.

Meiner Erfahrung nach eignen sich hierzu am besten die feuchten gewechselten Einpackungen. Ich lasse gewöhnlich drei bis vier Einpackungen, je nach der Höhe des Fiebers und der nervösen Erscheinungen hinter einander geben und lasse die Patienten in der letzten Einpackung bis zum Schweissausbruch liegen, lasse sie auch noch $^1/_2$—$^1/_2$ Stunde ordentlich transpiriren und gebe nach dieser letzten Einpackung ein Halbbad von 22—20 eventuell 20—18 ^{0} R mit kräftigen Uebergiessungen.

Ich habe immer beobachtet, dass nach einer solchen Behandlung das Fieber geringer wurde, dass die Prostration nachliess, die Herzaction kräftiger wurde. Namentlich auf letzteres Moment lege ich immer das grösste Gewicht, und ich kann sagen, dass es mir immer gelungen ist, den Nachlass der Herzthätigkeit durch rasches Eingreifen zu beseitigen. Eine kräftige Theilwaschung mit ganz kaltem Wasser, ein kühles (20—18 ^{0}) Halbbad mit kräftigen Uebergiessungen haben immer ihren Dienst gethan.

Das subjective Befinden der Patienten ist ein ausgezeichnetes nach der Behandlung. Septische Infectionen sah ich nie.

Einen zweiten sehr wichtigen Factor in der Behandlung bilden die Halsumschläge. Es muss hier auf das im Allgemeinen Theile über Umschläge Gesagte verwiesen werden. In dem einen Falle werden erregende, in dem anderen Falle kühlende Umschläge gegeben werden müssen. Von welchen Momenten die Wahl der einen oder der anderen Form der Umschläge abhängt, wurde dort ebenfalls auseinandergesetzt.

Bei Larynxcroup geben die Respirationsbeschwerden, die continuirliche Dyspnoë und die drohende Herzschwäche die dringendste Indication. Winternitz erklärt den Respirationstypus bei Larynxcroup aus einer Parese der Larynxerweiterer unter der entzündeten Schleimhaut.

„Die paretischen Stimmbänder legen sich bei der Steigerung des negativen Druckes im Thoraxraume wie ein Ventil an einander und hemmen das inspiratorische Eindringen der Luft in die Lungen. Die verhältnissmässig weniger gehemmte Exspiration beweist, dass es nicht durch Entzündungsproducte bedingte Unwegsamkeit des Kehlkopflumens sei, die Dyspnoë und Erstickungsgefahr bewirkt, sondern die Parese der Kehlkopfmuskeln unter der entzündeten Schleimhaut.

„Nur bei dieser Auffassung ist es verständlich, dass, wie dies von dem vertrauenswürdigen Kliniker Bartels, wie von mir und Anderen gezeigt wurde, von einem hydriatischen Eingriffe in solchen Fällen noch öfters Hülfe erwartet werden darf, bei welchen die Tracheotomie schon unvermeidlich schien.

„Nur bei dieser Auffassung ist es verständlich, dass die wichtigste Aufgabe der Hydrotherapie darin bestehen muss, den paretischen Zustand der Glottiserweiterer zu beseitigen. Die Tracheotomie umgeht diese Indication, indem sie mit Umgehung der Glottis der Luft den Zutritt eröffnet. Die möglichen Gefahren bei einer so plötzlichen Beseitigung der Druckdifferenz, wie hochgradige Steigerung des Vesicularemphysems, Zerreissung einiger Lungenbläschen, interstitielles Emphysem, Luftaustritt ins Mediastinum etc. sind längst bekannt. Gelänge es, durch die physiologischen Wege der Luft den Zugang zu den Lungen zu erleichtern, so würde dieser Methode jedenfalls der Vorzug, wenigstens der Vortritt vor der operativen gebühren.

„Bei der Erfüllung dieser Indication handelt es sich nur um die Wiederherstellung einer ausgefallenen Function, nicht aber um die Herstellung eines abnormen Luftweges.

„Die Methode besteht in der Auslösung eines mächtigen, erfahrungsgemäss das Respirationscentrum treffenden, thermischen und mechanischen Reflexreizes.

„Dass aber auf diese Weise die meist momentane, der Einwirkung
unmittelbar folgende Verminderung der Athemnoth in den Erscheinungen der Stenose zu erklären sind, unterliegt keinem Zweifel.

„Der Entzündungsvorgang wird nicht momentan gehemmt, die
Entzündungsproducte werden nicht momentan weggeschafft, und doch
ist das ganze Krankheitsbild oft wie mit einem Zauberschlage ein ver-
ändertes.

„Der Reflexreiz muss ein kräftiger sein. Nur der intensive Kältereiz bewirkt Steigerung der Innervation in den paretischen Kehlkopfmuskeln und lässt die in manchen Fällen beobachtete momentane
Besserung denten." (Winternitz.)

Von diesen Erwägungen ausgehend, werden kräftige Abreibungen,
Halbbäder mit kalten Uebergiessungen angezeigt sein.

Thatsächlich finden wir auch bei allen Empirikern und auch bei
den schon auf wissenschaftlicher Basis stehenden Hydrotherapeuten
ähnliche Proceduren in der Behandlung des Croups angegeben, namentlich werden von Currie, Priessnitz, Preiss Uebergiessungen,
Hinterhauptsdouchen etc. angewendet und bei jedesmaliger Wiederholung der Erstickungsanfälle wiederholt.

Zweckmässig ist es auch in solchen Fällen, eine oder zwei Einpackungen der Abreibung oder dem Halbbade vorangehen zu lassen,
wenn es die Zeit erlaubt. Ist Gefahr im Verzuge, dann soll ohne
vorherige Procedur die Abreibung oder das Halbbad applicirt werden.
Bei Nachlass der Dyspnoë gebe ich jedoch immer feuchte Einpackungen,
in welchen ich einen ordentlichen Schweissausbruch abwarte. Selbst
zweistündige Einpackungen sind hier angezeigt.

Die Behandlung der Complicationen, der Herzschwäche, des Collapses, ferner die Behandlung der diphtherischen Nierenerkrankung
richtet sich nach den Principien, die theils schon besprochen wurden,
theils besprochen werden sollen.

g) Influenza.

Wenn wir uns jene bunten Bilder der Influenza, die wir in den
letzten Epidemien zu beobachten Gelegenheit hatten, vor Augen halten,
so sehen wir, bei aller Verschiedenheit der Erscheinungen, die Symptome des Nervensystems im Vordergrunde. Abgesehen von den nervösen Formen kat' exochen, sehen wir selbst bei den sogenannten
katarrhalischen und gastrischen Formen, vor Allem die hochgradige
Prostration, die für jede Influenzaattaque so charakteristisch ist; die
Prostration begleitet selbst die leichtesten Anfälle, hält wochenlang

an, lange, nachdem bereits die Krankheitserscheinungen geschwunden sind, wir finden ferner die Benommenheit, die auch in leichteren Fällen, in fieberlosen Fällen zur Erscheinung kommt, als wahrscheinliche Folge der directen Wirkung des Influenzagiftes auf das nervöse Centralorgan; wir beobachten ferner Schlaflosigkeit und Schlafsucht, heftigen Kopfschmerz, der ebenfalls in keinem Verhältnisse zu der Schwere des Leidens und des Fiebers steht und oft den Gedanken an das Vorhandensein einer meningitischen Affection nahelegt — thatsächlich verdankt auch der Kopfschmerz seine Entstehung einer meningealen Hyperämie —; wir sehen ferner Delirien, die selbst dann eintreten, wenn der Kopfschmerz und das Fieber nicht heftig sind, die also wieder nur auf den directen Einfluss des Influenzavirus auf die Gehirnrinde zurückzuführen sind, ebenso Schwindel; endlich beobachten wir Alterationen des Gehörs, des Gesichts, des Gefühls, des Geschmacks und des Geruchs.

Von Seite des Circulationsapparates treten — ganz unabhängig von der Höhe der Temperatur — Tachycardie, ferner Arhythmie, Herzschwäche auf; wir beobachten Ohnmachten, die möglicherweise der Einwirkung des Influenzavirus auf das vasomotorische Centrum ihre Entstehung verdanken; angioparalytische und angiospastische Symptome.

Bezüglich des Fiebers beobachtet man selbst Stunden lang anhaltenden Frost, nach welchem die Temperatur ziemlich rasch auf 40° ansteigt und sich oft zwei bis drei Tage auf dieser Höhe erhält. Die Erscheinungen von Seite des Respirations- und Verdauungstractes sind katarrhalischer Natur.

Im Grossen und Ganzen haben wir es also mit einer allgemeinen Infectionskrankheit zu thun, bei welcher die Krankheitserreger sämmtliche Organe befallen und schädigen können.

Wir werden also bei dieser Erkrankung zunächst eine Allgemeinbehandlung einleiten und dahin trachten, solche Proceduren anzuwenden, welche die Infection bekämpfen. Da wir jedoch nicht im Stande sind, mit einer oder einigen wenigen Applicationen die Krankheitsursache zu beseitigen, so werden wir bei der Wahl der Proceduren denjenigen den Vorzug geben, welche die symptomatische Indication am besten erfüllen.

Ich habe oben hervorgehoben, dass in sehr vielen Fällen im Beginne der Erkrankung anhaltender Schüttelfrost beobachtet wird. Die Fälle, die mit bedeutender Wärmeretention einhergehen, erfordern eine andere Behandlung als diejenigen, die mit hohen Aussen- und Innentemperaturen einhergehen. In beiden Formen können — und das ist auch zumeist der Fall — schwere und gleichschwere Symptome seitens des Centralnervensystems auftreten. Während ich in den ersteren Fällen von Abreibungen oder Theilwaschungen günstigen Erfolg sah, liessen in den letzteren Fällen feuchte gewechselte Einpackungen mit nachfolgender Uebergiessung gute Resultate erzielen. Ich habe immer vor Augen das Nervensystem zu kräftigen, wodurch die Prostration, die Benommenheit, die Schlaflosigkeit oder Schlafsucht behoben wird, und halte mir stets vor Augen, dass Kopfschmerz, Schwindel auf Hyperämie der Meningen zurückzuführen ist, dass ferner das Vasomotorencentrum eine Schädigung erlitten hat. Dementsprechend wähle ich Proceduren, die die Innervation steigern, eine Ableitung des Blutes vom Gehirn und von den Hirnhäuten erzielen lassen und gleichzeitig auf Wärmeretention oder Temperatursteigerung einen Einfluss auszuüben gestatten, die aber auch die Circulation zu kräftigen und zu verbessern ermöglichen.

Es ist nicht schwer, die geeignete Procedur zu wählen, wenn man die Wirkungsweise der einzelnen Procedur kennt und das Ziel, das man zu erreichen trachtet, vor Augen hat.

Wie erwähnt, habe ich mit Theilwaschungen, Abreibungen, Einpackungen und darauf folgenden Uebergiessungen in der Wanne sehr rasche und günstige Erfolge erzielt.

Neben den allgemeinen Proceduren müssen noch Theilproceduren, theils zur Unterstützung dieser, theils zur Bekämpfung einzelner schwerer Symptome herangezogen werden. So hatte ich es in mehreren Fällen mit Rücksicht auf die Erscheinungen seitens des Gehirns für angezeigt gehalten, Kopfkühlapparate, ferner Wadenbinden anzuwenden, in anderen Fällen war ich genöthigt, die Einpackung mit Rücksicht auf die Erscheinungen seitens der Vasomotoren mit einem Rückenschlauch oder mit einem Herzkühlapparat zu verbinden.

Es wird ferner in den meisten Fällen die Application von Kreuzbinden indicirt sein, die man dort, wo neben dem Bronchialkatarrh auch noch Tachycardie besteht, ebenfalls mit dem Herzschlauch combiniren kann. Wo gastrische und intestinale Symptome das Bild beherrschen, würden Leibbinden am Platze sein.

So wird man entsprechend der Vielgestaltigkeit des Processes die Behandlung mannigfach variiren müssen. Bei der richtigen Wahl der Proceduren, die nach den angegebenen Principien zu erfolgen hat, wird man immer günstige Erfolge in Bezug auf den Verlauf der Erkrankung und die Reconvalescenz beobachten.

Einer sorgfältigen Behandlung bedürfen die complicirenden Pleuritiden und Pneumonien. Von allem Anfange an ist der Circulation die grösste Aufmerksamkeit zu schenken. Die Böswilligkeit der Influenzapneumonien, der schleichende Verlauf derselben ist bekannt; grosser Kräfteverfall, rapid eintretende Herzschwäche und Herzparalyse ist nicht nur bei Greisen und Kindern, sondern bei kräftigen, stets gesund gewesenen Menschen beobachtet worden.

Theilwaschungen oder Abreibungen, Halbbäder von 22—20° R mit kräftigen Uebergiessungen, je nach Bedarf öfter am Tage vorgenommen, Herzschläuche, Kreuzbinden finden hier ihre Anzeige und müssen mit anderen die Herzthätigkeit kräftigenden und erhaltenden diätetischen und medicamentösen Mitteln combinirt werden.

Höchst fatal zeigen sich die meist im Anschluss an schwere Influenzacomplicationen, wie Pneumonie, Pleuritis, aber auch ohne dieselben auftretenden, organischen Herzaffectionen. Ich habe schwere Herzmuskelerkrankungen, Endo- und Pericarditiden, acute Dilatationen des rechten Ventrikels mit relativen Insufficienzen während und nach der Influenza auftreten gesehen. Die Therapie dieser Complicationen deckt sich mit der Behandlung der aus anderen Ursachen entstehenden ähnlichen Erkrankungen und soll später besprochen werden. Ich erwähne hier, dass trotz sorgfältigster Behandlung unter meinen Augen die erwähnten Complicationen entstanden sind; ich beobachtete nur in einigen Fällen einen Rückgang des Processes, eine restitutio ad integrum. Von den Complicationen und Nachkrankheiten der Influenza seien noch die verschiedensten Affectionen des Nervensystems, namentlich die Neuralgien erwähnt. Ihre Behandlung soll später erörtert werden.

h) Acuter Gelenkrheumatismus.

„Bei keiner fieberhaften Erkrankung ist das Vorurtheil gegen eine hydriatische Behandlung ein so starres, wie gerade beim acuten Gelenkrheumatismus," so schrieb Winternitz vor mehr als 20 Jahren. Durch die Einführung der Salicylbehandlung ist das Vorurtheil wohl nicht grösser geworden, aber die Hydrotherapie schien überflüssig geworden zu sein.

Dass das Salicyl und seine Präparate nicht jene specifischen Eigenschaften besitzen, die ihnen zugeschrieben werden, beweisen wohl am besten die Todesfälle trotz Salicylbehandlung, die nach derselben zurückbleibenden, sehr häufig beobachteten, Residuen in einzelnen Gelenken, endlich der Umstand, dass die Häufigkeit der Herzcomplicationen nicht nur nicht abgenommen, ja im Gegentheil, wie einer kleinen Statistik von Riess zu entnehmen, sogar zugenommen hat. Selbst bei indifferenter Behandlung ist die Häufigkeit der Herzcomplicationen

geringer, als bei Salicylbehandlung. Dagegen weist die hydriatische
Behandlung äusserst günstige Resultate auf, und mit Recht sagt
Winternitz: „Wenn ich vor dem Dilemma stünde, von einer gleichen
Anzahl am Typhus und an acutem Gelenkrheumatismus Erkrankter
nur die eine Krankheitsform hydriatisch behandeln zu dürfen, ich
würde keinen Augenblick zögern, und trotz der bekanntlich so günstigen Resultate der Wasserbehandlung im Typhus, die an Gelenkrheumatismus Erkrankten in Behandlung nehmen, so nützlich erweist sich
die Methode bei dieser Affection.“

Die hydriatische Behandlung erzielt sehr günstige Resultate. Allerdings darf diese nicht einzig und allein in der Application von Umschlägen oder, wie Esmarch empfiehlt, in der Anwendung von Eis
bestehen.

Der acute Gelenkrheumatismus muss als Infectionskrankheit aufgefasst, mit allgemeinen Proceduren behandelt, es müssen selbstverständlich auch locale Proceduren in Anwendung gezogen, und es
muss von vornherein das Herz berücksichtigt und der Entstehung
einer Endocarditis und sonstiger Complicationen so viel als möglich
vorgebeugt werden.

Die Allgemeinbehaudlung unterscheidet sich nicht wesentlich von
der anderer fieberhafter Erkrankungen, nur wird man hier, mehr
noch wie bei anderen Erkrankungen ein Hauptgewicht auf die Hyperämisirung der Haut zu legen haben. Man wählt hier zumeist solche
Procedureu, welche eine langsame Wärmeentziehung und gleichzeitige kräftige Hyperämisirung erzielen lassen. Und dies sind die
feuchten gewechselten Einpackungen. Es gelingt schon mit wenigen
Packungen, das Ziel zu erreichen, da gerade hier die Haut leicht zu
erheblich gesteigerter Function gebracht werden kann.

Die Kranken lässt man in der zweiten oder dritten Einpackung
längere Zeit liegen, bis es zum Schweissausbruch gekommen ist, was
ja bei dem acuten Gelenksrheumatismus sehr bald der Fall ist. Man
lässt den Schweiss durch einige Zeit andauern und beendet ihn dann
mit einem 22—20° oder 20—18° R Halbbade. Man wählt hier höhere
Temperaturen, weil das Hautorgan nur die überschüssig an seiner
Körperoberfläche angehäufte Wärmemenge abgeben soll, die Gefässe
sollen wohl in einen erhöhten Tonus versetzt, aber sie sollen nicht
zur spastischen Contration gebracht werden, die Körpertemperatur soll
nicht tief unter die Norm herabgesetzt werden.

Ist in der Einpackung kein Schweiss erfolgt, was übrigens sehr
selten vorkommt, so wird trotzdem nach derselben ein Halbbad verabreicht. Dauert das Fieber trotz gewechselter Einpackungen fort, so

wird man nach der letzten Einpackung eine feuchte Abreibung geben, welche das Fieber oft noch mässigt.

Die Abreibung ist in manchen Fällen, wegen bestehender hochgradiger Schmerzhaftigkeit, Schwellung in den Gelenken nicht leicht zu appliciren, oder es ist nicht möglich, die Patienten auf die Beine zu bringen und ihnen stehend die Abreibung zu verabreichen. Im letzteren Falle ist es ganz zweckmässig, die Patienten liegend abzureiben. Sie werden in das nasse Leintuch gehüllt, liegen zuerst auf der rechten Seite, wobei vorne und rückwärts gut gerieben wird, dann lässt man sie auf den Rücken legen und reibt die seitlichen Partien. Es ist zweckmässig, die Patienten nach der Abreibung noch einige Zeit — 15—30 Minuten — nachdunsten zu lassen.

Besteht hochgradige Schmerzhaftigkeit, so lässt man ein Lakenbad geben. Der Kranke wird bei demselben nicht frottirt, sondern es wird bloss mit der Flachhand das Leintuch an den Körper angedrückt und die sich rasch erwärmenden Stellen wiederholt mit 12° Wasser übergossen. Es ist dies eine Procedur, die ziemlich rasche Wärmeentziehung bewirkt, die Fiebertemperatur mässigt und eine Schonung der besonders schmerzhaften Gelenke ermöglicht.

Die Anzeige zur Wiederholung der genannten Proceduren giebt entweder das wiederkehrende Fieber, oder sehr heftiger Schmerz. Ich habe wiederholt gewechselte Einpackungen mit darauf folgendem Halbbade oder Lakenbade und auch die Abreibung zwei- bis dreimal täglich vornehmen lassen. Die Patienten fürchten die hochgradige Belästigung nicht und es wurde mir von intelligenten Patienten oft genug gesagt, dass ihnen die Wiederholung der hydriatischen Proceduren weit weniger unangenehm sei als nur ein halbstündiges Ohrensausen in Folge Salicylgebrauchs. Nach einer allgemeinen Procedur lasse ich gewöhnlich einen Stammumschlag und Longettenverbände um die erkrankten Gelenke appliciren. Die feuchten Longetten werden nur mit Watte einfach bedeckt, so dass ein Auseinanderschlagen dieser Hülle leicht, ohne Belästigung des Patienten, und eine neue und rasche Befeuchtung des Verbandes durch Aufträufeln von Wasser aus einem Schwamme möglich ist.

Sind auch die Schultergelenke afficirt, so ist es am zweckmässigsten, Kreuzbinden anlegen zu lassen, da diese die Schultergelenke am besten vollständig einhüllen.

Zeigen sich die geringsten Beschwerden seitens des Herzens, so ist es angezeigt, sofort den Herzschlauch anzuwenden. Derselbe kann zwei- bis dreimal täglich für je einehalbe bis eine Stunde und auch öfters und für längere Zeit angelegt werden. Ob es auf die Weise gelingt, das Ergriffenwerden des Endo — und Pericards zu verhüten, das kann natürlich nicht entschieden werden; Thatsache ist, dass ich bei Patienten, die auf diese Weise behandelt wurden, keine einzige Endocarditis beobachtet habe.

Ein Vortheil der Hydrotheraphie gegenüber anderen Behandlungsmethoden sei noch erwähnt: die Seltenheit der Recidiven. Wahrscheinlich ist es die Kräftigung und Tonisirung des Hautorgans, die die Widerstandsfähigkeit erhöht. Es ist jedenfalls angezeigt, dass die Patienten selbst nach vollkommener Heilung noch durch längere Zeit des Morgens Abreibungen bekommen.

Die Reconvalescenz nach einem hydriatisch behandelten Gelenksrheumatismus ist eine viel kürzere, die Kranken erholen sich bald, sind niemals so anämisch und kraftlos wie nach medicamentöser Behandlung. Residuen in einzelnen Gelenken, Schwellungen und Schmerzhaftigkeit oder Unbeweglichkeit werden selten beobachtet. Wo solche bestehen, müssen Longettenverbände neben allgemeinen Proceduren angewendet werden. Wo man mit diesen nicht auskommt, muss Massage und Elektricität, namentlich die von Drosdoff geübte Faradisation der Gelenke, die die Empfindlichkeit sehr herabsetzt und die Anwendung der Abreibungen und der Massage ermöglicht, herangezogen werden. Auch locale Bäder, namentlich wechselwarme Hand- oder Fussbäder haben mir in den Fällen, wo einzelne Gelenke der Hand oder des Fusses krank blieben, sehr gute Dienste geleistet. Grössere Gelenke werden mit schottischen Douchen erfolgreich behandelt.

2. Intoxicationen.

Es ist von vornherein klar, dass an dieser Stelle der Autointoxicationen nicht gedacht zu werden braucht; da sie ja in der speciellen Pathologie und Therapie keine selbstständige Rolle spielen, werden sie an anderer Stelle gewürdigt.

Hier sollen nur jene pathologischen Erscheinungen berücksichtigt werden, welche durch den Eintritt fremder, schädlicher Agentien in den Organismus hervorgerufen werden, und wir wollen uns hier darauf beschränken, an einigen der wichtigeren Krankheitsbilder den Vorgang der Hydriatik in grossen Zügen zu entwerfen.

Bei den acuten Vergiftungen werden wir selbstverständlich die physikalischen Heilmethoden — im weitesten Sinne des Wortes — heranziehen müssen; in erster Linie kommen jene Proceduren in Be-

tracht, welche das nicht resorbirte Gift aus dem Magen und dem
Darm entfernen sollen: also Magen- und Darmauswaschungen unter
Berücksichtigung der bekannten Contraindicationen. An zweiter Stelle
stehen die chemischen Antidota, an dritter jene Maassnahmen, welche die
lebensgefährlichen Symptome, wie Respirationsstörungen, Herzschwäche,
Krämpfe etc. bekämpfen. Bei Lähmungserscheinungen sind kräftige
mechanische und thermische Proceduren angezeigt, wie kalte Abreibungen, kalte Uebergiessungen im warmen Bade — das kräftigste
Mittel zur Anregung der Respirationsthätigkeit —, bei erhöhter
motorischer Thätigkeit, Eklampsie, Convulsionen, sind dagegen beruhigende Proceduren, wie prolongirte warme Bäder, feuchte Einpackungen am Platze.

Bei den chronischen Vergiftungen handelt es sich wieder
um Zweierlei; einerseits sollen die toxischen Substanzen auf dem
Wege der natürlichen Colatorien — Haut, Lungen, Nieren und Darm —
aus dem Organismus entfernt werden, andererseits sollen einzelne
Symptome — Lähmungen, Erregungszustände, functionelle Störungen —
behoben werden. Zur Erfüllung der ersten Indication — der Eliminirung der bereits resorbirten Noxen — besitzen wir anerkannter-
maassen keine kräftigeren Hülfsmittel als die entsprechenden hydriatischen
Proceduren: durch trockene und feuchte Einpackungen, Dampfkastenbäder wird die Hautthätigkeit und Ausscheidung, durch mannigfaltige
andere, den speciellen Verhältnissen angepasste Proceduren — feuchte
Abreibungen, Regen-, Sitz- und Halbbäder — die Respiration, die Nieren-
und Darmfunctionen aufs Mächtigste angeregt. Im Folgenden wollen
wir an einigen der wichtigsten chronischen Toxicosen den hydriatischen
Vorgang im Allgemeinen veranschaulichen.

Chronischer Saturnismus. Zur Eliminirung des Bleies
dienen vorzüglich längere circa 15 Minuten dauernde Dampfkastenbäder; hierauf ein wechselwarmes oder kaltes Regenbad.

Die quälenden Magenneurosen und Darmkoliken werden durch
Stammumschläge mit heissem Magenschlauch in der Dauer von einer
Stunde, durch warme hohe Enteroklysmen und protahirte laue Bäder
(v. Jaksch) in günstigster Weise beeinflusst; Nachts wird eine feuchte
Leibbinde applicirt. Ich erkläre hier auf Grund meiner Erfahrungen
bei dem riesigen Krankenmateriale, das mir zur Verfügung steht, dass
sich hier kein anderes Verfahren mit der Hydrotherapie weder bezüglich
der Krankheitsdauer noch bezüglich der Euphorie der Patienten messen
kann. Als wesentlich unterstützendes Moment kommt hier auch eine
strenge Milchcur zur Anwendung. Die charakteristischen Lähmungen
werden durch wechselwarme Regenbäder und kalte flüchtige Fächer-

douchen beeinflusst. Bei Arthralgien wirken schottische Douchen und Longettenverbände sehr gut.

Bei der chronischen Arsenvergiftung gelten behufs Eliminirung des Metalls dieselben Verordnungen wie beim Saturnismus. Die heftigen Schmerzen im Rücken und in den Beinen werden am besten durch feuchte partielle und Ganz-Packungen gemildert. Zur Bekämpfung der Kachexie werden tonisirende, gut dosirte, flüchtig erregende Proceduren, wechselwarme Regenbäder, kurze Dampfkastenbäder mit kurzem kalten Regenbad etc. in Verbindung mit Bettruhe und Milchcur angewandt.

Aus dem mannigfaltigen Symptomencomplex des chronichen Alcoholismus können wir nur einige der wichtigsten Erscheinungen heraus greifen. Bei den Aufregungszuständen, der Schlaflosigkeit und selbst dem Delirium leisten lang andauernde feuchte Einpackungen ganz vorzügliche Dienste; dasselbe gilt auch von der hier nicht selten auftretenden multipeln Neuritis. Man besitzt in den feuchten Einpackungen ein souveränes Mittel, das selbst bei Herzschwäche in meiner Modification mit dem Herzschlauch in Anwendung gebracht werden und nie auch bei öfterer Wiederholung schaden kann — ein grosser Vorzug gegenüber den alten und neueren Narcoticis.

Die Pseudo-Tabes alcoholica wird gewöhnlich mit Halbbädern und heissen oder kalten Rückenschläuchen behandelt, je nach dem Vorwiegen der Depressious- oder Reizungserscheinungen. Bei dem hier nie fehlenden Magenkatarrh gelten die allgemeinen Regeln; wir wollen nur noch erwähnen, dass auch hier bei den unstillbaren, sehr lästigen Vomitus matutinus die Application des heissen Magenschlauches erfahrungsgemäss von sehr guter Wirkung ist. Uebrigens kommen wir auf die Polyneuritis und den Magenkatarrh noch ausführlich zurück.

3. Chlorose und Anämie:

In seiner classischen Abhandlung „Altes und Neues zur Pathologie und Therapie der Chlorose" stellt v. Noorden folgende Hypothesen auf:

1. Das bei der Chlorose kranlhaft darniederliegende Keimungsvermögen der blutbildenden Organe bedarf eines Anstosses, eines Reizes. Derartige Reize, die das Gewünschte leisten, giebt es mannigfach;

2. Die im Blute circulirenden Eisensalze üben einen kräftigen Reiz auf die hämatopoëtischen Zellen des Knochenmarks aus,

und das Ergebniss dieses Reizes ist Verbesserung der Blutbeschaffenheit;

3. dagegen üben die in das Blut gelangenden, eisenhaltigen
Nucleoalbumine und Proteide einen viel schwächeren Reiz
aus, so gering, dass die in der Nahrung relativ spärlichen
Eisenproteide nicht genügen, um die Thätigkeit der blutbildenden Organe zu durchbrechen;

4. ausser der Eisentherapie giebt es noch zahlreiche andere Verfahren, die gleichfalls auf die hämatopoëtischen Organe erregend wirken und sich demgemäss bei der Chlorose heilsam
erweisen.

Mit besonderer Genugthuung constatiren wir hier die Thatsache,
dass einer der hervorragendsten Kliniker die Eisentherapie nicht als
die allein seligmachende Behandlungsmethode der Chlorose hinstellt.
Ist es doch bekannt, dass, seitdem F. v. Niemeyer die allgemeine
Einführung der Eisentherapie bei Chlorose in Deutschland zu verdanken ist, der Begriff der Chlorose therapeutisch mit Ferrum übersetzt wurde. Man ging so weit, den Fehlschluss zu ziehen, dass, wenn
der Erfolg einer länger dauernden Eisentherapie ausblieb, dieser Misserfolg auf eine schlechte Diagnose zurückzuführen sei, mit anderen
Worten, das Eisen wurde als Specificum und gleichzeitig als differen-
tialdiagnostisches Mittel betrachtet.

v. Noorden selbst und auch andere hervorragende Kliniker
sprechen auf Grund ihrer Erfahrung die Ueberzeugung aus, dass Bäder,
hydriatische Proceduren mächtig erregend auf die hämatopoëtischen
Organe wirken. Er machte schon im Jahre 1888 bei einer grossen
Anzahl Kinder, die eine Badecur unternahmen, vor und nach der
Badecur Hämoglobinbestimmungen und constatirte durchwegs eine
Steigerung desselben, zum Theil in sehr bedeutendem Maasse und den
gewiss einwandfreien Untersuchungen und zutreffenden Beobachtungen
entspricht der Wunsch: von der Anregung, Hydrotherapie bei Chlorose in ausgedehntem Maasse anzuwenden, sollte der Arzt Gebrauch
machen. Dies geschieht zum Nachtheile der Kranken viel zu wenig
und dadurch rückt die Gefahr nahe, dass auch auf diesem Gebiete
die Hydrotherapie vom Laienpublicum in einen gewissen Gegensatz
zur wissenschaftlichen Medicin gebracht wird, während sie doch nur
ein nützlicher Zweig derselben ist. Die eingehendere Berücksichtigung
und Werthschätzung der Hydrotherapie von Seiten der practischen
Aerzte würde sicher bewirken, dass die Patienten vor schädlichen Proceduren bewahrt werden.

14*

Der Kampf, neben der Eisentherapie auch den physikalischen Heilmethoden, unter ihnen insbesondere der Hydrotherapie, zur Geltung zu verhelfen, ist ein uralter, und es ist interessant, dass gerade zu einer Zeit, in der doch eine grosse Anzahl von Aerzten sich mit der Hydrotherapie zu befassen begonnen hat, auch die hydriatische Behandlung der Chlorose und Anämie einen grossen Kampf zu bestehen hatte.

Es war dies zur Zeit, als Priessnitz in Gräfenberg seine grössten Triumphe feierte und die Aerzte „der Noth gehorchend, nicht dem eigenen Triebe", die Wirkung des Wassers auch in Bezug auf die Blutkrankheiten zu untersuchen begannen. Es lagen damals dieselben Verhältnisse vor, wie in den letzten Jahren; damals war es Priessnitz, auf den das Laienpublicum aufmerksam gemacht wurde, wie in den letzten Jahren auf Kneipp und dessen Nachbeter. Wir können diese Verhältnisse am besten durch die Worte Wunderlich's aus den vierziger Jahren characterisiren, der da meinte, dass die Wasserangelegenheit (die Hydrotherapie), wenn sie mit einem Fusse im Gebiete des Scandals stehe, noch eine andere, bessere Seite habe, die darin besteht, dass die Aerzte den Umtrieben einer die Würde einer ernsten Wissenschaft antastenden Sippe ein Halt entgegenrufen und sich mit einer ernsten Wissenschaft auch ernst befassen.

Man machte den damaligen Hydrotherapeuten den Vorwurf, dass ja die Hydrotherapie bei Chlorose und Anämie schon deshalb nicht wirken könne, weil es ja darauf ankommt, einen dem Blute fehlenden Bestandtheil zu ersetzen. Interessant ist jedoch, dass schon die damaligen Hydrotherapeuten auf diesen Vorwurf mit den Worten reagirten: Es fehlt bei den chlorotischen Zuständen nicht so sehr an den Bedingungen der Zufuhr der nöthigen Quantitäten von Eisen, sondern die dem Organismus dargebotene Menge von Eisen wird nicht gehörig assimilirt, und es ist sehr fraglich, ob dies bei einer grösseren Quantität des dargebotenen Metalls dann leichter geschieht, ob nicht vielmehr die Herstellung der gestörten Ernährung, bei welcher jene von der Natur selbst dargebotene Menge von Eisen gehörig verwendet wird, zur Hebung des fraglichen Krankheitszustandes hinreicht.

„Die Möglichkeit der Heilung der Chlorose durch das sogenannte hydriatische Verfahren sei nach wissenschaftlichen Grundsätzen fest begründet und namentlich die neueren Forschungen in der Physiologie und Chemie sind weit entfernt, die Unwissenschaftlichkeit der genannten Heilmethode zu beweisen, vielmehr vermögen derselben einen bestimmten wissenschaftlichen Anhaltspunkt zu geben," so sagten die damaligen Verfechter der Hydrotherapie. Es ist dies ein Ausspruch, wie er heute vollständig unterschrieben und unter Beweis gebracht werden kann.

Der Grund, weshalb die Hydrotherapie in der Behandlung der Chlorose und Anämie nur sehr schwer feste Wurzeln fassen kann, ist der, dass einerseits die Wirkung der hydriatischen Proceduren bedeutend unterschätzt wird und andererseits die Ursachen der genannten Erkrankungsformen noch nicht ganz erforscht, deshalb von Vielen noch einzig und allein in einem Mangel an Eisen im Blute gesucht werden. Man ist noch weit entfernt, in das mechanische Getriebe dieses pathologischen Vorganges hinein zu schauen, und gleich der Frage, auf welche Weise die Blutveränderungen zu Stande kommen, thürmen sich unüberwindliche Schwierigkeiten entgegen. Wir wollen uns nicht auf den unsicheren und gefährlichen Boden der Hypothesen stellen, können jedoch nicht umhin, auch hier schon die Bemerkung zu machen, dass das Wesen der Chlorose nicht zu einheitlich aufgefasst werden darf, und dass jedenfalls bei der Behandlung der Chlorose und Anämie der Entstehungsmechanismus in Betracht gezogen werden muss, wenn nicht anders die Therapie eine schablonenhafte und zweck- und ziellose sein soll.

Ich habe erwähnt, dass die Wirkung der hydriatischen Proceduren bedeutend unterschätzt wird, und dass darin die Ursache zu suchen ist, wenn die hydriatische Behandlungsmethode noch sehr selten zur Therapie dieser Erkrankungsform herangezogen wird.

Es ist ja richtig, dass, wenn die hydriatischen Proceduren nichts Anderes bewirken würden, als dem lebenden Körper Wärme zu entziehen, wie dies von vielen Seiten noch immer behauptet wird, diese gerade bei Chlorose, wo es sich darum handelt, den Körper vor übermässigem Wärmeverlust zu schützen, contraindicirt wären. Wir wissen jedoch, dass wir dem Wärmeverlust, der mit thermischen Reizen verbunden ist, durch eine vor der kalten Application vorgenommene Erwärmung vorbeugen können; wir wissen aber auch aus unseren Erfahrungen, aus den Ergebnissen exacter wissenschaftlicher Untersuchungen, dass wir durch mechanische und thermische Reize die Innervation bessern, den Tonus in den Gefässen und Geweben erhöhen, die Circulation kräftigen, den respiratorischen Stoffwechsel begünstigen, eine bessere Nahrungsaufnahme ermöglichen, eine günstigere Ausnützung derselben bewirken können. Das sind wichtige Momente, auf die wir bei der Therapie der Chlorose ein grosses Gewicht legen müssen. Ist es doch bekannt, dass all die genannten Functionen sowohl bei der Chlorose als auch bei den verschiedenen Anämieformen arg darniederliegen und unsere besondere Aufmerksamkeit auf dieselbe gelenkt wird.

Von ganz besonderer Wichtigkeit jedoch und mit ganz besonderer Betonung muss der Umstand hervorgehoben werden, dass wir mit hydriatischen Proceduren auf die Blutbereitung und Blutvertheilung eine solche Wirkung ausüben können wie sie gerade für eine grosse Anzahl von Chlorosen und Anämien von unnennbarem Werthe sind.

Wie bereits ausführlich mitgetheilt, hat Winternitz an Menschen, Rovighi an Thieren den Beweis erbracht, dass kurze, kräftige, mechanische und thermische Reize, wenn diese von einer entsprechenden Reaction gefolgt sind, eine bedeutende Vermehrung der rothen Blutkörperchen, des Hämoglobingehaltes und des specifischen Gewichtes des Butes bewirken.

Man mag über die Ursachen dieser Erscheinung denken, wie man will, man mag eine vermehrte Blutbildung oder eine bessere Blutvertheilung als die Ursache betrachten, Thatsache ist, dass die Vermehrung der rothen Blutkörperchen erfolgt, wodurch die Sauerstoffträger im circulirenden Blute vermehrt werden, dass der Hämoglobingehalt steigt und damit gewissermaassen das pathologisch-anatomische Substrat der Chlorose durch hydriatische Proceduren, wenn auch Anfangs nur vorübergehend, beseitigt wird. Eine Vermehrung des Eisengehaltes im Blute unter den gegebenen Verhältnissen nachzuweisen, wäre allerdings ein Argument, welches auch den Zweifel der Nichthydrotherapeuten beseitigen könnte.

Was nun die hydriatischen Proceduren, die bei der Behandlung der Chlorose und Anämie in Frage kommen, anlangt, so muss hier hervorgehoben werden, dass es weniger die Form der Procedur als die Art ihrer Ausführung ist, auf die es ankommt, mit anderen Worten, dass die richtige Dosirung der thermischen und des mechanischen Reizes die wichtigste Rolle bei der Indicationsstellung spielt.

Das Princip für die Behandlung chlorotischer und anämischer Zustände muss nach Winternitz lauten:

1. Vermeidung einer Herabsetzung der Körpertemperatur unter die Norm, daher absolut sehr geringe Wärmeentziehung;

2. Steigerung der Erregbarkeit der peripherischen Nervenendigungen durch vorbereitende Wärmestauung oder Wärmezufuhr;

3. kräftiger Nervenreiz durch möglichst niedrige Wassertemperaturen.

Der Weg, auf welchem dieses hier vorgezeichnete Ziel zu erreichen ist, kann verschieden gewählt werden, und man wird nie fehl gehen, wenn man sich das genannte Princip vor Augen hält. Vermeidung einer Temperaturherabsetzung und Steigerung der Erregbarkeit sind gewissermaassen die Vorbedingungen, um mit dem darauffolgendem kräftigem Nervenreiz ein günstiges Endresultat zu erzielen.

Wärmestauung an der Körperoberfläche des Patienten oder Wärmezufuhr in der verschiedensten Weise können diese Vorbedingungen erfüllen. Wir können die Patienten feucht oder trocken bis zur Erwärmung einpacken, oder wir können sie für einige Minuten in einen Dampfkasten setzen, oder ihnen einen etwa 28—30° Regen appliciren, um sie für die nachträgliche, eigentlich wirksame kalte Procedur vorzubereiten; wir können aber auch die sich während der Nacht an der Körperoberfläche anhäufende Wärmemenge benutzen, um die oben erwähnten zwei ersten Bedingungen zu erfüllen. Eine Wärmeanhäufung an der Körperoberfläche findet nach einer im Bette unter entsprechender Bedeckung verbrachter Nacht statt. Die wärmeentziehende Procedur wird daher mit Vorliebe unmittelbar aus der Bettwärme vorgenommen. Es wird zu dieser Zeit auch viel leichter eine recht niedrige Wassertemperatur ertragen.

Der kräftige Nervenreiz muss durch möglichst niedrige Wassertemperaturen und durch sehr kurze Zeit dauernde Proceduren erzielt werden. Theilwaschungen oder Abreibungen in der Dauer von ein bis zwei Minuten, kalte Regenbäder in der Dauer von wenigen Secunden bis zu einer halben Minute entsprechen dieser Anzeige. Oft werden diese Proceduren ganz nüchtern bei hochgradig Blutarmen schwer ertragen. Ein Glas warme Milch oder Thee, eine halbe bis eine Stunde vor der Procedur genommen, bewirken dann meist die erwünschte Ertragsfähigkeit. Was das Verhalten der Patienten nach der Procedur anlangt, so hängt dieses von der betreffenden Individualität ab. Die in ihrer Ernährung herabgekommenen, fettlosen, stets fröstelnden Patienten lasse man im Bette die Reaction, d. h. die Wiedererwärmung abwarten. Die pastösen Patienten werden jedoch durch forcirte Bewegung in frischer Luft das Auftreten einer entsprechenden Reaction beschleunigen.

Es wurde bereits hervorgehoben, dass im Allgemeinen als Ursache der Chlorosen und vieler Anämien der Mangel an Eisen im Blute, von Einigen auch eine angeborene Minderwerthigkeit des blutbildenden Apparates als Bedingung für das Zustandekommen der Chlorose angenommen wird. Man muss jedoch noch andere Ursachen der Chlorosen und Anämien suchen, denn nur dann wird es möglich sein, rationelle Behandlungen einzuleiten; dann wird es auch klar, weshalb in einer grossen Anzahl der genannten Erkrankungsformen das Eisen gar nicht, entsprechende hydriatische Behandlungsmethoden jedoch sehr viel nützen.

Ungleichmässige Blutvertheilung als Folgezustand veränderter mechanischer Verhältnisse bildet eine der häufigsten Ursachen hochgradiger Anämien und Chlorosen.

Schon vor Jahren publicirte Professor Winternitz unter dem Titel „Anaemia spuria acutissima" einen Krankheitsfall, bei welchem es sich um eine in Folge eines Traumas aufgetretene hochgradige Anämie handelte. Die Patientin verlor keinen Tropfen Blut anlässlich dieses Traumas und dennoch bot sie, die früher vollkommen gesund war, die Zeichen einer Anämie, wie sie nur in Folge von Verblutung aufzutreten pflegt. Die Patientin hatte — es war nicht anders an-zunehmen — ihre Gesammtblutmenge unversehrt behalten, jedoch trat offenbar unter dem Einflusse des Traumas — ähnlich wie beim Goltz'schen Klopfversuche — eine Erschlaffung der Gefässe der Bauchorgane auf — der grösste Theil des Blutes sammelte sich in diesen Gefässen: die Patientin hat sich in ihre eigenen Gefässe ver-blutet. Eine rationelle Therapie, von der ich noch später eingehender sprechen will, beseitigte die Blutstauung in den betreffenden Gefässen und die ausgeprägten Symptome hochgradiger Anämie.

Aehnlich verhält es sich nun meiner Ansicht nach auch bei Enteroptose. Die Gesammtblutmenge und die qualitative Beschaffen-heit des Blutes erleiden keine wesentliche Veränderung — es sei denn, dass auch bedeutende allgemeine Ernährungsstörungen die Krankheit compliciren — die absolute Zahl der rothen und weissen Blutkörperchen, der Hämoglobingehalt des Blutes erfährt keine Einbusse, und es ist mehr als wahrscheinlich, dass es sich auch hier um eine ungleich-mässige Blutvertheilung handelt.

Ich bin weit davon entfernt, eine abdominale Plethora im gewöhn-lichen Sinne anzunehmen. Diese beruht auf activen Vorgängen und ist abhängig von der besonderen und intensiveren Thätigkeit eines oder mehrerer Bauchorgane; bei der Enteroptose jedoch handelt es sich gewiss um eine Hyperämie in den venösen Gefässen, um passive Hyperämie, die einerseits der Folgezustand einer geschwächten oder insufficienten Organthätigkeit, andererseits die Ursache mannigfacher, auf passiven Cirulationsstörungen basirender Beschwerden ist. Die Hyperämie der venösen Gefässe ist nicht das Zeichen einer Insufficienz der der Fortbewegung des Blutes dienenden Kräfte, sie beruht auf einem temporären oder dauerndcn Nachlasse des mittleren Gewebstonus, der den Raum für grössere Blutmengen schafft. Es ist eine feststehende Thatsache, dass die Thätigkeit der Organe für die Fortbewegung des Blutes von grosser Wichtigkeit ist; wo keine genügende intraorganische Beschleunigung besteht, muss der Zufluss, noch mehr aber der Abfluss des Blutes stocken.

Von ganz besonderer Bedeutung für die Circulation in den Darmgefässen ist die normale peristaltische Welle des Darmes, und es kommt unbedingt zu einer Anhäufung von Venenblut in den kleineren und grösseren Gefässen, zu einer mechanischen Belastung des Gefässsystemes bei einer schwachen Peristaltik, wie sie zu den charakteristischesten Eigenthümlichkeiten der Enteroptose gehört.

Und noch ein Moment muss hier in Betracht gezogen werden. Auch den Bauchdecken kommt die Rolle einer Triebkraft für die Blutströmung in den Gefässen des Unterleibes zu, wie ja überhaupt wachsende Spannungen und Erschlaffungen der Muskeln bei willkürlichen Bewegungen eine Triebkraft für die Saftströmung darstellen. Professor Benedikt hat in seinen „Kreislaufs-Fragen" auf diese Thatsache besonders die Aufmerksamkeit gelenkt und macht auch die Erschlaffung der Muskeln der Bauchwandung für die Blutstauungen in den Baucheingeweiden mit verantwortlich. Erschlaffung der Bauchdecken und Enteroptose gehen Hand in Hand; es ist daher klar, dass auch dieses Moment, nämlich die Erschlaffung der Bauchdecken, die Blutanhäufung in den Unterleibsorganen bei Enteroptose wesentlich unterstützt. Dass auch die mannigfachen Knickungen im Dickdarm ungünstig für die Fortbewegung des Blutes sind, ist bekannt und bedarf weiter keiner besonderen Betonung.

Ich will hier nicht den ganzen Gang meiner Untersuchungen, die bereits wiederholt publicirt wurden, mittheilen *).

Bezüglich der Therapie dieser Fälle sei folgendes bemerkt.

Während man in den von Winternitz beschriebenen Fällen von Anaemia spuria acutissima durch allgemeine und locale, die Circulation bessernde hydriatische Proceduren einen günstigen Erfolg erzielt, habe ich bei den Chlorosen und Anämien in Folge von Enteroptose nur dann den gewünschten Effect herbeigeführt, wenn ich solche Proceduren angewendet habe, die auch die Peristaltik gebessert, den Tonus in der Darmmuskulatur, demnach die Thätigkeit des Darmes erhöht haben.

Kurz dauernde kalte Sitzbäder, Halbbäder mit hohen Bauch-

*) Fortschritte der Hydrotherapie von Strasser und Buxbaum. Verlag von Urban und Schwarzenberg 1897.

übergiessungen, Regenbäder mit kräftigen Douchen auf den Unterleib werden hier ihren Platz finden.

Anämien nach schweren Blutverlusten können in manchen Fällen, wenn auch nicht geheilt, so doch gebessert werden; auch für diese Formen haben die angegebenen Behandlungsmethoden Geltung. Bei Anämien, die als Folge anderer Erkrankungen auftreten, muss selbstverständlich eine causale Therapie eingeleitet werden.

Von einzelnen die Chlorose begleitenden Symptomen seien vorerst die kalten Füsse hervorgehoben. Durch Besserung der Circulation und Blutvertheilung werden diese natürlich beseitigt; man kann jedoch auch durch kurzdauernde fliessende Fussbäder einen Erfolg erzielen. Freilich sind diese nicht anwendbar, wo Kopfschmerz als Ausdruck der Hirnanämie besteht. In solchen Fällen würde ja der Kopfschmerz verstärkt werden. Man wendet hier feuchte Abreibungen der unteren Extremitäten an. Gegen den anämischen Kopfschmerz erweisen sich erregende Kopfumschläge, ferner warme Nackenschläuche als nützlich.

Die Magenbeschwerden anämischer Natur werden, wie vorläufig bemerkt werden soll, durch Stammumschläge mit eingeschaltetem Magenschlauch, durch welchen heisses (40°) Wasser fliesst, wirksam bekämpft. Cardialgie, saures Aufstossen, Sodbrennen, Erbrechen werden dieser Behandlung weichen. Die Entstehungsursache dieser Symptome erklärt die prompte Wirkung der genannten Procedur.

Die bei Chlorose so häufig auftretenden Menstruationsstörungen werden durch hydriatische Procedureu ebenfalls sehr günstig beeinflusst. Dieselben werden im Zusammenhange mit den Erkrankungen der weiblichen Sexualorgane besprochen werden.

Eine Reihe mehrerer Autoren wie Dyes, Wilhelmi, Schubert haben den Versuch gemacht mit Blutentziehungen und nachfolgenden Schwitzbädern bei Chlorose und Anämie zu wirken und haben, nach ihren Berichten zu urtheilen, recht günstige Erfolge erzielt.

Zum Schlusse sei noch erwähnt, dass Scholz in Bremen Schwitzcuren (Heissluftbäder) zur Behandlung der Chlorose empfiehlt. Baruch in New-York berichtet über günstige Erfolge mit Heissluftbädern mit nachfolgenden allmählich abgekühlten Douchen, um die krampfhafte Contraction der Arteriolen zu überwinden, den Stoffwechsel zu steigern und so die Assimilation der Eiweisskörper zu verbessern.

Baruch theilt mit, dass schon im Jahre 1731 von Emmerich arterielle Spasmen bei Chlorose beschrieben wurden. Dieser scharf beobachtende Arzt hat bezüglich der Verengerung der Arterien bei Chlorose und Anämie dieselben Wahrnehmungen gemacht, welche Virchow wissenschaftlich nachgewiesen hat.

Schwitzbäder und Douchen überwinden sicher den Gefässkrampf, wie ja wiederholt hervorgehoben wurde. Auch in dieser Hinsicht ist also die Application wechselwarmer Proceduren rationell begründet.

— —

4. Stoffwechselerkrankungen.

a) Adipositas.

Bei dieser Erkrankung erzielt man mit hydriatischen Proceduren geradezu überraschende Erfolge.

Um welche Vorgänge handelt es sich bei der Fettleibigkeit? Sie wird vielfach als eine Verlangsamung des Stoffwechsels betrachtet, was aber nur theilweise seine Berechtigung hat, indem die Stickstoffbilanz sich in den normalen Grenzen, oder nahe zu denselben hält; nur die Fettverbrennung ist vermindert, nur in gewisser Richtung kann also von einer Verlangsamung oder verminderter Energie des Zellprotoplasmas die Rede sein.

Thatsächlich handelt es sich um ein Missverhältniss zwischen Fettverbrauch und Fettproduction zu Gunsten der Letzteren, um eine geringe Fettverbrennung. Ob der Hämoglobingehalt zu niedrig ist und deshalb die Fähigkeit der Sauerstoffbildung kleiner ist als in der Norm, oder ob die oxydirenden Processe in den Gewebszellen nicht mit der normalen Energie vor sich gehen, ist nicht entschieden. Cohnheim hält das Letztere für das Wahrscheinlichere. Sei dem wie immer, die Aufgabe der Therapie besteht in einer Steigerung der Fettverbrennung, wie sie durch eine erhöhte Oxydation bewirkt werden kann.

Unsere Therapie ist eine Oxydationstherapie, wie dies durch Winternitz', Pospischil's und Strasser's Arbeiten in glänzender Weise bewiesen wurde, sie wird also wie keine andere Behandlungsmethode im Stande sein, jene Bedingungen zu erfüllen, die durch das Wesen der Erkrankung gegeben sind.

Die zumeist üblichen Entfettungscuren sind in der Regel Entziehungscuren, Curen, mit denen wohl eine Abmagerung erzielt wird, die aber in vielen Fällen Schwächezustände, ja Siechthum nach sich ziehen. Sie beruhen darauf, dass dem betreffenden Individuum solch empfindliche Schranken in der Diät gesetzt werden, dass sich mit der Zeit Inanitionserscheinungen geltend machen, da die eine oder die andere zur Erhaltung des Stoffwechselgleichgewichtes nöthige Componente der Nahrungsstoffe entfällt und dadurch an Stelle der be-

stehenden Ernährungsstörung eine andere, unter Umständen noch
schwerere Ernährungsstörung gesetzt wird.

Dazu kommt noch Eines. Die Diät- und Brunnencuren werden
nur für bestimmte Zeit gegeben und auch nur vertragen. Nach Vollendung derselben fallen die Patienten gewöhnlich in ihre alten Fehler,
sie trachten die Schwächung des Organismus, der ja die nothwendige
Folge jeder einseitigen Entziehungscur ist, durch kräftigere Nahrung,
durch ein grösseres Maass an Nahrung wett zu machen, und die Folge
davon ist, dass sie natürlich in kürzester Zeit ihr verlorenes Fett
wieder gewonnen haben.

Die Vortheile der hydriatischen Behandlung der Fettleibigkeit
gegenüber den anderen Behandlungsmethoden bestehen nun erstens
darin, dass sie durch Anregung der Oxydationsprocesse, also der natürlichen Vorgänge, das aufgespeicherte Fett zur Verbrennung bringen,
dass sie dabei den allgemeinen Ernährungsstand kräftigen, die Blutbereitung bessern und dass es endlich möglich ist, auch nach der
eigentlichen Curperiode, ohne besondere Anforderungen, die eine oder
die andere der physikalischen Proceduren in die Lebensweise des Fettleibigen einzuführen, so dass er nicht nach dem Aufgeben der Cur
neuerdings Fettmassen aufzuspeichern beginnt.

Es sei gleich hervorgehoben, dass die Diät bei unseren Entfettungscuren keine wesentliche Einschränkung erfährt. Die Patienten bekommen eine gemischte aus Milch, Milchspeisen, Fleisch, grünen Gemüsen, gesottenen Mehlspeisen bestehende Kost, und nur dem Umstande
ist es auch zu verdanken, dass die Patienten ausdauernd sind, dass
sie nicht nur für einige Zeit, sondern consequent die vorgeschriebenen
hydriatischen Proceduren machen. Es entsteht nun die Frage, welches
sind die Proceduren, welche die organischen Oxydationsprocesse steigern?

Vor Allem müssen wir constatiren, dass nicht nur hydriatische
Proceduren, sondern auch Muskelarbeit, Muskelthätigkeit die Oxydationsprocesse steigert und zwar in sehr hohem Maasse. Nach den Untersuchungen von S p e c k wird ein Fünftel der so bewirkten Steigerung
der Oxydationen für äusserliche Arbeit verwerthet, vier Fünftel dienen
dabei zur Production der organischen Wärme.

Da wir dies nun wissen, da wir ferner wissen, dass die Muskelthätigkeit hauptsächlich auf Kosten der Fettverbrennung stattfindet,
so werden wir die m e t h o d i s c h   g e s t e i g e r t e M u s k e l a c t i o n als
eine der wichtigsten Mittel zur Fettverbrennung in unser Heilprogramm
aufnehmen. Es muss jedoch im Auge behalten werden, dass die
Steigerung der Muskelaction mit einer Temperatursteigerung einhergeht,
dass diese Temperatursteigerung das Organeiweiss in seinem Bestand

gefährdet; wir müssen demnach trachten, die Temperatursteigerung hintanzuhalten, und das gelingt durch die zweite in unsere Therapie aufgenommene Maassnahme durch eine energische Herabsetzung der Körpertemperatur vor der Muskelaction. Dabei ist stets darauf zu achten, dass die Hautgefässe während und nach einer Wärmeentziehung mächtig erweitert werden und bleiben. Das ist eine der wichtigsten Aufgaben, die erfüllt werden muss. Noch während der betreffenden Procedur müssen die Hautgefässe zur Erweiterung — zur activen Erweiterung — gebracht werden, nur so werden grosse Wärmemengen abgegeben, die durch die nachträglich erfolgende Production ersetzt werden; durch eine nach der Procedur noch erhaltene Erweiterung der Gefässe wird es aber auch zur gesteigerten Abgabe der neu producirten Wärme kommen, und es wird dadurch zu einer Steigerung der Temperatur, zu einem Eiweisszerfall niemals kommen können. Endlich geben wir vor der Temperatur herabsetzenden Procedur noch Schweissproceduren, die für die Fettaufsaugung günstige Circulationsverhältnisse schaffen.

Kälteapplicationen und Schweissproceduren wirken jedoch nicht nur unterstützend für die Muskelactionen. Jede für sich ist geeignet, die Oxydationsvorgänge im Organismus zu steigern, was ja durch die Winternitz'- und Pospischil'schen Untersuchungen festgestellt ist.

Die theoretische Grundlage für eine hydriatische Entfettungscur ist also gegeben. Noch wichtiger sind aber die therapeutischen Erfolge, und es ist eine in unzähligen Fällen constatirte Thatsache, dass der praktische Erfolg der Fettverbrennung unter Erhaltung und Besserung der Leistungsfähigkeit der betreffenden Individuen, ohne wesentliche Beschränkung ihrer Diät mit physikalischer Sicherheit zu erzielen ist. Die Patienten verlieren ihr Fett und setzen Muskel und Eiweiss an. Die Erfolge sind jedoch nur zu erzielen, wenn entsprechend der Individualität die drei Factoren: Schweisserregung, Wärmeentziehung und Muskelaction combinirt und dosirt werden.

Behufs Schweisserregung werden Einpackungen, Dampfkastenbäder, Heissluftbäder, elektrische Lichtbäder von verschiedener Dauer angewendet; als Wärme entziehende Proceduren kommen in Betracht: Abreibungen, Lakenbäder, Halb-, Voll- und Tauchbäder, Douchen, Theilwaschungen; die Muskelarbeit wird durch active und passive Actionen bewirkt.

Wenn man sich die Wirkung dieser genannten Proceduren vor Augen hält, wenn man ferner die Gesammtconstitution, die Reactionscapacität, die einzelnen Krankheitssymptome berücksichtigt, dann wird man in allen Fällen unter den angeführten Proceduren die richtige Auswahl und Combination treffen. Eine schablonenhafte Behandlung kann schwere Schädigung verursachen. Dies gilt für die Entfettungscuren mehr wie für jede andere Behandlung, mit Rücksicht auf die Circulationsverhältnisse, mit Rücksicht auf das Herz. Wir wollen versuchen, an einigen Beispielen die Indicationsstellung zu präcisiren.

Sprechen wir zunächst von den localen Fettanhäufungen. Es sind zumeist Frauen, die· über eine übermässige Fettanhäufung im Bauche und den Bauchdecken klagen und von derselben auch thatsächlich belästigt werden, abgesehen von ihrer ästhetischen Schädigung. Die locale Fettanhäufung bewirkt eine Schädigung der Circulation und von ihr sind die belästigenden Consequenzen abhängig.

Am besten bewährt sich für diese Fälle zunächst eine entsprechende Massage, wodurch die Circulation gebessert und die Aufsaugung des Fettes befördert wird. Einen weiteren vorzüglichen Behelf bietet die Douchemassage, d. i. eine zweckmässige Verbindung der Massage mit localen beweglichen kalten Douchen. Ferner sind von ausgezeichneter Wirkung die vor der Massage vorzunehmende Application schottischer Douchen auf den Unterleib. Ich habe namentlich von dieser letzteren Procedur, die übrigens auch mit einer allgemeinen Kälteapplication, einer kalten, kürzer oder länger dauernden Douche verbunden werden kann, ausgezeichnete Erfolge erzielt, indem das local angehäufte Fett schwand, gleichzeitig eine bedeutende Reduction des Körpergewichtes stattfand, als Beweis, dass das Fett nicht etwa an einem anderen Orte abgelagert wurde. Wesentlich unterstützend wirkt noch die Application erregender Umschläge um den Leib, die über die Nacht liegen bleiben.

Bei der allgemeinen Fettleibigkeit müssen wir zwischen anämischer und blutreicher Form unterscheiden.

Bei der anämischen Form mit blasser, kühler Haut, schlaffen Geweben, kleinem leicht unterdrückbarem Pulse, schwacher Herzaction, geringer Leistungsfähigkeit wird man gut thun, mit kurzen Proceduren zu beginnen, diese jedoch öfter im Tage zu wiederholen. Des Morgens eine Theilwaschung aus der Bettwärme; im Laufe des Vormittags ein wechselwarmer Regen, der des Nachmittags wiederholt wird, wäre für diese Patienten im Beginne der Cur angezeigt. Allmählich kann man zu energischeren Proceduren übergehen. Flüchtige Erwärmung im Dampfbade oder im elektrischen Lichtkasten (Dauer fünf bis acht Minuten) mit darauf folgendem Lakenbade oder einem kurzen Voll- oder Tauchbade finden ihre Anzeige. Auch jetzt kann man im Laufe des Tages noch ein bis zwei kurze Proceduren hinzufügen. Jedesmal nach der Application soll der Patient bis zum Eintritte ordentlicher Reaction Bewegung machen. Endlich kann man zu länger dauernden Schweiss erregenden Proceduren mit länger und energischer wirkenden kalten Proceduren übergehen; kalte Vollbäder von einer viertel bis einer halben Minute nach dem Dampfkasten werden in diesem Stadium sehr gut vertragen. Auch jetzt wird man noch gut thun, tagsüber ein bis zwei andere Proceduren zu verabreichen, die namentlich locale Störungen beeinflussen sollen. Der bei diesen Formen häufig darnieder liegende Appetit, die langsame Verdauung, die Trägheit der Darmentleerungen sind wichtige Angriffspunkte für die hydriatischen Proceduren. Ein kurzes (drei bis fünf Minuten) kaltes Sitzbad mit kräftiger selbstthätiger Friction des Unterleibes, ein in den Nachmittagsstunden applicirtes Halbbad von 20—18° mit kräftigen Bauchübergiessungen, eine erregende Leibbinde werden hier angezeigt sein und guten Erfolg bringen.

Solche anämische Formen der Fettleibigkeit gehen häufig noch mit schwereren Circulationsstörungen einher, als sie oben geschildert wurden. Es besteht ein Cor adiposum, schwache dumpfe Herztöne, gesteigerte Pulsfrequenz, Arhythmie, Verbreiterung der Herzdämpfung sind die objectiven, Athembeschwerden, Herzklopfen, Angstgefühle die subjectiven Symptome dieser Complication. Dazu gesellen sich noch schwere Ernährungsstörungen anderer Natur, wie ich sie häufig beobachtete, ferner Oedeme an den unteren Extremitäten, Eiweiss im Urin etc. etc. In einem Falle beobachtete ich eine Zerreisslichkeit der Gefässe, die so stark war. dass schon das geringste Trauma genügte, um Blutextravasate in ziemlich grosser Ausdehnung hervorzurufen.

Hier kommen jene Proceduren in Betracht, die vor allen Dingen die Circulationsverhältnisse bessern. Der Herzschlauch tritt hier in seine Rechte. Es soll und muss jedoch hier hervorgehoben werden, dass die Anwendung des Herzschlauches bei Cor adiposum mit grosser Vorsicht geschehen muss. Der Herzschlauch leistet vorzügliche Dienste in Verbindung mit den Theilwaschungen, und es ist zweckmässig, bei den geschilderten Patienten zunächst des Morgens für 10 — 15 Minuten den Herzschlauch zu appliciren und demselben eine Theilwaschung folgen zu lassen.

Der Herzschlauch wird täglich angewendet, man kann allerdings mit der Dauer desselben steigen und ihn bis zu einer halben Stunde und auch noch länger liegen lassen. Unter dem Einflusse des Herzschlauches und der Theilwaschungen gelingt es gewöhnlich die Circulation zu bessern. Man geht nun zu wechselwarmen allgemeinen Pro-

ceduren über, namentlich zu wechselwarmen Regenbädern. Sind solche
Patienten nicht im Stande, was ja mit Rücksicht auf die Athembeschwerden vorkommt, im Freien ordentlich Bewegung, bis zum Auftritt einer genügenden Reaction zu machen, dann sollen passive
Bewegungen, Massage die active Muskelthätigkeit ersetzen. Der Uebergang zu schweisserregenden Proceduren erfolgt, nachdem die Herzthätigkeit eine bessere geworden ist. Für diese Fälle eignet sich nun
das Dampfbad in der Wanne ganz ausgezeichnet. Während der Application des Dampfbades ruht der Patient in horizontaler Rückenlage,
mit angelegtem Herzschlauch, nach Vollendung des Dampfbades wird
er in derselben Wanne mit kaltem Wasser kräftig übergossen oder
bekommt, wenn es möglich ist, in der Wanne eine kräftige, kalte
$^1/_2$ — 1 Minuten dauernde Douche. Die Dauer des Dampfbades soll
anfangs nur kurz sein, es hat jetzt mehr den Zweck, die Hautgefässe
zur Erweiterung zu bringen, als schweisserregend zu wirken; es genügen hierzu zwei bis fünf Minuten.

Allmählich wird das Dampfbad von längerer Dauer gegeben; dementsprechend muss dann auch die kalte Application länger dauern. Es
währt lange, bis man in solchen Fällen einen Erfolg erzielt; aber die
Ausdauer wird durch glänzende Resultate belohnt. Beschleunigte
Rückbildung des Fettes, vermehrte Anbildung stickstoffhaltiger Gewebe findet hier statt, was am besten dadurch bewiesen ist,
dass das Kraftgefühl gehoben wird, die körperliche und geistige
Leistungsfähigkeit gesteigert wird. Dabei ist immer eine dauernde
Kräftigung der Circulation und eine Besserung der Blutbereitung zu
constatiren.

Bei der blutreichen Form der Fettleibigkeit werden als
schweisserregende Proceduren mehr die Einpackungen indicirt sein.
Die feuchten Einpackungen müssen von längerer Dauer sein, man kann
die Patienten auch $1^1/_2$—2 Stunden in der Einpackung liegen lassen;
selbstverständlich muss für Zutritt frischer Luft stets gesorgt sein.
Nach der Einpackung werden intensive, Wärme entziehende Proceduren:
kalte Abreibung, Lakenbäder, Vollbäder, kalte Douchen anzuwenden sein.

Auch hier werden tagsüber mehrere Proceduren verabreicht, theils
um die Fettverbrennung zu steigern, theils um einige wichtige Krankheitssymptome zu bekämpfen. Die Congestionen nach dem Kopf werden durch fliessende Fussbäder, die vor einer im Laufe des Tages zu
verabreichenden kalten kurzen Douche gegeben werden, wirksam bekämpft. Kurze kalte Sitzbäder werden nicht nur die hyperämischen
Kopfschmerzen, sondern die häufig bestehende Obstipation beseitigen.

Die bei Adipositas so häufig vorkommende Impotenz wird durch die besprochene Allgemeinbehandlung und durch die Anwendung des Psychrophors gebessert und geheilt.

Was die Dauer einer Entfettungscur anbelangt, so wurde bereits hervorgehoben, dass sie nicht zu kurz, jedenfalls aber verschieden sein wird. Mit Rücksicht darauf, dass bei manchen Patienten, wie eben geschildert, nur eine allmähliche Steigerung der thermischen und mechanischen Reize stattfinden kann, wird die Cur bei diesen von längerer Dauer sein müssen, um einen positiven Effect zu erzielen. Man wird gut thun, den Patienten nicht aus dem Auge zu lassen, bis ein merklicher Fettverlust eingetreten ist. Ebenso ist es angezeigt, die Patienten zu verhalten, nach Vollendung der Anstaltsbehandlung, noch ein bis zwei Proceduren täglich zu machen. Ein Tauchbad aus der Bettwärme, ein wechselwarmes Regenbad, eine Abreibung des Morgens, ferner zwei bis drei Mal wöchentlich vorgenommene Dampfkastenbäder, dabei kräftige Muskelaction werden selbst bei den unter normaler Kost zur Fettleibigkeit geneigten Menschen einen Fettansatz hintanhalten. Die P r o p h y l a x e der Fettleibigkeit ist mindestens ebenso wichtig, wenn nicht noch viel wichtiger als die B e h a n d l u n g derselben.

b) Diabetes mellitus.

In der Behandlung des Diabetes mellitus ist es seit jeher die Regulirung der Diät, die die Haupt- oder fast einzige Rolle spielt. Trotz der strengen Diät, trotz hinzugekommener Trinkcuren gelingt es in vielen Fällen nicht, eine Besserung oder Heilung zu erzielen. Es ist dies eine Thatsache, die bei jeder Form des Diabetes, bei der sogenanten leichten, wie auch bei der schweren beobachtet werden kann, es ist einfach unmöglich, das Unvermögen, den Zucker in normaler Weise zu consumiren, zu beseitigen.

Unsere ungenügenden Kenntnisse über das Wesen der Erkrankung erklären auch diese Thatsache. Die Frage, ob es sich bei dieser Erkrankung um eine Beschleunigung oder eine Verlangsamung des Stoffwechsels handle, ist noch nicht entschieden. Es giebt Fälle, bei denen eine Beschleunigung, und solche, bei denen eine Verlangsamung des Stoffwechsels beobachtet wird. Ebenso wenig wissen wir über das Oxydationsvermögen bei den Diabetikern, von manchen Autoren wird es als feststehend angenommen, dass das Oxydationsvermögen herabgesetzt ist, von Anderen wird dies in Abrede gestellt. Wir wissen über den Diabetes noch sehr wenig, und so ist jede Therapie eine empirische. Die strengen Diätcuren, die gleich Dogmen gelehrt werden, sind ja auch sehr wenig wissenschaftlich begründet. Sehen wir doch gleich bezüg lich des einfachsten Nahrungsmittels, der Milch, die widersprechendsten Ansichten herrschen, wie von der einen Gruppe der Autoren die Milch vollständig verworfen wird, während von anderen Autoren derselben eine Heilkraft zugeschrieben wird. Im 18. Jahrhundert wurde die Milch von allen Autoren empfohlen; gleich darauf war es Rollo, der gegen ihren übermässigen Gebrauch Bedenken äusserte, während schon Bouchardat sich mit aller Entschiedenheit gegen den Gebrauch von Milch aussprach, da dieselbe Milchzucker enthalte, der für den Diabetiker nachtheilig sei. In den sechziger Jahren fand dann die Milch namentlich in Donkin wieder einen fanatischen Lobredner, während es heutzutage als ein Kunstfehler betrachtet wird, dem Diabetiker absolute Milchdiät vorzuschreiben. Warum? „Weil die Milch Milchzucker enthält und dieser im diabetischen Organismus nicht viel besser zersetzt wird als andere Kohleydrate, wie z. B. Stärkemehl oder Traubenzucker." Das ist theoretisch festgestellt. Wie verhält es sich jedoch in der Praxis? Seit längerer Zeit werden an der Klinik Winternitz' Versuche mit absoluter Milchdiät bei Diabetikern angestellt und die Ergebnisse sind trotz aller theoretischen Bedenken geradezu glänzende. Bei einer ganzen Reihe von Patienten wurde bei Einhaltung strenger Milchcuren der Urin im Verlaufe von einigen Tagen vollkommen zuckerfrei, die Polyurie, die Polyphagie, die Polydypsie schwanden, das subjective Befinden wurde besser, die Patienten nahmen an Körpergewicht zu. Ich habe dies hier ausführlicher besprochen, um an der Hand dieses Beispieles die vielfachen Wiedersprüche, die einerseits zwischen Theorie und Praxis bestehen, die andererseits auch in die Pathologie ihre Schattten werfen, hinzuweisen. Und so ist es meine Ansicht, dass man auch den Heilwerth der Hydrotherapie nur nach den Erfolgen beurtheilen darf, und dass man vorläufig, so lange das Wesen, die Pathogenese des Diabetes nicht festgestellt ist, auf eine rationelle Begründung verzichten muss.

Thatsache ist es, dass die Hydrotherapie bei Diabetikern Vorzügliches zu leisten vermag, theils in Verbindung mit Diätcuren, theils ohne dieselbe, in Verbindung mit Muskelthätigkeit und auch ohne dieselbe.

Vor Allem lehrt uns die Erfahrung, dass zweckmässig angewendete hydriatische Proceduren das Assimilationsvermögen für Kohlehydrate enorm steigert. Es ist bekannt, dass Diabetiker schweren und leichten Grades, ausschliessliche Fleisch- und Fettnahrung nicht sehr lange anstandslos vertragen. Störungen von Seite der Ernährung, die ihren Ausdruck in Abmagerung und Acetonurie finden, treten auf, und man ist gezwungen, Kohlehydrate zu geben, wenn nicht anders die Patienten an den dogmatischen Diätvorschriften zu Grunde gehen sollen.

Für solche Patienten ist nur die gemischte Kost in Verbindung mit einer rationellen Wassercur dringend angezeigt.

Aus der Erfahrung, die mir zu Gebote steht, erwähne ich eines Falles, bei dem bei gewöhnlicher Diabeteskost der Zuckergehalt von 8 auf 3.5 % gesunken ist. Es war unmöglich, den Menschen vollkommen zuckerfrei zu machen, auch die sonstigen Diabetessymptome wurden wohl gebessert, schwanden jedoch nicht. Bei 3.5 % Zucker trat plötzlich Acetonurie auf. Kohlehydrate wurden nun dem Patienten verordnet. Sein subjectives Befinden änderte sich, Aceton und Acetessigsäure schwanden aus dem Urin, der Zuckergehalt stieg jedoch rasch auf 5 % und 7 %. In einem solchen Stadium begann der Patient eine Wassercur und bei derselben Diät sank der Zucker im Verlaufe von wenigen Tagen auf 2.5 %.

Es stehen mir eine ganze Reihe solcher Beobachtungen zur Verfügung. Namentlich sogenannte leichtere Fälle, bei denen es trotz allerdings nicht bedeutender Kohlehydrataufnahme, den Urin vollständig zuckerfrei zu machen gelingt. Ich muss nochmals betonen, dass ich das Verschwinden des Zuckers allein nicht als eine Heilung des Processes betrachte. Für maassgebend halte ich das Allgemeinbefinden, die Körpergewichtszunahme und das Schwinden oder Geringerwerden der bekannten drei Kardinalsymptome des Diabetes.

Die Hyprotherapie leistet aber noch in einer anderen Richtung Ausgezeichnetes. Sie vermag die Resorption des Eiweisses, die Ausnützung der stickstoffhaltigen Nahrung, wie das durch die Stoffwechseluntersuchungen Strasser's glänzend gezeigt wurde. gewaltig zu steigern und so dem Bestreben des Organismus, sein Nahrungsgleichgewicht ohne Verlust an dem fixen Körperbestande aufrecht zu erhalten, durch Anspannung und Aneiferung aller Reservekräfte zu Hülfe zu kommen.

Die Leistung der Hydrotherapie besteht ferner darin, dass sie die für den Diabetiker so gefährliche Säureintoxication, die sich in einer bedeutenden Ammoniakausscheidung durch den Harn äussert und die auch zu Coma diabeticum führt, hintanhält. Es können nämlich nur solche saure Substanzen und Säuren im Organismus eine Säuerung bewirken, welche nicht zu Kohlensäure und Wasser verbrennen. Alle organischen Säuren, also auch die Mitglieder der niederen Fettsäurereihe, können aber unter gewaltiger Oxydation verbrannt werden, so dass sie keine Säuerung mehr bewirken können.

Dieser Vorgang spielt sich bei Diabetes ab, wenn wir durch hydratherapeutische Proceduren die Oxydation stark steigern.

Einzig und allein in diesem Stadium wird auch von Nichthydro-

therapeuten das Wasser angewendet, allerdings in einer Form, die
falsch ist und das Vertrauen zur Hydrotheraphie nicht zu erhöhen vermag. Man giebt gewöhnlich warme Bäder, die dann selbstverständlich das Coma diabeticum nicht aufzuhalten oder zu beseitigen vermögen. Auch hier sind kalte Proceduren, da ja nur diese die Oxydation
steigern, angezeigt.

Auch in anderen Beziehungen vermag die Hydrotheraphie sehr
Vieles zu leisten. Einzelne Symptome, wie der quälende Heisshunger,
der noch quälendere Durst schwinden allmählich, das Körpergewicht nimmt
zu. Ganz besonders in Bezug auf das Verhalten der Haut treten
günstige Veränderungen auf. Die Haut der Diabetiker fühlt sich zumeist trocken und spröde an, sie ist schuppend, meist blass, mit sehr
schlechter Circulation. Dadurch ist die ganze Hautatmung, die insensible
Perspiration, also die Wasserabgabe von der Haut sehr herabgesetzt;
wie bekannt, kommt es bei Diabetikern der schweren Art entweder
gar nicht oder sehr schwer zum Schweissausbruch. Andere Organe
müssen die Function der Haut übernehmen; die Besserung der Haut-
leistungen hat jedoch unzweifelhaft oft deutlich sichtbar, günstige Einwirkungen auf das Allgemeinbefinden. Es ist zweifellos, dass auch
der Pruritus, die grosse Neigung zu Hautausschlägen und die Furunculose der Diabetiker in hohem Maasse in der schlechten Ernährung
der Haut ihre Begründung haben. Es muss ferner noch auf die
Wechselbeziehungen der Hautatmung und der Niere hingewiesen werden,
welche unzweifelhaft bestehen und bei der Behandlung des Diabetes,
bei welchem die Niere bedeutend überlastet ist, berücksichtigt werden muss.

Es muss nicht erst bewiesen werden, dass die Hydrotheraphie die
Ernährung der Haut und deren Gesammtfunction bessert. Die Haut
wird unter hydriatischen Eingriffen hyperämisch, die Wasserabgabe
bedeutend gebessert. Man beobachtet ferner, dass unter hydriatischer
Behandlung Ekzeme und andere Hautkrankheiten meist nicht nur nicht
schlechter werden, was von vielen Seiten sehr befürchtet wird, sondern
geradezu geheilt werden, und dass die Neigung zu Hautkrankheiten
überhaupt wesentlich sinkt. Die gesteigerte Wasserabgabe von der
Haut ist auch im Stande, die Niere zu entlasten. Eine grosse Zahl
der Diabetiker zeigt Veränderungen in der Niere, Albuminurie, parenchy-
matöse und interstitielle Erkrankung etc. Ob die enorme Arbeits-
leistung der Niere, welche in der Ausscheidung der bedeutenden Wasser-
quantitäten besteht, oder ob die durchlaufende grosse Zuckermenge, oder
ob endlich die durch die Niere ausgeschiedenen toxischen Substanzen
für diese Nierenveränderungen verantwortlich gemacht werden sollen,

bleibt dahingestellt, es muss jedoch constatirt werden, dass selbst bei gleichbleibender Zuckerausscheidung eine Verminderung der Diurese, eine Verminderung der Albuminurie, eine Besserung der Nierensymptome beobachtet wird.

Die Hydrotherapie vermag ferner eine Reihe schwerer Erscheinungen seitens des Nervensystems zu beseitigen. Abgesehen von der psychischen Verstimmung, welche einer rationellen Behandlung im Allgemeinen sehr bald weicht, sind es Neuralgien, Neuritiden, herabgesetzte Potenz, die die Diabetiker oft am schwersten empfinden. Wir werden diese Symptome selbst dort, wo das Grundleiden schwer oder gar nicht zu beeinflussen ist, mit entsprechenden Proceduren wirksam bekämpfen. Obstipation, Neigung zu Tuberculose und diese selbst werden ebenfalls durch entsprechende Proceduren günstig beeinflusst.

Wir sehen also, dass die Hydrotherapie Vieles zu leisten vermag, und es bedarf nur des guten Willens, um der Hydrotherapie in der Diabetesbehandlung einen Platz zuzuweisen, der ihrer Vielseitigkeit gebührt, und den sie auch immer auszufüllen im Stande sein wird.

Um jedoch die genannten Erfolge zu erzielen, ist es von Wichtigkeit, zu individualisiren, was immer wieder betont werden muss; es muss darauf gesehen werden, dass eine ordentliche Reaction erzielt wird und dass dort, wo es möglich ist, auch Muskelbewegung mit der hydriatischen Procedur verbunden wird.

Auf den Vortheil starker Muskelübungen wurde von Bouchardat hingewiesen, er hatte die Meinung, dass hierdurch mehr Sauerstoff zugeführt und die Verbrennung des Zuckers gefördert werde. Es verdient auch, hervorgehoben zu werden, das Trousseau angestrengte Körperbewegung empfiehlt. Er sagt wörtlich: „Ein Diabetiker, welcher täglich stark marschirt, kann, ohne Diät zu halten, vorübergehend wieder gesund werden. Ich habe Zuckerkranke gesehen, welche auf der Jagd Polyurie und Durst verloren, Kräfte sowie Appetit gewannen und trotz der Ermüdung die abhanden gekommene geschlechtliche Potenz wieder erlangten. Man kann den Kranken nicht genug Körperbewegung empfehlen. Bei zweckmässiger, jedoch durchaus nicht zu strenger Diät und täglichen Leibesübungen ist der Diabetes besonders bei fettleibigen Personen eher eine Unpässlichkeit, als eine schwere Krankheit." Auch v. Mering gelang es durch starke Muskelaction den Zuckergehalt bis auf Null oder. in bemerkenswerthem Maasse herabzudrücken.

Was nun die zur Anwendung kommenden hydriatischen Proceduren anbelangt, so werden wir im Allgemeinen von tonisirenden, erregenden, Stoffwechsel bessernden Proceduren Gebrauch machen. Der thermische und mechanische Reiz, die Dauer der Applicationsform hängt selbstverständlich von der Individualität und dessen Reactionsvermögen, von den Innervations- und Circulationsverhältnissen ab.

Erzielung einer Reaction ist die Hauptaufgabe.

Die Behandlung derjenigen Patienten, bei denen Fettleibigkeit und Diabetes combinirt sind, deckt sich vollkommen mit der im vorigen Capitel geschilderten Behandlung der Fettleibigkeit.

In mittelschweren und schweren Fällen von Diabetes muss, wenigstens im Beginne der Behandlung, möglichst schonend vorgegangen werden. Die besten Dienste werden wohl diejenigen Proceduren leisten, welche die Oxydationen anregen, ohne den Stoffwechsel übermässig zu steigern. Es sind dies die feuchten Einpackungen, die in der Dauer von 1—1$^1/_2$ Stunden gegeben werden. Es ist dies auch diejenige Procedur, welche die Haut am besten beeinflusst, die gleichzeitig die Erregungszustände beseitigt und die auch etwa bestehende Neuralgien, rheumatoide Schmerzen, Neuritiden heilt.

Denselben Dienst leisten auch kurze Dampfkastenbäder oder Dampfwannen, in der Dauer von fünf bis zehn Minuten. Namentlich bei leichteren Fällen werden diese Proceduren gute Erfolge erzielen lassen.

Sowohl nach der feuchten Einpackung, als auch nach dem Dampfbade muss eine energische kalte Procedur applicirt werden. Halbbäder von 23—20° oder auch noch kühlere 20—18° R, Abreibungen, kurze kräftige Douchen, sind hier angezeigt.

Auch beim Diabetes ist es angezeigt täglich, mehrere Proceduren zu appliciren, namentlich wenn einzelne Symptome noch eines besonderen Eingriffes bedürfen. Man wird jedoch gut thun, in der Zahl der Applicationen Maass zu halten und nicht etwa, wie es manchmal geschieht, jede zwei bis drei Stunden irgend eine Procedur zu verabreichen.

Congestionen, hyperämische Kopfschmerzen, nervöse Erscheinungen indiciren die Anwendung kalter bewegliche Fächer auf die Füsse. Neuralgien namentlich Ischialgien werden rasch durch schottische Douchen, Obstipation durch Halbbäder mit hohen Bauchübergiessungen und durch kurze kalte Sitzbäder beseitigt.

Die Tuberculose erfordert die für die Erkrankung üblichen und nothwendigen Proceduren, die an anderer Stelle besprochen werden sollen.

Diabetikern, die immobil sind, die an hochgradiger Entkräftung leiden und in diesem Stadium in hydriatische Behandlung gelangen, wird man noch durch Theilwaschungen nach vorheriger Erwärmung durch trockenes, sorgfältiges Bedecken und durch Massage Besserung bringen.

Bei Patienten, die sich in der Einpackung schwer erwärmen, deren Füsse ganz besonders kalt bleiben, ist es angezeigt, die unteren

Extremitäten entweder nicht mit einzupacken, um sie der künstlichen Wärmezufuhr, durch Wärmeflaschen, zugänglich zu machen, oder sie vor der Einpackung trocken oder feucht energisch abzureiben.

Das Coma diabeticum wird am besten durch Halbbäder von 24—22° mit kräftigen Frictionen und k a l t e n Uebergiessungen beeinflusst.

c) Gicht.

Die Hydrotherapie tritt der Gicht in doppelter Weise entgegen, indem sie den der Arthritis zu Grunde liegenden fehlerhaften Stoffwechsel zu bessern resp. zu heilen sucht, und andererseits die localen Affectionen, den acuten Gichtanfall zu bekämpfen trachtet.

Es soll zunächst die Therapie des acuten Gichtanfalls besprochen werden.

Das auffallendste und die Bekämpfung dringendst fordernde Symptom sind die Schmerzen.

Auf welche Weise der locale Gichtanfall zu Stande kommt, hierüber sind heute die Acten noch nicht geschlossen. Es sollen hier auch die verschiedensten Theorien, die ja übrigens doch nur in der Annahme, dass es sich um Ablagerungen von Harnsäure und Alloxurkörpern handle, culminiren, nicht erörtert werden. Wahrscheinlich ist, das locale Circulationsstörungen, träges Zellenleben, unvollständige Oxydation die Ursache der Ablagerung und des typischen Gichtanfalls ist.

Der Erfolg der Therapie gestattet vielleicht hier einen Rückschluss zu ziehen. Man sieht nämlich unter Proceduren, welche den localen Stoffwechsel zu bessern, die Circulation zu regeln vermögen, sehr rasche Besserung auftreten. Unter kalten erregenden Proceduren, d. h. kurzen kalten localen Applicationen beobachtet man sehr rasch Besserung, ja Schwinden des Schmerzes. Und wenn einige Autoren, unter ihnen namentlich P f e i f f e r, vor Anwendung localer Kälte in Form von E i s - b e u t e l n und E i s u m s c h l ä g e n besonders warnt, so mag er insofern Recht haben, als, wie wir ja im Allgemeinen Theile aus einander gesetzt haben, die länger dauernde Kälteanwendung zu Ueberreizwirkungen in den Gefässen, zu Stasen und Stauungen, ja zur Gangränbildung führen kann. Es ist aber unrichtig, die Kälte aus der Behandlung des acuten Gichtanfalles vollständig zu verbannen. Allen theoretischen Erörterungen zu Trotz gehen Gichtkranke, wenn sie einen acuten Gichtanfall bekommen, unter die Wasserleitung und lassen ihr krankes Gelenk vom kalten Wasser, das hier unter starkem Druck steht, ordentlich bespülen, und sie finden Erleichterung, ja vollständiges Schwinden ihres Schmerzes. Und was hier der Patient instinctiv thut, ist auch trotz Raisonnements, durch den Erfolg begründet. Die kalte Procedur, als kurze Application, mit nachfolgender lebhafter Reaction ist hier angezeigt und vermag auch immer grossen Nutzen zu bringen. Kurze, kalte fliessende Fussbäder, Fächerdouchen auf die Füsse oder, da diese in der Nacht, wenn der Schmerz gewöhnlich auftritt, nicht immer zur Hand sind, Uebergiessungen aus einem Krug oder einem vollgesogenen Schwamm, werden immer gute Dienste leisten.

Erst nach diesen localen, kurz dauernden kalten Applicationen erfolgt die Anwendung kalter erregender Umschläge in Form der Longettenverbände, die mit Watte bedeckt, mehrere Stunden liegen bleiben.

Merkwürdigerweise werden in den meisten Büchern zur Behebung des acuten Gichtanfalls warme Bäder empfohlen. Ich habe keinen einzigen Patienten gesehen, der im Anfalle die Wärme vertragen hätte.

Sobald die acuten Erscheinungen geschwunden sind, muss mit der Allgemeinbehandlung der gichtischen Diathese begonnen werden.

Neben einer strengen Regelmässigkeit der gesammten Lebensweise, die eine Hebung des Gesammtstoffwechsels anstrebt, neben Regelung der Körperbewegung kann jetzt durch hydriatische Proceduren sehr Vieles erreicht werden.

Bei Gichtischen, welche den Grund ihres Leidens in Wohlleben, üppiger Kost, reichlichem Trinken von Wein und Bier haben, wo die Fettansammlung eine grosse ist und die venösen Gefässe von Blut strotzen, ist eine hydriatische Cur angezeigt, wie sie gegen Fettleibigkeit empfohlen wurde. Man erzielt hier sehr gute Resultate, vorausgesetzt, dass jene Bedingungen eingehalten werden, die für das Gelingen einer Entfettungscur als dringend nothwendig aufgestellt wurden. Es genügt nicht etwa eine drei- bis vierwöchentliche Cur, die Patienten müssen eine den Stoffwechsel anregende Procedur in ihr Lebensprogramm aufnehmen. Die Wahl der Procedur richtet sich auch hier nach den individuellen und localen Verhältnissen.

Hat man es mit Kranken zu thun, bei denen die Körperfülle abnimmt, die Muskelkräfte schwinden, die Verdauung gestört ist, bei denen Reizbarkeit und Verstimmung die Unerträglichkeit des Zustandes erhöht, so wird man mit wechselwarmen Proceduren, namentlich mit feuchten Einpackungen von $^3/_4$—$1^1/_2$ stündiger Dauer mit darauffolgender Abreibung oder Regenbad von kurzer Dauer und niedriger Temperatur, vorgehen müssen. Die Grösse des thermischen und mechanischen Reizes, die Dauer der Procedur richtet sich auch hier nach der Individualität, und es ist in diesen Fällen immer angezeigt, dass der sachkundige Arzt die Procedur überwacht.

Die Wahl der auf die Einpackung folgenden Procedur hängt übrigens auch von der Empfindlichkeit des Patienten ab. Besteht hochgradige Schmerzhaftigkeit, so wird man diese selbstverständlich durch Abreibungen, die mit kräftigen Frictionen verbunden sind, nicht erhöhen; für solche Patienten eignen sich die Regenbäder viel besser. Auch schweisserregende Proceduren, Dampfkastenbäder, Heissluftbäder, elektrische Lichtbäder mit darauffolgenden erregenden Proceduren werden von vielen Seiten als nützliche Proceduren empfohlen. Bei der langen Dauer, die die Behandlung der Gicht in Anspruch nimmt, wird man auch von den eben genannten Proceduren Gebrauch machen müssen; ich möchte jedoch vor diesen Proceduren im Beginne der Behandlung jener Patienten warnen, bei denen die oben geschilderten Symptome, wie Reizbarkeit, Schwund der Muskelkräfte, Abnahme der Körperfülle etc. bestehen.

Sind bei Arthritikern die Symptome einer allgemeinen Kachexie entwickelt, treten die Symptome der gestörten Blutbereitung, Blässe der Schleimhäute, Oedem der Füsse hervor, so wird man vor Allem tonisirende Proceduren anwenden müssen. Theilwaschungen unmittelbar aus der Bettwärme, kurze wechselwarme Regenbäder, finden hier zunächst ihre Anzeigen. Erst wenn es, selbstverständlich auch durch Zuhülfenahme diätetischer und hygienischer Maassnahmen gelingt, den Organismus zu kräftigen, kann man allmählich zu der oben beschriebenen Behandlung übergehen.

Neben der Allgemeinbehandlung sind bei Arthritikern noch locale Proceduren angezeigt. Nicht nur im acuten Anfalle, sondern bei chronischen Fällen wird man den Gelenken die grösste Aufmerksamkeit zuwenden müssen, um die Difformitäten zu verhüten oder bestehende zu bessern. Longuettenverbände oder die beschriebenen Dampfcompressen leisten in dieser Beziehung Vorzügliches. Namentlich von der continuirlichen Bähung durch Longuettenverbände kann man noch sehr gute Erfolge erwarten. Dass auch hier Massage, passive Bewegungen, Faradisation angewendet werden muss, braucht kaum mehr erwähnt zu werden.

Durch Ausdauer und Geduld seitens der behandelnden Aerzte und des Patienten kann man in dieser Erkrankung sehr Vieles leisten, und wenn es sich auch nur darum handelt, den Process, die Difformitäten zum Stillstand zu bringen, ist jede Mühe, jeder Aufwand von Zeit und Geduld gebührend belohnt.

d) Die Oxalurie.

Bei der Oxalurie handelt es sich um eine abnorm vermehrte Bildung von Oxalsäure im Körper. Sie ist von melancholischer Verstimmung, Abmagerung, schmerzhaften Empfindungen in den Beckenorganen und den Lenden, ferner in den unteren Extremitäten und im Bauche begleitet. Das Hauptsymptom ist die Ausscheidung oxalsauren Kalkes durch den Urin.

Cantani nimmt an, dass am wahrscheinlichsten aus Kohlehydraten und aus pflanzensauren Salzen durch mangelhafte Oxydation die Oxalsäure entsteht.

Sie bedarf, was ihre hydrotherapeutische Behandlung anlangt, derselben energischen, oxydationssteigernden Proceduren, wie die Fettleibigkeit und der Diabetes der Fettleibigen, und sieht man auch unter der bei Besprechung dieser Erkrankungen angegebenen Behandlung die Oxalurie in kurzer Zeit dauernd verschwinden. Auch die

e) Phosphaturie

schwindet sehr bald unter energischen, die Oxydation steigernden Proceduren. Die starke Abmagerung, mit welcher diese Erkrankung einhergeht, weicht rasch den bei Diabetes angegebenen Proceduren, wie ja diese Erkrankungsformen überhaupt grosse Aehnlichkeit mit dem Diabetes haben.

Strasser's Stoffwechseluntersuchungen, namentlich diejenigen, durch welche er nachgewiesen hat, dass unter kalten Proceduren der Säuregrad des Urins zunimmt, ist eine wissenschaftliche Begründung der praktischen Erfolge, die man mit Hydrotherapie bei dieser Erkrankung erzielt.

Der Urin zeigt bei dieser Erkrankungsform eine zur Alkaleszenz neigende Beschaffenheit, als Indicator für die Wirksamkeit der therapeutischen Maassregeln dient der Urin des Patienten, wie Pfeiffer richtig bemerkt.

---

5. Erkrankungen des Nervensystems.

a) Neurasthenie.

Die hydriatische Behandlung der Neurasthenie ist eine der schwierigsten Aufgaben des Therapeuten. Die Schwierigkeit liegt darin, dass wir über das Wesen der Erkrankung, über die pathologischen Vorgänge im Organismus fast gar nichts wissen. Wir wissen, dass einzelne

Functionen oder eine ganze Reihe von Functionen krankhaft verändert, gesteigert oder herabgesetzt sind, dass Störungen sensibler, motorischer und secretorischer Natur bestehen, wir wissen, dass diese Störungen ganz regellos vorkommen, dass bei dem Einen nur Störungen sensibler, bei dem Anderen Störungen motorischer, bei dem Dritten solche secretorischer Natur auftreten, oder dass bei einem Vierten combinirte Alterationen bestehen, wir wissen jedoch nicht, warum, wir kennen nicht die Ursachen, und dieser Umstand gestaltet die Frage der Behandlung zu einer complicirten und schwierigen.

Auch die Einleitung einer causalen Therapie ist nicht nur schwierig, sondern auch absolut unverlässlich. Wir können wohl bei sehr vielen Patienten die veranlassende Ursache eruiren; es fällt nicht schwer, jene Momente zu erforschen, welche das mit „abnormen angeborenen Veranlagungen" behaftete Individuum zum Neurastheniker machten; wir wissen, dass Excesse jeder Art, Masturbation oder sexuelle Verkehrtheiten anderer Natur, dass Excesse in Baccho, ferner geistige Ueberanstrengung, psychische Insulte etc. die Erkrankung hervorrufen können. In therapeutischer Beziehung können wir jedoch damit nicht viel beginnen. Wissen wir doch, dass gerade bei dieser Erkrankungsform das Wort: „cessante causa cessat effectus" seine Gültigkeit verloren hat.

Obwohl die sexuellen Excesse nur mehr in der Erinnerung leben, bestehen die Consequenzen derselben, die neurasthenischen Beschwerden fort. Hier könnte die Hydrotherapie allerdings sehr grosse Triumphe feiern, wenn ihr nur die Bedeutung einer psychischen oder suggestiven Therapie zukäme. Wir müssen jedoch gestehen, dass gerade die in letzter Zeit aufgetauchte Suggestivbehandlung trotz Allem weit weniger Erfolge aufzuweisen hat, als die methodisch angewendete Hydrotherapie.

Mit der Neurasthenie nach geistiger Ueberanstrengung geht es nicht viel besser. Trotz Sistiren der geistigen Arbeit schwindet die Neurasthenie in vielen Fällen gar nicht, bei anderen schwinden wohl die Beschwerden für die Zeit, während welcher nicht gearbeitet wird, sowie jedoch die geistige Arbeit auch nur begonnen wird, tauchen die verschwundenen Symptome wieder mit voller Wucht auf.

So können wir also weder der indicatio causalis, noch der indicatio morbi Genüge leisten; wir können jedoch vom symptomatischen Standpunkte sehr Vieles leisten, und damit ist in sehr vielen Fällen unsere Pflicht erfüllt. Wir befreien die Patienten von ihren lästigsten Beschwerden, geben ihnen dadurch Lebensmuth und Lebensfreude, verschaffen ihnen Arbeitslust und Arbeitsmöglichkeit, und erst dadurch wird unsere Therapie eine psychische! Der Patient sieht sich von seinen Beschwerden befreit, die hypochondrische Verstimmung weicht und er denkt zunächst an die Möglichkeit, dass er von all seinen Beschwerden befreit werden kann, dass er heilbar ist, weil thatsächlich unter rationell geleiteter hydriatischer Behandlung eine Reihe von Symptomen geschwunden ist. Freilich müssen alle uns zur Verfügung stehenden physikalischen Behandlungsmethoden mit herangezogen werden. Es müssen alle diätetischen und hygienischen Maassnahmen getroffen werden, um die Hydrotherapie zu unterstützen. Auch hier muss streng individualisirt werden.

Wenn wir nun die Behandlung der Neurasthenie nach symptomatischen Grundsätzen regeln wollen, so müssen wir vor Allem jene Symptome betrachten und berücksichtigen, welche wir bei allen oder wenigstens bei einer grossen Anzahl von Neurasthenikern finden. Da constatiren wir vor Allem Veränderungen im Gefässsystem, im Blute, in der Ernährung und im Stoffwechsel. Kleines, dünnwandiges Herz, dünne und dünnwandige Gefässe, sehr zartes und reichentwickeltes Capillarnetz, wässeriges Blut, arm an geformten Bestandtheilen, namentlich rothen Blutkörperchen und arm an Hämoglobin, sind so ziemlich beständige Begleiter der Neurasthenie. Unter solchen Umständen ist auch der Stoffwechsel ein abnormer; thatsächlich kommt es zur Bildung von Umsatzproducten im Organismus, die schädlich, vergiftend wirken. Als solche Umsatzproducte sind insbesondere die Harnsäure, die Ptomaïne, zahlreiche Riechstoffe zu betrachten, von deren Entwickelung Exacerbationen des Zustandes abhängen.

Als ein weiteres, fast allen Neurasthenikern gemeinsames Symptom können wir die vom Vasomotorencentrum abhängigen Veränderungen in den Blutdruckverhältnissen betrachten. Fast bei allen Neurasthenikern ist eine Steigerung im Blutdruck zu beobachten, der namentlich zur Zeit der erhöhten Beschwerden besonders erhöht ist. Von ebenso grosser Wichtigkeit ist ferner die grosse Labilität des Blutdrucks. Wir wissen, dass der Blutdruck von der Lage des betreffenden Menschen, von physischer und geistiger Arbeit und endlich von dem Verhalten der Psyche abhängig ist, dass bei geistiger und physischer Arbeit der Blutdruck steigt und dass auch Aufregungen jeder Art den Blutdruck alteriren. Die Differenzen sind bei einem gesunden Menschen nicht gross, sie bewegen sich innerhalb bestimmter Grenzen, die 20 bis 30 mm Quecksilberdruck nicht übersteigen. Beim Neurastheniker finden sich nun bedeutend grössere Schwankungen. Geringe körperliche Anstrengungen, noch mehr jedoch geistige Arbeit, am allerstärksten aber psychische Insulte können den Blutdruck colossal steigern. Differenzen von 40—50 mm Quecksilberdruck und darüber

werden momentan beobachtet. Dazu kommt jedoch noch ein Moment,
was ebenfalls von grosser Bedeutung ist und zwar, dass dieser gesteigerte Blutdruck nicht lange anhält, dass gerade das Gegentheil
eintritt, eine Herabsetzung unter die Norm.

Also gesteigerte Erregbarkeit und leichte Erschöpfung, leichte
Ermüdbarkeit, das, was als charakteristisch für den Neurastheniker im
Allgemeinen hingestellt wird, das beobachten wir vornehmlich in den
Blutdruckverhältnissen, ein greifbares Moment, welches uns schon
einen Fingerzeig giebt, wo der Hebel anzusetzen ist.

Je grösser die Erregbarkeit, um so grösser die Erschöpfung. Wenn
wir uns einzig und allein nur auf die subjectiven Angaben der Patienten
verlassen müssen, so finden wir auch eine Bestätigung dieser Thatsache; wir constatiren dies aber auch, wenn wir die Reflexerregbarkeit
und die darauf erfolgende Ermüdung prüfen, letztere tritt um so
rascher auf und ist um so anhaltender, je grösser die Reflexerregbarkeit war.

Für die Therapie ergeben sich daraus sehr wichtige Consequenzen.
Jene hydriatischen Eingriffe, welche zunächst die Erregbarkeit herabsetzten, welche den bestehenden Circulations- und Innervationsverhält-
nissen Rechnung tragen, welche den Stoffwechsel entsprechend den
oben angedeuteten Veränderungen beeinflussen, welche endlich die Beschaffenheit des Blutes verbessern, werden unseren Anforderungen entsprechen und günstige Erfolge erzielen lassen.

Es liegt mir ferne, auf bestimmte hydriatische Recepte ein zu
grosses Gewicht zu legen, es ist dies um so weniger geboten, weil ja
bekanntlich mit ein und derselben Procedur, je nach ihrer Dauer, nach
ihrer thermischen und mechanischen Graduirung, die verschiedensten,
ja entgegengesetztesten Wirkungen erzielt werden können. Mit Rücksicht gerade auf dieses letztere Moment möchte ich jedoch dringend
empfehlen, bei der Wahl der Procedur, insoweit es thunlich und
möglich ist, das subjective Gefühl des Patienten nicht zu vernachlässigen. Das subjective Gefühl ist als ein sehr wichtiger und dem
Arzte als ein sehr verlässlicher Factor in der Therapie der Neurasthenie
zu betrachten. Nichts ist schädlicher als das starre, unbeugsame
Festhalten an einer bestimmten Formel, und wenn es andererseits gewiss nicht angezeigt erscheint, gerade dem Neurastheniker gegenüber
bezüglich der Proceduren allzu grosse Concessionen zu machen, so
wird man es doch niemals bereuen, wenn man bezüglich des einen
oder des anderen wirksamen Factors der hydriatischen Proceduren der
Annehmlichkeit des Patienten Rechnung trägt.

Jede Wasseranwendung, welche dauernde unangenehme Empfindungen hervorruft, wird sicher eher schädlich als nützlich sein, ebenso wie umgekehrt das Gefühl des Wohlbehagens gewöhnlich ein sicheres Zeichen ist, dass die Procedur angezeigt und auch von Erfolg begleitet sein wird. Man muss sich natürlich von den Patienten, die sich schlecht beobachten und die sich und den Arzt gerne zu ihrem eigenen Schaden täuschen, nicht beirren lassen.

Ich habe bisher immer die Erfahrnng gemacht, dass Neurastheniker im Beginne der Behandlung starke thermische und mechanische Reize nicht vertragen haben. Es deckt sich dies auch vollständig mit den obigen Auseinandersetzungen. Mittlere Temperaturen, solche, welche dem Indifferenzpunkte am nächsten stehen, werden am Anfange der hydriatischen Behandlung die geeignetsten sein, sie sind vor Allem geeignet, die gesteigerte Erregbarkeit herabzusetzen. Die Patienten fühlen sich nach solchen Proceduren am wohlsten, und schliesslich steht ja das subjective Wohlgefühl des Patienten viel höher, als alle theoretischen Auseinandersetzungen. Halbbäder von 24—22⁰ R mit Uebergiessungen und leichten Frottirungen, die allerdings durch Selbstthätigkeit des Patienten unterstützt, so lange dauern und so intensiv sein müssen, dass eine entsprechende Reaction erzielt wird, haben noch immer die besten Dienste geleistet. Es giebt sehr viele Neurastheniker, die selbst dieses Verfahren nicht vertragen. Ich habe oft genug gehört, dass selbst nach solchen Proceduren die Beschwerden fortbestehen; es wäre ein grosser Fehler, wollte man trotzdem bei der einmal verordneten Procedur verbleiben. Finden die Patienten nach einem Halbbade nicht die nöthige Beruhigung, das ersehnte Wohlgefühl, dann halte ich es für das Zweckmässigste, feuchte Einpackungen in der Dauer von $^1/_2$—$^3/_4$ Stunde zu geben und darauf ein Halbbad. wie oben angegeben, oder ein kurzes Tauchbad. Erst nach einiger Zeit kann man zu kräftigeren thermischen und mechanischen Reizen übergehen. Der Uebergang soll ein allmählicher, niemals ein zu rascher sein. Halbbäder von niedrigerer Temperatur und mit kräftigeren Uebergiessungen, Regenbäder von kurzer oder längerer Dauer, aber immer mit entsprechendem Druck, Abreibungen können in einer der Indication entsprechenden Reihenfolge applicirt werden. Zu berücksichtigen ist noch, dass dem Patienten niemals zu viel Wärme entzogen werden soll. Die Wirksamkeit der Procedur leidet nicht nur nicht darunter, im Gegentheil, sie wird unterstützt durch eine vor derselben vorgenommene Erwärmung, Wärmezufuhr oder Wärmestauung an der Körperoberfläche. Entweder man applicirt die Procedur unmittelbar aus der Bettwärme heraus, und das ist auch, mit Rücksicht darauf, dass der Neurastheniker sich des Morgens am schlechtesten fühlt, am angezeigtesten, oder man wählt eine den Umständen entsprechende erwärmende Procedur. Ein warmer Regen, oder eine feuchte Einpackung bis zur Erwärmung erfüllen am besten den angestrebten Zweck.

Bezüglich des Verhaltens nach der Procedur lassen sich auch keine allgemein gültigen Regeln aufstellen. Am geeignetsten ist es allerdings, nach der Procedur eine ordentliche Reactionsbewegung machen zu lassen, ich lasse mich diesbezüglich von dem subjectiven Gefühle des Patienten gar nicht leiten, da Neurastheniker zu körperlichen Leistungen nicht immer aufgelegt sind, ihnen jedoch ein tüchtiger Marsch in frischer, staubfreier Luft in jeder Beziehung zuträglich ist. Nur bei anämischen, in ihrer Ernährung herabgekommenen Menschen mache ich eine Ausnahme und lasse sie im Bette eine reactive Erwärmung abwarten.

Mit den hier angegebenen allgemeinen Proceduren ist die Thätigkeit und das Wirkungsgebiet des Hydrotherapeuten bei Weitem nicht erschöpft, wenn auch schon durch dieselben ein günstiger Erfolg erzielt werden kann und auch erzielt wird. Die Erregbarkeit und die Erregung lässt nach, die Leistungsfähigkeit nimmt, wenn auch Anfangs nur für kurze Zeit, zu; aber es bestehen noch eine Reihe von Symptomen, die bekämpft werden müssen.

Es sind ja hauptsächlich Empfindungen, also subjective Erscheinungen, über welche Neurathsteniker Klage führen, und es ist deshalb ganz natürlich, dass wir auf sie, ohne jedoch die objectiven Anzeichen zu vernachlässigen, unser Hauptaugenmerk richten. Den vielen und äusserst manigfaltigen Sensibilitätsstörungen sei darum zunächst nähere Aufmerksamkeit gewidmet. Zumeist haben wir es mit Hyperästhesien zu thun, an deren Stelle treten zuweilen auch Hypästhesien und Anästhesien.*) Als die lästigsten Beschwerden werden von manchen Patienten die Neuralgien, cutane Neuralgien, Kopfschmerz, die Stirn- und Hinterhauptschmerzen oder der Kopfdruck, ferner das Gefühl des Reifs um den Kopf angegeben. Die Beschwerden weichen oft sehr rasch den fliessenden Fussbädern oder dem kalten beweglichen Fächer auf die unteren Extremitäten. Selbstverständlich nutzen diese Proceduren nur dann, wenn objective Anzeichen dafür sprechen, dass Hyperämie in den Organen des Kopfes die Ursache der angegebenen Beschwerden sind; wo dies nicht der Fall ist, wo gleichzeitig Anämie der Gesichtshaut oder der sichtbaren

---

*) In der Besprechung der einzelnen Symptome halte ich mich an das ausgezeichnete Buch von Arndt über Neurasthenie.

Schleimhäute bestehen, wird man mit erregenden Umschlägen um den
Kopf oder mit einem warmen Nackenschlauch das Ziel erreichen.
Oft ist es schwierig, durch äussere Untersuchung festzustellen, ob Hyperämie oder Anämie die Ursache der Kopfschmerzen sind. Für solche
Fälle ist das fliessende Fussbad ein ausgezeichnetes differentialdiagnos-
tisches Mittel. Werden die Beschwerden nach dem fliessenden Fussbade stärker, so kann man mit Sicherheit annehmen, dass Anämie vorliegt; dann müssen die bei der Anämie indicirten Proceduren applicirt
werden.

Als weitere Sensibilitätsstörungen beobachtet man häufig Schmerzen
zwischen den Schultern, an der Rücken- und Lendengegend.
Der Rückenschmerz gehört zu den vornehmsten Symptomen der Neurasthenie, ja wird von Manchen als Cardinalsymptom derselben angesehen. Er wechselt mannigfach in seiner Qualität und Intensität, vom
Gefühl einfacher Ermüdung, Steifigkeit bis zum heftigsten Ziehen und
Reissen. Von ganz besonderer Wichtigkeit ist es hervorzuheben, dass
Kälte den Schmerz steigert, Wärme ihn mässigt, er wurde deshalb
auch vielfach als durch Erkältung entstanden und für rheumatisch gehalten. Aehnliche Schmerzen werden oft auch in einzelnen Muskeln
und Muskelgruppen, ferner in den einzelnen Gelenken angegeben. Als
die wirksamsten Proceduren eignen sich für diese Fälle die schottischen,
d. h. wechselwarmen Proceduren. Eine schottische Douche
lässt die günstigsten Erfolge erzielen. Oft genug beobachtet man nach
einer einzigen oder nach einigen wenigen Proceduren dauernde Befreiung
von diesen ungemein lästigen Empfindungen.

Als Hyperästhesien des Circulationsapparates kommen in erster
Reihe die abnormen Empfindungen am Herzen in Betracht, die theils
als wirklicher Schmerz zur Wahrnehmung gelangen, wie bei der sogenannten Angina pectoris, theils, und das viel häufiger, in der
bald stärker, bald schwächer ausgebildeten Empfindung des sogenannten
subjectiven Herzklopfens in die Erscheinung treten, bei dem bekanntlich die daran Leidenden das Herz verstärkt arbeiten fühlen, ohne
dass dies objectiv wirklich nachweisbar wäre. Hierher zu rechnen
sind auch die Gefühle von Hitze und Kälte, das Gefühl des Pulsirens,
das oft lästig genug empfunden wird. Alle diese Beschwerden
weichen am raschesten Kälteapplicationen längs der Wirbelsäule in Form von kalten beweglichen Fächern oder Kühlapparaten.
Da wir es mit Hyperästhesien zu thun haben, ist es natürlich angezeigt, die Application durch längere Zeit fortzusetzen, da bekanntlich
nur länger dauernde Kälteanwendung die Empfindlichkeit herabsetzt.
Die Dauer der Anwendung eines Kühlapparates soll mindestens eine

halbe Stunde betragen. Die Beschwerden sind durch centrale Functionsstörungen bedingt, deshalb erfolgt hier die Anwendung der Kälteapplication längs der Wirbelsäule. Nichts desto weniger wird man in
manchen Fällen, und zwar dort, wo der Effect nicht rasch genug auftritt, die genannten Proceduren durch Kühlapparate auf die Herz-
'gegend applicirt, unterstützen. Der Herzschlauch bleibt ebenfalls
mindestens eine halbe Stunde liegen.

Sensibilitätsstörungen von Seite des Verdauungstractes
äussern sich in Cardialgien, Heisshunger, Koliken, Stuhl
drang, die sich namentlich nach Aerger und Aufregungen häufig
einstellen. Für diese Symptome eignen sich ganz vortrefflich die
schottischen Douchen, das Winternitz'sche Magenmittel (Leibbinde und
Schlauch mit durchfliesendem heissen 40° Wasser), endlich kalte
Sitzbäder bis zehn Minuten Dauer.

Die Hyperästhesien im Urogenitalapparate, Drang zum Uriniren
werden durch lange andauernde kalte Sitzbäder am besten beseitigt.

Hierher gehören auch die verschiedensten Störungen seitens der
Sexualorgane, die später gesondert besprochen werden sollen.

Eine hervorragende Stellung in den Symptomen der Neurasthenie
nehmen die Angstgefühle ein. Wo die Angstgefühle entstehen, das
wissen wir mit Bestimmtheit nicht. Die Patienten verlegen sie in die
Herzgegend. Sie sind um so lästiger, als sich gewöhnlich auch
Schwindelgefühle zu denselben gesellen. Oft ist es möglich durch
länger dauernde Application eines Herzkühlapparates die Angstgefühle zu bannen. Leider ist dies, wenn es gelingt, auch nur für
kurze Zeit der Fall. Eine länger dauernde Allgemeinbehandlung in
Verbindung mit localen Applicationen führt auch hier zum Ziel. Freilich,
und dies mus nochmals betont werden, dauert es oft sehr lange Zeit,
bis dieses Symptom schwindet. Oft hängt die Heilungsdauer der
Neurasthenie von diesem einzigen Symptome ab.

Von den Störungen motorischer Natur sei vor Allem der
Singultus hervorzuheben. Vom Winternitz'schen Magenmittel oder
von schottischen Douchen habe ich hier die besten Erfolge gesehen.

Von grosser Wichtigkeit, weil sehr unangenehm empfunden und
von den Patienten, wie die meisten neurasthenischen Beschwerden
irrig gedeutet, ist das Asthma nervosum. Abreibungen oder
kurze kalte Regenbäder, mit einem Worte tonisirende, erregende
Proceduren beseitigen dieses Symptom am allerraschesten. Von unter-
stützender Wirkung ist der kalte Rückenschlauch von längerer Dauer.

Selbstverständlich muss bei dieser Erkrankung nach jeder peripheren Reizung, welche nur irgendwie mit Asthma bronchiale

oder nervosum, dem Krampfe der glatten Muskelfasern in den kleinen
Bronchien, als veranlassende Ursache im Zusammenhange stehen kann,
sorgfältig gesucht und deren Beseitigung betrachtet werden. Erkrankungen der Nase, des Rachens, Katarrhe der feineren Bronchien
müssen entsprechend behandelt werden. Wenn auch die Möglichkeit
eines sogenannten idiopathischen oder essentiellen Asthma nicht ganz'
von der Hand gewiesen werden kann, die Hauptmaasse der Fälle
lässt sich, wie gesagt, wenigstens, was die Auslösung des Anfalls betrifft, auf eine periphere Reizung zurückführen, worauf bei der Behandlung geachtet werden muss. Mit der Beseitigung des A n f a l l e s,
der ja auf verschiedenste Weise gelingt, z. B. mit h e i s s e n H a n d-
b ä d e r n, h e i s s e n U m s c h l ä g e n auf die Brust, ist nicht viel gethan.

Bei einem Patienten beobachtete ich wiederholt typisches Auftreten von Asthma nervosum gleichzeitig mit ausgebreiteter Urticaria
auf der Haut. Ein merkwürdiges Zusammentreffen, welches mich
übrigens jedesmal an die Masern mit gleichzeitigem Ergriffensein der
Bronchialschleimhaut erinnert. Hier wie dort eine wahrscheinlich
gleichartige Affection der Haut und Schleimhäute. Magen und Darm
waren bei meinem Patienten intact. Harnbefund war normal, Stuhl
wurde nicht untersucht. Ich fasste diese Affection als Folge einer
Autointoxication auf. Abreibungen beseitigten prompt den Anfall.

Sehr häufig beobachtet man als Ausdruck starker Erregbarkeit
der Vasomotoren Ischämie und Anämie einzelner Körpertheile, das
sogenannte Absterben einzelner Körpertheile. Sie beruht auf einer
Contraction der Gefässe, die sich auch über grössere Abschnitte des
Gefässsystems erstrecken und zu P a l p i t a t i o n e n, zu A n g i n a
p e c t o r i s v a s o m o t o r i a führen kann. Hier sind wechselwarme
Proceduren angezeigt, namentlich wechselwarme Regenbäder werden
dieses Symptom wirkungsvoll bekämpfen. Die warme Procedur bringt
die Gefässe zur Erweiterung, löst den Krampf, während die darauffolgende kalte Procedur die nöthige Tonisirung des Gefässsystems erzielen lässt.

Von Störungen s e c r e t o r i s c h e r Natur sei besonders die H y p e r-
h y d r o s i s — allgemein oder local — erwähnt. Tonisirende Proceduren sind hier angezeigt, also Abreibungen, Halbbäder, Tauchbäder,
Regenbäder etc.

Die gesteigerte Secretion von M a g e n s a f t, die, wie beobachtet
wurde, oft das Dreifache des Normalen beträgt, wird am besten durch
kalten beweglichen Fächer auf die Magengegend beseitigt. Auch dieses
Symptom ist übrigens sehr schwer zu bekämpfen, ebenso wie die
P o l y u r i e.

Von Zasiecki auf der Klinik Manassein's, ebenso von Simon*) wurde nachgewiesen, dass Schweisssccretion die Magensecretion schwächt; Letzterer hat gerade unter Dampfbädern eine bedeutende Abnahme der Magensaftsecretion constatirt, fand jedoch, dass dic warmen Proceduren bei nervösen Magenerkrankungen, sogar bei gleichzeitig bestehender Hyperacidität ohnc Nutzen sei. Wie gesagt, scheinen auch hier die tonisirenden Proceduren in Verbindung mit dem kalten beweglichen Fächer die besten Resultate zu geben.

Von allergrösster Wichtigkeit ist die Bekämpfung der s e x u e l l e n S t ö r u n g e n. Die melancholische Depression der Neurastheniker hat vorwiegend ihre Ursache in den mannigfachsten Erkrankungen der Sexualorgane und wenn, wie oben gesagt wurde, die die Neurasthenie und die sexuellen Störungen veranlassende Ursache, wie Masturbation etc. schon längst beseitigt sind, die Consequenzen, wie namentlich Pollutionen, Spermatorrhoë, Impotentia coëundi etc. sind unbedingt zu bekämpfen, und es ist alle Mühe daran zu setzen, eine Heilung zu erzielen.

„Nach U l t z m a n n **) werden durch geschlechtliche Excesse oder durch Masturbation in der pars prostatica Veränderungen geschaffen, von welchen aus reflectorisch allerlei nervöse Störungen entstehen; alle diese Zustände sind von einer Hyperämie der pars prostatica begleitet und von einer Hyperästhesie der genannten Partie gefolgt; diesc Hyperästhesie giebt dann wieder zu Pollutionen und einer ganzen Reihe von Störungen Veranlassung, die theils als Motilitäts-, theils als Sensibilitäts- und theils als secretorische Neurosen auftreten.

Die Motilitätsneurosen des Harn- und Genitalapparates erscheinen in der Form des K r a m p f e s oder der L ä h m u n g. Die Muskulatur der Harnröhre sowohl der vorderen als auch der hintcren participirt daran. Der Krampf dcr Harnröhrenmuskulatur giebt sich als sogenanntes Nachträufeln des Urins nach dem Harnlassen kund. Nach vollständiger Entleerung der Blase und Reposition des Penis in die Hose fliessen nach einiger Zeit einige Tropfen ab. Durch die Contraction der Muskelfasern wird nach U l t z m a n n die Harnröhre in ein starrwandiges, mit Flüssigkeit gefülltes Rohr umgewandelt, aus welchem ebenso wenig wie aus einem Glasrohr, das an einem Ende verschlossen ist, etwas abfliessen kann, erst, wenn die Contraction nachgelassen hat, läuft die Flüssigkeit ab. Der Krampf der hin-

---

*) Ueber den Einfluss der Dampfbäder auf die Magensecretion: Gazeta lekanska.
**) Brik: Kühlsonde und ihre Anwendung. Blätter für klin. Hydrotherapie 1891. Nr. 5.

teren Harnröhre, spasmus sphincteris vesicae, ist von grösserer Bedeutung und wird von den Kranken oft in unangenehmer Weise empfunden.

Die Behandlung dieser beiden Formen muss dahin gerichtet sein, die Hyperämie und Hyperästhesie zu bekämpfen, und dies geschieht am zweckmässigsten durch die K ü h l s o n d e, indem man ein möglichst dickes, gut abgerundetes Instrument sehr zart einführt und längere Zeit lang kaltes Wasser durchströmen lässt.

Die Motilitätsneurosen des männlichen Genitalapparates, die Pollutionen und Spermatorrhoë sind Zustände, bei denen die Charaktere der Gewebserschlaffung vorherrschen, die sich theils als gesteigerte Reflexerregbarkeit der Muskulatur, der Samenblasen, der Ductus ejaculatorii und der Harnröhre, theils als Atonie und Parese derselben präsentiren. Zweckmässig ist es, bei den Pollutionen zwei Formen, beziehungsweise zwei Stadien zu unterscheiden und zwar in Bezug auf die Empfindlichkeit bei der Sondenuntersuchung. Man findet Kranke, die an Pollutionen leiden, mit hochgradiger Hyperästhesie und wieder Andere, bei denen die Harnröhre wenig oder gänzlich unempfindlich ist. Diese Unterscheidung ist prognostisch sehr wichtig und auch für die Behandlung ausschlaggebend; während die erstere, mit Hyperästhesie einhergehende Form, zumeist das Anfangsstadium, durch die Psychrophorbehandlung äusserst günstig beeinflusst wird, kann dies von der zweiten mit Anästhesie der Harnröhre verbundenen Form nicht behauptet werden.

Die Behandlung der ersten Abart besteht in der Anwendung der Kühlsonde in der Weise, dass dieselbe für 5—10 Minuten eingelegt wird und 10—12 ° R Wasser durch dieselbe circulirt. Gewöhnlich ist der Erfolg schon nach der ersten Application merklich, die Pollutionen werden dadurch sistirt. Nichts desto weniger ist es zweckmässig, die Behandlung alle Tage durch drei Wochen fortzusetzen und zwar in der Weise, dass allmählich dickere Sonden eingeführt und die Temperatur allmählich auf 8—10 ° herabgesetzt wird. Kaltes Wasser wird im Beginne der Behandlung öfter schlecht vertragen, ebenso ist zu lange Dauer der Application nicht zweckmässig.

Zur Behandlung der zweiten Form ist der Gebrauch der Warmwassersonde vorzuziehen, und zwar beginnt man mit 30 ° Wasser und fünf Minuten Durchströmungszeit.

Von gutem Erfolge ist auch die Anwendung der kalten Sitzbäder begleitet. In den ersteren Fällen sind langdauernde, in der zweiten Form kurzdauernde kalte Sitzbäder angezeigt.

Bei der Spermatorrhoë, bei welcher in der Regel ein Offenbleiben der Ausführungsgänge zu finden ist, trachtet man durch Einwirkung des thermischen Reizes den Tonus der glatten Muskulatur zu erhöhen; es geschieht dies sowohl mittels der Kälte als auch der Wärme. Im Vorhinein lässt es sich nicht bestimmen, ob das eine oder das andere Verfahren vorzuziehen ist. Zuerst soll man die Kaltwassersonde anwenden, und wenn der Erfolg kein günstiger ist, schreitet man zur Anwendung der Warmwassersonde.

Von den Sensibilitätsneurosen sind es besonders die abnormen Sensationen in der Fossa navicularis, aber auch Schmerzen in den Hoden, die Veranlassung zu Klagen geben.

Auch hier sind Kühlsonden und Sitzbäder von längerer Dauer angezeigt.

Am schwersten werden die Störungen in der Potentia coëundi empfunden. Die Prostata stellt das periphere Erectionscentrum dar, es werden Reize, die man auf die Prostata einwirken lässt, von günstiger Wirkung sein. Durch die Application der Kühlsonde werden schnelle und kräftige Erectionen ausgelöst. Auch kalte kurz dauernde Sitzbäder werden erfolgreich sein.

Die ejaculatio praecox wird in derselben Weise zu behandeln sein.

Was die Nymphomanie und den Priapismns anlangt, so sind hier von den Kälteapplicationen längs der ganzen Wirbelsäule, vom Hinterhaupte bis zur Lende, günstigere Resultate zu erwarten als von localen Applicationen. Jedoch müssen die Kälteanwendungen längere Zeit, ein bis zwei Stunden, dauern.

Mit Rücksicht darauf, dass die Schlaflosigkeit eine der häufigsten Klagen der Neurastheniker bildet, mit Rücksicht darauf, dass auch bei anderen Erkrankungen sehr häufig Schlaflosigkeit besteht, halte ich es für angezeigt, hier eine umfassende Darstellung der Behandlung dieses Symptoms zu geben, wobei Bezugnahme auf andere Krankheiten, als die eben hier besprochene, nicht ausgeschlossen sein kann.

Die Behandlung der Schlaflosigkeit galt seit jeher als eine der unangenehmsten Aufgaben für den praktischen Arzt. Seine Gewissenhaftigkeit wird immer auf eine harte Probe gestellt, da bei dem Bedürfnisse, dem Patienten erquickenden und erholenden Schlaf zu schaffen, immer wieder sich das Bewusstsein in den Vordergrund drängt, dass mit keiner Gruppe von Arzneimitteln so viel Schaden angerichtet werden kann, als mit den Schlafmitteln. Die nachtheiligen Folgen aller pflanzlichen Schlafmittel und deren Derivate, die schädlichen Wirkungen des Opiums und seiner Alkaloide sind zu bekannt, als dass sie hier auch nur berührt werden müssen; jedoch auch den so beliebten und geschätzten Neuerungen, welche wir auf diesem Gebiete der chemischen Industrie verdanken, den modernen pharmakologischen Hypnoticis, haftet eine so grosse Reihe von Uebelständen an, dass sich der gewissenhafte Arzt erst im äussersten Nothfalle entschliessen wird, von denselben Gebrauch zu machen.

Diesen pharmakologischen Schlafmitteln steht nun eine Reihe von Behandlungsmethoden gegenüber, die frei von schädlichen oder auch nur unangenehmen Neben- und Nachwirkungen sind, die ohne Schädigung des Organismus, ohne Beeinträchtigung des Allgemeinbefindens fast immer und sicher gesunden und kräftigenden Schlaf herbeiführen, Mittel, die in vielen Fällen noch die Beseitigung des die Schlaflosigkeit verursachenden Grundübels erzielen lassen, es sind dies die physikalischen Schlafmittel. Schlaf kann auf positivem und negativem Wege zu Stande kommen.*) Unser gewöhnlicher allnächtlicher Schlaf kommt zum guten Theil auf negativem Wege zu Stande, d. h. durch Nichtvorhandensein derjenigen Spannkräfte, welche alltäglich die Hirnrinde erregen: Reize von aussen, welche unsere Sinne erregen, wie Geräusche und helles Licht, im Körper entstehende Allgemeingefühle, wie Hunger, Durst, Frost, Hitze, Schmerz und endlich Geistesleben, d. h. bewusste Thätigkeit des Gehirns. Auf positivem Wege kommt der normale Schlaf insofern zu Stande, als sich bei der Thätigkeit des Wachseins sowohl durch körperliche als durch geistige Arbeit Ermüdungsstoffe bilden, deren Circulation im Gehirn dieses wie Gift lähmt. Es ist diese letztere Ansicht namentlich von Obersteiner, Mautner, Preyer und Ewer vertreten worden; sie Alle nehmen an, dass Schlaf eintritt, sowie eine gehörige Quantität von Ermüdungsstoffen, von Arbeitsproducten, in den Geweben angehäuft ist. Dieser Hypothese steht eine andere gegenüber, welche eine gewichtige Stütze durch das physiologische Experiment und die Beobachtung am Krankenbette erhält.

Es ist dies die Hypothese, die darauf beruht, dass das Gehirn, wie alle ruhenden Organe, weniger Blut zugeführt erhält, dass also eine Entlastung des Gehirns vom Blute zum Eintritte von Schlaf nothwendig ist. Diese Ansicht ist zunächst bestätigt worden durch die Untersuchungen von Hughlings Jackson, welcher fand, dass die Retina während des Schlafes anämischer ist, als während des Wachens, sie ist ferner gestützt worden durch Beobachtungen von Schüller, Mosso etc.

Wenn wir nun nach diesen Richtungen hin die pharmaceutischen Hypnotica sowohl, als auch die physikalischen Schlafmittel untersuchen.

---

*) Kobert: Pharmakotherapie.

so finden wir, dass sie wohl alle den an sie gestellten Anforderungen entsprechen. Es muss aber gleich constatirt werden, dass die pharmaceutischen Schlafmittel sowohl die Anämie des Gehirns, als auch die Ermüdung auf eine dem Organismus nicht sehr vortheilhafte Weise zu Stande bringen. Die Herabsetzung des Tonus des vasomotorischen Centrums, die Lähmung der peripheren vasomotorischen Apparate, wie sie durch eine Reihe pharmaceutischer Schlafmittel, z. B. Chloralhydrat, hervorgerufen werden, erfüllen ihre Pflicht als gehirnanämisirende, die Hautgefässe füllende Mittel, es geschieht dies aber auch auf Rechnung der Tonus der peripheren Gefässe. Die peripheren Gefässe werden passiv erweitert und nicht activ, wie dies bei hydriatischen Proceduren der Fall ist. Die Schwächung der Herzkraft, der gesteigerte Eiweisszerfall sind ferner Erscheinungen, welche nach Verabreichung pharmaceutischer Schlafmittel beobachtet werden, und dieselben gewiss nicht im günstigen Lichte erscheinen lassen.

Der Theorie, dass Schlaf eintritt, wenn eine gehörige Quantität von Ermüdungsstoffen, von Arbeitsproducten, in den Geweben angehäuft ist, lassen sich theils mechanotherapeutische, theils diätetische Behandlungsmethoden der Schlaflosigkeit anpassen. Das Einschlafen wird durch körperliche und geistige Ermüdung befördert. Gleichmässige, jedoch nicht übertriebene, nicht zu einseitige, physische und geistige Arbeit werden die Schlaflosigkeit, die auf zu geringer Muskelthätigkeit beruht, in vielen Fällen beseitigen. Es besteht wohl zwischen der Muskulatur und dem Nervensystem der sehr wichtige Unterschied, dass das Nervensystem viel langsamer ermüdet als der Muskel, dass es dagegen zu seiner Erholung viel länger Zeit bedarf als das Muskelsystem.

Man hat jedoch darthun können, dass trotz dieser Verschiedenheit des Muskel- und Nervensystems dennoch die Ermüdungsstoffe des Gehirns wie sie bei rein geistiger Arbeit entstehen, auch auf den Muskel abschwächend wirken und die Ermüdungsstoffe des Muskels auf das Gehirn.

Zwischen beiden Ermüdungsstoffen besteht aber der bedeutsame weitere Unterschied, dass die bei geistiger Thätigkeit entstehenden nur langsam einschläfern, dass die einschläfernde Wirkung bei zu intensiver geistiger Thätigkeit sogar ausbleiben kann, die bei körperlicher Thätigkeit entsehenden aber rasch einschläfern. Die praktischen Consequenzen dieser von Kobert in so geistreicher Weise entwickelten Ansichten sind klar. Geistige Arbeiter sollen auch körperliche Arbeit verrichten.

Turnen, Rudern, Reiten, Zweiradfahren, Bergsteigen wirken sehr schlafmachend. Wir beobachten ferner, dass Patienten, die wegen der verschiedenen Leiden in heilgymnastischer Behandlung sind, einen besseren Schlaf bekommen. Nun wäre dies ja nichts Besonderes, wenn anstrengende oder langdauernde Uebungen vorgenommen würden, denn es ist ja eine längst bekannte Thatsache, dass solche Ermüdung und Schlaf hervorrufen. Aber es ist erstaunlich, welch' kleines Quantum von Muskelthätigkeit, namentlich im Anfang der Behandlung genügt, um Schlaf zu bewirken. Bei Leuten, die an körperliche Thätigkeit nicht gewöhnt sind, reicht schon eine geringe Menge von Arbeitsproducten aus, das Bedürfniss nach deren Wegschaffung, also nach Schlaf, hervorzurufen. Entsprechend diesen Erfahrungen können wir nun bei immobilen, ans Bett gefesselten, zu activer Arbeit unfähigen Patienten Gelenksübungen, passive Bewegungen mit Erfolg vornehmen. Wir werden bei einer Reihe von schlaflosen Patienten mit allen Gelenken des Körpers erfolgreich Widerstandsbewegungen ausführen, d. h. Bewegungen, die der Patient ausführt, deren Ausführung aber der Arzt zu erschweren sucht.

Neben der Gymnastik spielt die Massage eine grosse Rolle in der Behandlung der Schlaflosigkeit. Einschläferung durch Streichen war schon im Alterthume bekannt. Darauf beziehen sich zwei merkwürdige Citate *): „Quid si illum tractim tangam ut dormiat" (Plautus) und „Percurrit agili corpus arte tractatrix manumque doctam spargit omnibus membris" (Martial).

Die Streichungen üben einen ungemein beruhigenden Einfluss auf die gesammte Muskulatur aus, und wir beobachten nach solchen Manipulationen ·oft genug Schlaf auftreten.

Zur Beseitigung der Schlaflosigkeit, die die Folge mangelhafter Anhäufung von Ermüdungsstoffen ist, empfiehlt P r e y e r **) die saure Milch. P r e y e r gelangte dazu auf theoretisch-physiologischem Wege, indem er fand, dass bei Thieren nach starker Ermüdung Milchsäure in den Muskeln vorwaltet. Er hielt letztere für einen Ermüdungsstoff, gab Thieren das Natrium lacticum und sah, dass dieselben schläfrig wurden und in festen Schlaf verfielen. Auch versuchte er dann mit gleichem Erfolg saure Molken, Buttermilch, selbst Zuckerwasser. Dagegen warnt P r e y e r vor dem milchsauren Kali und den milchsauren Erden. Auch Dr. E b e r h a r d R i c h t e r - Dresden ***) schreibt der sauren Milch und Buttermilch schlafbringende Eigenschaften zu. Es giebt in der That zahlreiche Personen, welche gewohnt sind, Abends vor dem Schlafengehen saure Milch oder Buttermilch zu geniessen,

---

*) J. v. Jan: Der Schlaf. Inaugural-Dissert. Marburg 1836.
**) Schlaf durch Ermüdungsstoffe hervorgerufen. Centralbl. f. Med. Wien 1876.
***) Ueber Milch und Milchcuren. II. Bd. Leipzig.

um „dadurch ihr Blut zu beruhigen und besser zu schlafen". Es ist
hier der Ort, noch Einiges über das diätetische Regime, welches bei
der Behandlung der Schlaflosigkeit eine wichtige Rolle spielt, mitzutheilen; es ist hier sowohl die Diätetik der Psyche, als auch die
des Körpers verstanden. Möglichste Beseitigung von Kummer und
Sorge, die ja so häufig Ursache der Agrypnie sind, ist wohl ein
schweres, aber dankbares Beginnen. Zu angestrengte geistige Thätigkeit muss möglichst, namentlich des Abends vermieden werden. Erzeugt
auch geistige Arbeit Ermüdungstoffe, deren Circuliren im Gehirn
dieses wie Gift lähmt, so verursacht sie andererseits, wenn übermässig
betrieben, eine Hyperämie des Gehirns und der Hirnhäute und dadurch Schlaflosigkeit. Ein Mittelweg wird hier leicht zu finden sein.
Später Gebrauch von schlafstörenden Genussmitteln, wie Kaffee, Thee,
Tabak ist allenfalls zu vermeiden. Manche Menschen essen zu spät
und zu reichlich zu Abend und können deshalb nicht schlafen; Ver-
legung der Essenszeit und Minderung der Speisemenge wirkt dann
besser als Morphium. Bei vielen Menschen, namentlich der besseren
Stände, beruht das schwere Einschlafen lediglich darauf, dass sie zu
sehr verschiedenen Zeiten zu Bette zu gehen pflegen. Erst nach
monatelangem pünktlichem Zubettgehen stellt sich der Schlaf zur
rechten Zeit ein. Andere Menschen schlafen deshalb schwer ein und
schlafen überhaupt nicht sehr gut, weil sie meistens zu spät auf-
stehen. Bei ihnen ist Frühaufstehen das beste Schlafmittel. Bei
Armen ist der Schlaf häufig schlecht, weil Hunger und Kälte sie
stört; sobald man ihnen genug zu essen und ein warmes Lager giebt,
schlafen sie sofort prächtig. Wo zu intensive Beschäftigung mit einem
schweren verantwortlichen Berufe irgend welcher Art den Schlaf hindert, da enthebe man die Patienten zeitweise von ihrem Berufe und
suche durch begütigenden Zuspruch ihre Sorgen zu beseitigen. Wo
lediglich Angst vor Schlaflosigkeit das Einschlafen hindert, da sug-
gerire man dem Patienten den festen Glauben an vorzüglichen Schlaf.
Die Suggestion in wachem Zustande sowohl, als auch die Suggestion
in der Hypnose mit Vorsicht und bei entsprechender Auswahl der
Fälle geübt, werden gewiss Nutzen bringen und die im Allgemeinen
befürchteten Störungen nicht hervorrufen. Bei Neurasthenikern erzielt
man mit der Suggestion im wachen.Zusande sehr gute Resultate.

Der Arzt, dem der Neurastheniker sein Vertrauen schenkt, ist
gewiss im Stande, die Aufmerksamkeit des Betreffenden nach einer
bestimmten Richtung zu concentriren, und ich sah zahlreiche gelungene
Erfolge der suggestiven Behandlung von Schlaflosigkeit bei Patienten,
die Monate lang nur nach Gebrauch der verschiedenen pharmakologischen

Hypnotica schlafen konnten. Dass die Autosuggestion Schlaflosigkeit, ebenso wie Schlaf hervorrufen kann, dafür spricht ebenfalls die Erfahrung. Zahlreiche Neurastheniker· und Hysterische schlafen nicht, weil sie sich eben mit dem Bewusstsein und der Befürchtung ins Bett legen, nicht schlafen zu können; wenn es gelingt, dass sie sich von dem Gedanken, nicht schlafen zu können, befreien, wenn es gelingt, sie dahin zu bringen, dass sie sich mit dem Gedanken, dass sie schlafen wollen und können, vertraut machen, dann werden sie auch in den ersehnten Schlaf verfallen. Der Mehrzahl der hier besprochenen physikalischen Schlafmittel liegt die Annahme zu Grunde, dass der Schlaf der Folgezustand einer Anhäufung grösserer Quantitäten von Arbeitsproducten oder Ermüdungsstoffen sind. Dieser Hypothese steht eine andere gegenüber, welche, wie erwähnt, annimmt, dass eine Anämie des Gehirns und der Hirnhäute zum Eintritte von Schlaf nothwendig sei. Sie erhält eine gewichtige Stütze sowohl durch das physiologische Experiment, als auch durch die klinische Beobachtung.

Schüller*) fand sowohl bei natürlich schlafenden Thieren, als auch solchen, bei welchen künstlich Schlaf hervorgerufen wurde, eine Verengerung der Piagefässe, ein Einsinken des Gehirns, ein Undeutlichwerden der pulsatorischen Bewegungen. Die Empfänglichkeit der Thiere gegen Reize sank. Mosso zeigte mit seinem Plethysmographen, dass bei Eintritt von Schlaf das Volum der peripheren Theile zunimmt. Dies ist nur möglich durch eine Vermehrung ihres Blutgehaltes. Sobald der Beobachtete erwacht, nimmt das Volumen des in dem Plethysmographen befindlichen Armes ab. Es wird mit dem beginnenden Denkprocesse, mit der erwachenden lebhafteren Thätigkeit des Gehirns wieder mehr Blut zu dem Gehirne dirigirt und dieses muss den übrigen Theilen entzogen werden, daher die Abnahme ihres Volums. Aus all' dem geht nun hervor, dass das mächtigste und sicherste Mittel zur Bekämpfung der Schlaflosigkeit ein Verfahren sein muss, durch welches es gelingt, eine ausgiebige Depletion der Schädelhöhle, eine Verminderung der Congestion zum Gehirn und Meningen herbeizuführen. Durch thermische und mechanische Actionen sind wir fast immer im Stande, diese Indicationen zu erfüllen. Es giebt kein Heilmittel, durch welches wir so prompt gesunden und kräftigen Schlaf herbeiführen können, wie durch hydriatische Proceduren, durch welche eine Erweiterung der Hautgefässe, eine stärkere Füllung derselben mit Blut und damit eine Entlastung der Kopf- und Hirngefässe erzielt wird. Auch eine direct bewirkte Contraction der Kopf- und Hirngefässe bewährt sich oft in

---

*) Winternitz, Hydrotherapie. II. Bd. 2. Aufl.

dieser Hinsicht, ebenso wie reflectorisch die Circulation im Gehirn und den Hirnhäuten beeinflussende Behandlungsmethoden.

Die wirksamste hydriatische Procedur dieser Art ist die feuchte Einpackung. Schon der oben citirte Versuch Schüllers zeigte, dass die Versuchsthiere in einer feuchten Einpackung gegen äussere Reize weniger empfänglich waren, dass sie in Schlaf verfielen. Der Schluss, dass die feuchte Einpackung beim Menschen in ganz ähnlicher Weise wirke, ist gewiss ein berechtigter. Weitere Stützen für diese Auffassung liefert der therapeutische Erfolg. Den hartnäckigsten Fällen von Schlaflosigkeit begegnen wir bei Geisteskranken, bei progressiver Paralyse, bei Delirium tremens und vielen anderen Erregungszuständen. Hier zeigt sich am auffallendsten der wohlthätige Einfluss der feuchten Einpackung. Schläft auch der Patient in der ersten Einpackung nicht ein, so erzielen wir mit derselben in den meisten Fällen eine auffallende Beruhigung. Eine zweite Einpackung bringt meist den ersehnten Schlaf. Wer nur ein einziges Mal den Erfolg einer solchen Procedur zu beobachten Gelegenheit hatte, wird kaum mehr zum Chloralhydrat oder zu dem in solchen Fällen geradezu schädlichen Morphium und seinen Präparaten greifen. Hier handelt es sich in erster Linie um eine beruhigende Wirkung auf das Nervensystem, eine derivatorische auf die Blutmenge im Gehirn zu erzielen. Diese wird mit der feuchten Einpackung erreicht, ohne Verlust lebenswichtiger Stoffe, ohne Verlust irgend welcher organischen Substanz, ohne Schwächung des Organismus, einzig und allein durch die Innervationsveränderung, die veränderte Blutvertheilung und dadurch Herbeiführung eines entsprechenden Thätigkeitswechsels der Organe. Neurastheniker, fiebernde Kranke, bei denen Schlaflosigkeit mit zu den quälendsten und beunruhigendsten Symptomen gehört, sehen wir in einer feuchten Einpackung sehr bald in einen tiefen, kräftigenden Schlaf fallen, aus dem sie „wie neugeboren" erwachen. Nach einem solchen künstlichen Schlaf fühlen sich die Patienten wohl, kein Eingenommensein des Kopfes, kein Taumel oder Schwindel folgt einem durch dieses physikalische Mittel erzeugten Schlaf. Der Einpackung soll stets eine allgemeine Abkühlung, Regenbad oder Halbbad, folgen, durch welche der durch die Wärmestauung bedingten Erschlaffung der Haut entgegengewirkt wird, die Gefässe zur Contraction gebracht und die an der Oberfläche des Körpers angehäuften Wärmemengen abgeleitet werden. Bei einem wegen Schlaflosigkeit eingepackten Menschen ist es jedoch nicht nur nicht nothwendig, ja sogar contraindicirt, unmittelbar nach Entfernung der Einpackung die erwähnte abkühlende Procedur vorzunehmen; ein Regenbad oder Halbbad ist mit einer zu starken Reizung der peripheren

Nervenendigungen und des Centrums verbunden, sie würde die durch
die Einpackung erfolgte Beruhigung aufheben. Zweckmässig ist es,
den Patienten nach erfolgter Einpackung ruhig liegen zu lassen und
erst des Morgens die Abkühlung vorzunehmen. Eine Wiederholung
der Einpackung während einer Nacht wird selten nothwendig sein.
Schon nach einer halben Stunde verfallen die Patienten in einen tiefen,
ruhigen Schlaf, einen Schlaf, der sich durch nichts von einem ganz
natürlichen Schlaf unterscheidet. Respiration, Blutdruck und Puls verhalten sich wie beim normalen Schlaf, die Patienten erwachen erfrischt
und gekräftigt und sowohl körperlich als auch geistig erholt und
leistungsfähig. Interessant ist die Beobachtung, die ich bei den zahlreichen Patienten, die ich wegen Schlaflosigkeit mit Einpackungen behandelte, gemacht habe. Schon nach 8 - oder 14 tägiger, selten erst
nach dreiwöchentlicher Behandlung stellt sich selbst nach Hinweglassung der Einpackung der Schlaf spontan und zur gewohnten Stunde
ein. Auch das ist ein Beweis dafür, dass der auf diese Weise hervorgerufene Schlaf ein vom natürlichen sich in nichts unterscheidender
Schlaf ist und dass er sich in vortheilhaftester Weise von dem durch
medicamentöse Therapeutica erzeugten Schlafe unterscheidet. Aehnlich wie die Einpackung und Theilpackung wirkt auch die Leibbinde
als hydriatisches Heilmittel zur Bekämpfung der Schlaflosigkeit. Diese
erweist sich besonders wirksam in leicht fieberhaften Zuständen, bei
allen Dyspepsien, zumal bei Dyspepsia nervosa, bei den meisten
hysterischen und neurasthenischen Patienten, ganz besonders eignet
sich die Leibbinde zur Herbeiführung des Schlafes in der Kinderpraxis. Ungemein zu Gunsten der Leibbinde fällt der Umstand in die
Wage, dass die Functionen der Unterleibsorgane, besonders die Darm-
thätigkeit in denkbar bester Weise beeinflusst wird.

Wenn man erwägt, dass die häufigste Ursache der Schlaflosigkeit bei
Kindern unzweckmässige Ernährung und Verdauungsstörungen sind
und dass namentlich hier alle medicamentösen Schlafmittel contraindicirt sind, dann wird die Zweckmässigkeit des einfachen und wirksamen
physikalischen Beruhigungsmittels namentlich für die Kinderpraxis
gewiss einleuchten. Wie sehr die Leibbinde auch bei Erwachsenen
als Hypnoticum beliebt ist, beweist wohl am besten der Umstand, dass
Patienten, die wegen eines Unterleibsleidens die Leibbinde benutzten,
diese selbst nach erfolgter Genesung nicht entrathen; ja es giebt Leute,
die ohne Leibbinde gar nicht ins Bett gehen, nur um gut zu schlafen,
wie Andere mit Morphiumspritze und -flasche. Eine weitere Procedur,
die ebenso wie die Leibbinde und die Theilpackung günstig in Bezug
auf die Beruhigung und auf den Schlaf wirken, ist der Stammumschlag.

Auch nach Entfernuug dieser partiellen Proceduren, wie Theilpackung, Leibbinde und Stammumschlag muss eine Waschung der
betreffenden Körperpartie vorgenommen werdeu, aus deuselben Gründen,
die obeu bei Besprechung der Einpackung angegeben wurden. Es giebt
noch eine Reihe anderer hydriatischer Proceduren, welche ebeufalls
eine derivatorische Wirkung haben und zwar theils durch Erweiterung
des Fassungsraumes der Hautgefässe — wie bei der Einpackung —
theils durch Vergrösserung des Fassuugsraumes der Bauchgefässe ableitende Wirkungen von den oberen Körperpartien und ganz besonders
vom Gehirn und den Gehirnhäuten zu erzwingen gestatten und mit
Bezug auf die Schlaflosigkeit sehr viel Nutzen bringen. Zu dem
ersteren gehören insbesondere die Halb- und Vollbäder.

Von den Halbbädern sind es namentlich die von 25 auf 20° R
allmählich abgekühlteu, mit nicht zu starken Uebergiessungen und
Frictionen verbundenen Bäder, die einen mächtig beruhigendeu Einfluss
ausüben. Auch Vollbäder von etwas höherer Temperatur, etwa 28
bis 26° R ebenfalls mit Hinweglassung jeglichen mechanischen Reizes
während des Bades sind exquisit beruhigende Applicationeu. Ich
habe von diesen Applicationen bei Neurasthenikern und Paralytikern
ausgezeichnete Erfolge geseheu, ferner bei Tabetikern, die in Folge von
Schmerzen bei Tabes nicht schlafen können. Dass wir dieser Methode
der Behandlung der Schlaflosigkeit bei fiebernden Kranken vor einer
medicamentösen deu Vorzug geben werden, ist selbstverständlich.

Die Zahl der Patienten, die ich mit protrahirten, d. h. länger,
circa 15—20 Minuten dauernden, höher temperirten Vollbädern
mit Erfolg behaudelte, ist Legion. Es wäre überflüssig, hier auch
nur eine Krankengeschichte mitzutheilen. Ueberall und immer derselbe Cyclus: monatelange Schlaflosigkeit, nutzlose Bemühungen, mit
medicamentösen Therapeuticis Schlaf hervorzurufen, körperliches und
geistiges Siechthum, rasche Beseitigung der Schlaflosigkeit, allgemeine Kräftigung nach kurzem Gebrauche der genannten Proceduren.
Die günstige Wirkung der Bäder kann noch erhöht werden dadurch,
dass schleimige Substanzen, wie z. B. Kleienabsud in dieselbeu gegeben werden, ferner dadurch, dass mit denselben die Methode des
Nichtabtrocknens verbuuden wird. Es unterliegt ja keinem Zweifel,
dass unser Centralnervensystem von der Peripherie aus erregt und beruhigt werden kann. Das Abtrocknen ist mit einer Frictiou verbuuden.
Dieser sensible Nervenreiz theilt sich dem Gehirn mit und verursacht
in manchen Fällen Schlaflosigkeit. Der Wegfall der mechanischen
Friction ist ein Factor, der bei der Combination des Halb- und Vollbades mit der Methode des Nichtabtrockneus in Rechnung kommt uud

mit viel Nutzen angewendet werden kann. Schüller, der, wie bereits einmal erwähnt, Untersuchungen über den Einfluss verschiedener Proceduren auf die Beschaffenheit der Hirn- und Hirnhautgefässe, sowie auf die Blutfülle derselben anstellte, machte die interessante Beobachtung, dass bei der Anwendung kalter Vollbäder eine intensive Erweiterung der Piagefässe stattfindet. Die Erweiterung der Hirngefässe ist um so ausgiebiger, je mehr vom Rumpfe des Thieres eingetaucht wird. Gleichzeitig werden die Hirnbewegungen langsamer, aber ausgiebiger.

Das warme Vollbad hingegen hat, oft allerdings erst nach vorübergehender Erweiterung, stets eine kräftige Verengerung der Piagefässe und Zusammensinken der Gehirns zur Folge. Die Gehirnbewegungen, also der Puls, sind anfänglich beschleunigt, werden dann nach einiger Zeit langsamer und oberflächlicher. Das wäre der experimentelle Beweis für die beruhigende, einschläfernde Wirkung des Vollbades, der übrigens, wie oben erwähnt, durch klinische Beobachtung vielfach bestätigt wird. Der Versuch lehrt auch, wie nothwendig, namentlich im Beginne der Procedur, eine Vorbauung gegen die Rückstauungscongestion ist.

Zu den derivatorischen Proceduren zweiter Kategorie gehören die Sitzbäder. Kurze, kalte Sitzbäder, d. h. solche von 18—5 ⁰ R Wassertemperaturen in der Dauer von einigen (bis fünf) Minuten bewirken einen vermehrten Blutgehalt der Unterleibsorgane und eine Ableitung von höher gelegenen Organen. Es giebt kein Gefässgebiet, dessen Capacität in so mächtiger Weise beeinflusst wird, wie das des Unterleibes und welches die Druckverhältnisse im Blutgefässsysteme so bedeutend zur reguliren, die Blutvertheilung so beliebig abzuändern gestattet. Am nachdrücklichsten muss jedoch vor der Anwendung dieser Procedur bei grosser sexueller Reizbarkeit, die ja häufig Ursache der Schlaflosigkeit ist, gewarnt werden, da gerade diese Procedur oft genug zum Nachtheile der Patienten empfohlen wird. Wenn man sich die Wirkungen dieser Form der Sitzbäder vor Augen hält, so wird jeder individualisirende Arzt die richtige Anzeige und Gegenanzeige zu stellen vermögen. Das Sitzbad wird unmittelbar vor dem Schlafengehen genommen, der Patient legt sich unabgetrocknet mit einer Leibbinde versehen, ins Bett.

Gewöhnlich schlafen die Patienten sofort ein, erwachen jedoch nach ein bis eineinhalb Stunden wieder; nun steigt der Betreffende wieder auf einige Minuten ins Bad, legt sich wieder unabgetrocknet nieder und schläft ruhig weiter. Ich habe von dieser Form der hydriatischen Applicationen besonders guten Erfolg gesehen bei Schlaflosigkeit in Folge von Störungen im Bereiche der vegetativen Sphäre.

Eine ausgezeichnete Procedur, welche auf reflectorischem Wege die Circulation im Kopfe beeinflusst, ist das fliessende Fussbad. In Folge einer bei Anwendung derselben entstehenden Contraction in den Gefässen der Hirnhäute wird die Blutzufuhr zum Kopfe vermindert, und es treten die wohlthätigen beruhigenden Consequenzen einer solchen auf, namentlich bei Patienten, die in Folge hyperämischer, congestiver Kopfschmerzen an Schlaflosigkeit leiden. Das fliessende Fussbad kann bekanntlich in jedem Haushalte leicht hergestellt werden. Es gehört dazu eine kleine ovale Wanne, welche durch einen Schlauch mit der Wasserleitung in Verbindung gebracht werden kann. Das Wasser muss unter grossem Drucke in die Wanne einfliessen, und es muss dafür gesorgt werden, dass das Wasser an der der Einflussseite entgegengesetzten Wand leicht abfliessen kann. Der Patient steht in demselben, reibt die Füsse übereinander, bis die Hautgefässe zu grösstmöglicher activer Erweiterung gebracht sind. Das Fussbad soll zu unserem Zwecke vor dem Schlafengehen applicirt werden und soll vier bis fünf Minuten dauern. Erkrankungen des Urogenitalapparates contraindiciren die Anwendung des fliessenden Fussbades. Als Ersatz für diese Procedur wendet man, wenn solche Erkrankungen von Schlaflosigkeit begleitet sind, Wadenbinden an. Bei zahlreichen Frauen, die namentlich vor der menstrualen Blutung über Schlaflosigkeit klagen und mit Rücksicht auf die bevorstehende Menstruation eingreifendere, d. h. grössere Partien der Körperoberfläche treffende Proceduren perhorresciren, ferner bei Frauen im Klimax habe ich von diesem doch Jedem leicht zugänglichem und einfachem Mittel vorzügliche Erfolge gesehen. Ich möchte hier die Bemerkung machen, dass ich in allen Fällen von Schlaflosigkeit, und die Zahl der von mir wegen dieses Leidens behandelten Patienten ist eine sehr grosse, wenn auch entsprechend den vorliegenden Indicationen eine grössere Reihe von hydriatischen Schlafmitteln zur Verfügung stand, immer mit der einfachsten und leichtest durchführbaren Procedur begonnen habe. Es ist dies ein taktischer Vorgang, den ich namentlich bei Neurasthenikern mit Erfolg beobachtet habe und welchen auch F o d o r in seiner geistreichen Arbeit „Variationen in der Therapie"*) mit Recht empfiehlt. Zu den die Circulation im Gehirn reflectorisch beeinflussenden Proceduren gehört das sogenannte Wassertreten, Barfussgehen im Grase u. s. w. Proceduren, welche fälschlich als sprecifische Kneipp'sche Proceduren bezeichnet werden, die jedoch schon lange vor Kneipp bekannt und geübt wurden.

---

*) Fortschritte der Hydrotherapie. Festschrift, herausgegeben von Dr. Strasser und Dr. Buxbaum. Urban & Schwarzenberg 1897.

Die einfachste und directeste Methode, die Gefässe der Hirnhäute zur Contraction zur bringen, sind kalte Applicationen auf den
Kopf, Proceduren, die am allerhäufigsten angewendet werden, jedoch,
wie hier gleich hervorgehoben werden soll, gewöhnlich in nicht besonders zweckmässiger und nutzbringender Weise. Kalte Applicationen behufs Erzielung einer länger dauernden herabgesetzten Circulation im Kopfe müssen mit dem Kühlschlauch vorgenommen werden.
Die Application muss, soll sie den gewünschten Effect hervorrufen,
längere Zeit dauern. Die Schlaflosigkeit fiebernder Patienten wird
mit dieser Procedur am günstigsten beeinflusst, ebenso die Schlaflosigkeit in Folge Hirnhyperämie aus verschiedenen Gründen, namentlich die
Aufgeregtheit und die durch diese bedingte Schlaflosigkeit der Potatoren
lässt sich am besten und einfachsten durch dieses Verfahren bekämpfen.

Sehr lästig und tief empfunden sind noch jene Formen von Schlaflosigkeit, die als Folgezustände sexueller Reizungen auftreten, ferner eine
Reihe solcher Fälle, die als Folgen von Herzneurosen oder Erkrankungen
der Vasomotoren auftreten. Bei Schlaflosigkeit in Folge sexueller Reizzustände empfiehlt sich ein Sitzbad von längerer Dauer. Hier ist es
weniger die Hyperämie des Gehirns, die in Betracht kommt, als die
nervösen Aufregungszustände, die durch Sitzbäder, welche local die
Innervation und Circulation herabsetzen und dadurch auch reflectorisch
die Centren beeinflussen, prompt beseitigt werden. Von ausgezeichneter Wirkung ist ferner das Hinterhauptbad. Endlich - sei hier noch
auf eine ziemlich häufige Ursache der Schlaflosigkeit und deren rationelle Behandlung aufmerksam gemacht. Es kommt oft genug vor,
dass Patienten angeben, sie können deshalb nicht schlafen, weil sie das
„Klopfen der Gefässe" in jeder Lage des Körpers fühlen und dadurch
ungemein belästigt und aufgeregt werden.

Ich muss gestehen, dass ich lange Zeit dieses von Seite der
Patienten fühlbare Pulsiren in den kleinsten Arterien als Folgezustände
eines gesteigerten Blutdruckes auffasste und dass ich bemüht war, den
Blutdruck herabzusetzen. Der Erfolg, den ich auf diese Art erzielte,
war ein negativer. Durch eine Arbeit eines englischen Autors kam ich
nun zur Ueberzeugung, dass es sich in solchen Fällen um eine vasomotorische Neurose handle, dass der Blutdruck, wie ich mich dann
überzeugte, sehr stark herabgesetzt ist und dass unsere Bemühungen
dahin gerichtet sein müssen, den Blutdruck zu steigern. In der That
gelingt es auch immer durch allgemein tonisirende, sowie local das
Circulationscentrum beeinflussende Proceduren, die Beschwerden und
damit auch die Schlaflosigkeit zu beseitigen. Halbbäder von 22—20⁰
mit nachträglicher Application des Herzschlauches, sowie Regenbäder

werden hier die besten Dienste leisten. Einen günstigen Erfolg sieht man vom Herzschlauch oder Rückenschlauch bei der Tachycardia nervosa, sowie bei Herzfehlern und Herzneurosen und der dadurch bedingten Agrypnie.

Aus den mannigfaltigen Symptomen, die hier besprochen wurden, setzt sich das Bild der Neurasthenie zusammen. Es ist bekannt, in welch bunter Abwechselung diese Symptome bei den Neurasthenikern zu Tage treten; und daraus ergiebt sich die Nothwendigkeit, unseren Patienten oft drei bis vier Proceduren täglich zu geben.

Da nun die zur Behandlung kommenden Patienten ihre ganze Zeit der Cur widmen können, so wird es nicht schwer fallen, ihnen die nöthige Anzahl von Proceduren zu appliciren. Sie sollen jedoch gleichmässig auf den ganzen Tag vertheilt sein. Im Allgemeinen sind jene Proceduren zu wählen, welche alle oder den grössten Theil der vorhandenen Symptome zu beeinflussen gestatten.

Es muss noch ausdrücklich betont werden, dass eine Behandlung von einigen Wochen niemals genügt, um einen Neurastheniker zu heilen. Wenn er auch oft gebessert oder scheinbar geheilt die Behandlung verlässt, die geringe Widerstandsfähigkeit seines Nervensystems besteht fort, und es bedarf nur eines kleinen Anstosses, um alle oder den grossen Theil seiner Beschwerden wieder neu aufleben zu lassen. Es handelt sich also immer noch um eine Erhöhung der Widerstandsfähigkeit, die erzielt werden muss, um eine Kräftigung seines Nervensystems, um eine Abhärtung. Tonisirende Proceduren, Regenbäder, Abreibungen von kurzer Dauer finden jetzt ihre Anzeige. Ich habe selten Recidiven beobachtet, wenn nach vollendeter Anstaltsbehandlung, täglich, des Morgens irgend eine der erwähnten Proceduren vorgenommen wurde.

b) Hysterie.

Die Behandlung der Hysterie ist nicht weniger schwierig, als die der Neurasthenie. Auch hier kennen wir das Wesen der Krankheit nicht, auch hier können wir nicht der Indicatio morbi, nur in wenigen Fällen der Indicatio causalis gerecht werden; auch hier beschränkt sich unsere Behandlung auf einzelne Symptome.

Die Therapie richtet sich auch hier selbstverständlich nach der Individualität und deshalb ist es auch hier nur möglich, in grossen Zügen die Therapie zu besprechen.

Die Beobachtungen Runge's, dass es sich auch bei dieser Erkrankung um krankhafte Veränderungen im Gefässtonus handle, Beobachtungen, die übrigens auch von anderen Autoren bestätigt werden, geben uns gewiss dankenswerthe Anhaltspunkte für die Therapie, sie sind jedoch nicht geeignet, alle oder auch nur einen grossen Theil der bei Hysterie beobachteten Symptome zu erklären, und wir sind immer wieder nur auf eine symptomatische Therapie angewiesen.

Ich will auch gleich hervorheben, dass wir mit unseren hydriatischen Proceduren, ebenso wenig wie mit anderen Behandlungsmethoden die psychischen Eigenthümlichkeiten der Hysterischen, die ja nur der Ausdruck der abnormen psychopathischen Veranlagung sind, heilen können; ganz gewiss können wir jedoch die specifisch hysterischen Symptome, jene körperlichen Störungen, die namentlich die motorische und sensible Sphäre befallen, günstig beeinflussen.

Dass die psychische Behandlung dieser Patienten eine grosse Rolle spielt, ist nicht in Abrede zu stellen, dass aber die hydriatischen Proceduren eine grössere Bedeutung haben als die einer psychischen Behandlung, das lehrt die Beobachtung und Erfahrung.

Beginnen wir gleich mit den hysterischen Lähmungen, die in allen möglichen Formen, als hysterische Monoplegien, Hemiplegien, Paraplegien sich entwickeln, zuweilen rasch, zuweilen langsam ohne jede äussere Veranlassung oder durch irgend ein geringfügiges psychisches Veranlassungsmoment.

Die Lähmungen sind gewöhnlich mit Anästhesie verbunden, zuweilen haben sie den Charakter der Astasie und Abasie.

Im allgemeinen Theile wurde mit Nachdruck darauf hingewiesen, dass kurze kalte Proceduren die Innervation steigern, länger dauernde Proceduren die Innervation herabsetzen. Da wir es nun in diesen Fällen mit herabgesetzter Innervation zu thun haben, so ist es auch klar, dass wir mit kurzen kalten Proceduren vorgehen werden. Es gelingt auch thatsächlich, durch solche Proceduren zuweilen die Lähmungen zum Verschwinden zu bringen.

Kurze kalte Regenbäder, Tauchbäder, Abreibungen, kühle Halbbäder (d. h. 20—18° R) von kurzer Dauer werden in diesen Fällen sehr gute Dienste leisten. Es ist mir wiederholt gelungen, hysterische Lähmungen mit einer einzigen Procedur zu beseitigen. In vielen Fällen dauert es ziemlich lange. Bei einem Mädchen, das mit Astasie und Abasie behaftet war, dauerte es wochenlang, bis dieselbe geschwunden war; bei einem anderen ebenfalls mit Astasie und Abasie behafteten Mädchen schwand dieselbe schon nach zwei Halbbädern.

Auch die Anästhesien weichen ziemlich rasch kurzen kalten Applicationen. Ich habe oft ganz locale Anästhesien z. B. durch kurze Zeit, etwa $^1/_2$ Minute vorgenommene Eisstreichungen zum Schwinden gebracht. Es muss hier besonders hervorgehoben werden, dass bei der Wahl der Procedur die allgemeine Constitution berücksichtigt werden muss. Wir haben es z. B. sehr oft mit anämischen, chlorotischen Patientinnen zu thun, bei solchen muss, wie bekannt, vor der Kälteapplication eine Erwärmung vorgenommen werden, deren Form entsprechend den localen Verhältnissen gewählt werden kann.

Was die hysterischen Hyperästhesien und Schmerzen anbelangt, so sind diese mit länger dauernden Kälteapplicationen zu behandeln. Die Localisation der Schmerzen, die Individualität beeinflusst die Wahl der Methode.

Kalte Umschläge mit und ohne Kühlapparate, kalte bewegliche Fächer mit kalten Regenbädern, Abreibungen etc. — mit oder ohne vorhergehende Erwärmung werden hier günstigen Erfolg erzielen lassen. Ich wende gewöhnlich, wo es nur möglich ist, schottische Douchen an, und habe von denselben immer guten Effect gesehen. Es giebt viele Hysterische, die niedrige Temperaturen nicht vertragen, solchen eine erwärmende Procedur, nach welcher sie die Kälte viel leichter dulden, zu geben, liegt nichts im Wege.

Motorische Reizzustände kommen bei der Hysterie in mannigfaltiger Form vor. Da sehen wir vor Allem den Singultus. Die Behandlung dieses Symptoms, ebenso wie die anderer motorischer Reizzustände, des hysterischen Hustens, des hysterischen Respirationskrampfes ist sehr einfach und sehr dankbar. Beim Singultus habe ich vom Winternitz'schen Magenmittel, d. h. von der Leibbinde mit dem Schlauche, durch den heisses Wasser fliesst, sehr gute Erfolge gesehen; auch der kalte Rückenschlauch hat mir oft gute Dienste geleistet. Letzterer ist auch von vorzüglicher Wirkung bei dem hysterischen Husten und beim Respirationskrampf, welcher übrigens ganz kurzen thermischen Reizen wie z. B. dem Anspritzen des Gesichtes mit einigen Tropfen kalten Wassers, sehr rasch weicht. Auch kurze kalte Regenbäder, die ja tiefe Athemzüge auslösen, oder kalte Abreibungen beseitigen den Respirationskrampf. Dass diese Behandlungsmethode nicht nur eine psychische ist, beweist wohl am besten der Umstand, dass hervorragende Autoren, wie z. B. Strümpell, von derselben Erfolge verzeichnen, wenn die directe Psychotherapie erfolglos geblieben ist.

Die hysterischen Contracturen, deren Ursache in krankhaften motorischen Reizen zu suchen ist, werden, wenn sie frisch sind, ziemlich rasch warmen Applicationen weichen. Schläuche mit durchfliessendem heissem Wasser oder warme Regenbäder, Vollbäder etc.

sind hier indicirt. Bei länger dauernden Contracturen ist oft mit gar
keiner Therapie ein Erfolg zu erzielen, in einzelnen Fällen sah ich von
länger dauernden feuchten Einpackungen noch günstige Erfolge. Jedenfalls wird man gut thun, den bei lange dauernden Contracturen auftretenden Atrophien seine Aufmerksamkeit zu schenken und durch
allgemeine sowohl als auch durch locale Proceduren die Ernährung in
den atrophisch gewordenen oder den atrophirenden Muskeln zu heben.
Theilwaschungen und Theilabreibungen, bei welchen dem mechanischen
Factor der Procedur sehr viel Wirksamkeit zukommt, sind von gutem
Erfolge.

Die hysterischen Anfälle sind oft sehr leicht durch kräftige
thermische Reize zu beseitigen. Ein kalter Wasserstrahl ins Gesicht geschleudert, oder ein kaltes Regenbad ist geeignet, in vielen
Fällen sofort den Anfall zu unterdrücken. Schwere hysterische Anfälle mit tiefer Bewusstseinstörung, werden manchmal durch keine
der bekannten thermischen und mechanischen oder auch elektrischen
Reize unterdrückt. Zuweilen gelingt es die oft tagelang in tiefer Bewusstlosigkeit liegenden Patientinnen durch kräftige thermische Reize, kalte
Uebergiessungen im warmen Bade, oder kalte Regenbäder, von ihren
Anfall zu befreien. Von Wichtigkeit ist es natürlich, das Wiederauftreten
der Anfälle zu verhüten. Und damit kommen wir zur Besprechung der
Allgemeinbehandlung. Eine systematische, jedoch individualisirende
Wassercur wird oft von gutem Erfolge sein.

Eine solche wurde schon von Currie angewendet und empfohlen
und zwar in Form von täglich vorgenommenen Sturzbädern.

Es wäre überflüssig, hier die einzelnen Proceduren und deren
Zweckmässigkeit zu besprechen. Mit allen die Innervation und die
Circulation bessernden Proceduren, die dem jeweiligen Ernährungszu-
stande, der Constitution angepasst werden müssen, wird man günstige
Resultate erzielen, vorausgesetzt dass noch alle jene Bedingungen erfüllt werden, die bei dem psychischen Charakter der Erkrankung erfüllt werden müssen.

Die Behandlung einzelner hier nicht besprochener Symptome
wie z. B. Schlaflosigkeit etc. etc. ist in den betreffenden Capiteln
nachzulesen.

Mit einigen Worten soll auch der

c) Traumatischen Neurose

gedacht werden. Mit Recht hebt v. Strümpell hervor, dass eine
genauere Beobachtung und Analyse der hierher gehörigen Erkrankungen
ergeben, dass es sich fast stets, falls nicht eine Simulation in Betracht

kommt, um neurasthenische, hypochondrische oder um echt hysterische Zustände handelt, zu welchem das Trauma nur die Gelegenheitsursache abgegeben hat. Dabei ist nicht das körperliche Trauma an sich, sondern die mit dem Trauma zusammenhängende psychische Erregung und die durch dasselbe hervorgerufenen Vorstellungen die eigentliche Krankheitsursache.

Psychische Verstimmung, Muthlosigkeit, Energielosigkeit, Mangel an Selbstvertrauen charakterisiren den Patienten. Im Mittelpunkte der Beschwerden stehen Schmerzen, Lähmungen oder Schwächezustände, Steifigkeit, ferner Schwindel, Zittern etc.

Die Therapie hat solchen Patienten gegenüber einen schweren Stand. Oft führt monatelange sorgfältigste Behandlung nicht zum Ziel, ein anderes Mal gelingt es in kurzer Zeit, wenigstens die lästigsten Symptome zum Schwinden zu bringen und dadurch das mangelnde Selbstvertrauen wieder zu wecken, die Muthlosigkeit zu beheben und die quälende psychische Verstimmung zu beseitigen.

Sowohl bezüglich der Allgemeinbehandlung, als auch bezüglich der Behandlung der einzelnen Symptome muss auf die Capitel über Neurasthenie und Hysterie verwiesen werden. Mit den dort angegebenen Behandlungsprincipien wird man sich auch bei dieser Erkrankungsform zurecht finden.

d) Epilepsie.

Wir sprechen hier nur von der genuinen Epilepsie. Es kann hier nicht die Rede sein von der Behandlung der symptomatischen Epilepsie, die, sei sie bedingt durch Gehirnsyphilis oder durch Kopfverletzungen oder durch periphere Erkrankungen (Nervenläsionen durch Knochensplitter oder Neurome) oder auch durch Eingeweidewürmer, einer causalen Behandlung unterzogen werden muss.

Die Hydrotherapie hat jedoch selbst auf die genuine Epilepsie keinen besonders günstigen Einfluss. Das wusste schon Fleury, der Epileptiker mit kalten Douchen behandelte, das wusste auch Priessnitz, der Epileptiker überhaupt nicht in Behandlung nahm. Allerdings muss hier hervorgehoben werden, dass Fleury oft den Anfällen vorzubeugen vermochte, dadurch dass er im Momente, in dem sich die Aura epileptica oder sonst ein Vorläuferzeichen des Anfalles bemerkbar machte, allgemeine Douchen applicirte. Andere theilen mit, dass sie weder durch im Anfalle gegebene Proceduren eine Abkürzung desselben erzielen konnten, noch auch prophylaktisch im Sinne Fleury's wirken konnten.

Von manchen Autoren, namentlich amerikanischen Aerzten, werden
tägliche kalte Regenbäder und kalte Waschungen gelobt, von Anderen
wurden auf Grund von Erwägungen, die hier nicht näher erörtert
werden sollen, kurze kalte Sitzbäder, Eisstreichungen längs der
Carotiden empfohlen, wieder Andere empfehlen namentlich fliessende
Fussbäder und bewegliche kalte Fächer auf die unteren Extremitäten,
letztere namentlich dort, wo Hirnhyperämie als Ursache oder Begleiterscheinung der Epilepsie beobachtet wird. Kurz, es giebt wenige
hydriatische Proceduren, die nicht empfohlen und gelobt worden wären.
Es geht hier so, wie mit den Medicamenten. Und man kann auch
hier behaupten, was bezüglich der medicamentösen Therapie von jedem
Autor bemerkt wird, je mehr Mittel gegen Epilepsie empfohlen werden,
um so trauriger ist es mit der Behandlung, resp. Heilung dieser Erkrankung bestellt.

Die allergünstigsten Erfolge erzielt man mit einer combinirten
Methode, einer Brom- und hydriatischen Behandlung, wie sie von
Winternitz und seinen Schülern empfohlen wurde.

Wenn man bedenkt, dass ein Epileptiker täglich 10—15 g Brom
nehmen muss, um die Zahl der Anfälle zu vermindern, dass er diese
Dosen Monate lang consumiren muss; wenn man sieht, wie die Patienten
dabei in ihrer Ernährung herunterkommen, an Appetitlosigkeit, Herz-
und Gedächtnisschwäche leiden, die wohl zum Theil auf den unver-
meidlichen Bromismus zurückzuführen sind, dann wird man einer
combinirten Behandlungsmethode, deren Zweck in erster Linie eine
Verminderung, und noch dazu eine bedeutende Verminderung der
Bromdosen ist, entschieden den Vorzug geben müssen.

Die Hydrotherapie wirkt also zunächst unterstützend, indem sie die
Reflexerregbarkeit von Seite des ganzen Nervensystems oder einzelner
Partien bedeutend herabsetzt. Es ist an vielen Hunderten von
Fällen constatirt worden, dass die epileptischen Anfälle ausbleiben oder
in ihrer Intensität abnehmen, dass mindestens die Intervalle zwischen
je zwei Anfällen grösser werden, wenn kleine Dosen von Brom in Verbindung mit hydriatischen Proceduren gegeben werden. Man kann
bis auf 1, höchstens 2 g pro die herabgehen und erzielt mindestens
eben solch günstige Erfolge in Bezug auf die Intensität und Extensität
der Fälle, als mit 10—15, mit 20 g Dosen.

Was die Wahl der Proceduren anbelangt, so sind es erfahrungsgemäss
die 24—22° R Halbbäder, die die günstigsten Erfolge erzielen lassen.
Winternitz, Schweinburg, Pick etc. berichten über diese combinirte Behandlung und zeigen auf Grund von Statistiken den Werth
dieser Behandlung. Ich selbst beobachte seit vielen Jahren eine ganze

Reihe von Epileptikern, die unter dieser Therapie Monate lang keinen Anfall bekommen, während sie früher selbst bei noch so grossen Bromdosen täglich, ja oft zwei Mal täglich ihre Anfälle hatten. Mit der Verminderung der Zahl der Anfälle ist die Wirksamkeit dieser Methode nicht erschöpft. Von besonderer Wichtigkeit ist es, dass es gelingt, die darniederliegenden physischen und psychischen Functionen zu heben, den welkenden Organismus zum neuen Blühen zu bringen. Keine andere Methode, kein anderes Mittel hat auf den Organismus einen solch günstigen Einfluss als das angegebene Verfahren.

Es ist selbstverständlich, dass mit einer vorübergehenden, etwa einige Wochen oder einige Monate dauernden Behandlung kein Erfolg erzielt werden kann. Die Anfälle häufen sich, sowie, selbst nach monatelangem Gebrauche, die Cur ausgesetzt wird. Die combinirte Behandlungsmethode muss in das Lebensprogramm des Patienten aufgenommen werden, der Patient muss jahrein, jahraus seine Curen machen.

Bezüglich der Herabsetzung der Bromdosen soll noch hervorgehoben werden, dass es erfahrungsgemäss nicht zweckmässig ist, plötzlich, so wie die hydriatische Behandlung eingeleitet wird, die minimalsten Dosen zu geben. Viel besser ist es, allmählich mit den Brommengen herabzugehen.

Einzelne Symptome bedürfen natürlich einer speciellen Berücksichtigung. Wo Neigungen zu Kopfcongestionen bestehen, können kalte Umschläge, Kühlkappe auf den Kopf gegeben werden, wo Hirnanämie besteht, wird man durch erregende Umschläge auf den Kopf dieselbe zu beseitigen trachten.

Die epileptischen Anfälle kleiner Kinder in den ersten Lebensjahren, die Eklampsien, haben sicher nicht die schlimme Bedeutung wie die epileptischen Anfälle der Erwachsenen. Wir sehen sie häufig bei Beginn acuter fieberhafter Erkrankungen, aber auch bei sehr geringen Reizungen auftreten; sie schwinden später ohne jede Behandlung, haben jedoch manchmal eine ernste Bedeutung, insofern sie das Symptom schwerer Hirnerkrankungen sind.

Es gelingt, vorausgesetzt, dass es sich nicht um ein schweres Centralleiden handelt, fast immer des eklamptischen Anfalls Herr zu werden. Ableitende Proceduren, namentlich laue 24—22 ⁰ R Halbbäder, nasse Binden um die unteren Extremitäten, Irrigationen genügen, um den Anfall rasch zu beseitigen. Auch heisse Einpackungen sind mit Erfolg angewendet worden.

Es handelt sich jedoch immer noch ausser der Beseitigung des Anfalles, der ja nur die Bedeutung eines Symptoms hat, um die Behandlung der Ursache, also bei fieberhaften Processen um die Bekämpfung des Fiebers; es handelt sich ferner um eine entsprechende Prophylaxe, um eine Herabsetzung der gesteigerten Erregbarkeit des Nervensystems. Tägliche Waschungen, kühle Halbbäder sind also namentlich bei disponirten Kindern nicht nur in den ersten Lebensmonaten, sondern durch ihr ganzes Leben vorzunehmen.

e) Chorea minor.

Von einer causalen Behandlung kann bei der Unkenntniss der Ursachen dieser Erkrankung nicht die Rede sein. Nichts desto weniger ist sie den thermischen und mechanischen Einflüssen unserer Therapie im hohem Maasse zugänglich. Es giebt auch hier ganz bestimmte Proceduren, welchen vor anderen der Vorzug gegeben werden muss. Die von Chéron empfohlenen Strahldouchen gegen die Wirbelsäule mit mässig temperirtem 8—10° Wasser sind nicht anzuwenden. Ich möchte überhanpt vor kalten, namentlich vor kräftigen thermischen und mechanischen Reizen warnen.

Günstige Erfolge sieht man von Halbbädern mit mittleren Temperaturen. Am meisten sind jedoch feuchte Einpackungen mit Rückenschläuchen combinirt, angezeigt. Die ungemein beruhigende Wirkung der Einpackung kommt hier ganz besonders zur Geltung und man sieht oft genug nach einer feuchten $^3/_4$—1 stündigen Einpackung ein stundenlanges Sistiren der choreatischen Zuckungen. Die Rückenschläuche setzen, wenn sie durch längere Zeit, also durch ein bis zwei Stunden angewendet werden, die Reflexerregbarkeit bedeutend herab und wirken unterstützend für die Einpackung. Durch den Rückenschlauch fliesst kaltes Wasser. Selbstverständlich muss wie nach jeder Einpackung auch hier eine abkühlende Procedur folgen, als welche sich am besten ein Halbbad von 24—22° R eignet.

Herzcomplicationen bilden keine Contraindicationen für hydriatische Behandlung. Es ist jedoch selbstverständlich, dass auf etwa bestehende Erkrankungen seitens des Herzens Rücksicht genommen werden muss. Durch zweckmässig angewendete, in die Einpackung eingeschaltete Herzkühlapparate wird man den durch Herzcomplicationen gegebenen Indicationen gerecht werden. Wie der Herzschlauch angewendet werden muss, das soll gelegentlich der Besprechung der Herzkrankheiten ausführlich mitgetheilt werden.

Was die Zahl der täglich vorzunehmenden Proceduren anlangt, so richtet sie sich nach der Schwere des Falles. Bei leichteren Fällen genügt die einmalige combinirte Anwendung der feuchten Einpackung und des Rückenschlauches. In schwereren Fällen kann man den Rückenschlauch auch noch ein zweites Mal, eventuell auch die feuchte Einpackung noch ein zweites Mal appliciren.

Von ausgezeichneter Wirkung ist ferner die Combination der hydriatischen Behandlung mit der Gymnastik.

Es wurde bereits in einem früheren Capitel darauf hingewiesen, welch' ungemein beruhigenden Einfluss sanft streichende Bewegungen längs des Körpers auf den Organismus ausüben. Diese beruhigende Wirkung zeigt sich ganz besonders bei der Chorea. Es wurde von vielen Seiten auf die Nützlichkeit der methodischen Heilgymnastik hingewiesen und soll auch hier darauf aufmerksam gemacht werden. Bezüglich der Methode muss auf die einschlägigen Bücher verwiesen werden.

Endlich sei noch hervorgehoben, dass mit Rücksicht auf die Aetiologie, respective auf den Zusammenhang der Chorea mit acutem Gelenkrheumatismus, von mancher Seite, namentlich von Gowers. Schwitzbäder empfohlen wurden und eine günstige Wirkung von denselben mitgetheilt wird. Ich habe sie niemals versucht und kann deshalb über dieselben kein Urtheil abgeben.

Die Chorea electrica bietet nur wenig Aussicht auf Erfolg. Immerhin kann man auch bei dieser Erkrankung Heilgymnastik und feuchte Einpackungen versuchen, die jedenfalls eine Beruhigung, wenn auch keine Heilung erzielen lassen. —

f) Paralysis agitans.

Wir besitzen kein einziges Mittel, welches einen sicheren und erheblichen Einfluss auf die Krankheitserscheinungen auszuüben im Stande wäre. Unter solchen Umständen wird ein Versuch mit hydriatischen Proceduren wohl empfehlenswerth sein, wenn auch die Erfolge dieser Therapie keine günstigen sind. Immerhin wird man von Halbbädern von 24—22^0 oder feuchten Einpackungen einen Effect beobachten.

g) Tetanie.

Bei der Behandlung dieser Erkrankung muss selbstverständlich getrachtet werden, zunächst das ursächliche Moment, insofern es zu eruiren ist, zu beseitigen. Chronische Magen-Darmkrankheiten, chronische Intoxicationen, acute Infectionen sind die häufigste Ursache dieser Erkrankung und darnach ist die Therapie einzuleiten. Daneben werden schweisserregende Proceduren angezeigt sein. Ebenso verhält es sich mit dem

h) Tetanus.

Auch hier werden schweisserregende Proceduren eine anerkannt gute Wirkung erzielen lassen. Es ist wahrscheinlich, dass ein Theil des Giftes durch diese Proceduren aus dem Körper ausgeschieden wird, und es wird von verschiedenen Autoren berichtet, dass sie diesen Proceduren einen Heileffect zu verdanken haben. Dabei fühlen sich die Kranken in einem Dampfkasten oder Dampfbette sehr wohl und geben auch an, dass sie sich nach einer solchen Procedur auch sehr erleichtert fühlen. Von gutem Effecte sind auch noch die protrahirten warmen Bäder. Es wird von Ribos Perdijo*) berichtet, dass er mit prolongirten warmen Bädern äusserst günstige Resultate erzielt habe. Die Temperatur hängt von dem Zustande des Patienten ab, gewöhnlich soll sie ungefähr 29⁰ R betragen. Diese beruhigenden Bäder dauern zwei bis vier Stunden und sollen so oft als möglich wiederholt werden. Dabei sind natürlich alle irritirenden Momente zu vermeiden. Auch v. Strümpell tritt für die Anwendung lange andauernder warmer Bäder ein, obwohl er eine grössere Wirkung den Schwitzcuren zuschreibt. Er empfiehlt ferner reichliche Flüssigkeitszufuhr, um durch eine innere Durchspülung des Körpers die Concentration des Giftes zu vermindern und seine Ausscheidung zu befördern. Empfehlenswerth sind ferner die feuchten Einpackungen von langer, etwa zwei- bis dreistündiger Dauer, die ebenfalls mit reichlicher Flüssigkeitszufuhr combinirt werden können.

Bei Respirationsstörungen sind kalte Uebergiessungen auf die Nackengegend im warmen Bade zu versuchen. —

i) Hemicranie.

Bei dieser Erkrankung habe ich mit ganz bestimmten hydriatischen Proceduren sehr günstige Erfolge erzielt, namentlich in verschleppten, Jahre lang dauernden und mit den verschiedensten Mitteln erfolglos behandelten Fällen. Ich bin mir dessen bewusst, dass es keine specifische Behandlungsmethode ist, die mir die guten Dienste geleistet hat. Ist doch die Hemicranie eine Erkrankung, welcher die verschiedensten

*) Revista de medicina y chir 1899. Februar.

aetiologischen Momente zu Grunde liegen, von einem Specificum kann daher keine Rede sein. Wir wissen, wie weit wir mit den gerade für diese Erkrankungsform erfundenen und auf's Höchste angepriesenen specifischen Medicamenten kommen. Bei einer Erkrankung, deren Pathogenese noch so unklar ist, wie dies bei der Hemicranie der Fall ist, von welcher wir nur so viel zu wissen vermuthen, dass wir es in manchen Fällen mit einer gesteigerten Erregbarkeit des Sympathicus zu thun haben, ist es unendlich schwer, ein für alle Fälle gültiges Verfahren anzugeben.

Ich sage: „zu wissen vermuthen". Nur mit Rücksicht auf die vasomotorischen Begleiterscheinungen, welche bei der Migräne in der Regel vorkommen, wird angenommen, dass sie als Krankheit des Sympathicus angesehen werden kann. Doch muss man Möbius beistimmen, dass dies noch keineswegs bewiesen ist, und dass die begleitenden Sympathicussymptome möglicherweise auch secundär auf reflectorischem Wege in Folge des Schmerzes, dessen Sitz nicht bekannt ist, auftreten können. Die Entstehungsweise des Schmerzes ist noch ebenso dunkel, wie so Vieles auf diesem Gebiete und der Annahme, dass es eine Art „Gefässkolik" analog der Darmkolik ist, die die Schmerzen bedingt, steht die Annahme gegenüber, dass man nur in den Circulationsstörungen die Ursache des Schmerzes zu suchen habe.

Die Therapie, und namentlich die physikalische Therapie, hat einen schweren Stand dieser Erkrankungsform gegenüber. Wir sind fast in jedem einzelnen Falle auf einen Versuch angewiesen. und der Therapie, die ich hier mittheile, wird auch keine grössere Bedeutung beigelegt, als einem Verfahren, welches in manchen Fällen einen Heilerfolg erzielen lässt. Das anzugebende Verfahren hat uns sowohl bei der Hemicrania spastica, als auch bei der paralytischen Form gute Dienste geleistet, ebenso in einem Falle einer sogenannten Mischform, bei einem Patienten, bei dem ich es bald mit Krampf- bald mit Lähmungszuständen, d. h. bald mit sympathicospastischen, bald mit sympathicoparalytischen Erscheinungen zu thun hatte.

Bezüglich der Pathologie muss ich noch eine Bemerkung machen. Nach einigen Beobachtungen, welche ich an Migränleidenden zu machen Gelegenheit hatte, scheint es, dass bezüglich der Blutfülle im Schädelraume und der damit einhergehenden Druckveränderungen ein antagonistisches Verhalten gegenüber der Beschaffenheit der Gefässe an der Gesichtshaut besteht. Einer spastischen Form der Hemicranie entspricht nicht immer eine Anämie der Meningen und des Gehirns, und der paralytischen Form nicht immer eine Hyperämie der Meningen und des Gehirns. Bei einer Dame, bei welcher zweifellos die Diagnose auf spastische Form der Hemicranie gestellt werden musste, traten wiederholt während des Anfalls Erscheinungen auf, welche auf eine bedeutende Hyperämie der Meningen und des Gehirns schliessen liessen. Die Diagnose, die auf subjectiven und objectiven Symptomen basirte, wurde durch Augenspiegeluntersuchung, welche mir während des Anfalls gestattet wurde, bestätigt. Es zeigten sich auf der erkrankten Seite bedeutende Hyperämie der Retina, bedeutende Blutüberfüllung der Arterien und Venen der Netzhaut, geröthete Papille. Die Pupille war, wie es der spastischen Form entspricht, bedeutend erweitert und erleichterte die ophthalmoskopische Untersuchung. In der anfalls-freien Zeit waren normale Verhältnisse am Augenhintergrunde zu con-statiren.

Die Proceduren, welche ich bei meinen Patienten anwandte, be-standen in langer, etwa $1 - 1^1/_2$ Stunden dauernder feuchter Ein-packung mit darauffolgender Abreibung. Die vortreffliche, auf dem Reflexwege zu Stande kommende Wirkung der Abreibung auf das Ge-fässcentrum und das der Vasomotoren verananlasste mich, diese Pro-cedur zu versuchen. Die feuchte Einpackung sollte die Reizempfänglich-keit erhöhen. Controlversuche, die ich mit Dampfkastenbädern und darauffolgenden Abreibungen machte, fielen ungünstig aus, ebenso mit Abreibungen ohne vorhergehende Einpackung.

Ich habe etwa zwölf Migräukranke auf die Weise behandelt. Darunter solche, die Jahre lang an den Aufällen zu leiden hatten, und schon eine mehrwöchentliche Cur zeigte einen glänzenden Erfolg. Bei vielen meiner Patienten blieben die Anfälle ganz aus, bei einigen traten noch nach der Behandlung einzelne leichte Attaquen auf.

Von grosser Wichtigkeit ist es, die etwa bestehenden Störungen seitens der Verdauungsorgane zu bekämpfen, namentlich die Stuhl-trägheit zu beseitigen. —

k) Morbus Basedowii.

Die modernen Forschungen auf dem Gebiete der Aetiologie dieser Erkrankung haben auch die Therapie in neue Bahnen gelenkt. Auf der Anschauung, dass es sich um Autointoxication handle, basirt die Organotherapie. Viel Erfolge hat dieselbe nicht zu verzeichnen. Da-gegen hat die Hydrotherapie, welche auf dem Wege der natürlichen Beeinflussung der organischen Functionen die intraorgane Oxydation hebt und die Giftausscheidungen fördert, sowohl vom ätiologischen als auch vom symptomatischen Standpunkte volle Berechtigung.

Alle Erscheinungen des Morbus Basedowii: die Herz- und Gefässerscheinungen, die Struma, die nervösen Erscheinungen, der Tremor,
die Hyperhydrosis, die Darmaffectionen und die Stoffwechselstörungen
sind mit hydriatischen Proceduren zu beeinflussen und eine grosse
Reihe von Beobachtungen zeigt den grossen Werth der Hydrotherapie
bei dieser Erkrankung.

Winternitz hat etwa 20 Fälle von vollkommenen und sogenannten frischen Formen von Basedow behandelt und einzelne länger
als 20 Jahre zu beobachten Gelegenheit gehabt; von diesen starb
seines Wissens ein Einziger. Er sagt: „Ich kann mich an keinen Fall
erinnern, der nicht bei entsprechender und durchgesuchter Behandlung
mit unseren physikalischen und diätetischen Heilfactoren einen Erfolg
gehabt hätte. Besserung in verschieden bedeutendem Grade ist geradezu die Regel. Einzelne Fälle, namentlich die Form frustes, wurden
auch vollkommen, einzelne auch so wesentlich gebessert, dass sie sich
geheilt glaubten und nur der Arzt noch Zeichen der Erkrankung nachweisen konnte."

Freilich ist nicht genug zu betonen, dass die Behandlung consequent
durchgeführt werden muss, dass sie zielbewusst und sorgfältig individualisirt sein muss. Als solche wird sie nicht nur von Winternitz,
sondern auch noch von einer Reihe anderer Autoren empfohlen; es
seien hier die Namen: Trousseau, Hardy, Houchard, Beni-
barde, Gros, Teissier, Chvostek, Friedreich, Hirt erwähnt.

Was die Methode betrifft, so entscheidet sich die Mehrzahl dieser
Autoren für die Anwendung niederer Temperaturen. Schon Cooper
empfahl 1819 kalte Abwaschungen und darauffolgende Abreibungen.
Andere empfahlen systematische Anwendung von kalten Douchen resp.
Abreibungen und kühlen Vollbädern. Chvostek tritt für milde, das
Nervensystem nicht stark erregende Proceduren ein, desgleichen
Kahler für Bäder von 22—20° mit nachfolgender Abreibung von 16°
Wasser. Jaccoud empfiehlt bei empfindlichen Patienten mit lauen
Regenbädern zu beginnen und allmählich zu kälteren und längeren
Douchen überzugehen; werden Douchen nicht vertragen, so sind Ganz-
waschungen anzuwenden; bei Anämischen schlägt er vor, sofort die
kalte, bewegliche, mässig kräftige Douche in Anwendung zu bringen.
von Wecker spricht sich für folgendes Verfahren aus: Man beginne
mit nassen Einwickelungen, die anfangs nur von kurzer Dauer sein
sollen, und lasse dann eine Massage mit einem feuchten, lauwarmen
Tuche folgen. Hat sich der Kranke an diese Procedur gewöhnt, so
kann man die nasse Einwirkung länger dauern und die Abreibung mit
einem kalten Tuche vornehmen lassen, bis man endlich nach trockenen

Einwickelungen zu Abreibungen mit einem Tuche, das mit Wasser von
6—8° besprengt ist, übergehen kann. Es kommt hierbei im Wesentlichen darauf an, die Wirkung dieser Therapie sorgfältig zu überwachen
und darnach Dauer und Temperatur, die man jedoch nicht allzu
niedrig nehmen darf, einzurichten. *)

Winternitz**) und seine Schule wendet feuchte Einpackungen
und Rückenschläuche an.

Namentlich die Kälteapplication auf die Wirbelsäule ist von ausgezeichnetem Effecte. Jedenfalls ist diese Art der Kälteanwendung mit
Rücksicht auf die Herz- und Gefässerscheinungen, das Herzklopfen, etc.
viel wirksamer als Kälteapplicationen auf die Herzgegend. Es liegt
dies in der Natur des Processes, der ein nervöser ist. Die Kälteanwendung auf die Wirbelsäule wird ferner noch einem anderen Symptome gerecht, dem Zittern der Extremitäten. Es wird die Reflexerregbarkeit durch lang dauernde Kälteapplicationen bekanntlich
herabgesetzt.

Zweckmässig ist es mit der Temperatur des anzuwendenden
Wassers ein- und auszuschleichen, um eine stürmische Reaction zu
vermeiden. Wie dies geschieht, wurde an mehreren Stellen bereits besprochen.

Neben den sehr wirksamen Rückenschläuchen werden, wie erwähnt, als allgemeine Proceduren feuchte Einpackungen angewendet.

Die beruhigende Wirkung dieser Procedur kommt hier ganz besonders zur Geltung. Man lässt die Patienten $^3/_4$—1 Stunde in den
feuchten Einpackungen liegen, verbindet mit derselben den Rückenschlauch und giebt nach vollendeter Procedur ein 20—18° R Halbbad
bis zum Eintritt der Reaction oder ein flüchtiges, kaltes Regenbad.

Der Effect dieser Behandlung zeigt sich sehr bald. Namentlich
die Erscheinungen seitens des Herzens schwinden bald und die Ernährung wird gebessert.

Bei Athembeschwerden, bei Erscheinungen von Seite des Kropfes
wird man statt der Einpackung Halbeinpackungen und Stammumschläge
anwenden und erst bei Beseitigung dieser Symptome zu den Ganz-
einpackungen übergehen.

Während der Nacht erhalten die Patienten eine Leibbinde, welche
namentlich auf die Darmsymptome günstig einwirkt.

---

*) Sämmtliche hier angeführte Daten sind dem Buche Buschan's über Morb.
Basedowii (Wien 1899), entnommen.
**) Blätter für klin. Hydrotherapie 1897. Nr. 4.

Bemerkt muss noch werden, dass der Rückenschlauch auch täglich zwei Mal applicirt werden kann, dass man etwa des Morgens die feuchte Einpackung mit dem Rückenschlauche combinirt anwendet, und vielleicht im Laufe des Nachmittags den Rückenschlauch mit einem Stammumschlag oder auch ohne diesen anlegen kann.

Mechanische Curen, methodisch angewendete Rückenhackungen werden die hydriatischen Proceduren wesentlich unterstützen.

Im Anschlusse an diese Erkrankung sei ein Wort über das

l) Myxödem

mitgetheilt, welches als Gegenstück des Morbus Basedowii aufgefasst wird. In der gesammten hydriatischen Literatur findet sich eine Mittheilung von Strüh *) in Chicago über die hydriatische Behandlung dieser Erkrankung. Er berichtet über eine Patientin, die mit Schilddrüsentabletten vergebens behandelt wurde, und die von ihm mit Abreibungen, zweimal wöchentlich vorgenommenen Schwitzpackungen mit darauffolgendem Halbbade, ferner mit Widerstandsgymnastik behandelt wurde und bei welcher nach zwei Monaten sämmtliche Erscheinungen des Myxödems spurlos verschwunden waren.

m) Beschäftigungsneurosen.

Bei der hydriatischen Behandlung sind zwei Momente in Betracht zu ziehen. Erstens, dass wir es, wie die Erfahrung lehrt, mit nervösen, leicht erschöpfbaren Menschen zu thun haben, zweitens, dass es sich um einen localen, sei es central, sei es peripher bedingten Ermüdungszustand handelt. Die ausgezeichneten Untersuchungen Vinaj und Maggiora's, über die ich ausführlich berichtet habe, ergaben, dass kräftige thermische Reize, namentlich niedrige Temperaturen die Leistungsfähigkeit erhöhen, die Widerstandsfähigkeit gegen Ermüdung steigern. Noch wirksamer sind die niedrigen Temperaturen, wenn dieselben mit kräftigen mechanischen Reizen verbunden werden. Dass mechanische Reize, Massage, Heilgymnastik bei den verschiedensten Beschäftigungsneurosen von sehr gutem Erfolge begleitet sind, ist bekannt; sie spielen eine grosse Rolle in der Behandlung dieser Erkrankungen. Aber auch hydriatische Proceduren, vorausgesetzt, dass sie den obigen Principien gerecht werden, sind von unleugbar günstiger Wirkung. Kräftige Regenbäder von niedriger Temperatur und kurzer

---

*) Blätter für klin. Hydrotherapie 1895. Nr. 9.

Dauer, in Verbindung mit beweglichem kaltem Fächer auf die erkrankte Körperpartie, sind von ausgezeichnetem Erfolge begleitet. Erregende Umschläge ergänzen die Therapie dieser Erkrankungsform.
Ausdauer und Consequenz in der Behandlung sind unerlässliche Bedingungen zur Erzielung eines günstigen Resultates.

Ich habe sowohl spastische, als auch paralytische Formen bei
dieser Behandlung vollkommen schwinden gesehen.

n) Neuralgien.

Neuralgie entsteht in den meisten Fällen, wenn durch eine thermische oder andere vasoconstringirend wirkende Noxe direct oder auf
dem Reflexwege ein Missverhältniss zwischen Blutbedarf und Blutzufuhr
eintritt. Es häufen sich unter solchen Bedingungen die Rückbildungsproducte des Stoffwechsels oder der Function an und bilden die Noxe,
sie bewirken in den betreffenden Nerven einen Reiz, Ernährungsstörung,
Functionsstörung und Schmerz (Winternitz). Die Proceduren, die bei
diesen rheumatischen Neuralgien angewendet werden, bewirken eine
vermehrte Blutzufuhr zu den erkrankten Organen, eine vermehrte Blutabfuhr von denselben, einen rascheren, lebhafteren Stoffwechsel. Diese
lebhaftere Blutbewegung und lebhaftere Wechselwirkung zwischen Blut
und Geweben wird die allgemeine Wirkung haben, die Entzündungsproducte oder Rückbildungsproducte des Stoffwechsels oder der Function
fortzuführen, chemisch zu verändern oder zu neutralisiren. Bei den
in Folge von Infection auftretenden Neuralgien handelt es sich
wahrscheinlich um Veränderungen, die durch die Anwesenheit von
Mikroorganismen oder deren Zersetzungsproducte angeregt und unterhalten werden; hier werden die schweisserregenden Proceduren, welche,
wie Frey nachgewiesen, eine Anregung der Oxydationsvorgänge im
Organismus bewirken, angewendet.

Die unter Schweisserregung erzielte Anregung der Oxydations-
vorgänge wirkt heilend, insbesondere auf frische, auf Infection be-
ruhende Neuralgien und auch auf solche als Nachkrankheiten von
Infectionskrankheiten. Schweisserregende Proceduren erwirken eine Erhöhung der Bluttemperatur, wie dies erst in jüngster Zeit von Bälz,
Topp u. A. nachgewiesen wurde; dass die erhöhte Temperatur des
Blutes eine ganz besondere bacillenzerstörende Kraft entfaltet, hat
Prof. Fodor experimentell erwiesen. Andere Neuralgien beruhen auf
Intoxication mit Quecksilber, Blei etc., hier handelt es sich
bei der Therapie um Ausscheidung des Giftes aus dem Organismus
und Behebung der Veränderungen, die das Gift auf die Nerven und

Nervenscheiden ausgeübt hat. Ist es nicht rationeller, durch thermische und mechanische Eingriffe eine Besserung der Circulation, eine Anregung des Stoffwechsels hervorzurufen und mit Hülfe dieser erhöhten physiologischen Vorgänge eine Eliminirung der toxischen Substanzen durch die verschiedensten Colatorien zu bewirken, als mit chemischen Mitteln den Veränderungen beizukommen zu versuchen? Jedoch nicht nur theoretische Erwägungen, was werthvoller und wichtiger ist, die Statistik und Erfahrung am Krankenbette sprechen für die Vorzüglichkeit der hydriatischen Proceduren bei den verschiedensten Neuralgien. Von 183 typischen Neuralgien, die ich der hydriatischen Behandlung unterzogen, wurden im Ganzen neun, das ist kaum 5 °/₀ ungeheilt, alle anderen und zwar 60 °/₀ vollkommen geheilt, der Rest in wesentlich gebessertem Zustande entlassen; ein Resultat, das um so beachtenswerther ist, als unsere Kranken, ehe sie zu uns kamen, ja zum Theile schon jahrelang in ärztlicher Behandlung waren. Was nun die Proceduren anlangt, so können wir nach unserer Erfahrung alternirende, thermische Reize, wechselwarme Proceduren als die erfolgreichsten empfehlen. Der Patient wird vorerst hohen Temperaturen ausgesetzt und erhält dann eine kalte Application. Die höheren Temperaturen machen die Nerven für die folgende Einwirkung der Kälte erregbarer, wie dies die Physiologen schon längst nachgewiesen haben. Wechselwarme Proceduren wurden übrigens schon von Priessnitz mit Vorliebe angewendet; er liess den meisten abkühlenden Proceduren eine Erwärmung des Körpers vorangehen.

Meist wurden die Kranken zu diesem Behufe vor dem Gebrauch der Bäder bis zur vollständigen Erwärmung oder selbst bis zur Schweissbildung feucht eingepackt. Flenry ist für die gleichzeitige Anwendung der schweisserregenden Proceduren und der kalten Douchen; schon lange vor ihm hat Rapon Dampfbäder für Heilung von Neuralgien verwendet. Dampfbäder von milderer Temperatur erscheinen ihm am wirksamsten, namentlich gegen Brachial-Trigeminus-Neuralgie und Ischias, während er gegen Intercostalneuralgien Dampfkastenbäder mit Douchen anwandte. Lambert wandte russische Bäder an und machte auf Grund seiner grossen Erfahrung die Bemerkung, dass ein neu entstandener Nervenschmerz bei Behandlung mit einem russischen Bade oft wie durch Zauber verschwindet. Die derzeit übliche Behandlung basirt auf demselben Principe, das von den meisten der genannten Autoren beobachtet wurde, und unterscheidet sich nur in der Ausführung einigermaassen von den genannten Anwendungsformen des Wassers. Als ganz besonders wirksam bewähren sich die wechselwarmen oder schottischen Douchen. Nach den Erfahrungen,

die wir mit dieser Procedur gemacht haben, können wir sie als das
beste Antineuralgicum bezeichnen. Frisch entstandene Neuralgien ist
man mit dieser Procedur zu coupiren im Stande. Oft genug ereignet
es sich, dass Patienten, die mit einer frisch entstandenen Ischias behaftet, sich nur mühsam unter die Douche schleppen, schon nach der
ersten Procedur sich allein abtrocknen und ankleiden, den Weg in ihre
Wohnung ohne wesentliche Beschwerden zu Fuss zurücklegen können.

Bei einer grösseren Reihe von Patienten waren wir in der Lage,
mit wenigen Applicationen schottischer Douchen Heilung hervorzurufen,
und ich will hier nur kurz eines Falles von Ischias scoliotica gedenken, die acht Monate, trotz ununterbrochener Behandlung mit
Chloroform, Oleum therebintinae, Salicyl, Salipyrin, Antipyrin, subcutanen Injectionen von Morphium und Atropin, mit Nervendehnung,
Massage, Elektricität etc. bestand. Schon nach vierzehntägiger Behandlung mit schottischer Douche wurde der Patient von uns geheilt
entlassen. Viele Monate sind seit der Entlassung des Patienten ver-
gangen, ohne dass nur die geringsten Schmerzen im Bereiche der
früher erkrankt gewesenen Nerven aufgetreten wären. Freilich haben
wir auch mit den schottischen Douchen Misserfolge. Wenn wir die
Aetiologie der Neuralgien betrachten, so ergiebt sich der Grund der
Misserfolge von selbst. Es ist selbstverständlich, dass wir z. B. eine
Ischias, die die Folge eines Carcinoms am Becken oder einer schweren
Periostitis des Wirbelkörpers ist, nicht zu heilen im Stande sind, und
in allen Fällen, in denen wir keinen Erfolg erzielten, hat es sich gezeigt, dass die genannten oder ähnliche schwere Erkrankungen die
Heilung hintanhielten. In der Regel ist man nach der ersten oder
nach wenigen Proceduren in der Lage, bezüglich der Heilbarkeit die
Prognose zu stellen, und hier ist es gerade die schottische Douche,
die man in diagnostisch und prognostisch zweifelhaften Fällen als vor-
treffliches Auskunftsmittel bezeichnen kann. In allen Fällen, in denen
unmittelbar nach der hydriatischen Procedur keine Remission oder Verschlimmerung der Neuralgie auftritt, kann man als gewiss annehmen,
dass man es mit einer Neuralgie in Folge einer unheilbaren oder in
seltenen Fällen operativen Eingriffen zugänglichen Erkrankungsform zu
thun hat. Ein Nachlass der Schmerzen nach der ersten Procedur ist
ein sicherer Beweis für die Heilbarkeit der Neuralgie. Diese Beobachtung ist so zutreffend, dass man die hydriatische Procedur in
zweifelhaften Fällen als differential-diagnostisches Mittel benutzen kann.
In Ermangelung von schottischen Douchen, die ja nicht überall zu
haben sind, wird man mit anderen wechselwarmen Proceduren, wärmezuführenden oder wärmestauenden Proceduren und darauf folgenden

kalten Applicationen, gute Dienste leisten. Dampfkasten oder Einpackung mit kühlem Halbbad oder kalter Waschung bis zur Entziehung der an der Körperoberfläche angehäuften Wärme sind
Proceduren, die in der Privatpraxis einen Ersatz für die nur in
Wasserheilanstalten ausführbaren Proceduren bieten können. Nicht die
Procedur allein ist es ja, die den Erfolg sichert; die richtige Combination von Wärme und Kälte ist es, worauf es hauptsächlich ankommt,
und ich erwähne deshalb einen Patienten, bei dem ich mit Umschlägen
und Waschungen allein zum Ziele gelangte. Bei einem sehr herabgekommenen, absolut immobilen Patienten, traten während der Behandlung eines schweren Emphysems sehr starke Schmerzen im Bereiche
des Ischiadicus auf. Nach erfolgloser Behandlung mit allen möglichen
inneren und äusseren Mitteln versuchte ich die Anwendung von Dampfcompressen mit darauf folgender kalter Waschung. Nach zwölf Tagen, an
welchen diese Procedur je zwei Mal wiederholt wurde, war diese Ischias
geschwunden. Eine grosse Zahl von Trigeminus-, Brachial- und Intercostalneuralgien behandelte ich mit sehr gutem Erfolge mit Packungen bis zur
Schweisserregung mit darauffolgendem 14^0 R kaltem flüchtigem Tauchbad;
insbesondere eine Reihe solcher Neuralgien, die als Nachkrankheiten von
Influenza aufgetreten sind. Selbstverständlich rechne ich hierher nicht
jene passageren Neuralgien, die in Begleitung einer Influenzaattaque
auftreten und als deren Symptom aufzufassen sind; hierher gehören
jene Fälle von hartnäckigen Neuralgien, die einige Tage, selbst Wochen
nach dem Ablaufe der Influenzaerscheinungen auftreten und für die
sich kein anderes ätiologisches Moment auffinden lässt, als die über-
standene Influenza. Mit einigen Worten möchte ich noch speciell der
Trigeminusneuralgien gedenken. Hier sind es weniger die localen,
als die die gesammte Körperoberfläche treffenden Proceduren, die eine
günstige Wirkung erzielen lassen. Es ist selbstverständlich, dass bei
der Wahl der Procedur das ätiologische Moment berücksichtigt werden
muss. Bei einem jungen Mädchen gelang es mir, eine heftige, nur
auf Anämie zurückzuführende Trigeminusneuralgie im Verlaufe von
wenigen Tagen durch kurze, wechselwarme Regenbäder zu heilen. Es
unterliegt keinem Zweifel, dass man schon mit einer einzigen Procedur eine Besserung der Circulation, eine Aenderung in der Blutvertheilung, eine Anregung des Stoffwechsels, wie dies experimentell
von den verschiedensten Autoren, insbesondere von Winternitz,
nachgewiesen wurde, hervorrufen kann. Auf diese Weise lässt sich
auch die rasche Heilung der auf anämischer, constitutioneller, reflectorischer Basis beruhenden Trigeminusneuralgien mit hydriatischen Proceduren erklären. Auf Erkältungen beruhende Prosopalgien weichen

am raschesten den schweisserregenden Procedurcn, ebenso wie die auf
Infection zurückzuführenden, hier wieder namentlich die nach Influenza
beobachteten, oft sehr hartnäckigen Neuralgien. Malarianeuralgien
werden am besten nach dem für die Malaria im Allgemeinen angegebenen
Princip behandelt. Unmittelbar vor dem Anfalle kurze, die ganze
Oberfläche treffende kalte Applicationen. Endlich erwähne ich noch
eine auf Bleiintoxication beruhende Trigeminusneuralgie, die einen
35 jährigen Arbeiter betraf, der seit mehreren Wochen, namentlich
während des Kauens von den heftigsten neuralgischen Anfällen im
Bereiche des zweiten und dritten Trigeminusastes befallen wurde.
Patient zeigte die ausgesprochensten Symptome einer chronischen Bleiintoxication. Nach 14 tägiger Behandlung mit Dampfkasten und
darauffolgendem kalten Regen wurde der Patient geheilt entlassen. Er
geht nun seit mehr als sechs Wochen seiner Arbeit nach, ohne die
geringsten Beschwerden zu haben.

o) Lähmungen.

Die Hydrotherapie der Lähmungen unterscheidet sich nicht wesentlich von der der Neuralgien. Es ist dies begreiflich, wenn wir die
Aetiologie dieser Erkrankungsform betrachten. Abgesehen von centralen
Affectionen, von schweren die Continuität zerstörenden Traumen, von
entzündlichen Knochenaffectionen oder Tumoren, deren Druck die
Lähmung bewirken, und die unserer Therapie unzugänglich sind, haben
wir als Ursache der Lähmungen, und zwar in der überwiegenden
Mehrzahl der Fälle „Rheumatismus", Erkältungen; wir haben ferner
toxische Einflüsse und Ueberanstrengung und endlich Infectionskrankheiten als Aetiologie ins Auge zu fassen.
Ich brauche nun nicht mehr besonders zu betonen, in welch'
mächtiger Weise die hydriatischen Proceduren auf die Ausscheidung
der toxischen Substanzen, der Infectionserreger und deren Toxine wirken;
ich brauche nicht mehr zu erwähnen, wie die hydriatischen Proceduren
jene Veränderungen, die durch „Erkältung" bedingt sind, auszugleichen
im Stande sind, wie endlich durch unsere Eingriffe auch die Ermüdungsstoffe zur Eliminirung, zur Neutralisirung etc. gelangen. Ich
beziehe mich jetzt nur auf die praktischen Erfolge, die mit hydriatischen Proceduren erzielt werden, und will vor Allem noch betonen,
dass es mir nicht zweckmässig erscheint, selbst bei jenen Lähmungen,
speciell den Facialislähmungen, die oft spontan heilen, die Hände in
den Schooss zu legen. Oft genug habe ich gerade bei den als rheumatisch bezeichneten Facialislähmungen, die exspectativ behandelt wurden,

eine Verschleppung der Lähmung beobachtet. Ich habe solche Lähmungen nach halbjähriger Dauer, während welcher der normale Ablauf
vergebens abgewartet wurde, in Behandlung bekommen, wo es jedenfalls besser gewesen wäre, gleich nach Eintritt der Lähmung eine
rationelle Behandlung einzuleiten. Ebenso will ich betonen, dass bei
manchen Formen von Lähmungen — ich denke z. B. an eine Peronäuslähmung in Folge von Alkoholintoxication — die Beseitigung der ursächlichen, schädlichen Momente nicht als Therapie, mit der Alles
abgeschlossen erscheint, gelten darf. Wie oft habe ich solche Lähmungen gesehen bei Menschen, die schon längst aus der Sphäre, in
welcher sie sich ihre Lähmungen geholt haben, entfernt waren, ihre
Lähmungen bestanden fort und erst nach langer und intensiver Behandlung gelang es, die Lähmung zu beseitigen. Dasselbe gilt von
den Bleilähmungen etc. etc.

Besserung der Circulation in der gelähmten Partie und in dem
ganzen Körper, Anregung des Stoffwechsels und der Ausscheidungen,
das sind im Wesentlichen die Momente, die bei der Behandlung ins
Auge gefasst werden müssen.

Wechselwarme Proceduren in verschiedenster Variation sind die
Proceduren, die hier zum Ziele führen.

Wechselwarmer Regen, feuchte Einpackung von $^3/_4$ — 1 stündiger
Dauer mit darauffolgender kalter, allgemeiner, kräftiger Procedur,
Dampfkasten von 8—10—15 Minuten Dauer mit nachfolgender kalter
Procedur, dazu noch erregende Umschläge, werden in den meisten
Fällen, vorausgesetzt, dass nicht schon unheilbare Veränderungen in
der Nervensubstanz vor sich gegangen sind, ein günstiges Resultat
erzielen lassen.

Selbst in verschleppten Fällen wird man mit diesen Proceduren
noch zum Ziele gelangen können. Ich habe bei einem Manne, der
nach einer Quecksilberintoxication eine Facialislähmung bekam, noch
nach zweijährigem Bestande dieser Erkrankung mit Dampfkastenbädern
und darauffolgenden Abreibungen ein unerwartet günstiges Resultat
erzielt.

Lähmungen nach Infectionskrankheiten, namentlich nach Typhus
und Diphtherie bedürfen einer tonisirenden Behandlung. Hier habe
ich mit Halbbädern in der Temperatur von 22—20° oder von 20—18°
mit kräftigen Uebergiessungen und in der Dauer von zwei bis fünf
Minuten die günstigsten Erfolge erzielt.

p) Neuritis und Polyneuritis.

Erkältung, Infection und Iutoxication spielen auch in der Aetiologie dieser Erkrankungen eine bedeutende Rolle. Daneben sind Anämie, Chlorose, Diabetes, Dyskrasien und Marasmus als ursachliche Factoren häufig beobachtet.

„Nicht zu 'active Therapie" ist auch hier das Schlagwort der Autoren. Wenn sich meine Erfahrung auch nur auf wenige Fälle beschränkt — sowohl isolirte Neuritiden als auch Polyneuritiden gehören ja nicht zu den alltäglich vorkommenden Erkrankungen — so kann ich doch behaupten, dass eine vorsichtige, d. h. individualisirte Behandlung sehr grosse Vortheile bietet.

Vor Allem muss hier unser Bestreben dahin gerichtet sein, so weit als möglich eine causale Therapie einzuleiten: Eliminirung der organischen und unorganischen toxischen Substanzen und Kräftigung des Gesammtorganismus.

Dann haben wir eine Besserung der localen Ernährung der Nervenstämme anzustreben,

Schmerzhaftigkeit und Motilitätsstörung zwingen uns allerdings in sehr vielen Fällen den umgekehrten Weg einzuschlagen, d. h. uns zunächst mit den localen Affectionen zu befassen; wir werden jedoch bei entsprechender Behandlung auch bald in der Lage sein, den durch die Aetiologie gegebenen Bedingungen gerecht zu werden.

Einwickelung der erkrankten Extremitäten, resp. Körpertheile in Umschläge, Longettenverbände ist oft die einzige, aber wirksamste Therapie, die wir bei unseren Kranken einzuschlagen haben. Diese Umschläge erfüllen alle Indicationen, die gegeben sind. Vor Allem ist die Beseitigung der Schmerzhaftigkeit eine der ersten wohlthätigen Folgen dieser Therapie. Dabei wird die Circulation gebessert, die Ernährung gehoben, so dass wir auch diejenigen Bedingungen erfüllen, die in der localen Ernährungsstörung, in der Unterernährung im Bereiche der erkrankten Nerven gelegen sind.

Pospischil*) plaidirt noch für die Anwendung des Rückenschlauches und des Herzkühlapparates, durch welche die Circulation und die Eruährung im Allgemeinen und besonders in den Extremitäten gebessert wird, und durch welche, namentlich bei der Polyneuritis das Auftreten des Decubitus verhütet wird.

---

*) Hydrotherapie der Polyneuritiden: Blätter für klin. Hydrotherapie 1896. Nr. 4.

Sobald die Schmerzhaftigkeit nachgelassen hat, was, Dank der schmerzstillenden Wirkung der erregenden Umschläge bald der Fall ist, ist es angezeigt, der causalen Indication voll und ganz gerecht zu werden. Feuchte Einpackungen erfüllen diese Indication.

Ich kann hier nicht nochmals wiederholen, worauf die Wirksamkeit dieser Procedur beruht. Nur bezüglich der Methodik einige Worte. Auch Pospischil vertritt die Ansicht, dass die Packung zunächst nicht als Ganzpackung sondern als Theilpackung, d. h. bis zur Achselhöhle zur Anwendung komme, dass erst nach einiger Zeit der ganze Körper eingepackt werde. Es ist ferner angezeigt, Anfangs die Procedur eine Stunde später, je nach den individuellen Verhältnissen, längere Zeit, d. h. bis zum Schweissausbruche dauern zu lassen. Nach der Einpackung muss natürlich eine die ganze Körperoberfläche treffende kalte, erregende Procedur folgen.

Polyneuritis bei Diabetes oder bei Gicht erheischt eine die Grundursache bekämpfende Behandlung.

Die progressive chronische Polyneuritis der Kinder ist ebenfalls nach den angegebenen Principien zu behandeln.

q) Tic convulsif.

Ich habe einige Fälle beobachtet, die nach sehr kurzer Zeit in Heilung übergegangen sind, und solche, die nach Monate langer, ja Jahre langer Behandlung fortbestehen. In beiden Kategorien befanden sich Patienten, die mit frisch entstandener, und solche die mit Jahre lang bestehender Affection der Behandlung unterzogen wurden. Bei dem Umstande, dass organischse Erkrankungen irgend wo im Verlaufe der centralen und peripheren Facialisbahn zu Zuckungen und zu spastischen Zuständen führen können, dass ferner Anämien, seelische Erregungen, hysterische Zustände, Erschöpfungsneurosen, organische Hirnläsionen die Facialiskrämpfe erregen können, wird man dies begreiflich finden.

Ist ein sensibler Reiz in der Peripherie auffindbar, so muss dieser natürlich beseitigt werden — insofern dies möglich ist. Bei organischen Hirnläsionen ist jede Behandlung erfolglos. Sonst wird man die tonisirenden Proceduren in den verschiedensten Variationen, jedoch mit Consequenz anwenden müssen.

Von kurzen kalten Regenbädern sah ich den besten Erfolg. Ich beobachtete mit Fodor einen Fall, bei dem zwei Jahre lang die Erkrankung bestand und bei welchem nach fünftägiger Behandlung mit kalten kurzen Regenbädern dauernde Genesung eintrat. Hingegen

beobachte ich seit drei Jahren eine mit Hysterie behaftete 53jährige
Frau, bei der die ganze Scala der tonisirenden Proceduren, Regenbäder,
Halbbäder, Abreibungen, in verschiedener Dosirung des thermischen
und mechanischen Reizes, mit und ohne vorhergehende Wärmezufuhr
und Wärmestauung angewendet wurde, und bei der nur zeitweise die
Intensität des Tics geringer wird.

r) Erkrankungen des Rückenmarks.

a. Tabes dorsalis.

Es ist heute anerkannt, dass die Hydrotherapie zu den besten
Behandlungsmethoden der chronischen Rückenmarkskraukheiten gehört.

Es ist eine durch die Erfahrung bewiesene Thatsache, dass vielleicht mit Ausnahme einer rechtzeitig eingeleiteten antiluetischen Behandlung bei der auf Syphilis basirenden Tabes dorsalis, kein Verfahren solch günstige Resultate erzielen lässt, wie die Hydrotherapie.
Ueber die Art und Weise, in welcher die zweckentsprechenden hydriatischen Proceduren wirken, herrschen verschiedene Ansichten. Ich
werde mich hier auf diese verschiedenen, doch nur theoretischen
Werth besitzenden Ansichten nicht einlassen und will nur, bevor ich
die eigentlich wirksamen Proceduren bespreche, die Winternitz'sche
Auffassung über die Wirkungsart der Hydrotherapie mittheilen.

„Ausser dem wahrscheinlich adäquaten Reize auf
die peripherischen sensiblen Nervenendigungen, den
das laue Wasser ausübt, und von welchem aus wahrscheinlich mässige,nicht erschöpfende Innervationsimpulse
dem Centrum zugeleitet werden, ist es eine directe Veränderung der Ernährungsbedingungen im Centralorgane,
die solche nicht überreizende, die Vasomotoren in erhöhte
Thätigkeit versetzende thermische Einwirkungen hervorrufen. Es dürfte diese günstige Ernährungsver-
änderung im Centralorgane etwa in folgender Weise zu
Stande kommen:

Bekanntlich sind es selten active Processe, die als anatomische
Grundlage der Rückenmarkserkrankungen zu betrachten sind. Nur in
den allerersten Anfangsstadien dieser Erkrankungen, oft vielleicht selbst
dann nicht, spielt die Hyperämie im Centralorgane eine bedeutendere
Rolle. Eine viel hervorragende Beachtung muss bei Erkrankungen

---

*) Blätter für klin. Hydrotherapie 1899. Nr. 9.

des Centralnervensystems der Anämie, der geringen Vascularisation, der Gefässcompression durch interstitielles Exsudat, der Quellung der Neuroglia, der Bindegewebswucherung, der Durchfeuchtung des Gewebes zugeschrieben werden. Alle diese Momente bewirken Gefässcompression und Anämie der erkrankten Partie. Bindegewebswucherung, Verfettung, Atrophie sind die Folgen von Entzündungsvorgängen bei gehemmter unvollkommener Circulation, bei Anämie des entzündeten Gewebes.

Ist man nun in der Lage, dem erkrankten Theile Blut in vermehrtem Maasse und dauernd zuzuführen, so wird man der Cardinalindication am besten entsprechen, die günstigste Bedingung für Beseitigung der Ernährungsstörung gesetzt zu haben. Bei den chronischen Rückenmarkserkrankungen handelt es sich im Gegensatze zu vielen Entzündungen in anderen Organen nicht um Verminderung, sondern gerade um Vermehrung der Blutzufuhr zu dem erkrankten Organe, um Beschleunigung der Cirulation in demselben.

Die Abnahme der Spannung des Pulses bei Ataxie, die von Eulenburg sphygmographisch dargethan und von Charcot bestätigt wurde, macht es glaublich genug, dass schon ein mässiges Strömungshinderniss eine beträchtliche Circulationsstörung, eine verminderte Blutzufuhr zu dem erkrankten Centralorgane bewirken könne."

Der Therapie fällt demnach die Aufgabe zu, den Blutzufluss zu dem Rückenmarke zu fördern und, wenn auch keine active oder passive Hyperämie oder Congestion in dem Organe zu bewirken, so doch den Blutdurchfluss durch dasselbe zu beschleunigen.

Das Streben muss nun dahin gehen, die herabgesetzte Spannung im Blutgefässsystem zu erhöhen und dauernd erhöht zu erhalten.

Ein erhöhter Tonus der Gefässe wird unter sonst gleichen Umständen eine Circulationsbeschleunigung bewirken.

Am besten wird dieses Ziel mit mittleren Temperaturen erreicht. Auch die Erfahrung lehrt, dass kräftige Thermen oder heisse Bäder, die noch heute mit Vorliebe, namentlich im Beginne der Erkrankung empfohlen werden, nicht nur keine Besserung, sondern im Gegentheile eine Verschlimmerung bewirken. Sehr beliebt, aber ebenso schädlich sind auch die Dampfbäder, bedeutende Verschlimmerungen sind die Folgen dieser verkehrten Behandlung. Aber auch kalte Proceduren, ferner solche mit kräftigen Frictionen sind von schädlicher Wirkung, ebenso wie selbst locale energische Abkühlungen, Rückenschläuche, Eisbeutel längs der Wirbelsäule nur in seltenen Ausnahmefällen ihre Anzeige finden, gewöhnlich jedoch von der Therapie dieser Erkrankung ausgeschlossen bleiben müssen.

Nicht sehr differente Temperaturen mit geringer mechanischer Kraft angewendet ist die wirksamste thermische Behandlung der Tabes dorsalis.

Wir wenden fast ausschliesslich Halbbäder von 24—22° oder von 22—20° R an, iu der Dauer von vier bis acht Minuten mit nicht zu kräftigen Frottirungen und nicht zu hohen Uebergiessungen und haben von diesen Proceduren die denkbar günstigsten Erfolge. Sie sind von überraschend günstigem Einflusse selbst noch bei solchen Patienten, die als unheilbar gelten. Oft genug haben wir unter Behandlung mit dieser einfachen Procedur Blasen- und Mastdarmlähmungen schwinden gesehen. Wenn aber auch nur der Erfolg damit erzielt wird, dass der Process Jahre lang stationär bleibt, dass keine Verschlimmerung eintritt, was fast immer, wo keine Besserung erzielt wird, beobachtet wird, so leistet diese Therapie genug, jedenfalls mehr als jede sonst bekannte und geübte Behandlungsmethode.

Auch Erb empfiehlt diese Behandlung, ebenso andere Autoren. Von Abreibungen, die ebenfalls vorgeschlagen werden, ist entschieden abzurathen, ebenso von den heissen Einpackungen, von denen nichts Günstiges zu erwarten ist.

Auf die Reactionsverhältnisse ist sorgfältig zu achten. Der Patient muss sich nach der Procedur erwärmen; ist dies nicht der Fall, dann muss der thermische Reiz modificirt werden. Maassgebend für die richtige Wahl der Temperatur und der Dauer der Procedur ist auch das subjective Gefühl der Patienten. Fühlen sie sich kräftiger, so ist das Bad richtig applicirt gewesen, fühlen sie sich matter, schwächer, erwärmen sie sich schwer, so muss eine entsprechende Aenderung in der Temperatur des Wassers oder in der Dauer der Procedur vorgenommen werden.

Bezüglich der Zahl der täglich zu verabreichenden Halbbäder muss noch hervorgehoben werden, dass auch zwei solche Proceduren, d. h. Vormittags und Nachmittags, applicirt werden können.

Zur Behandlung der Crises gastriques und der lancinirenden Schmerzen sind verschiedene Proceduren empfohlen worden.

Viel Tröstliches ist von keiner Procedur zu erwarten. Wechselwarme Compressen, oder Priessnitz-Umschläge, allenfalls auch höher temperirte 25° R Halbbäder können versucht werden. In letzter Zeit sind wechselwarme Sitzbäder angewendet worden. Man kann immerhin auch diese Procedur in verzweifelten Fällen versuchen. Manchmal können die lancinirenden Schmerzen vorübergehend durch kalte Rückenschläuche gemildert werden.

Dass man mit der hydriatischen Behandlung auch andere Behandlungsmethoden zweckmässig verbinden kann, namentlich die in letzter Zeit modern gewordene Uebungstherapie, ist selbstverständlich. Zu dieser Uebungstherapie gehören auch die v. Leyden und Goldscheider*) empfohlenen kineto-therapeutischen Bäder, eine Art Wassergymnastik. Sie basiren auf der Thatsache, dass im Wasserbade Hebung und alle andere Bewegungen des Beines eine wesentliche Erleichterung erfahren, oder, dass das Wasserbad für alle Beinbewegungen günstige Bedingungen zur Bethätigung selbst sehr reducirter Muskelkraft gewährt.

Das Wasser muss in der Wanne möglichst tief sein, damit die Beine grosse Excursionen machen können, ferner muss darauf geachtet werden, dass der Oberkörper nicht rutscht. Die Temperatur des Wassers soll 28 ⁰ R sein. Auf systematisches Vorgehen wird grosses Gewicht gelegt.

Die hier mitgetheilte Behandlungsmethode bezieht sich ausser auf Tabes noch auf andere chronischen Erkrankungen des Rückenmarks: amyotrophische Lateralsclerose, progressive Muskelatrophie, Tabes spastica, etc.

Eine besondere von R. v. Hösslin**) empfohlene Methode zur Behandlung chronischer Rückenmarksleiden, insbesondere der Myelitis besteht in der Anwendung localer Kältereize. Er beabsichtigt eine reflectorische Reizung der Rückenmarksgefässe, die nur bei reger Circulation zu erwarten ist.

Da nun, wie v. Hösslin ausführt, bei Rückenmarkskranken die Glieder kalt, livide, oedematös sind, so muss die Haut vor der Anwendung der Kälte erst erwärmt und blutreich gemacht werden. Dies kann geschehen durch ½—1 stündige Einwickelung in Decken in horizontaler Lage oder durch feuchtwarme Einpackung oder durch locale Heissluft oder Kastendampfbäder. Unmittelbar nach eingetretener Erwärmung kommt Wasser von 7—15 ⁰ R örtlich zur Anwendung und zwar entweder in Form von Abklatschungen mit nassen Tüchern oder von kalten Abgiessungen oder von kalten bis zum Knie reichenden Fussbädern. Dauer der Procedur ¼—1 Minute, nachher Abtrocknung und ½—1 stündige Einwickelung in trockene Leintücher und Wolldecken auf dem Ruhebett. Fortgesetzt wird diese täglich zu wiederholende Behandlung so lange, als Reaction noch eintritt. Bei manchen Personen erschöpft sich die Reizwirkung schon nach zwei bis

---

*) Zeitschrift für diät. physik. Therapie 1898. Bd. II. Heft 2.
**) Münch. med. Wochenschrift 1891. Nr. 21 und 22.

drei Wochen, bei anderen erst nach viel längerer Zeit. v. Hösslin hat mit diesem Verfahren bei Tabes, multipler Sclerose, Seitenstrangsclerose das Gleiche erreicht wie mit anderen hydriatischen Behandlungsmethoden, angeblich wesentlich günstigere Erfolge bei chronischer Myelitis im engeren Sinne, wo oft innerhalb kurzer Zeit Lähmungen und andere Krankheitssymptome zurückgingen. Ausgeschlossen sind diese locale Kältereize bei schwächlichen, heruntergekommenen Kranken.

β. Myelitis acuta et chronica.

Im Allgemeinen gelten für diese Erkrankungen dieselben Principien wie für die soeben besprochenen Krankheitstypen. Namentlich die chronische Myelitis bedarf keiner gesonderten Besprechung. Nur bezüglich der acuten Myelitis muss mit Rücksicht auf den entzündlichen Charakter derselben Einiges modificirt werden.

Ich will hier vorerst auf einen häufig zu beobachtenden Missgriff in der Behandlung hinweisen. Heisse Bäder, Diaphorese werden sehr häufig und zwar in ziemlich langer Dauer angewendet. Ich halte dieses Verfahren nicht nur für zwecklos, sondern für schädlich. Ein Myelitiker braucht vor Allem Ruhe, und wenn es auch Dank der vorgeschrittenen Technik möglich ist, Dampfproceduren im Bette zu verabfolgen, so sind sie doch mit Rücksicht auf die mit denselben verbundenen Manipulationen, noch mehr jedoch mit Rücksicht auf die entzündliche Hyperämie, die solch lange die Bluttemperatur erhöhenden Proceduren nur noch zu steigern geeignet sind, entschieden contraindicirt.

Im Beginne der Erkrankung und so lange, bis ein deutlicher Stillstand in der Entwickelung des Processes eingetreten ist, ist das einzig rationelle Verfahren die Anwendung des Stammumschlages in Verbindung mit dem kalten Rückenschlauche.

Der Patient kann Stunden, ja Tage lang auf dem Rückenschlauch liegen, man sorge für stete Erneuerung des Wassers, das auf entsprechender Temperatur erhalten werden soll (10—12 ° R). Damit wird man dem Patienten die besten Dienste leisten, der acut entzündliche Process wird vorübergehen oder seinen Grenzpunkt erreichen. Es wird aber dieses Verfahren auch in Bezug auf einzelne Symptome, namentlich Decubitus, entschieden einen bedeutenden prophylaktischen Werth haben.

Erst wenn die acut entzündlichen Symptome geschwunden sind, wenn ein deutlicher Stillstand eingetreten ist, dann geht man zur Anwendung der Halbbäder über.

Bezüglich der Methode und der Technik ist hier nicht viel zu sagen. Es gilt dasselbe, was im vorherigen Capitel hierüber mitgetheilt wurde. Ich will hier nur noch hervorheben, dass ich bei acuten Myelitiden von diesem Verfahren immer, bei chronischen Myelitiden manchmal noch nach jahrelangem Bestehen dieser Erkrankung einen segensreichen Erfolg sah. Insbesondere erwähne ich eines Falles, der einen 40jährigen Mann betraf, bei dem die Myelitis chronica, aus einer acuten hervorgegangen, acht Jahre bestand, bei dem Blasen- und Mastdarmlähmung, totale Paraplegie der unteren Extremitäten zu constatiren war, und der nach, allerdings monatelanger Behandlung mit Halbbädern vollständig genas. Der Fall betrifft einen meiner Familienangehörigen, er befindet sich noch heute, zwölf Jahre nach erfolgter Genesung, vollkommen wohl.

Merkwürdigerweise werden auch zur Behandlung der chronischen Myelitiden als das beste Mittel langdauernde warme Vollbäder, sogar heisse Douchen (55°) empfohlen, von denselben Autoren, die kühle Douchen und Bäder als zu mächtig erregend wirkend perhorresciren. Als ob 55° Douchen weniger mächtig erregend wirken würden. Thatsache ist, dass solche „mächtig erregende" Proceduren wirklich schädlich sind und ist von denselben entschieden abzurathen.

s) Erkrankungen des Gehirns und seiner Häute.

Der therapeutische Erfolg, den wir im Allgemeinen bei allen diesen Erkrankungen erzielen, ist leider ein sehr geringer. Um so beachtenswerther sind die Mittheilungen, die von einigen Autoren über die Resultate hydriatischer Behandlung einzelner Erkrankungen dieses Systems gemacht werden. Ich will mich auch nur auf die Besprechung jener Erkrankungen beschränken, bei welchen eine hydriatische Behandlung nicht ganz aussichtslos ist.

Ueber die Behandlung der Meningitis cerebrospinalis liegen sehr ermuthigende Berichte vor. Aufrecht*) war der Erste, der heisse Bäder bei protrahirtem Verlaufe einer Meningitis cerebrospinalis anwandte. Er theilt die Krankengeschichte eines 25 Jahre alten Arbeiters mit, bei dem es sich, wie die überaus charakteristischen Symptome annehmen lassen, um einen sporadischen Fall von Meningitis cerebrospinalis handelt.

Nachdem der Patient zehn Tage lang vollkommen somnolent dagelegen hatte und eine spontane Heilung kaum mehr anzunehmen

---

*) Therap. Monatshefte 1894. Nr. 8.

war, entschloss sich Aufrecht, vornehmlich mit Rücksicht auf die
niedrige Temperatur und den frequenten kleinen Puls zur Anwendung
heisser Bäder. Der Patient erhielt im Ganzen zwölf Bäder von 40 ⁰ C
und zehn Minuten langer Dauer. Schon nach den ersten Bädern war
eine auffallende Besserung des Zustandes zu constatiren. Allmähliches
Freiwerden des Sensoriums, Nachlass der Nackensteifigkeit und Schmerzhaftigkeit, Bewusstwerden und Aeussern des Bedürfnisses nach Harn-
und Stuhlentleerung, Fähigkeit zum Sprechen, normale Function der
N. abducentes stellten sich ein. Nur als nach neun Bädern das Baden
ausgesetzt wurde, traten in der folgenden Nacht wieder Kopfschmerzen,
grosse Unruhe und Delirien ein. Nach weiteren drei Bädern waren
alle krankhaften Symptome verschwunden.

Woroschilski*) hat in zwei Fällen von Meningitis cerebrospinalis die Behandlung mit demselben Verfahren versucht. Beide
Patienten genasen, trotzdem bei dem zweiten im Verlaufe der Erkrankung Pericarditis sich hinzu gesellte.

Wolisch**) behandelte sieben Fälle, von den fünf genasen. Er
rühmt den milden Verlauf der Erkrankung unter dem Einflusse der
Bäder.

Jewnin***) hat fünf Fälle mit bestem Erfolge behandelt.

Wie die heissen Bäder wirken, ist nicht ganz klar. Ableitung des
Blutes vom Gehirne und seinen Häuten nach der Haut, vermehrte
Schweisssecretion und damit Wegschaffung der Toxine spielt jedenfalls
eine grosse Rolle. Die Bäder sollen ferner einen tonisirenden Einfluss
auf die Herzthätigkeit ausüben und schmerzstillende und beruhigende
Wirkung entfalten. Neben den Bädern sorge man jedenfalls für Kühlapparate auf den Kopf, den Nacken und die Wirbelsäule.

Die Kühlapparate spielen überhaupt in der Behandlung der hier
zu besprechenden Erkrankungen eine grosse Rolle. Bei der Lepto-
meningitis acuta cerebralis sind sie fast die einzigen Mittel,
die uns zu Gebote stehen und die einen milderen Ablauf der Erkrankung anstreben lassen. Eine Heilung wird allerdings nicht erzielt.
Jedenfalls tragen sie jedoch zur Linderung der Beschwerden, so lange
diese dem Kranken noch zum Bewusstsein kommen, wesentlich bei.
Von günstiger Wirkung ist die Application des Kühlapparates auf den
Kopf bei Reizungszuständen in den Meningen, bei welchen
es sich um vorübergehende Circulationsstörungen oder vorübergehende
Intoxication oder Reflexreizung handelt.

---

*) Therap. Monatshefte 1895. Nr. 2.
**) Therap. Monatshefte 1896. Nr. 5.
***) Therap. Monatshefte 1896. Nr. 9.

Die Hirnanämie ist wohl keine Krankheit für sich, sondern nur ein Symptom bei mehreren, ihrem Wesen nach verschiedenartigen Krankheiten, dennoch nimmt sie vom therapeutischen Gesichtspunkte einen viel wichtigeren Platz ein als manche organische Erkrankungen des Gehirns, weil sie nicht selten ein Prodromalstadium dieser letzteren ausmacht und einem therapeutischen Eingriff zugänglich ist, während die aus der Anämie sich entwickelnden organischen Hirnkrankheiten oft unheilbar sind.

Dee acute Anfall von Hirnanämie erfordert ausser der sonst üblichen horizontalen Lagerung des Patienten kräftige Hautreize. Kräftige Besprengung des Gesichtes und der Brust mit kaltem Wasser ist von bester Wirkung. Vor heissen Bädern oder heissen, grössere Partien der Körperoberfläche treffenden Umschlägen ist zu warnen, da diese Hyperämie der Haut bewirken und die Anämisiruug des Gehirns fördern.

Im Uebrigen ist die der Anämie zu Grunde liegende Erkrankung zu behandeln, wie dies in den betreffenden Capiteln besprochen wurde.

Blutzufuhr zu dem Gehirn ist das Princip, auf dem die Behandlung dieses Symptoms beruht. Es ist dies auf verschiedene Weise möglich und zwar durch erregende Umschläge auf den Kopf, heisse Nackenschläuche, langdauernde kalte Sitzbäder.

Auch die Hirnhyperämie ist keine besondere Krankheit, doch hat sie grosse praktische Bedeutung, da sie oft das erste Stadium einer Entzündung bildet und die Ursache schwerer subjectiver Beschwerden ist. Ich erwähne nur den Kopfschmerz, das Schwindelgefühl und die Schlaflosigkeit. Bei Besprechung der Schlaflosigkeit wurden alle hydriatischen Proceduren, die eine Verminderung des Blutgehaltes im Gehirn und in den Hirnhäuten bewirken, ausführlich besprochen, und muss ich hier, um Wiederholungen vorzubeugen, auf dieses Capitel verweisen.

Gehirnblutungen werden sowohl während des Anfalles, als auch unmittelbar nach dem Anfalle in derselben Weise behandelt wie die Hirnhyperämie. Man wird hier selbstverständlich von Proceduren absehen müssen, welche mit Bewegungen des Patienten verbunden sind, und nur von solchen Applicationsformen Gebrauch machen, die bei ruhiger Lage des Patienten möglich sind und zwar Kühlkappe, Stammumschläge, Wadenbinden etc.

Die Behandlung der Lähmungen darf erst zwei bis drei Wochen nach dem Insult, d. h. bis alle Reizerscheinungen geschwunden sind, begonnen werden. Sie besteht anfangs in Theilwaschungen mit sorgfältiger Berücksichtigung der Rückstauungscongestion. Später werden Halbbäder von 24 — 22⁰ angewendet. Man erzielt mit diesen täglich

vorzunehmenden Proceduren oft sehr günstige Resultate, die selbstverständlich abhängig sind von dem Sitz und der Ausbreitung der
Läsion und der Constitution des Patienten.

Die Behandlung der Embolie richtet sich nach denselben Principien. Mit der sowohl bei dieser Erkrankung als auch bei der vorher besprochenen unbedingt nöthigen Berücksichtigung des Grundleidens
fällt auch die Prophylaxe dieser Erkrankungen zusammen. Atheromatose einerseits, Nephritis, Endocarditis, Lues andererseits sind als ursächliche Momente dieser Erkrankungen bekannt. Mit der Behandlung
dieser Krankheiten, die ausführlich besprochen werden sollen, deckt
sich vollkommen die Prophylaxe der Blutung und der Embolie und
muss diesbezüglich auch auf die entsprechenden Capitel verwiesen
werden.

Bei Hirngeschwülsten ist eine symptomatische Behandlung
geeignet, die Qualen der Patienten zu lindern. Namentlich der intensive Kopfschmerz, der Schwindel, das Erbrechen und die Schlaflosigkeit können durch Proceduren, die gegen die Hyperämie angezeigt
sind, lange wirkungsvoll bekämpft werden.

Bei der Behandlung der Psychosen wird man von hydriatischen
Proceduren mit grossem Nutzen Gebrauch machen können.

Die Schlaflosigkeit, die Angstzustände, die tobsüchtige Erregung
die geschlechtliche Aufregung, die melancholische Verstimmung indiciren die Anwendung hydriatischer Proceduren. Die anzuwendenden
Proceduren sind bereits besprochen worden.

Bleuler (Zürich) hält das warme Bad (34^0 C) als das beste
Beruhigungsmittel für acute Psychosen. Die Verwendung von kaltem
Wasser hält er für schädlich, was wohl nicht so verallgemeinert werden darf, da ja die feuchten Einpackungen, die mit in kaltes Wasser
getauchten Laken vorgenommen werden, auch ungemein beruhigend
wirken, und da ja auch die so sehr perhorrescirten, allerdings vorsichtig angewendeten kalten Douchen bei Depressionszuständen ganz
gute Dienste leisten. Sicher ist, dass die Melancholiker im warmen
Bade grosse Beruhigung und wesentliche Erleichterung fühlen. Das
Bad kann ihnen namentlich über die Vormittagsstunden, an denen sie
sich am schlechtesten fühlen, hinweghelfen, und zwar kommen hier
nicht nur kurzdauernde Bäder in Betracht, sondern man kann die
Wirkung in vielen Fällen verlängern, wenn man die Kranken mehrere
Stunden im Bade zubringen lässt. Am wichtigsten aber und kaum
entbehrlich ist das warme Bad für die Behandlung von aufgeregten
Tobsüchtigen und Verwirrten. Die Letzteren werden manchmal nach
mehrstündigem Bade klarer; es macht den Eindruck, als würden sie

durch dasselbe entgiftet, wie Typhöse. Dann erleichtert das Bad bei ihnen, wie bei den Manischen die Bekämpfung der Unruhe. Selbstverständlich verlangt diese Behandlung eine genaue Ueberwachung durch genügendes Wartepersonal und passende Räumlichkeiten.

Ueber die Behandlung der Dementia paralytica mit feuchten Einpackungen hat Godding (Washington) Versuche angestellt. Die Dauer derselben betrug eine bis drei Stunden, wobei mit dem Thermometer controllirt wurde, ob eine weitere Abkühlung oder Erwärmung nothwendig wäre. Was mit dieser Abkühlung oder Erwärmung gemeint ist, ist nicht klar. Der Procedur folgt ein Regenbad von kurzer Dauer.

„Der constante Effect der feuchten Einpackung auf das Gehirn des Paralytikers äussert sich in einer Milderung der vorhandenen Excitation und Herbeiführung von Schlaf, offenbar durch Bekämpfung der vasculären Excitation. Durch die gleichzeitige Einwirkung auf die Millionen von Zellen und Nervenverzweigungen, die das sensitive Hautorgan constituiren, werden durch Vermittelung noch unversehrter Bahnen die verschiedenen cerebralen Associationscentren im Sinne einer normalen Function beeinflusst. Die Herzthätigkeit wird angeregt, bestehende Gefässspasmen gelöst, der Gefässtonus im Ganzen regulirt, Stauungserscheinungen im Venen-, Capillar- und Lymphgefässsystem durch den Reiz der Kälte auf die vasomotorischen Nerven beseitigt. Die kalten Einpackungen wirken ferner in günstiger Weise auf die inneren Organe, indem sie den Blutstrom gegen die Hautoberfläche ableiten und die Resorptionsvorgänge in den Geweben fördern. Diese Momente äussern sich nun gerade im Bereiche des erkrankten Gehirns in sehr bedeutender Weise und führen hier zu einer Entlastung der kleinsten Gefässe, Lymph- und Salträume von den nun angehäuften pathologischen Producten." Wenngleich die Zahl der beobachteten Fälle nicht sehr gross ist, so glaubt Godding doch allen Grund zu haben, diese Methode zur Anwendung empfehlen zu können, und erwartet von ihr eine Besserung, resp. eine Milderung des Krankheitsverlaufes.

---

6. Erkrankungen der Gelenke und der Muskeln.

Bezüglich der Behandlung der Polyarthritis acuta rheumatica, sowie der Arthritis deformans (urica) muss ich auf die in vorhergehenden Capiteln gemachten Mittheilungen verweisen.

Es soll hier nur noch Einiges über die einfache Form der chronisch rheumatischen Gelenksentzündung mit oder ohne Zottenbildung mitgetheilt werden, obwohl sich die Behandlung dieser Entzündungsform, wenn auch ihre Pathogenese eine andere als die der Arthritis deformans ist, doch mit der Therapie der letztgenannten Erkrankung vollkommen deckt. Auch hier kommen allgemeine, namentlich die Haut- und Nierenthätigkeit anregende Proceduren in Betracht und zwar feuchte Einpackung, Dampfbäder in verschiedener Form und von verschiedener Dauer, mit darauffolgenden kalten Abreibungen, Lakenbädern, Halbbädern von niedriger Temperatur und drei bis fünf Minuten Dauer, ferner wechselwarme Regenbäder von verschiedener Dauer — je nach der Individualität; ebenso kommen auch hier die localen erregenden Umschläge, namentlich die Longettenverbände in Verwendung. Letztere werden nur alle 12, ja alle 24 Stunden gewechselt und lassen eine bedeutende Besserung erzielen, indem sie die locale Circulation und damit eine Resorption der Exsudate fördern und die Schmerzen bedeutend mildern. Max Schüller*) (Berlin) spricht sich für die angegebene Behandlung bei der chronisch rheumatischen Gelenksentzündung im günstigsten Sinne aus und rühmt ihr nach, dass sie eine Verringerung der Schmerzen und bessere Beweglichkeit erzielen lässt. Wirkliche Ausheilung kommt nur dann zur Beobachtung, wenn entweder nur Kapselverdickung ohne nachweisbare Zottenbildung vorliegt, oder bei welchen die Zotten noch relativ klein und in verhältnissmässig geringer Menge vorhanden sind. Derbe Kapselverdickungen, ebenso auch mässige Zottenbildungen können vollkommen zurückgebildet werden. Sind die Zotten stärker und reichlicher, dann haben die genannten Proceduren nur vorübergehenden Einfluss, wirken jedenfalls schmerzstillend und erleichternd auf die Bewegungen. Manche Fälle können noch Jahre lang auf einem solchen immerhin noch erträglichen Status bleiben.

Bei den Erkrankungen, welche Neigung zur Ankylosenbildung zeigen, bei welcher Kapselschrumpfung besteht, kann durch feuchte Einwickelungen, schottische Douchen wieder Beweglichkeit erreicht

---

*) Langenbecks' Archiv Bd. XLV. Heft 41.

werden. Zu erwähnen sind noch die von Lindemann, Tallerman empfohlenen Heissluftapparate, deren Anwendungsweise und Nutzen im allgemeinen Theile ausführlich besprochen wurde. Von grosser Wichtigkeit ist die Erhaltung, respective Wiederherstellung der Muskelthätigkeit. Gerade bei dieser Erkrankung ist der Atrophie der Muskulatur die grösste Aufmerksamkeit zuzuwenden. Namentlich bei Affectionen in einzelnen Gelenken, bei Monarthritiden sind die Muskelatrophien an der Tagesordnung.

Man kann hier mit einer einfachen Procedur sowohl die Erkrankung in den Gelenken, als auch die Muskelatrophie bekämpfen und zwar mit den schottischen Douchen. Die kräftigen thermischen und mechanischen Reize dieser Procedur, die thermische Contrastwirkung lassen eine bessere Ernährung der Gewebe erzielen und es zeigt sich auch thatsächlich nach solchen Proceduren eine grössere Leistungsfähigkeit, wie dies dynamometrisch nachgewiesen wurde. Die erhöhte Leistungsfähigkeit muss jedoch erhalten und gesteigert und dementsprechend müssen die Proceduren öfter wiederholt werden.

Von ausgezeichneter Wirkung in dieser Hinsicht sind einfache kalte, aber sehr kurz dauernde Regenbäder mit ganz kurzem beweglichen kalten Fächer auf die atrophische oder atrophirende Muskulatur. Ich erinnere an die Versuche von Vinay und Maggiora, die ergographisch den Nutzen solcher Proceduren bewiesen haben. Von russischen Autoren, Stellmachovich*) und Tscherniavsky**) werden auch noch die feuchten Einpackungen gerühmt, die ebenfalls in doppelter Hinsicht von grosser Wirksamkeit sind, indem sie die Gelenkaffection günstig beeinflussen und auch die Muskelkraft erheblich steigerten.

Einen grossen Nutzen bietet die Massage. Dieselbe ist allerdings nur dann mit Vermeidung von Schmerzen anwendbar, wenn die elektrocutane Sensibilität nach dem Drosdoff'schen Verfahren herabgesetzt wird. Es wird durch die Gelenke ein faradischer Strom während eines Zeitraums von 10 — 15 Minuten hindurchgesandt, worauf ein solch bedeutender Nachlass der Schmerzhaftigkeit in den Gelenken erzielt wird, dass eine ausgiebige Massage angewendet werden kann. Von den Erkrankungen der Muskeln seien noch die in einzelnen Muskeln oder Muskelgruppen auftretenden „rheumatischen" Affectionen, der acute Muskelrheumatismus, hervorgehoben. Namentlich einzelne Muskel und

---

*) Dissertation und Materialien zur Lehre über die kalten Einpackungen. St. Petersburg 1882.
**) Zur Frage über die feuchten Einpackungen. Dissert. St. Petersburg 1884.

Muskelgruppen sind gewissermaassen zu dieser Erkrankung prädisponirt und wir finden sie am häufigsten als L u m b a g o, T o r t i c o l l i s r h e u m a t i c a etc. auftreten. Allerdings sind nicht alle unter diesem Titel geführten Kranken mit „Rheumatismus" behaftet; Zerrung und Zerreissung von Muskelfibrillen, Krampf der Muskeln werden häufig mit der genannten Affection verwechselt. Zum Glücke heilen sie unter denselben Proceduren wie die wirklichen rheumatischen Erkrankungen.

Mit Rücksicht auf die Entstehungsursache, resp. die Pathogenese der Erkrankungen, die sich mit der der Neuralgien so ziemlich deckt, werden wir auch hier dieselben Proceduren anwenden, die wir bei den Neuralgien mit Erfolg anwenden gelernt haben. Das Behandlungsprincip lautet: thermische Contraste. Wechselwarme Proceduren in verschiedenster Variation, wie sie wiederholt angegeben wurden, sind oft von einem unglaublich raschen Erfolge begleitet. Je früher die Behandlung begonnen wird, um so rascher tritt Heilung ein und man sieht bei frisch entstandenen Affectionen oft genug nach einigen wenigen Proceduren Heilung eintreten.

Beim chronischen Muskelrheumatismus werden ebenfalls wechselwarme Proceduren, die selbstverständlich immer der Individualität entsprechen müssen, gute Dienste leisten. —

7. Erkrankungen der Respirationsorgane.

a) Lungentuberculose.

Die historische Gerechtigkeit veranlasst mich vor Allem festzustellen, dass schon C u r r i e die hydriatische Behandlung der Lungenphthise geübt hat. Er wendete die so sehr beliebten Sturzbäder an und rechnete hierbei sowohl mit dem thermischen als auch mit dem mechanischen Reize dieser Procedur. Nichts desto weniger wurde die hydriatische Behandlung dieser Erkrankung lange Zeit nicht mehr angewendet, bis wieder der um die Hydrotherapie so verdiente S c h l e c h t a die Wasserbehandlung aufnahm. Hat doch selbst P r i e s s n i t z alle Lungenkranken von der Behandlung ausgeschlossen. S c h l e c h t a berichtet über sehr schöne Erfolge, er hat von 18 Lungentuberculösen 15 viel gebessert, 1 gebessert und 2 nicht geheilt entlassen.

Später war es B r e h m e r, der die Hydrotherapie der Lungenphthise propagirte, obwohl auch er sie nicht genügend würdigte. Erst W i n t e r n i t z beschäftigte sich intensiv mit derselben und wir verdanken auch ihm eine Reihe glänzender Arbeiten, in welchem er sich über den Werth der Wasserbehandlung, die Wirkungsweise desselben und über präcise Indicationsstellung ausspricht.

Die Hydrotheraphie vermag in allen Stadien der Erkrankung sehr Vieles zu leisten. Sie ist von grosser prophylaktischer Bedeutung bei der Disposition zur Phthise, lässt bei der Behandlung der sich entwickelnden Phthise grosse Erfolge erzielen und vermag auch noch bei der entwickelten Lungenphthise, selbst bei floriden Phthisen noch überraschende Wirkungen zu entfalten.

Beseitigung des Fiebers uud der Nachtschweisse, Zunahme des Körpergewichtes, Verminderung des Hustens und des Auswurfs, Nachlass der subjectiven Beschwerden, Besserung des Localbefundes gehören zu den constanten Folgen einer rationell angewendeten Hydrotherapie. Es muss hier betont werden, dass eine Verbindung der Hydrotherapie mit allen hygienischen uud diätetischen Behelfen unerlässlich ist.

Es soll nun zunächst die Frage beantwortet werden: welche Indicationen hat die Hydrotherapie in der Prophylaxe der Phthise zu erfüllen und welche Mittel stehen uns hierzu zur Verfügung?

Es ist heute eine von allen Autoren anerkannte Thatsache, dass der Tuberkelbacillus allein nicht im Stande ist, eineu Menschen tuberculös zu machen, dass hierzu entweder eiue angeborene oder erworbene Disposition gehört. Die Frage, was eigentlich unter Disposition zu verstehen ist, ist schwer zu beantworten. Wenn wir sie auch als Schwächung des Lebensprocesses, als herabgesetze Energie der organischen Functionen, als verminderte Widerstandsfähigkeit etc. etc. bezeichnen, so ist damit sehr wenig gesagt. Es ist unbekannt, worin die Schwächung des Lebensprocesses begründet ist etc., und wir müssen uns damit begnügen, dass veränderte Circulations- und Innervationshältnisse, veränderte Blutbeschaffenheit etc. bestehen.

Es ist von allen Autoren anerkauut, dass gerade bei Phthisikern und den zur Phthise disponirten Individuen eine gesteigerte Reflexerregbarkeit der sensiblen peripherischen Nervenendigungen besteht; es ist ferner bekannt, dass alle hierher gehörigen Menschen eine der Anämie oder Chlorose ähnliche Blutbeschaffenheit haben. Die Verminderung des Blutes an rothen Blutkörperchen, der verminderte Hämoglobingehalt sind constante Erscheinuugen bei deu zur Phthise geneigteu Individuen. Ebenso gehört ein niedriger Blutdruck, beschleunigte Herzaction zu den fast immer beobachteten Erscheinungen.

Alle diese Momente zusammen, mit auderen weuiger wichtigen construiren den phthisischen Habitus, sie bilden das, was man als herabgesetzte Widerstandskraft bezeichnet, sie geben Veranlassung, dass die mit Recht oder Unrecht so sehr gefürchtete Erkältungsgefahr besteht.

Alle diese Momente müssen berücksichtigt werden, wenn es sich um Einleitung jener prophylaktischen Maassnahmen handelt, die in der Phthisisbehandlung obenan stehen und die als **Abhärtung** bezeichnet werden.

Es ist eine irrige Auffassung, wenn man bei der Abhärtung nur an die „Hautpflege" denkt, wie dies in so vielen, ja den meisten Lehr- und Handbüchern zu finden ist; ein warmes Bad genügt den an die Hautpflege gestellten Anforderungen, es genügt aber bei Weitem nicht jenen Bedingungen, die bei der Abhärtung erfüllt werden sollen. Es muss vor Allem mit Nachdruck betont werden, dass die grössten Gefahren bedingt sind durch die Unfähigkeit der Haut, starke oder auch mässige Temperaturdifferenzen auszugleichen. Hier ist vor Allem der Hebel anzusetzen. Es muss durch thermische und mechanische Reize die Reflexerregbarkeit der peripherischen sensiblen Hautnerven herabgesetzt werden, es mus die glatte Muskulatur der Haut gymnastisch geübt werden, es muss die Haut und ihr Gefässsystem gewöhnt werden, auf wechselnde Temperaturreize entsprechend zu reagiren.

Ein weiteres wichtiges Moment, welches nicht genügend gewürdigt wird, ist, dass die Athmungswerkzeuge ihre Aufgabe nur im Verein mit dem Herzen erfüllen können. Ein schwaches, sich ungenügend contrahirendes Herz wird nicht im Stande sein, durch seine Arbeit die von dem Körper jeweilig verlangte Blutmenge der athmenden Lungenfläche zuzuführen, auf welcher sie Sauerstoff binden, Kohlensäure abgeben soll. Die Beschaffenheit des Blutes, in erster Linie sein Gehalt an rothen Blutkörperchen, beeinflusst die von Herz und Lunge geforderte Leistung. Ein an Sauerstoffträgern ärmeres Blut muss häufiger die Lungen durchsetzen, als ein reicheres, falls die gleichen Gasmengen in der Zeiteinheit aufgenommen und ausgeschieden werden sollen. Das kann nur durch Vermehrung der Arbeit des Herzens ermöglicht werden (Jürgensen).

Was also durch Abhärtung erreicht werden soll, ist demnach klar vorgezeichnet; Besserung der Innervation und der Circulation, Kräftigung der Herzaction, Besserung der Blutbereitung und der Respiration. Als oberster Grundsatz muss hierbei immer gelten, dass jeder unnöthige Wärmeverlust vermieden werden soll. Wir sehen also, dass das abhärtende Verfahren mit dem tonisirenden Verfahren zusammenfällt, dass also kräftige thermische und mechanische, kurz dauernde Proceduren die zur Abhärtung geeigneten sein werden.

Die Abhärtung muss in der frühesten Jugend beginnen. Mit Recht sagt daher Niemeyer: Alles in Allem genommen, so erscheint es als

Inconsequenz, wenn wir das Neugeborene von Stund an und dann täglich dem nassen Elemente vermählen lassen, um nachher habitueller Wasserscheu, sei's stillschweigend oder ausdrücklich, Vorschub zu leisten, anstatt die im ersten Jahre befolgte Gewohnheit aufrecht zu erhalten, bis, wie Sonderegger schreibt, das Kind das 60. Jahr erreicht hat.

Am besten geht man bei kleinen Kindern in folgender Weise vor: Nach Ablauf der ersten Woche nimmt man zu dem üblichen täglichen Reinigungsbad kühleres Wasser, allmählich bis zu 24° R. Nach Beendigung des Bades übergiesse man den Rumpf des Kindes mit kälterem, etwa 18° R Wasser. Hierauf folgt eine kräftige Abreibung mit dem trockenen Tuche. Das Bad soll im ersten Jahre nicht kälter sein, wohl aber wird die Wärme des für die Uebergiessung verwendeten Wassers allmählich vermindert. Man kann bis gegen das Ende des Säuglingsalters bis auf 16° R herabgehen. Vom zweiten Jahre an genügt die Uebergiessung allein; sie ist täglich Morgens vorzunehmen. Nun braucht man die Wasserwärme nicht sorgfältig zu bestimmen, auch im Winter reicht man mit dem Wasser aus, das mehrere Stunden im geschlossenen Zimmer gestanden hat. Später muss man noch kälteres nehmen. Zu beachten ist hierbei, was schon einmal hervorgehoben wurde, was jedoch nicht genug betont werden kann, dass es sich nie darum handelt, Wärme zu entziehen. Das Bad oder die kalte Uebergiessung muss aus der Bettwärme, nach vorheriger Erwärmung vorgenommen werden und darf niemals zu lange dauern.

Auch hier gilt die Regel, je kräftiger und kürzer der thermische und mechanische Reiz, um so kräftiger die Reaction bei geringem Wärmeverlust.

Bezüglich der Methodik habe ich hier ein Verfahren mitgetheilt, welches von Jürgensen angegeben wurde, und welches mir als das zweckmässigste erscheint, doch wird man immerhin entsprechende Modificationen vornehmen können.

Hat man es mit verweichlichten Erwachsenen zu thun, dann kann man in der verschiedensten Weise vorgehen um das Ziel der Abhärtung zu erreichen. Dettweiler empfiehlt trockene Abreibungen, Brehmer sah in den Douchen die einzige Procedur zur Erzielung einer Abhärtung; Andere empfehlen partielle Abreibungen, Ganzabreibungen etc.

Wir wollen auch hier unserem Principe treu bleiben und nicht eine bestimmte Procedur als die allein seligmachende bezeichnen. Man kann, wie gesagt, das Ziel auf die verschiedenste Weise anstreben und erreichen, wenn man sich das Princip, worauf es uns hier ankommt, vor Augen hält. Ich gehe gewöhnlich in der Weise vor, dass ich zu-

nächst Theilwaschungen mit einem in kaltes Wasser getauchtem, gut
ausgerungenem Tuche und zwar im Bette noch, so lange der Patient
warm ist, vornehmen lasse. Es ist kein schonendes Verfahren, wenn
man mit wärmerem Wasser die Theilwaschung vornimmt, da ja bekanntlich in einem solchen Falle der mechanische Reiz ein kräftigerer
sein müsste, um eine entsprechende Reaction zu erzielen. Wenn man
einige Zeit diese Procedur angewendet hat, dann kann man schon zu
energischeren Applicationen schreiten. Eine solche besteht darin, dass
man unmittelbar aus der Bettwärme heraus eine feuchte Abreibung
vornehmen lässt. Auch hier ist es zweckmässiger mit niedrigen Temperaturen vorzugehen. Das Tuch soll, damit nicht zu viel Wärme entzogen werde, kräftig ausgewunden sein. Kräftige Abtrocknung, Bewegung im Freien nach der Procedur ist angezeigt.

Von manchen Autoren wird empfohlen, nach vorgenommener Waschung
oder Abreibung wieder das Bett aufzusuchen, um dort eine Wiedererwärmung des Körpers abzuwarten. Ich halte dies im Allgemeinen
nicht für sehr zweckmässig, dies mag nur bei anämischen, in ihrer Ernährung herabgekommenen Patienten oder bei Leuten, die erst im
vorgeschrittenen Alter die Proceduren beginnen, am Platze sein.

Ebenso wie die Abreibung erfüllt auch das Regenbad oder ein
kurzes, kaltes Tauchbad, jedoch immer erst nach entsprechend vorberei-
tender Erwärmung, seinen Zweck.

Ich halte die Abreibungen für das beste und zweckmässigste Ab-
härtungsverfahren, schon deshalb, weil sie ausser den bereits angegebenen
Indicationen noch den Gasaustausch in den weniger beweglichen Lungenspitzen, durch die Tiefathmungen, die sie bewirken, vermehren.

Und nun wollen wir uns der Behandlung der entwickelten
Phthise zuwenden.

Es muss auch hier zunächst auf die Thatsache hingewiesen werden,
dass die Tuberculose heilbar ist. Zahlreiche Forscher haben an der
Hand von über viele Jahre fortgesetzten klinischen Beobachtungen den
Nachweis geführt, dass die Erscheinungen der Lungentuberculose
schwinden und einer völligen Gesundheit Platz machen können. Vor
Allem hat die pathologische Anatomie den sichersten Beweis für die
Heilbarkeit der Tuberculose geführt. Umfangreiche Statistiken haben
gezeigt, dass bei Sectionen von Leichen an anderen Krankheiten oder
eines gewaltsamen Todes Verstorbener in auffallender Häufigkeit Narben
in der Lungenspitze als Reste geheilter Tuberculose gefunden werden.
Da dies auch der Fall ist bei Individuen, welche niemals während des
Lebens wegen ihrer Lungentuberculose in ärztlicher Behandlung waren,
so ergiebt sich aus den anatomischen Befunden die wichtige Thatsache,

dass die Lungentuberculose auch ohne unsere Hülfe heilen kann, und wir können nun hoffen, dass dasjenige, was spontan möglich ist, durch sorgfältige Ueberwachung und unter vortheilhaften Heilungsbedingungen um so sicherer zu erreichen ist.

Die Therapie der Phthise muss, wie Cornet mit Recht behauptet, eine potenzirte Hygiene sein.

Die vortheilhaften Heilungsbedingungen werden nicht durch einen einzelnen Heilfactor, nicht allein durch Luft oder durch die Ernährung oder durch die Hydrotherapie erfüllt, sondern durch die zweckmässigen Combinationen aller genannten Heilfactoren. Alle physikalischen Heilmittel und Behandlungsmethoden müssen zur Therapie der Phthise herangezogen werden, dann, nur dann hat man seine Pflichten in der Behandlung dieser Erkrankung erfüllt.

Es wurde wiederholt die Frage aufgeworfen, ob wir mit hydriatischen Proceduren den Indicationen vom bacteritischen Standpunkte gerecht werden können. Wir müssen diese Frage entschieden bejahen. Zahlreiche Forscher haben den Heilungsprocess in der Lunge von der activen Circulation in der Lunge abhängig gemacht, von dem Gesichtspunkte ausgehend, dass eine lebhafte Circulation normalen Blutes das beste bacillenvernichtende Agens sei. Nun ist keine Therapie im Stande, in solchem Maasse eine active Fluxion, vermehrte Blutzufuhr und vermehrte Blutabfuhr hervorzurufen, wie die Hydrotherapie. Eine der wesentlichsten Wirkungen dieser Methode ist die Kräftigung der Circulation, die Beseitigung der Circulationsschwäche in den Lungen und der Circulationshindernisse im kleinen Kreislaufe, die Besserung des Blutdurchflusses durch die Lungen.

Jacoby*) hat eine besondere Methode angegeben, um eine Hyperämie in den Lungenspitzen zu erzielen — analog der Bier'schen Auffassung von der Wirksamkeit der Stauungshyperämie bei Gelenkstuberculose. Durch einen etwas complicirten Apparat wird heisses Wasser resp. Dampf in die Lungenspitzenregion geleitet. Die Methode hat eine direct antibacterielle Tendenz, d. i. die Tuberkelbacillen im eigenen Blute untergehen zu lassen.

Es ist nicht nöthig, zu solch' complicirten, schwer durchführbaren Proceduren zu greifen.

Das einfachste und zugleich wirksamste Mittel zur Erreichung unseres Zieles sind die Kreuzbinden. Durch dieselben werden, wie

---

*) Congress für innere Medicin. 1896. Im Original sind die Details, auf die wir hier nicht näher eingehen können, nachzulesen. Strasser referirte hierüber in Blätter für klin. Hydrotherapie 1896. Nr. 10.

Winternitz sich ausdrückt, wahre Treibhausverhältnisse hergestellt. Die monatelange Anwendung derselben bewirkt Bedingungen, welche der Entwicklung des Bacillus feindlich sind, sie bewirkt oft genug reactive Entzündung, Abgrenzung, Zerfall, Ausstossung, auch Resorption der kranken Gewebe und Heilung. —

Ein zweites sehr wichtiges Mittel zur Besserung der Circulation und zur Herstellung aller Bedingungen, die hier erforderlich sind, ist der Herzkühlapparat. Die Kräftigung der Herzaction, die Erhöhung des Gefässtonus, die Hervorrufung einer activen Hyperämie in dem erkrankten Organe wird durch diese Procedur sicher erzielt.

Endlich sind es die allgemeinen, die ganze Körperoberfläche treffenden tonisirenden Proceduren, Regenbäder, Abreibungen etc., welche ausser den genannten Wirkungen noch die Tonisirung des Gesammtorganismus erzielen lassen.

Es ist nun nicht schwer, aus dem Gesagten die Therapie der Phthise zu construiren. Doch vorerst noch die Besprechung einzelner häufiger vorkommenden Symptome.

Vor Allem ist es die Appetitlosigkeit, die energisch bekämpft werden muss. Hängt doch davon wesentlich der günstige Verlauf der Erkrankung ab. Eine Leibbinde mit dem in dieselbe eingeschalteten Schlauch mit durchfliessendem heissem (40°) Wasser leistet das Beste in dieser Hinsicht. Husten, erschwerte Expectoration wird am besten durch die Kreuzbinde bekämpft. Lungenblutungen werden am zweckmässigsten behandelt durch kleine mit Eis gefüllte Säckchen über die Supraclaviculargruben auf den feuchten Theil der Kreuzbinde gelegt, mit dem trockenen Theile derselben bedeckt. Auch hier leistet der Herzschlauch sehr gute Dienste. Handelt es sich um bei Phthisikern sehr häufig vorkommende passive Lungenblutungen, dann sind vielmehr die tonisirenden Proceduren angezeigt. Wichtige Aufgaben findet die Hydrotherapie in der Behandlung des Fiebers. Die Aufgaben der Hydrotherapie sind auch hier streng vorgezeichnet, sie ergeben sich aus der Fiebergenese. Lösung der Wärmeretention, Verhütung allzu hoher Temperaturen, Bekämpfung des Schweisses sind hier die Aufgaben und werden am zweckmässigsten durch Theilwaschungen oder Abreibungen erfüllt. In dieser Beziehung ist die Hydrotherapie allen anderen Methoden sicher weit überlegen.

Ich möchte nun den Behandlungsplan eines Phthisikers in folgender Weise feststellen. Des Morgens unmittelbar aus der Bettwärme feuchte 10—12° grädige Abreibung oder ebensolche Theilwaschung. Bei fiebernden, bettlägerigen Patienten hierauf Anlegung der Kreuzbinden, in welche im Laufe des Vormittags für $^1/_2$—1 Stunde der

Herzschlauch eingeschaltet wird. Nichtfiebernde oder mobile Patienten legen sich behufs Application des Herzschlauches für die nöthige Zeit im Laufe des Vormittags nieder. Nachmittags Wiederholung des Herzschlauches, nach Wegnahme desselben einen zehn bis zwölfgrädigen, ¹/₄ Minute dauernder Regen. Vor dem Schlafengehen Theilwaschung oder Abreibung wie des Morgens, hierauf Application der Kreuzbinden. Einzelne Symptome werden nach den früher gegebenen Anleitungen behandelt.

Aberg,*) ein hervorragender schwedischer Arzt, empfiehlt folgende, leicht durchführbare und bewährte, auch von Winternitz sehr gelobte Methode.

Seine Methode besteht aus drei Proceduren, die gleichsam drei verschiedene Stufen oder Grade der Cur darstellen.

1. Die Waschung von Nacken, Rücken, Gesicht und Brust. Anfangs ganz kurz und flüchtig mit dem ausgedrückten Schwamme, unmittelbar nachher verlässliches Trockenreiben der gewaschenen Theile. Im Beginne nur am Morgen, später früh und Abends und mit weniger ausgedrücktem Schwamme, Reaction im Bette oder im Freien. Temperatur des Wassers 0⁰.

2. Als zweiten Grad verwendet Aberg Begiessungen von Kopf, Nacken, Rücken, Gesicht und Brust aus einer Giesskanne. Wiederholung der Anwendung und Verhalten darnach genau wie beim ersten Grade. Temperatur des Wassers 0⁰.

3. Der dritte Grad Aberg's ist das Vollbad. Dauer einen Moment. Eintauchung sammt dem Kopfe. Exactestes Abtrocknen wie nach den anderen Proceduren. Temperatur des Wassers 7—12⁰

Aberg stellt seine Methode als das Resultat einer 22jährigen Praxis hin, die mitgetheilten Krankengeschichten sprechen für die ausserordentlich günstige Wirksamkeit seines Verfahrens.

b) Bronchitis.

Die Behandlung der acuten, chronischen und Capillarbronchitis basirt auf denselben Principien, die früher erörtert wurden. Es soll hier nur auf einige Momente besonders aufmerksam gemacht werden. Es ist zunächst darauf hinzuweisen, dass es bei acuter Bronchitis gestattet ist und auch gelingt, dieselbe in ihrer Entwicklung zu hemmen und zwar am besten durch künstlich hervorgerufene Diaphorese. Am

---

*) Reichs-Medicinal-Anzeiger 1895.

besten bewährt sich die feuchte Einpackung in der Dauer von mindestens $1^1/_2$—2 Stunden. Hierauf folgt eine Abreibung.

Besondere Aufmerksamkeit muss einer Bronchitis acuta bei einem
Greise geschenkt werden, es ist hier das Herz, welches Gegenstand
einer besonderen Rücksichtnahme sein muss, ferner muss das Fieber
möglichst bekämpft werden. Herzschlauch, Kreuzbinden, Theilwaschungen mit kräftigem thermischem und mechanischem Reiz und in häufiger
drei- bis viermaliger täglicher Wiederholung, sind die geeignetsten Proceduren. Auch Stammumschläge werden nöthigenfalls zur Behandlung der Erkrankung herbeigezogen. Dieselben Gesichtspunkte sind
für die Behandlung des Emphysems maassgebend.

Die Capillarbronchitis wird ebenfalls mit kräftigen thermischen
Reizen behandelt. Ich verweise diesbezüglich auf die Behandlung der
Pneumonie im Kindesalter.

In der Behandlung der chronischen Bronchitis spielen Abreibungen
und Kreuzbinden die Hauptrolle.

Bezüglich der Behandlung der

c) Pneumonie

kann auf das bereits früher Gesagte hingewiesen werden. Es wurde
dort die Pneumonie im Kindesalter besprochen, jedoch von solchen
Gesichtspunkten aus, welche auch für die Behandlung der Pneumonie bei Erwachsenen maassgebend sind. Auch bei Erwachsenen
sind es zwei Momente, welche in Betracht gezogen werden müssen,
und zwar das Fieber und die Herzthätigkeit. Bezüglich der Behandlung dieser Symptome kann auf die Infectionskrankheiten im Allgemeinen verwiesen werden.

Ganz besonders möchte ich auch hier noch auf die Circulationsverhältnisse bei Greisen aufmerksam machen. Es kommt hier eine
doppelte Aufgabe in Betracht: Prophylaxe der Herzschwäche und Bekämpfung der bereits eingetretenen Herzschwäche. Ebenso muss auch
das Herz der Fettleibigen ganz besonders berücksichtigt werden.

In beiden Fällen sind nicht zu niedrige Temperaturen mit kräftigem mechanischen Reize am Platze. Am besten ist es, mit Theilwaschungen zu beginnen und dann zu Halbbädern von 25—23—22 ° R
überzugehen. Bei stärkerem Darniederliegen der Kräfte ist kälteres
Wasser zu wählen und die Dauer des Bades zu kürzen. Oder die
Bäder werden mit wärmerem, etwa 26 ° Wasser gegeben, aber während derselben wird eine ausgiebige Uebergiessung mit kaltem Wasser
vorgenommen. Die Anwendung des Herzschlauches spielt auch hier
eine grosse Rolle.

„Wer die Pneumonie mit kalten Bädern behandelt, wird wohl daran thun, den Wein als Reizmittel für das Herz vor und nach dem Bade darzureichen." Man kann diesem Ausspruche Jürgenssen's vollkommen beipflichten.

Wird man von Herzschwäche überrascht, so leisten neben den üblichen medicamentösen subcutanen Injectionen noch laue körperwarme Bäder mit kalten Uebergiessungen gute Dienste. Auch bei Potatoren ist das Herz besonders zu berücksichtigen.

d) Pleuritis.

Die Behandlung der Pleuritis ist eins der bestdurchgearbeiteten Capitel der Therapie. Um so erstaunlicher ist es, dass fast nirgends auch nur ein Wort über die hydriatische Behandlung dieser Erkrankung zu finden ist.

Und dennoch leistet die Hydrotherapie hier sehr viel.

Bei der Pleuritis sicca gilt es, die Hauptklagen, den stechenden Schmerz auf der befallenen Brustseite, die durch denselben bedingte Athemnot und den trockenen Husten zu bekämpfen. Hier leistet die Kreuzbinde mit dem eingeschalteten Kühlapparat, durch welchen kaltes Wasser fliesst, grossartige Dienste.

Die Abkühlung reicht, wie es durch thermometrische Untersuchungen festgestellt ist, tief genug, um den Herd der Erkrankung im Sinne einer Antiphlogistik zu beeinflussen. Eine nicht zu unterschätzende Wirkung dieser Behandlungsmethode ist ferner die schmerzstillende. Die Patienten fühlen unmittelbar nach der Application eine colossale Erleichterung. Der Werth des Kühlapparates wird noch dadurch erhöht, dass das lästige und schmerzhafte häufige Wechseln der Umschläge für längere Zeit unterbleibt, dass derselbe höchstens zwei Mal täglich behufs Vornahme anderer Proceduren oder behufs Reinigung der Umschlagstücher vorgenommen werden muss.

Von erfolgreicher Wirkung sind ferner bei der Pleuritis sicca die feuchten ein- bis zweistündigen Einpackungen, mit darauf folgender Abreibung oder Halbbade von 22—20⁰ Temperatur. Sie wirken geradezu causal bei auf Erkältung basirenden Erkrankungen. Oft genügt eine einzige Procedur, um den Process rückgängig zu machen.

Zur Nachbehandlung der einfachen trockenen Brustfellentzündung empfiehlt es sich, täglich des Morgens Abreibungen in einem in kaltes Wasser (10—12⁰) getauchten Laken, gut ausgewunden, vornehmen zu lassen. Die Abreibungen erfüllen den Zweck einer ausgiebigen Athemgymnastik und ermöglichen eine Beseitigung oder Verhinderung von grösseren Verwachsungen.

Bei der Behandlung der Pleuritis exsudativa müssen wir zwei Phasen unterscheiden. Im ersten Stadium stehen die antiphlogistischen und schmerzstillenden Maassnahmen im Vordergrunde. Sie können hier natürlich nur diejenigen sein, die bei der Pleuritis sicca angewendet werden. Die Bekämpfung des Fiebers spielt gewöhnlich eine untergeordnete Rolle, entsprechend den meist mässigen Temperatursteigerungen. Die feuchten Einpackungen, von denen oben die Rede war, können jedoch hier, falls das Fieber excessiv hoch sein sollte, als gewechselte Einpackungen zu Mässigung des Fiebers und dann als längerdauernde Einpackung, wie bei der Pleuritis sicca, angewendet werden.

In der zweiten Phase der Behandlung gilt es hauptsächlich, das Exsudat zur Resorption zu bringen. Es ist hier begreiflicherweise nur von dem serösen Exsudat die Rede.

Die Resorption lässt sich durch Steigerung der Ausscheidungen befördern. Alle Methoden, welche die Diaphorese und die Diurese steigern, werden hier zum Ziele führen. Dampfkastenbäder oder Heissluftbäder von 10—15 Minuten langer Dauer mit darauf folgenden erregenden Proceduren oder feuchte langdauernde Einpackungen mit eben solchen Nachproceduren werden die Resorption des Exsudates sehr rasch erzielen lassen. Dabei werden diese Proceduren das Allgemeinbefinden bessern, was bei pleuritischen Exsudaten, die in der Mehrzahl der Fälle sich auf dyskrasischer Grundlage entwickeln, oder bei längerem Bestande eine Resistenzverminderung und in deren Gefolge tuberculöse Erkrankung der Lunge bewirken, sehr schwer in die Wagschale fällt.

Kreuzbinden dreistündlich gewechselt ergänzen die Therapie des Exsudats. Eine ausgezeichnete Methode zur Anregung stockender Resorption hat Fodor*) (Wien) angegeben. Sie besteht in der Anwendung einer kräftigen Horizontaldouche mit getheiltem oder gebundenem Strahl auf die erkrankte Thoraxhälfte in der Dauer von einigen Secunden. Die Procedur soll nach Art einer kräftigen Erschütterung wirken, ähnlich der von den schwedischen Mechanotherapeuten geübten Methode der Vibrationen behufs Förderung der Aufsaugung tiefliegender Exsudate. Die Application der Localdouche erfolgt nach einem Halbbade oder nach einer Abreibung.

Im acuten Stadium der Pleuritis und bei Exsudaten, die den ganzen Pleurarum einnehmen und Suffucationserscheinungen hervorrufen, werden wir natürlich von einem energischen Verfahren absehen

---

*) Blätter für klin. Hydrotherapie 1893. Nr. 2.

und uns hauptsächlich mit jenen resorptionsfördernden Methoden behelfen, die im Ruhezustande des Patienten anwendbar sind, also Einpackungen, Umschlägen etc.; später können wir, wenn es Noth thut, allmählich zu dem geschilderten eingreifenderen Curverfahren übergehen.

Drohender Herzschwäche suche man schon bei Beschleunigung und Kleinheit des Pulses vorzubeugen. Als Cardinalmittel dient der Herzkühlapparat.

Ich kann nicht umhin, hier eines Falles *) zu gedenken, den ich in letzter Zeit beobachtete und der deshalb von hohem Interesse ist, weil bei demselben ein merklicher Zusammenhang zwischen Wasserretention, Wärmeretention und Exsudat bestand. Es handelte sich um einen mit einer rechtsseitigen Pneumonia crouposa und mit einer linksseitigen Pleuritis exsudativa behafteten Patienten. Besonders auffallend war die Differenz zwischen Achselhöhlen- und Rectumtemperatur, welch' letztere 39·0 ⁰ betrug, während die erstere nur 37·1 ⁰ zeigte. Eine solch' intensive und anhaltende Wärmeretention — sie dauerte nicht etwa wie im Froststadium der Malaria nur einige Zeit, sondern mehrere Tage — gleichzeitig mit bedeutender Wasserretention (trockene spröde Haut) gehört zu den grössten Seltenheiten. Ich trachtete, die Wärmeretention und Wasserretention, deren Ursache offenbar eine Verengerung des peripheren Strombettes für das Blut ist, durch Theilwaschungen zu beseitigen. Es gelang erst bei der zweiten Procedur, nach derselben stellte sich die Achselhöhlentemperatur auf 38·4⁰. Gleichzeitig, und das will ich hier besonders betonen, wurden die subjectiven Beschwerden geringer. Die Athemnoth liess nach, trotzdem weder in der Pneumonie, noch in dem Exsudat eine merkliche Veränderung vorging. Wahrscheinlich ist es, dass die Athembeschwerden, durch die Circulationswiderstände, welche das Herz zu überwinden hatte, durch die Stauungen im kleinen Kreislauf bedingt waren, und dass durch die Beseitigung wenigstens der in der Peripherie gelegenen Circulationswiderstände die Athembeschwerden geringer wurden. Die Theilwaschungen wurden fortgesetzt, der Herzschlauch und Kreuzbinden wurden applicirt und erst jetzt nach Beseitigung der Wasser- und Wärmeretention in der Haut begann das Exsudat, welches bisher immer angestiegen war, zusehends zu sinken. Diese Behandlung in Combination mit feuchten Einpackungen, die erst nach Ablauf der Lungenentzündung zur Anwendung kamen, beseitigten vollständig das Exsudat.

---

*) Ausführlich publicirt: Blätter für klin. Hydrotherapie 1S93. Nr. 11.

8. Erkrankungen des Circulationsapparates.

a) Acute und chronische Endocarditis.

Auf keinem Gebiete der Pathologie sind die Wege der Therapie so klar vorgezeichnet, wie auf dem der Circulationsorgane. Die Pathologie der Herzkrankheiten ist in ihren Einzelheiten genau bekannt, und dies ist von unzweifelhaft grossem Nutzen, denn nur unter solchen Umständen kann eine zweckmässige Behandlung Platz greifen. Wenn es auch nicht möglich ist, das Grundleiden zu beseitigen, so können wir doch durch unsere therapeutischen Eingriffe selbst in den schwersten und combinirtesten Affectionen des Circulationsapparates sehr viel nützen. Namentlich die physikalisch-diätetische Behandlung ist mehr als jede andere Behandlung geeignet, die Störungen auszugleichen, und das Bestreben der Therapeuten ist auch in den letzten Jahrzehnten dahin gerichtet gewesen, mit den physikalischen und diätetischen Heilbehelfen, so weit als möglich das Auslangen zu finden. Die Hydrotherapie kam dabei am allerschlechtesten weg.

Während die Gymnastik resp. die mechanische Behandlung schon seit mehreren Decennien geübt wird und deren Erfolge anerkannt sind, war es mit ungemein grossen Schwierigkeiten verbunden, die Hydrotherapie, die ungleich grössere Dienste zu leisten vermag, als die vorher genannten Heilmethoden, in die Behandlung der Herzkrankheiten einzuführen. Ja, die Behandlung mit Wasser war noch bis vor kurzem absolut verpönt. Hervorragende Autoren betrachteten es geradezu als Kunstfehler, einen mit einem Herzfehler behafteten Menschen einer hydriatischen Procedur auszusetzen. Die Hydrotherapie, wie sie unter Priessnitz angewendet wurde, war allerdings nicht geeignet, das Vertrauen in ihre Wirkung bei Herzkranken zu erwecken. Daran war aber nicht die Hydrotherapie Schuld, sondern die mangelhaften oder fehlenden Kenntnisse des Leidens und die daraus selbstverständlich resultirende mangelhafte Methodik.

Dank den Untersuchungen und experimentellen Arbeiten der letzten Jahrzehnte sind gerade die Wirkungen thermischer Reize auf jede einzelne Phase der Circulationsvorgänge so genau erforscht, dass wir ohne Zagen an die Behandlung der schwersten Circulationsstörungen herantreten können, und wir können heute behaupten, dass die Anwendung des Wassers bei Erkrankungen des Herzens nicht nur nicht contraindicirt, sondern im Gegentheil geradezu berufen ist, selbst in Fällen, in denen andere Behandlungsmethoden erfolglos sind, mit Vortheil einzutreten.

Entsprechend unserem bisherigen Arbeitsplane wollen wir auch hier zunächst uns mit der Frage beschäftigen: Welche Indicationen sind zu erfüllen und wie erfüllt die Hydrotherapie die entsprechenden Aufgaben? Unsere Aufgabe kann darin bestehen, die Entwicklung einer Compensationshypertrophie zu fördern, das Herz zu einer gesteigerten Thätigkeit anzuregen, dasselbe möglichst lange leistungsfähig zu erhalten und die abnormen Widerstände in einem beliebigen Abschnitte des Gefässsystems zu beseitigen.

Nach den bisherigen Untersuchungen, die ja im allgemeinen Theil ausführlich besprochen wurden, unterliegt es gar keinem Zweifel, dass wir durch hydriatische Maassnahmen im Stande sind, das Herz zu einer gesteigerten Thätigkeit anzuregen, ausgiebige und kräftige Contractionen zu bewirken und dadurch eine Kräftigung des Herzmuskels, die Entwicklung einer Compensationshypertrophie zu bewirken. Sowohl durch locale, d. h. auf die Herzgegend applicirte Proceduren, als auch durch allgemeine, die ganze Körperoberfläche treffende Applicationen sind wir in der Lage, diese günstigen Wirkungen zu erzielen. Winternitz,[*] Pospischil,[**] Silva[***] und viele Andere haben durch sphygmographische und sphygmomanometrische Untersuchungen gezeigt, wie mächtig locale Kälteapplicationen die Herzthätigkeit anzuregen, die Contractionen zu kräftigen vermögen. Die durch solche Maassnahmen bewirkte Kräftigung des Herzmuskels ist in vielen Fällen eine solch' nachhaltige, dass sich der Effect noch lange Zeit nach dem Sistiren der Application erhält. Aber auch die allgemeinen, die ganze Körperperipherie treffenden Proceduren zeigen in dieser Hinsicht eine günstige Wirkung. Jeder thermische Reiz, der die Körperoberfläche trifft, bewirkt im ersten Moment eine Beschleunigung und Kräftigung der Herzaction, er wirkt nach Art einer Gymnastik auf den Herzmuskel.

Eine grosse Gefahr liegt ohne Zweifel in der Ueberanstrengung des kranken Herzens und der daraus resultirenden Dilatation der Herzhöhlen. Diese Gefahr muss um so grösser sein, je mehr abnorme Widerstände das Herz zu überwinden hat. Und damit gelangen wir zur Besprechung jener zweiten Indication, welche darin besteht, die Widerstände herabzusetzen. Das Herz kann leistungsunfähig werden in Folge Erkrankung des Herzmuskels — absolute Leistungsunfähigkeit —, und es kann leistungsunfähig werden mit Bezug auf die bestehenden Widerstände, — relative Leistungsunfähigkeit. In beiden

---

[*] Blätter für klin. Hydrotherapie 1891. Nr. 6 u. 7.
[**] Blätter für klin. Hydrotherapie 1894. Nr. 12 u 1895. Nr. 4.
[***] Riforma medica 1886. 253 ff.

Fällen kann die Therapie sehr Vieles leisten, indem sie die abnormen Widerstände beseitigt.

Die hydriatischen Proceduren bewirken vor Allem nach einer primären Contraction eine active Erweiterung der peripheren Gefässe, d. h. eine Erweiterung der Gefässe mit Erhaltung des Tonus, vorausgesetzt natürlich, dass entsprechende thermische und mechanische Reize angewendet werden. In dieser activen Erweiterung der Hautgefässe liegt nun der grosse Nutzen unserer Therapie. Ist es doch natürlich, dass durch eine Herabsetzung der Widerstände in einem Gefässsystem, welches von so grosser Bedeutung ist, wie das der Haut, das Herz in seiner Thätigkeit bedeutend entlastet wird. Andererseits werden jedoch auch die peripheren Gefässe durch den thermischen Reiz zu einer Selbstthätigkeit angeregt, wodurch das Herz ebenfalls entlastet wird. Allerdings findet die Anwendung der allgemeinen, die ganze Körperoberfläche treffenden Proceduren ihre Contraindication, die durch jene bereits erwähnte Wirkung, die in einer primären Contraction der peripheren Gefässe besteht, gegeben ist. Abreibungen z. B. bewirken primär eine mächtige Contraction aller getroffenen Hautgefässe, sie erhöhen dadurch, wenn auch nur für kurze Zeit, die peripheren Circulationswiderstände, welche in gewissen Fällen absolut zu vermeiden sind.

Eine weitere günstige Wirkung der hydriatischen Proceduren besteht in der Vermehrung der Ruhepausen für das Herz. Je grösser der Zeitabschnitt zwischen den einzelnen Systolen ist, um so kräftiger sind dieselben. Deshalb wird seit jeher in der Behandlung der Herzkranken auf die Beruhigung der Herzaction, auf die Verminderung der Contractionsfrequenz das grösste Gewicht gelegt. Der Herzkühlapparat, der auch in vielen anderen Beziehungen der Digitaliswirkung gleichkommt, bewirkt, wie die Digitalis, eine Verlangsamung des Pulses, eine Vergrösserung der Ruhepausen für das Herz und dadurch bedingte Drucksteigerung im arteriellen System.

Von grosser Bedeutung ist die Wirkung der hydriatischen Proceduren auf die Vertiefung der Respiration, wodurch eine raschere Strömung des in den Venen aufgestauten Blutes zum rechten Herzen eingeleitet wird. Das vertiefte Athmen schafft Raum für die Aufnahme des Blutes in die Lungen, begünstigt eine Besserung der Sauerstoffaufnahme und den Abfluss des Blutes aus den Lungen wieder zurück zum linken Herzen.

Nebst der Athemnoth ist die fatalste Consequenz bei höheren Graden allgemeiner Circulationsstörung der Hydrops, den zu vermindern oder zu beseitigen demnach eine der wichtigsten Aufgaben der Therapie bildet.

Schon die Anwendung des Herzkühlapparates ist geeignet, dieser Indication gerecht zu werden. Wir haben auch hier diesbezüglich von dem Herzschlauche eine analoge Wirkung, wie von der Digitalis. Die durch denselben bewirkte Drucksteigerung im Aortensysteme veranlasst auch eine Aenderung in der Secretion, sie vermehrt dieselbe, regt die Absorption von Transsudaten und die Ausscheidungen derselben mächtig an.

Zur Erreichung dieses Zweckes dienen ferner jene Proceduren, welche eine vermehrte Wasserabgabe durch die Haut anbahnen.

Wie schon früher hervorgehoben, kann durch eine einfache Friction der Haut mit einem trocknen Tuche die insensible Wasserauscheidung der Haut auf das Doppelte und darüber erhöht werden. Verbinden wir die mechanischen Reize mit einem thermischen Reiz, so wird die Wasserausscheidung noch mehr gesteigert. Theilwaschungen erfüllen vollkommen diesen Zweck, aber auch feuchte Einwicklungen einzelner Körpertheile, namentlich der unteren Extremitäten, Longuettenverbände um dieselben befördern ebenfalls die Perspiration und tragen wesentlich zur Beseitigung von Oedemen bei.

Ein sehr beliebtes, der Entwässerung dienendes Verfahren ist die Anregung der Schweisssecretion im Dampfbade. Bevor man sich zur Anwendung eines Dampfkastenbades entschliesst, ist es jedoch zweckmässig, sich vor Augen zu halten, dass die Nebenwirkungen des Dampfbades in einer Erhöhung der Körpertemperatur und in einer Beschleunigung der Herzaction bestehen, Nebenwirkungen, die wir in unseren Fällen nicht nur nicht brauchen, sondern welchen wir im Gegentheile entgegenarbeiten müssen.

Wichtig ist für uns nur die Transspiration und die Anregung des Stoffwechsels. Wir wissen, wie sehr bei acut fieberhaften Erkrankungen die Temperatursteigerung schädigend auf Herzarbeit und Gefässtonus einwirkt, und aus diesem Grunde empfiehlt es sich, bei der Anwendung der Dampfbäder sehr vorsichtig vorzugehen.

Das Winternitz'sche Dampfbad in der Wanne bietet uns die Möglichkeit, die Schweisserregung im Dampfbade unter Berücksichtigung der erwähnten Momente zu appliciren. Wir beschränken die Einwirkung der Wärme bloss auf die untere Körperhälfte, oder vom Rippenbogen abwärts, indem wir den Abschluss mit der Decke nicht um den Hals, sondern unter den Armen machen, wir verbinden mit dem auf die Art hergerichteten Dampfbade die Application des Herzkühlapparates und haben so ein Verfahren construirt, welches in doppelter

20*

Hinsicht in Bezug auf die Resorption von Transsudaten und Oedemen
nützlich wirken wird, bei welchem aber die schädlichen Wirkungen
durch die Beschränkung der Application auf die untere Körperhälfte
theils mächtig reducirt, theils durch die gleichzeitige Anwendung des
Herzkühlapparates wirksam paralysirt sind.

Wir haben also in der Hydrotherapie ein Verfahren, welches allen
Indicationen gerecht werden kann. Kräftigung und Verlangsamung der
Herzaction oder Kräftigung und Beschleunigung derselben, Erhöhung
der Pulswelle, Erhöhung der Spannung, bessere Füllung der Arterien,
Verminderung der Irregularität, Herabsetzung der Circulationswiderstände, Erhöhung derselben, Vertiefung der Athmung, Besserung der
Secretion und der Ausscheidung von Exsudaten sind die Aufgaben, die
wir jeweilig zu erfüllen haben und die wir, wie wir gesehen haben,
mit unseren hydriatischen Proceduren auch zu erfüllen im Stande sind.

Das Ziel unserer Therapie ist grössere Kraftleistung unter geringerer Arbeit, und wenn wir dies auch mit medicamentösen Mitteln
zu erreichen im Stande sind, so müssen wir doch aus verschiedenen
Gründen den hydriatischen Proceduren den Vorzug geben.

Ziehen wir einen Vergleich zwischen dem gebräuchlichsten medicamentösen Herzmittel, der Digitalis, und den hydriatischen Behandlungsmethoden. Ich muss hier bemerken, dass wir Hydrotherapeuten der
Digitalis nicht entrathen können und wollen, dass wir sie aber ungleich
seltener anwenden, als es sonst in der Privatpraxis geschieht.

Die Hydrotherapie wirkt wie Digitalis, wie aus obiger
Darstellung ersichtlich ist, sie ist also ein vollständiger Ersatz für
dieses Medicament in denjenigen Fällen, in denen die Anwendung der
Digitalis noch nicht angezeigt ist. Wir haben es nicht nothwendig,
zur Digitalis zu greifen, wenn der Patient nur über unangenehme Sensationen in der Herzgegend, über Herzklopfen, über Kurzathmigkeit,
über Irregularität der Herzaction klagt. Eine Application des Herzkühlapparates genügt, um die Beschwerden zu beseitigen. Wir sparen
mit der Digitalis und erreichen mit derselben noch Resultate dort, wo
diejenigen, die mit derselben schon in dem oben geschilderten Status
vorgehen, keine Resultate mehr erzielen können, weil die Muskel- und
Nervengebilde des Herzens für die Digitalis nicht mehr empfänglich
sind. Der Vorzug der Hydrotherapie gegenüber der medicamentösen
Behandlung besteht also zunächst darin, dass die Empfänglichkeit für
die Eingriffe durch deren frühzeitigen oder längeren Gebrauch nicht
leidet.

Ein weiterer Vortheil ist der, dass die Digitaliswirkung zum Theil
durch Contraction der peripheren Blutgefässe zu Stande kommt. Wir

trachten, mit unseren hydriatischen Proceduren die Erhöhung des Blutdrucks durch Erhöhung der Muskelkraft zu erzielen und nicht durch
Erhöhung der Widerstände und Herausforderung der letzten Reservekräfte des Herzfleisches.

Ferner ist ein wichtiger Vortheil der hydriatischen Behandlung
der, dass man oft noch das Herz zu erhöhter Thätigkeit zu bringen
vermag, während es für die ganze Reihe der Herztonica des Arznei-
schatzes schon unempfindlich war; wir sind so in die Lage versetzt,
die Herzarbeit noch zu verbessern, die Pulsqualitäten noch zu ändern
und den Herzmuskel für die Digitalis empfänglich zu machen und
endlich kommt noch der Umstand in Betracht, dass die c u m u l a t i v e
Wirkung der Digitalis beim Herzkühlapparat wegfällt. Der Herzkühlapparat spielt noch die Rolle eines prognostischen Hülfsmittels. Versagt
die Digitalis, was ja bei hochgradiger Degeneration des Herzfleisches
der Fall ist, reagirt jedoch der Herzmuskel noch auf den Kälteapparat,
so kann, wie dies eine reiche Erfahrung gelehrt hat, die Prognose für
die Fortdauer des Lebens und für die, wenn auch nur vorübergehende
Besserung des Zustandes, noch günstig gestellt werden. Bringt der
Herzschlauch keinen genügenden Effect mehr zu Stande, dann muss
die Prognose ungünstig gestellt werden.

Es wird nun nicht schwer fallen, nach dem Gesagten die Therapie
eines jeden Einzelfalles zu construiren. Was soll erreicht werden, und
wie wirken die uns zu Gebote stehenden hydriatischen Proceduren,
diese Fragen muss man sich stets vor Augen halten, wenn die richtige
Indication gestellt werden soll.

Bei der a c u t e n E n d o c a r d i t i s besteht die Aufgabe der Therapie in einer Beruhigung der Herzaction. Jede stürmische Herzthätigkeit muss wegen Gefahr einer Embolie vermieden werden. Der
Herzkühlapparat allein genügt hier vollkommen den gegebenen Indicationen. Man lässt ihn Stunden lang, auch Tage lang liegen. Jede
andere active Therapie ist, weil nutzlos, zu vermeiden. Nur wenn
Herzschwäche droht, sind Analeptica angezeigt. In der Reconvalescenz
ist eine Herzmuskelübung angezeigt. Der Herzmuskel muss gestärkt
werden, damit er möglichst früh das Maass von Kraft erreiche, welches
er auf die Dauer zur Ueberwindung des Stromhindernisses bedarf.
Theilwaschungen und Theilabreibungen eignen sich für dieses Stadium
ausgezeichnet.

Sobald die ersten Zeichen von Herzschwäche sich einstellen, welche
den Ausbruch von C o m p e n s a t i o n s s t ö r u n g e n befürchten lassen,
oder wenn Anfänge der letzteren sich bereits gemeldet haben, so sind
zunächst wieder Ruhe und Kühlapparate am Platze. Wie lange in

solchen Fällen die Application des Herzschlauches dauern soll, das richtet sich nach der Individualität. Ist die Herzkraft gebessert, sind die Pulsqualitäten gebessert, sind Irregularitäten und die subjectiven Beschwerden beseitigt, dann hat der Kühlapparat seine Pflicht erfüllt. Ich will damit nicht sagen, dass nun derselbe aus dem Heilschatz gänzlich verschwinden soll, er wird noch täglich ein bis zwei Mal in der Dauer einer halben bis einer Stunde zur Kräftigung des Herzmuskels angewendet. Der Ausbruch neuer Compensationsstörungen wird dadurch verhütet. Täglich des Morgens aus der Bettwärme vorgenommene Theilwaschungen ergänzen unsern Heilplan, sie werden neben der nöthigen Uebung des Herzmuskels die peripheren Gefässe zur activen Erweiterung bringen, die Circulationswiderstände beseitigen etc.

Sobald das bekannte Symptomenbild der Compensationsstörung mit Oedemen, kleiner Harnmenge, kleinem irregulären Puls zur Entwicklung gelangt ist, kommt zunächst die Frage in Betracht: wie verhält es sich mit dem Herzmuskel? Ist der Herzmuskel insufficient, weil degenerative Veränderungen in demselben Platz gegriffen haben, dann gehe ich gewöhnlich in der Weise vor, dass ich vor der Application des Herzschlauches Theilwaschungen vornehmen lasse. Es muss hier vor Allem der Circulationswiderstand in der Peripherie beseitigt werden, die Vis a tergo gekräftigt werden, vielleicht gelingt es noch so, das Herz zu der auf die Weise geringer gewordenen Arbeit anzuspornen. Es wurde früher erwähnt, dass die bei den Theilwaschungen sich einstellende primäre Contraction der Gefässe eine Art von Gymnastik für das Herz bildet. Damit das Herz nicht überangestrengt werde, nehme ich am ersten Tage auch nicht eine Theilwaschung des ganzen Körpers vor. Ich begnüge mich mit einer Theilwaschung der unteren Extremitäten. Erst am zweiten Tage, oder noch am selben Tage, aber zu einer späteren Stunde dehne ich die Theilwaschung auf den Rumpf aus; am folgenden Tage nehme ich die Theilwaschung am ganzen Körper vor und erst jetzt beginne ich mit der Application des Herzkühlapparates. Der Erfolg ist bei dieser Methode niemals ausgeblieben und ich bin mit den zwei Proceduren in diesem Stadium der Erkrankung immer ausgekommen.

Ist der Herzmuskel insufficient mit Rücksicht auf die bestehenden Circulationswiderstände, dann ist es um so angezeigter, zunächst mit Proceduren, welche die ganze Körperoberfläche treffen, vorzugehen. Auch hier empfiehlt es sich, mit Theilwaschungen zu beginnen, die jedoch auf den ganzen Körper ausgedehnt werden. Unmittelbar nach der Theilwaschung applicire ich den Herzschlauch für ein bis zwei Stunden täglich. Nöthigenfalls kann die Theilwaschung auch zwei Mal täglich vorgenommen werden.

In diesem Stadium sind auch die Nackenschläuche angezeigt, welche durch ihre Wirkung auf Sympathicus und Vagus die Wirkung der Theilwaschung und des Herzschlauches unterstützen.

Das Herz, welches unter Ueberwindung abnormer Widerstände insufficient geworden ist, wird unter dieser Behandlung am ehesten seine vollständige Contractionsfähigkeit wieder erlangen. Wenn der Kreislauf wieder möglichst vollständig von Statten geht, kann successive die Herzarbeit wieder vergrössert werden. Zu der in diesem Stadium höchst indicirten Massage und passiven Gymnastik empfehlen sich noch die Anwendung von Halbbädern, kurzen, $^1/_4$ Minute dauernden kühlen, jedoch kräftigen Regenbädern, ein bis zwei Minuten dauernden Abreibungen. In welchem Maasse eine Steigerung der an das Herz gestellten Ansprüche statthaft erscheint, wird stets am besten daraus entnommen, ob die Procedur stärkeres Herzklopfen und länger anhaltende Dyspnoë erzeugt. Wird sorgfältig individualisirt, und dies ist unbedingt geboten, dann kann man nicht selten beobachten, dass Kranke mit schweren Circulationsstörungen ihre ursprüngliche Leistungsfähigkeit wieder erlangen; umgekehrt ist eine häufig zu beobachtende Erscheinung, dass in Folge verfrühter oder übertriebener Anwendung der oben genannten, die ganze Körperoberfläche auf einmal treffenden Proceduren die eben beseitigte Herzinsufficienz sofort wieder hereinbricht.

Schwinden die Oedeme unter oben skizzirter Behandlung nicht, bestehen Stauungserscheinungen, Albuminurie fort, so muss man zu vorsichtiger Anwendung des Dampfbades in der Wanne übergehen. Wie bereits erwähnt, soll mit demselben die Application des Herzkühlapparates combinirt werden. Man kann hier auch in der Weise vorgehen, dass der Application des Dampfbades die Anwendung des Herzschlauches vorangeht, dass derselbe während der Dauer derselben und auch noch nach dem Dampfbade liegen bleibt. Die Dauer des Dampfbades beträgt fünf bis zehn Minuten, die der Application des Herzschlauches $^1/_2$—1 Stunde. Es lässt sich also aus dieser Zeitangabe leicht deduciren, wie lange vor und wie lange nach dem Dampfbade der Herzschlauch noch liegen bleiben soll.

Longuettenverbände um die unteren Extremitäten, Stammumschläge dreistündlich gewechselt, werden, wie erwähnt zur Anregung der Resorption und zur Beseitigung der Stauungserscheinungen beitragen.

Erwähnt muss noch werden, dass nach der Anwendung wärmezuführender Proceduren des Dampfbades oder nach der Anwendung wärmestauender Applicationen, der Longuettenverbände und des Stammumschlages, eine erregende Procedur erfolgen muss. Eine kalte Abwaschung oder Theilabreibung, eine Uebergiessung aus einem Kübel oder die Anwendung einer mobilen Brausevorrichtung erfüllen den gewünschten Zweck.

Es braucht kaum mehr erwähnt zu werden, dass nöthigenfalls auch von der Digitalis Gebrauch gemacht werden muss. Es wurde ja ausführlich besprochen, in welcher Weise Hydrotherapie und Digitaliswirkung einander unterstützen, wie die hydriatischen Proceduren das Herz für die Digitalis empfänglicher machen.

Bei richtiger Anwendung der Digitalis in Verbindung mit hydriatischen Proceduren wird selbst hochgradige Herzinsufficienz verschwinden und sind die Fälle keineswegs selten, bei welchen nicht nur ein vorübergehender, sondern ein dauerder Erfolg zu verzeichnen ist, so dass selbst Jahre vergehen können, bis neuerdings hochgradige Circulationsstörungen hervortreten.

Ich hebe es nochmals hervor, dass strengstes Individualisiren nöthig ist. Dann wird man bei den combinirtesten und schwersten Circulationsstörungen mit den geschilderten einfachen, überall und leicht durchführbaren Proceduren unerwartete Erfolge erzielen können.

Ueber die Behandlung des

b) Cor adiposum

wurde bei Besprechung der Fettleibigkeit das Nöthige mitgetheilt.

c) Pericarditis.

In der Therapie der Pericarditis giebt es ein einziges Mittel, welches, ausser der selbstverständlich zu beobachtenden absoluten Ruhe der Patienten, einen Erfolg erwarten lässt, und dies ist der Herzschlauch mit durchfliessendem kalten Wasser.

Der Herzkühlapparat wirkt als mächtiges Antiphlogisticum. Er trägt wesentlich dazu bei, die Heftigkeit der Entzündung in Schranken zu halten. Er beruhigt die Herzthätigkeit, und es muss doch jedenfalls einen erheblichen Unterschied machen für die Verbreitung der sich vermehrenden Entzündungserreger im Herzbeutel und für den Grad der Reizung, welchen die Serosa erfährt, ob das Herz sich in der Minute 90 Mal oder ob es sich 120—140 Mal zusammenzieht und an seiner Herzbeutelhülle verschiebt.

Nach den Untersuchungen Silva's unterliegt es keinem Zweifel, dass sich die Kältewirkung auf dem Wege des Contactes, durch Con-

tiguität bis ins Pericardium erstreckt. Silva hat durch thermoelektrische Nadeln und durch directe Thermometrie bei Hunden die
Temperatur in der Pericardialhöhle gemessen. Immer stellte sich eine
Abnahme der Temperatur im Pericardium ein, die 1—2 und selbst
3·5° betragen konnte. Dadurch ist der sicherste Beweis für die antiphlogistische Wirkung des Herzkühlapparates beigebracht.

Der klinische Erfolg tritt sehr rasch auf. Schon kurze Zeit nach
der Application des Apparates wird der Schmerz gelindert und wird
bald ganz zum Verschwinden gebracht.

Mit der Anwendung der Kälte fährt man so lange fort, als es
nöthig ist, um die Entzündungserscheinungen zum völligen Verschwinden zu bringen. Man kann die Behandlung Wochen lang fortsetzen, ohne
irgend welche unangenehme oder schädliche Nebenwirkungen zu beobachten. Wird die Kälteapplication dem Patienten durch etwa allzu
lange Dauer derselben lästig, so kann man sie allenfalls für kurze Zeit
sistiren und durch einen erregenden Umschlag ersetzen.

Die Behandlung der Pericarditis ist wegen der guten Erfolge, die
mit derselben zu erzielen ist, allgemein verbreitet. Selbst in England,
wo man früher gegen die Anwendung der Kälte bei entzündlichen
Affectionen der Brustorgane sich sehr reservirt verhielt, hat neuerdings
die Kältebehandlung der Pericarditis warme Fürsprecher gefunden
(Bäumler).

In den Fällen von chronisch gewordener Pericarditis mit lange
fortbestehendem Exsudat, ohne dass etwa Tuberculose des Pericards
zu Grunde liegt, kann man von schweisserregenden Proceduren Gebrauch machen. Jedenfalls empfiehlt es sich auch hier diejenigen
Vorsichtsmaassnahmen zu gebrauchen, welche bei der Anwendung dieser
Proceduren behufs Behandlung der Oedeme bei Endocarditis chronica
angezeigt erscheinen. Die Vorsichtsmaassregeln sind hier meist dringen-
der geboten, als derartige Kranke an erheblichen Athembeschwerden
leiden.

Die modificirte Einpackung in Verbindung mit dem Herzschlauche
in der Dauer von 1—1½ Stunden wird von diesen Kranken noch am
besten vertragen.

Unter den Symptomen, welche glücklicher Weise nur in seltenen
Fällen auf der Höhe der Krankheit oder selbst in vorgeschrittenen
Stadien auftreten und einer besonderen Behandlung bedürfen, ist noch
des Fiebers zu gedenken. Das Fieber kann manchmal zu ungewöhn-
licher Höhe ansteigen, mit schweren Delirien, Coma, enormer Pulsbeschleunigung und starker Schweissabsonderung einhergehen. In diesen
Fällen ist energische Kälte in Form von Halbbädern angezeigt.

Wilson Fox*) berichtet über solche mit Hyperpyrexie einhergehenden Fällen von Pericarditis, in welchen er mit kalten Bädern
grossartige Erfolge erzielt hat. Auch Bäumler**) plaidirt für die
Anwendung kühler Bäder, von welchen auch ein guter Erfolg in Bezug
auf die mit hohem Fieber einhergehenden Delirien, sowie die Schlaflosigkeit zu erwarten ist.

Von den Erkrankungen der Gefässe soll hier hauptsächlich die

d) Arteriosclerose

Platz finden. Neben der Diätetik nimmt die Hydrotherapie unter den
Behandlungsmethoden einen hervorragenden Platz ein. Es gelingt wohl
nicht, arteriosclerotische Veränderungen zu beseitigen, aber auch hier
liegt der Schwerpunkt der Behandlung in der Beseitigung jener Circulationswiderstände, welche Ursache und Folge der Erkrankung sind.

Nach Huchard ist der Spasmus der kleinsten Gefässe und der
daraus resultirende gesteigerte Druck im Arteriensystem eines der Früh-
symptome (vielleicht auch Ursache) der Arteriosclerose. Dass wir die
Contraction der kleinsten Gefässe zu lösen im Stande sind, ist nach
unseren bisherigen Auseinandersetzungen klar.

„Mit Rücksicht auf die Anschauung von Rosenbach, dass die
Arteriosclerose die letzte Consequenz der Compensation der gestörten
(erschöpften) Gewebsarbeit durch erhöhte Gefässarbeit ist, entspricht
die Hydrotherapie sogar gewissermaassen der Indicatio causalis. Denn
kein medicamentöses oder physikalisches Agens vermag so günstig die
natürlichen biologischen Vorgänge in unserem Organismus zu beeinflussen, die Gewebsarbeit zu steigern und den Stoffwechsel zu erhöhen
wie das Wasser in Gestalt methodisch applicirter Methoden" (Kraus***)).

Prophylaktisch werden wir bei dieser Erkrankung mit allen Proceduren, welche die Circulationswiderstände herabsetzen, das Strombett
im Arteriensystem erweitern, den Blutdruck herabsetzen, sehr viel
Nutzen bringen. Sowie sich in irgend einem Gefässgebiete Zeichen
beginnender Arteriosclerose zeigen, hat die Hydrotherapie einzusetzen
und wir werden mit den entsprechenden Proceduren in der Lage sein,
den Process zum Stillstande zu bringen. Consequenz und Ausdauer
sind die wichtigsten Bedingungen zur Erzielung eines Erfolges. Die
Proceduren, die in diesem Stadium angezeigt sind, sind Herz- und

---

*) Treatment of hyperpyrexia. London 1871.
**) Handbuch der spec. Ther. inn. Krankheiten: Penzoldt u. Stinzing.
***) Festschrift zu Winternitz' Jubiläum. Urban & Schwarzenberg 1897.

Rückenschläuche mit kaltem Wasser. Sie sollen täglich für die Dauer von $1/_4$—$1/_2$ Stunde angewendet werden. Nebst diesen werden feuchte Einpackungen von $3/_4$ stündiger Dauer mit darauffolgenden abkühlenden Proceduren oder Schweiserregungen ohne mächtige Steigerung der Blutbewegung, also in Combination mit dem Herzkühlapparate, oder als Dampfwasserbäder mit darauffolgender Abkühlung angezeigt sein. Von diesen letztgenannten Proceduren wird täglich die eine oder die andere vorgenommen.

Bei ausgesprochener Arteriosclerose beginnt man die Behandlung am zweckmässigsten mit Theilwaschungen. Man wird mit denselben namentlich im Greisenalter und bei vorgeschrittenen Fällen sein Auslangen finden. Man kann ja übrigens nach längerer Anwendung dieser Procedur auch zu Ganzabreibungen oder auch zu wechselwarmen Regenbädern übergehen, welche nicht nur den oben beschriebenen Zweck erfüllen, sondern auch mächtig tonisirend wirken.

Die wechselwarmen Regenbäder werden insbesondere von Riley*) zur Beseitigung des apoplektischen Gefässzustandes empfohlen. Das warme Regenbad erweitert die peripheren Gefässe, während das kalte Regenbad das Herz tonisirt und auch den Tonus der durch die warme Douche relaxirten Gefässe wieder herstellt.

Bei Neigung zu Congestionen sind fliessende Fussbäder, Wadenbinden, Stammumschläge indicirt. Ganz besonders ist bei allen Arteriosclerotischen auf eine sorgfältige Vorbauung gegen die Rückstauungscongestion vor Anwendung jeder Procedur zu achten.

Weder Arythmie noch Albuminurie contraindiciren die hydriatischen Proceduren. Erstere contraindicirt nur dann Kälteeingriffe, wenn sie die Consequenz myocarditischer Veränderungen ist. Albuminurie schwindet auf hydriatische Proceduren, sei es, dass dieselbe eine regulatorische Albuminurie bei Plethorischen ist (Rosenbach), oder als Folge einer arteriosclerotischen Schrumpfniere auftritt.

Sehr mannigfaltig sind die Aufgaben, welche dem Arzt durch Schlaflosigkeit, Asthma, Angina pectoris, Verdauungsstörungen, Obstipation, Hämorrhoidalzustände. Bronchialkatarrhe noch erwachsen können. Die Behandlung dieser Symptome ist in den betreffenden Abschnitten nachzulesen. Immer muss der Gesammtzustand des Patienten ins Auge gefasst werden, es muss darauf geachtet werden, dass die Beziehungen der Einzelsymptome zu der Arterienerkrankung und zu den dieselbe verursachenden Umständen oder von ihr abhängigen Organveränderungen aufgesucht und die Indicationen für die Behandlung davon abgeleitet

---

*) Blätter für klin. Hydrotherapie 1898. Nr. 8.

werden müssen. Die Einzelsymptome werden durch therapeutische Berücksichtigung des Gesammtzustandes am wirksamsten bekämpft.

Von den Erkrankungen der Gefässe sei noch die acute Aortitis erwähnt, deren Behandlung dieselbe sein muss wie die der acuten Endocarditis, d. h. locale, andauernde Kälteapplication. Bei der Behandlung acuter Entzündungen peripherer Arterien muss man mit der Anwendung von Kälte, namentlich von Eis, vorsichtig sein, da hier sehr viel auf die Entwicklung eines Collateralkreislaufes ankommt. Am zweckmässigsten ist es hier sowie bei Phlebitis und Lymphangoitis von der Application erregender Umschläge in Form von Longuettenverbänden Gebrauch zu machen, während oberhalb der kranken Partie auf die Stelle des zuführenden Gefässes Kälte in Form von Kühlschläuchen angewendet werden kann. Auch bei Aortenaneurysmen kann man durch Kälteapplication in Form von Kühlschläuchen auf die Gegend des Aneurysmas und durch Theilwaschungen noch gute Dienste leisten. Es werden jedenfalls die subjectiven Symptome wesentlich gemildert werden können.

Bei Varicositäten an den unteren Extremitäten wird man neben der üblichen mechanischen Behandlung noch durch Kräftigung der Herzaction, durch Tonisirung der arteriellen Gefässe die Circulationsstörungen in den Venen zu beseitigen trachten und dies oft auch mit Erfolg durch Regenbäder, bewegliche Fächer längs der Wirbelsäule, Abreibungen etc. anstreben können.

Bei der Behandlung der Hämorrhoidalvenenerweiterung muss vor Allem auf die Aetiologie, auf etwa bestehende Leber-, Herz-, Lungenerkrankungen, insbesondere jedoch auf die Stuhlverstopfung — das häufigste ätiologische Moment — Rücksicht genommen werden. Kurze kalte Sitzbäder sind die wichtigsten Proceduren in der Behandlung der Hämorrhoiden, die, wie wir später sehen werden, nicht nur die Obstipation, sondern auch die Stauung in den Venen zu beseitigen vermögen. Eine weitere sehr wichtige Procedur zur Behandlung der Hämorrhoiden ist der Mastdarmkühlapparat — Atzberger'scher Apparat. Ueber die Technik und Wirkungsweise ist im allgemeinen Theil ausführlich gesprochen worden.

Entzündete Venenknoten werden zweckmässig mit langdauernden kalten Sitzbädern behandelt, ebenso stark blutende Knoten. Bei, in Folge von Hämorrhoiden auftretender Proctitis und Periproctitis ist ebenfalls das langdauernde kalte Sitzbad und der Kühlapparat angezeigt. Ersteres muss mindestens zehn Minuten dauern, der Kühlapparat kann Stunden lang angewendet werden.

e) Neurosen des Herzens.

Es wurde bereits an einer anderen Stelle hervorgehoben, dass die durch Erkrankungen des Nervensystems bedingten Affectionen des Herzens am zweckmässigsten durch Beseitigung des Grundleidens, der Hysterie, der Neurasthenie etc. bekämpft werden. Es wurde ferner hervorgehoben, dass die Neurosen des Herzens eher durch Proceduren, welche auf die Wirbelsäule, d. h. auf die Gegend des Circulations-centrums applicirt werden, als durch solche, welche die Herzgegend treffen, beseitigt werden können.

Dementsprechend werden wir in der Behandlung des n e r v ö s e n H e r z k l o p f e n s , der Palpitatio, Hyperkinesis cordis vorgehen.

Wir werden zunächst eine Causaltherapie einleiten, d. h. Neurasthenie, Hysterie, Anämie, Chlorose nach den angegebenen Principien behandeln. Jedenfalls werden wir jedoch durch kalte Rückenschläuche von ein- bis zweistündiger Dauer, ferner durch feuchte Einpackungen von $^3/_4$—1 stündiger Dauer das Symptom zu bekämpfen trachten, was übrigens immer für längere Zeit gelingt. Sehr zweckmässig ist es, solchen Patienten zwei Proceduren täglich zu geben. Des Morgens eine allgemeine Procedur, nach einer einstündigen Application des Rückenschlauches einen wechselwarmen Regen oder eine feuchte Abreibung, und des Abends vor dem Schlafengehen eine namentlich gegen das Symptom gerichtete Procedur, weil das Herzklopfen eine häufige Ursache der Schlaflosig-keit ist. J. B a u e r (München) empfiehlt noch Fuss- und Handbäder — ob kalte oder warme — wird nicht gesagt.

Bei der p a r o x y s m a l e n T a c h y c a r d i e , bei welcher anfalls-weise und zwar meist ganz plötzlich eine enorme Pulsbeschleunigung bis zu 200 und 250 Schlägen ohne jede nachweisbare Ursache eintritt, und bei welcher in den anfallsfreien Zeiten weder von Seiten des Herzens noch von Seiten eines anderen Organes irgend eine Anomalie nachzuweisen ist, handelt es sich nach der Ansicht einiger Autoren um eine Lähmung des Vaguscentrums, nach der Ansicht anderer Autoren um Reizung des Sympathicus. Jedenfalls besteht eine Gleichgewichts-störung in der Innervation des Gefässcentrums in der Medulla oblongata. Dementsprechend muss auch unsere Therapie in der Application von Kühlschläuchen längs der Wirbelsäule, von Nackenschläuchen, Hinter-hauptsbädern bestehen. Auch kühle Waschungen bewähren sich aufs Beste.

Von feuchten Einpackungen, namentlich von der modificirten feuchten Einpackung in Verbindung mit dem vom kalten Wasser con-tinuirlich durchrieselten Rückenschlauch habe ich in einem Falle von paroxysmaler Tachycardie, deren Ursache nicht auffindbar war, sehr gute Erfolge gehabt. Nach einer dreiviertelstündigen Application beruhigte sich jedesmal die Herzthätigkeit ganz bedeutend, die Pulsfrequenz sank von 220 in der Minute auf 110. Nach vierwöchentlicher Behandlung trat eine etwa zwei Monate lange Pause in den Anfällen auf, dann trat wieder, jedoch eine sehr kurze Attaque auf.

Th. Schott hat die Anwendung warmer Bäder von 31—33° am meisten bewährt gefunden. Sehr wirksam wurde von diesem Beobachter die gymnastische Behandlung befunden.

9. Erkrankungen der Verdauungsorgane.

a) Erkrankungen des Magens.

Die Diagnostik der Magenkrankheiten gehört zu den schwierigsten Abschnitten der inneren Pathologie, obgleich dieselbe seit den frühesten Anfängen der Heilkunde sich eines besonderen Interesses erfreute. Die Entwicklung der chemischen Untersuchungsmethoden hat die Diagnostik nicht wesentlich erleichtert, ja im Gegentheile: wir stehen jetzt mehr denn je auf einer schwankenden Basis, die durch die functionellen Untersuchungsmethoden gegeben sind. Je mehr man sich von der klinischen Beobachtung und Untersuchung entfernte und je mehr man sich den chemischen Untersuchungsmethoden näherte, desto schwieriger und complicirter gestaltete sich der Aufbau der Diagnostik. Und dies ist von unzweifelhaft verhängnissvoller Bedeutung für die Therapie. Welche Wandlungen hat die Therapie in den letzten Jahrzehnten durchgemacht! Ich erinnere nur an die so wechselvollen Anschauungen über die Indicationen und Contraindicationen der Salzsäure, der Alkalien etc., über die Berechtigung der inneren Desinfectionsmittel etc.

Unter solchen Umständen ist es wohl kein Wunder, wenn die physikalischen Behandlungsmethoden der Verdauungskrankheiten einen grösseren Aufschwung erfahren haben. Die diätetische Behandlung allen voran. Ihr gebührt auch gewiss der erste Platz in der Therapie der Verdauungskrankheiten, sie bildet eine Conditio sine qua non einer jeden Magentherapie. Auch die Mechano- und Elektrotherapie wurde wesentlich gefördert, namentlich die erstere nimmt einen breiten Raum in der Behandlung der Verdauungskrankheiten ein; dass jedoch die Hydrotherapie, trotzdem auch sie ganz wesentliche Fortschritte aufzuweisen hat, nicht den Platz in der Therapie einnimmt, der ihr gebührt, wundert uns gar nicht, sie ist ja noch immer das Stiefkind in der Therapie, allerdings zum grössten Schaden der Patienten.

Der Hydrotherapie gebührt in der Therapie der Verdauungskrankheiten nicht bloss die Rolle eines „Unterstützungsmittels", es gebührt ihr die Rolle einer Heilmethode, die nahezu ausnahmslos wenigstens mit einigem Erfolge bei jeder Form der Magenkrankheiten anwendbar ist. Ihre Wirkung auf Motilität, Secretion, Resorption und Sensibilität ist eine solch' eminente, wie wir dies bei keiner anderen Behandlungsmethode zu constatiren in der Lage sind. Welch' bedeutender Einfluss kommt der Hydrotherapie in der Hebung des Kräftezustandes, der Leistungsfähigkeit des Organismus zu, wie mächtig fördert die Hydrotherapie die Resorptionskraft, die Ausnützung der Nahrung! Ich erinnere an die Untersuchungen von Krawkow, der nachgewiesen hat, wie mächtig die Fettresorption unter dem Einflusse hydriatischer Proceduren vor sich geht; ich erinnere an die Versuche Flaum's, der gezeigt hat, welch colossalen Einfluss niedrige Temperaturen auf die Thätigkeit des Magens haben, auf die motorische, ebenso wie auf die secretorische Function dieses Organs; ich erinnere an die Untersuchungen Winternitz', die ihre Bestätigung durch Schütze fanden, welchen Einfluss schon locale Proceduren auf die Temperatur und Circulation im Magen ausüben; ich erinnere an die Untersuchungen Simon's, der sich hauptsächlich mit dem Einflusse der Dampfbäder auf die Magensaftsecretion beschäftigte, und könnte so noch zahllose experimentelle Thatsachen anführen, die die Bedeutung der Hydrotherapie für die Behandlung der Verdauungskrankheiten beweisen könnten.

Autoren von anerkannter Bedeutung sprechen sich übrigens im günstigsten Sinne für die hydriatische Behandlung aus. Freilich sind es nur wenige Worte, die in den gangbarsten Lehrbüchern über diese Behandlungsmethoden gesprochen werden, sie fallen aber um so schwerer in die Wagschale, als sie anerkennend sind und der Hydrotherapie „einen wesentlichen Platz bei Verdauungsstörungen" zuerkennen.

Bevor ich zur Besprechung der üblichen Behandlungsmethode der Verdauungskranken übergehe, möchte ich eine in jüngster Zeit vielfach propagirte Methode erwähnen, die, soweit die Mittheilungen hierüber lauten, von nicht zu unterschätzender Wirksamkeit ist.

Letulle und Ribard*) sprachen in der Sitzung der Société médicale des hôpitaux de Paris vom 18. März 1898 über einen höchst eigenartigen Heilfactor, über die locale Anwendung ganz ungewöhnlich

---

*) Blätter für klin. Hydrotherapie 1898. Nr. 9.

niederer Temperaturen. Mit dem Namen Krimotherapie ist diese
Methode getauft. Früher sind schon damit von anderen Aerzten Stoffwechselerkrankungen behandelt worden, und jetzt haben die Vortragenden
diese Methode zur Behandlung der Appetitlosigkeit, namentlich Tuber-
culöser in Anwendnng gezogen und gehen dabei in folgender Weise
vor: Morgens und Abends wird ein Sack, welcher 2 kg feste schnee-
förmige Kohlensäure enthält, auf die Magen- und Lebergegend aufgelegt und je eine halbe Stunde liegen gelassen. Die Haut wird zuvor mit einer dicken Watteschicht bedeckt, um nicht durch die directe
Berührung mit dem Kältcerzenger necrotisch zu wirken. Die Erfolge
waren sehr gute, in allen Fällen ist der Appetit im Verlaufe von ein
bis zwei Tagen zurückgekehrt, und zwar merkwürdiger Weise um so
rascher, je weiter die Krankheit schon vorgeschritten war. Nachtheilige
Folgen wurden nie beobachtet.

Eine andere Methode intensiver Kälteanwendung ist das von
Pictet*) als Frigotherapie bezeichnete Verfahren.

Behufs Anwendung dieses Verfahrens kommt ein 2 m tiefer cylin-
drischer Hohlraum in Verwendung, dessen Doppelwände durch Ver-
flüchtigung und Condensirung von Sulfo-Carbonsäure mittels Compressen eine Minimaltemperatur von -110^0 erhalten. Die Innenwand
des Hohlcylinders ist mit Pelzwerk überzogen, um das Versuchsindividuum vor einer directen Berührung mit der Metallwand zu schützen
und andererseits die Wärmestrahlen von -70^0 anfwärts zurückzuhalten.
Letztere entsprechen den kurzwelligen Schwingungen des oberen An-
theils des Wärmespectrums, erzeugen auf der menschlichen Haut das
schmerzhafte Gefühl der Kälte und müssen, um einer verderblichen
Wirkung auf den Organismus — Syncope, Congestion zu den inneren
Organen — vorzubeugen, paralysirt werden, was eben durch das schlechte
Leitungsvermögen des Salzes ermöglicht wird; während die zwischen
-70^0 bis -273^0 (absoluter Nullpunkt) liegenden langwelligen Wärmestrahlen, denen gegenüber die schlechten Wärmeleiter, je näher dem
absoluten Nullpunkte, um so leichter diatherman werden, den Körper
des betreffenden Menschen treffen. Letzterer athmet in der freien
Aussenluft, ist im Niveau der Schultern mittels einer Decke wie durch
ein Diaphragma von der Aussenatmosphäre abgeschnitten und empfindet durchaus nicht die Sensation unerträglicher Kälte, vielmehr
in Folge der physiologischen Inactivität der langwelligen Strahlen von
-110^0 der menschlichen Haut gegenüber, das Gefühl einer an-
genehmen Frische.

---

*) Blätter für klin. Hydrotherapie 1897. Nr. 2.

Der Organismus mit seiner annähernd constanten Durchschnitts-temperatur von 37.5^0 muss naturgemäss, plötzlich in ein Medium von so tiefer Temperatur versetzt, lebhaft auf diese Veränderung reagiren. In erster Linie wird in Folge der abnormen Abkühlung der Umgebung die Wärmeproduction in überaus lebhafter Weise angeregt, die Sauer-stoffaufnahme behufs Steigerung der inneren Verbrennungsvorgänge vermehrt, die Puls- und Respirationszahl als Ausdruck der gesteigerten Lebensvorgänge durch das Zwischenglied der Reizung des sympathischen Nervengeflechtes erhöht. Unter diesen veränderten Verhältnissen gleicht der Organismus einer Maschine, die aus Eigenem gespeist wird, er entnimmt naturgemäss dem Blute und dem Gewebe das Material für die gesteigerte Wärmebildung, er wird gewissermaassen autophag. Die äusserlichen Zeichen dieser veränderten Lebensvorgänge bleiben natür-lich nicht aus: Puls und Respiration werden nach 10—15 Minuten langem Verweilen im Kälteschachte lebhafter, letztere überdies ver-tieft, die Temperatur erhebt sich innerhalb dieser Zeit um 0.2^0—0.9^0, im Durchschnitte um 0.5^0. Bisweilen empfindet das Versuchsindivi-duum das Gefühl des Zusammenziehens im Epigastrium, wie es sich etwa nach temporärer Nahrungsentziehung einzustellen pflegt, vielleicht als Ausdruck einer leichten und flüchtigen Inanirung. Bei recht-zeitigem Verlassen des Kühlraumes — nach längstens 20 Minuten — macht sich ein lebhaftes Hungergefühl und ein gewisses Engourdisse-ment in den unteren Extremitäten bemerkbar, das indess einem all-gemeinen Wohlgefühl weicht.

Die Reaction des Organismus gegen eine derartige abnorme Ab-kühlung hat natürlich ihre Grenzen. Nach einer durchschnittlich 15 bis 20 Minuten währenden Versuchsdauer ist, je nach der Reactions-fähigkeit des Individuums, der bestmögliche Effect erreicht. Wird diese Grenze überschritten, so fällt die Temperatur zu ihrer ursprüng-lichen Höhe und darunter herab, Puls und Respiration werden lang-samer, und als sichtbare Zeichen der Erschöpfung des Organismus in Folge der abnorm gesteigerten Wärmeabgabe stellen sich Schwindel und Beklemmungen ein. Die diesbezüglichen Versuche, die Pictet mit Hunden angestellt hat, lehren, dass dieselben nach zweistündiger Abkühlung bei einer Körpertemperatur von 22^0 zu Grunde gehen, also förmlich unter ähnlichen Erscheinungen, wie Thiere, die nach protra-hirtem Hungerzustande nicht mehr im Stande sind, die für den nor-malen Ablauf der Lebensvorgänge nöthige Wärmeproduction aufzu-bringen. Es lässt sich vermuthen, dass, entsprechend den gesteigerten Verbrennungsvorgängen, sowohl die Sauerstoffaufnahme, als auch die CO_2-Ausscheidung bedeutend erhöht sein dürfte.

Die spärlichen Urinanalysen förderten eine constante, beträchtliche Verminderung der Ausscheidung der Stickstoffkörper bei ziemlich unveränderter Quantität des Harnes, eine Thatsache, welche einer der Norm gegenüber erhöhten Assimilation des Nährmaterials bei gesteigerter O-Zufuhr entsprechen könnte.

Die ersten therapeutischen Versuche wurden an Kranken mit functionellen Störungen — Neurasthenie, nervöser Dyspepsie — angestellt, bei denen durch Stimulirung der vitalen Vorgänge im Organismus, eine Besserung der krankhaften Störungen zu erwarten ist. Der Erfolg war thatsächlich zufriedenstellend, so z. B. bei einem neurasthenischen Dyspeptiker, der nach etwa zwölf Sitzungen in der Dauer von 15—20 Minuten eine wesentliche Besserung des Appetits und der Verdauung aufzuweisen hatte.

Was durch dieses ziemlich complicirte Verfahren angestrebt wird: eine Stimulirung der vitalen Vorgänge im Organismus, das erzielen wir mit unseren einfachen und überall durchführbaren Proceduren viel leichter und es giebt kaum eine Behandlungsmethode, welche namentlich bei der nervösen Dyspepsie sicherer und rascher zum Ziele führt, als unsere allgemeinen tonisirenden Proceduren. Die

a. nervöse Dyspepsie

ist als ein selbstständiges Krankheitsbild im Sinne Leube's anerkannt und zwar als eine Sensibilitätsneurose, die, von Hyperästhesien anderer Art abgrenzbar, dadurch charakterisirt ist, dass die Beschwerden der Kranken an die Verdauungsthätigkeit des Magens gebunden sind, dass sie vornehmlich denjenigen bei den verschiedenen Formen der Gastritis ähnlich und dementsprechend nur mässig sind. Auch die motorische und secretorische Function des Magens können bei nervöser Dyspepsie Abweichungen der Norm zeigen und ich verweise diesbezüglich auf eine von Winternitz mitgetheilte Krankengeschichte, wo die mannigfaltigsten und scheinbar widersprechendsten Symptome das Krankheitsbild charakterisirten.*)

Die nervöse Dyspepsie bietet, wie Winternitz sich treffend ausdrückt, das Prototyp aller chemischen, motorischen, sensiblen und secretorischen Störungen der Magenfunction.

Die nervöse Dyspepsie ist keine so überaus häufige Erscheinung, wie dies gemeinhin angenommen wird, man hüte sich namentlich davor, dyspeptische Erscheinungen bei nervösen Individuen leichthin als ner-

---

*) Blätter für klin. Hydrotherapie 1894. Nr. 2 u. 3.

vöse anzusprechen. Auch dass die nervöse Dyspepsie immer nur Theilerscheinung der Neurasthenie sei, ist eine unhaltbare Behauptung. Oft
genug sind die sonstigen nervösen Erscheinungen abhängig von denen
des Magens und verschwinden, wenn es gelingt, auf dieses Organ
günstig einzuwirken.

Die symptomatische Behandlung der Magenbeschwerden kann von
grossem Nutzen sein, von entscheidender Bedeutung ist jedoch eine
Therapie, die den Allgemeinzustand berücksichtigt.

„Kräftigung der Innervation, aber keine mächtige Erregung, eine
rasche Wiedererwärmung, aber keine abnorme Temperatursteigerung,
eine Kräftigung aber gleichzeitige Berücksichtigung der Herzaction,
eine Vermehrung der rothen Blutkörperchen im circulirenden Blute,
eine Vertiefung und Verlangsamung der Respiration" sind die Postulate,
die an eine rationelle allgemeine Therapie gestellt werden.

In diesem Sinne werden, immer selbstverständlich der Individualität
Rechnung tragend, mit Abreibungen aus der Bettwärme mit einem
10—16 ° R Leintuche in der Dauer von 2—3 Minuten, unabgetrocknet
Nachdunsten im Bette bei geöffneten Fenstern — namentlich bei
schwachen, zu erfolgreichen Reactionsbewegungen ungeeigneten Kranken
— gute Erfolge zu erzielen sein.

Ebenso erfolgreich werden kurze, kalte, kräftige Regenbäder, kurze
Tauchbäder, flüchtige Uebergiessungen des ganzen Körpers mit einem
10—16 ° Wasser sein.

Blutgehalt und Circulation in der Magenschleimhaut und Tonus
der Muskulatur ist für das von den Magendrüsen gelieferte Secret
verantwortlich. Durch Proceduren, welche also die Circulation, die
Innervation, den Tonus im Magen erhöhen oder herabsetzen, werden
wir einen Einfluss auf die Secretion ausüben, der für die Behandlung
der nervösen Dyspepsie von grosser Wichtigkeit ist.

In dieser Hinsicht spielen die Sitzbäder, durch welche es uns bekanntlich gelingt, fast willkürlich Innervation und Circulation zu beherrschen, eine hervorragende Rolle. Wir werden je nach der vorliegenden Indication kurze oder lange dauernde kalte Sitzbäder mit
Erfolg anwenden.

Von ebensolcher Bedeutung ist die Leibbinde, ferner der Stammumschlag mit dem heissen Schlauch.

Wir können diese Proceduren bei der nervösen Dyspepsie in der
verschiedensten Weise combiniren, abhängig von den Symptomen, welche
hauptsächlich zu bekämpfen sind.

Von dem Schlauche mit durchfliessendem heissem Wasser werden
namentlich die Krämpfe, die peristaltische Unruhe, wirksam beeinflusst.

Die reflectorische Erregbarkeit des Magens wird herabgesetzt und wir sehen von diesem Verfahren solch günstige Erfolge, dass es mit Recht zu den schätzbarsten hydriatischen Magenmitteln zählt, und sich nächst der Leibbinde am allerraschesten von allen anderen hypriatischen Proceduren in die allgemeine Therapie Eingang verschafft hat.

Seine Wirkung bei Gastralgien nervöser Natur, bei Erbrechen nervöser Natur sind geradezu glänzend. Ich verfüge über zahlreiche Krankengeschichten und solche werden auch von Anderen mitgetheilt, aus denen ersichtlich ist, dass dieses Verfahren in den verzweifeltsten Fällen von nervöser Dyspepsie mit unstillbarem Erbrechen noch einen Heilerfolg erzielen liess.

Der Schlauch wird vor jeder Nahrungsaufnahme, die Anfangs nur in Milch bestehen soll, angelegt: erst, nachdem das heisse Wasser etwa eine halbe Stunde in dem Schlauch circulirt hat, verabreicht man die Nahrung, der Schlauch bleibt jedoch liegen, bis die Verdauung ihren Höhepunkt überschritten hat. Unter diesem Verfahren hört das Erbrechen mit einem Schlage auf, man kann zu compacterer Nahrung — unter Anwendung des Schlauches — übergehen, und hat bald die Freude, seinen Patienten an Körpergewicht zunehmen zu sehen.

Ich habe, angeregt von den Erfolgen, die Winternitz mit seinem Magenmittel erzielt hat, auch bei Hyperemesis gravidarum*) dieses Verfahren in der oben angegebenen Weise eingeleitet und einen ausgezeichneten Erfolg erzielt.

Fassen wir das Gesagte zusammen, so ergiebt sich daraus, dass wir die nervöse Dyspepsie mit ihrem vielgestaltigen Symptomenbilde durch allgemeine Proceduren, durch Sitzbäder, Leibbinden und dem heissen Magenschlauch sehr wirksam zu beeinflussen in der Lage sind. Wir vertheilen die Proceduren auf den ganzen Tag in der bereits angedeuteten Weise, so, dass wir des Morgens eine allgemeine Procedur, während der Nahrungsaufnahme den Schlauch mit dem heissen Wasser, im Laufe des Tages, je nach der vorliegenden Indication, ein kürzer oder länger dauerndes kaltes Sitzbad und über die Nacht eine feuchte Leibbinde appliciren.

In ähnlicher Weise verfahren wir bei dem

β. chronischen Magenkatarrh.

Vor Allem haben wir es hier, gleichgültig auf welche Ursache der chronische Magenkatarrh zurückzuführen ist, mit Veränderungen in der Circulation in der Magenschleimhaut zu thun, die selbstverständlich

---

*) Blätter für klin. Hydrotherapie 1892. Nr. 2.

von einer Rückwirkung auf die Secretion des Magensaftes und die Resorption des Mageninhaltes ist.

Die secretische Functionsstörung combinirt sich bald mit Erschlaffungszuständen der Muskulatur, mit mangelhafter Peristaltik, welche wieder zu bedeutenden Ectasien führen kann.

Auch hier gilt es also zunächst durch allgemeine tonisirende Proceduren die Innervation und Circulation im Allgemeinen und auch local zu bessern. Wir werden aber auch hier durch locale Proceduren den vorliegenden Indicationen gerecht zu werden trachten. Und solche bieten sich ja bei dem chronischen Magenkatarrh in Hülle und Fülle.

Die hyperästhetischen Erscheinungen, die mit dem Gefühle von Drückempfindlichkeit und Völle in der Magengegend beginnen und sich bis zum heftigsten Magenschmerze steigern, das lästige Aufstossen, das bis zum Brechacte ausartet, ebenso wie die atonischen Zustände, die zum Appetitmangel führen und verschulden, dass der Stuhl meist angehalten ist, oder wie die psychische Depression, bilden gerade für die hydriatischen Curen um so aussichtsvollere Behandlungschancen, als man denselben mit theoretischen Erklärungen nur wenig, mit den pharmaceutischen Potenzen noch weniger an den Leib rücken kann" (Löbel*)).

Sitzbäder, Leibbinde und Winternitz'sches Magenmittel bilden demnach auch in der Behandlung des chronischen Magenkatarrhs die Cardinalmittel nächst den allgemeinen Proceduren, und man wird — bei symptomatischen Katarrhen unter selbstverständlicher Berücksichtigung des Grundleidens und bei ebenso selbstverständlicher Beobachtung eines rationellen diätetischen Regimes — noch in den verschlepptesten Fällen Erfolge erzielen können, die bei der Einleitung anderer Verfahren ebenso prompt ausgeblieben sind.

Die Appetenz steigert sich gewaltig, die Verdauung wird eine bessere, die Nahrung wird besser und vollkommener ausgenützt, was aus der gewöhnlich rapiden und oft ziemlich bedeutenden Körpergewichtszunahme der häufig sehr abgemagerten Magenkranken deutlich ersichtlich ist und sich auch in den von Strasser ausgeführten Stoffwechselversuchen deutlich gezeigt hat, indem das Versuchsindividuum, welches sich im Stickstoffgleichgewichte befand, unter Einfluss ausschliesslich allgemeiner hydriatischer Proceduren die Nahrung viel besser ausnützte, als an den Tagen vor- und nachher. Die Proceduren werden ausserdem durch die gewaltige Fluxion gegen die Peripherie,

---

*) Leitfaden zu hydriatischen Verordnungen.

wie es bei guter Reaction der primären Contraction der Hautgefässe folgen muss, die Bauchorgane wesentlich entlasten, passive Hyperämien beseitigen und normale Circulationsbedingungen in dem Verdauungstractus herstellen.

Ich muss hier noch auf den grossen Werth, der den mechanischen Heilbestrebungen zukommt, hinweisen. Es wurde namentlich von Maggiora,*) ferner von Kopadze**) auf den Einfluss der Massage auf die Qualität des Magensaftes beim Magenkatarrh aufmerksam gemacht, Zunahme der Salzsäure, Abnahme der dyspeptischen Beschwerden treten schon nach einigen Sitzungen auf. Dementsprechend werden wir von unseren combinirten thermischen und mechanischen Reizen, namentlich von der schottischen Douche unserer thermischen Massage bei allen hypotonischen Zuständen mit Erfolg Gebrauch machen, seien dieselben in der secretorischen, in der motorischen oder in der sensiblen Function gelegen.

Technisch verbinden wir die schottische Douche, wo sie ihre Anzeige findet, mit der des Morgens vorzunehmenden allgemeinen Procedur.

Ich kann nicht umhin, zum Schlusse dieses Kapitels nochmals auf den Werth der Hydrotherapie bei chronischem Magenkatarrh hinzuweisen und glaube mich auf das Wort Bamberger's *) berufen zu dürfen, der „die entschiedene Wirkung der Kaltwasserbehandlung in veralteten Fällen des chronischen Magenkatarrhs" rühmt. Er sagt: „Die Erfolge, deren sich Priessnitz und andere Hydrotherapeuten eben bei dieser Krankheitsform mit Recht rühmen, sind durch die Erfahrung begründet und müssen dazu auffordern, diese Methode in weit ausgedehnterem Umfange in Anwendung zu bringen, als dies bisher geschieht".

Acuter Magenkatarrh.

Es bietet sich wohl selten Veranlassung zu activen Eingriffen bei einem acuten Magenkatarrh. Mit der Applicatior einer Leibbinde, die 2—3stündlich gewechselt wird, hat man zumeist allen Indicationen Genüge gethan. Temperatursteigerungen, ebenso wie andere Fiebererscheinungen pflegen wohl manchmal höhere Grade zu erreichen, sie indiciren dann die Anwendung jener hydriatischen Proceduren, die bei der Besprechung fieberhafter Erkrankungen genügend erörtert wurden.

Ausnahmsweise können einzelne Symptome besondere therapeutische

---

*) Giornale della R. Societa italiana d Igiene 1890.
**) Rev. gen. d. Clin. et d. Ther. 1890 Sept.
***) Krankheiten des chylopoëtischen Systems. 1858.

Maassnahmen nöthig machen. Namentlich hartnäckiges Erbrechen und anhaltende Uebelkeit bei leerem Magen erfordern rasch beruhigende Eingriffe, da diese Symptome von den Patienten besonders schwer empfunden werden. Innerlich verabreichte kleine Eisstückchen oder in grösseren Intervallen schluckweise verabreichtes Eiswasser, äusserliche Application des Winternitz'schen Magenmittels werden in den meisten Fällen diese Symptome beseitigen.

Auch die Magenschmerzen können höhere Grade erreichen; auch in diesen Fällen ist die äussere Wärmeapplication angezeigt.

Weiter können Diarrhoe oder Obstipation eine active Therapie erfordern. Diese beiden Symptome werden später ausführlich besprochen werden und verweise ich auf die betreffenden Abschnitte dieses Buches.

δ. Ulcus ventriculi.

Die Therapie hat bei dieser Erkrankung zwei sehr wichtige Bedingungen zu erfüllen: einmal der Entstehung eines Geschwüres vorzubeugen, zweitens möglichst günstige Bedingungen herzustellen, die zur Heilung des Geschwürs führen.

Um der Entstehung eines Processes wirksam vorbeugen zu können, ist es vor Allem nöthig, die Entstehungsursachen kennen zu lernen. Bezüglich des Ulcus ventriculi liegen nun die Verhältnisse ziemlich klar.

Unter normalen Verhältnissen wird die Magenschleimhaut von alkalischem Blut ziemlich reichlich durchströmt, wodurch selbst eine verletzte Schleimhaut vor einem Verdautwerden durch den wenn auch nur relativ hyperaciden Magensaft geschützt wird. Sowie jedoch die Blutalkalescenz eine Herabsetzung erfährt, sowie die Magenschleimhaut nicht entsprechend mit einem alkalischen Blut versorgt ist, kommt es selbst bei geringfügigen Traumen zur Entwicklung eines Magengeschwürs.

Das prädisponirende Moment für die Entstehung eines runden Magengeschwürs ist also Herabsetzung der Alkalescenz des in der Magenschleimhaut circulirenden Blutes und Secretion eines hyperaciden Magensaftes.

Zahlreiche Symptome weisen auf das Vorhandensein dieser Bedingungen, vor Allem die chlorotische Beschaffenheit des Individuums überhaupt, ferner die nicht misszuverstehenden subjectiven und objectiven Symptome seitens des Magens.

Eine rationelle Therapie betrachtet es daher als ihre wichtigste Aufgabe, causal vorzugehen, und in dieser Hinsicht ist gerade die Hydrotherapie am geeignetsten, den Anforderungen zu entsprechen.

Steigerung der Alkalescenz des Blutes, Besserung der Circulation im Allgemeinen, Besserung der Durchblutung der Magenschleimhaut sind die Indicationen, die zu erfüllen sind. In wie ferne die Hydrotherapie diese Bedingungen erfüllt, braucht hier wohl nicht mehr erwähnt zu werden.

Die Proceduren, welche hier zur Anwendung zu kommen haben, sind also vor Allem diejenigen, welche bei der Behandlung der Chlorose als zweckmässig erörtert wurden: wechselwarme erregende Proceduren. Hierzu kommen noch diejenigen Applicationsformen, welche local, d. h. in der Magenwand die Circulation bessern: kurze kalte Sitzbäder (10—12° in der Dauer von drei bis fünf Minuten), erregende Umschläge um den Leib, Stammumschläge in Verbindung mit dem heissen Magenschlauch, der jedoch nur 10—15 Minuten liegen bleiben soll.

Sehr beliebt sind in der Praxis die Anwendung warmer Umschläge, Breiumschläge etc. Ich muss auf die Differenz der Wirkung erregender Umschläge und warmer Umschläge hinweisen, um das Unrationelle dieses Verfahrens zu beweisen. Ein erregender Umschlag erweitert die Gefässe mit Erhaltung ihres Tonus, bessert also die Circulation, während ein warmer Umschlag die Gefässe erschlafft, die Circulation demnach verschlechtert. Ganz anders wirkt der Umschlag mit dem heissen Magenschlauch. Letzterer stellt die potenzirte Wirkung eines erregenden Umschlages dar.

Allerdings haben verschiedene Autoren verschiedene Absichten indem sie locale Wärmeapplicationen empfehlen. Fleischer*) will z. B. mit Wärme die Beschleunigung der Entleerung des Mageninhaltes erzielen; Penzoldt**) meint, dass die Wärme günstig wirke durch die Ruhe, die sie dem Magen verschafft, dabei soll sie jedoch auch die directe Beförderung des Blutes nach der Magenschleimhaut bewirken. Interessant ist, dass nach den Ansichten mancher Autoren, und zu ihnen gehört auch Penzoldt, die Wirkung der hydriatischen Proceduren beim Ulcus ventriculi auch wieder nur auf das psychische Moment zurückzuführen sei! Es wird jedoch zugegeben, dass sie durch Erzeugung behaglichen Wärmegefühls und Milderung der Schmerzen zum Wohlbefinden des Kranken beitragen.

Wie lange noch die auf so fester wissenschaftlicher Basis stehende Hydrotherapie als Psychotherapie betrachtet werden wird, ist wahrlich eine Frage, die ihre Berechtigung hat, da Männer von so hervor-

---

*) Berlin. klin. Monatsschrift 1893. Nr. 31.
**) Penzoldt u. Stintzing, Handbuch Bd. IV. Seite 351.

ragender Bedeutung solche Auffassungen über die Wirkung dieser
mächtigen thermischen und mechanischen Reize haben.

Eine zweite sehr grosse Aufgabe hat nun die Therapie zu erfüllen in der Beseitigung der Blutungen, des Erbrechens und der
Cardialgien. Hämatemesis findet in thermischen Einflüssen sehr mächtige
Heilmittel. Kleine Eispillen lassen sehr häufig im Stiche, ebenso wie
zahlreiche Medicamente, ja grössere Mengen Eises regen sogar die
antiperistaltische Bewegung an. Sehr mächtig wirken jedoch kleine
Eisstückchen in den Mastdarm.

Es wurde durch directe Untersuchungen von Winternitz festgestellt, dass vom Mastdarm aus die Circulationsverhältnisse im Magen
mächtig beeinflusst werden können, und umgekehrt die Circulationsverhältnisse im Mastdarm vom Magen aus beherrscht werden können.
Die Wirkung kommt auf reflectorischem Wege zu Stande, durch die
Kälte im Mastdarm werden spastische Contractionen in den Magen-
gefässen erzielt, die die Blutung sistiren.

Auch Tripier*) versuchte die Blutungen des Magens auf re-
flectorischem Wege zu bekämpfen und zwar mit Clysmen, zu denen er
Wasser von 35—40° R nahm. Es ist ja bekannt, dass hohe termische
Reize ebenso wie niedrige thermische Reize wirken. Er führt drei
Krankengeschichten an, in denen eine mehr oder weniger profuse
Blutung bald nach den ersten Eingiessungen nachliess, speciell hatte
sich in dem dritten Falle die Blutung trotz mancherlei Therapie mehr-
mals wiederholt und war so reichlich gewesen, dass das Leben des
Patienten in directer Gefahr schwebte.

Die Clysmata sollen mindestens drei Mal täglich, nach Bedarf
öfter, gegeben werden, der Kranke darf während der Anwendung seine
horizontale Lage nicht ändern und nicht die geringste Bewegung
machen, auch sich nicht anstrengen, das Wasser bei sich zu behalten.

Nach Aufhören der Blutung sollen noch mindestens acht Tage lang
Morgens und Abends, später bis zur völligen Wiederkehr des normalen
Zustandes mindestens ein Mal täglich, die Clysmata gegeben werden.

Von ausgezeichneter Wirkung zur Stillung der Blutung ist die
Leibbinde in Verbindung mit dem Schlauche mit durchfliessendem
kaltem Wasser, der Stunden, ja Tage lang liegen bleiben kann.

Das Erbrechen und die Cardialgien werden mit Rücksicht auf
ihre Entstehungsursache mit dem Winternitz'chen Magenmittel zu behandeln sein. Nur bei Magenblutungen möchte ich von diesem Mittel
keinen Gebrauch machen.

---

*) Semaine médicale 1898. Nr. 30.

Eine grössere Berücksichtigung beansprucht die Reconvalescenz. In dieser Periode werden diejenigen Proceduren ihre Anzeige finden, welche früher erwähnt wurden zur Behebung der Disposition, die gleichzeitig auch den Ernährungszustand bessern.

Auf die diätetische Seite der Behandlung kann hier natürlich nicht eingegangen werden, doch muss jedenfalls auf ihre Wichtigkeit hingewiesen werden.

ε. Magenerweiterung und Atonie des Magens.

Ich will mit der Mehrzahl der Autoren den Namen Magenerweiterung für die schweren anatomisch nachweisbaren Veränderungen beibehalten, die leichteren, namentlich functionellen Störungen Atonie des Magens nennen.

Von den Störungen, welche zur Ursache für Atonie und Erweiterung des Magens werden können, steht erstens die Verengung des Pylorus als primäre Veranlassung obenan. Dass schwere anatomische Veränderungen, die zu einer Verengung des Pylorus führen, nicht Gegenstand hydriatischer Behandlung sein können, ist begreiflich. Es kommt jedoch öfter vor, ich habe dies einige Mal zu beobachten Gelegenheit gehabt, dass Hyperacidität des Magensaftes zu solch krampfhaften Verschliessungen des Pylorus führen können, dass diese leicht eine narbige oder carcinomatöse Veränderung vortäuschen. Durch schottische Douchen auf die Magengegend oder durch das Winternitz'sche Magenmittel gelingt es sowohl die Hyperacidität, als auch die krampfhafte Verschliessung des Pylorus zu beseitigen. Die Beseitigung dieser Störung ist jedoch erst dann als Heilung zu betrachten, wenn die Hyperacidität, das veranlassende Moment, geschwunden ist, was sowohl durch diätetische, als auch durch die in einem vorigen Capitel (chronischer Magenkatarrh) geschilderten Maassnahmen zu erreichen möglich ist.

Als primäres Moment kommt zweitens die regelmässige Ueberlastung des Magens mit Speise und Trank in Betracht.

Drittens ist die primäre Schwäche der motorischen Kraft für die Entstehung der Magenerweiterung von grosser Wichtigkeit. Die Schwäche kann aus anatomischen Magenveränderungen resultiren; es können aber auch rein functionelle Schwächezustände zu acuter und chronischer Atonie und schliesslich zur Erweiterung führen.

Die primäre Schwäche der motorischen Kraft, die functionellen Schwächezustände bilden den Angriffspunkt für die hydriatischen Maassnahmen. Die klinischen Erfahrungen sprechen für den bedeutenden Werth unserer Methode bei diesen Erkrankungsformen, die motorische

Kraft des Magens wird gehoben, die Resorption begünstigt, wodurch der Indicatio morbi Genüge gethan wird.

Wechselwarme Regenbäder in Verbindung mit beweglichem kaltem kurzdauerndem Fächer auf den Bauch oder auch mit schottischen Douchen, Abreibungen mit darauffolgendem kurzem kaltem Sitzbad, Halbbäder mit hohen Bauchübergiessungen, werden durch d i r e c t e Anregung der Thätigkeit der Magenmuskulatur und der Bauchmuskel-contractionen, aber auch auf dem reflectorischen Wege des Nerven-einflusses ihre Wirkung thun.

Bezüglich der Diät muss auf einschlägige Werke verwiesen werden.

b) Erkrankungen des Darmes.

Ich halte es für angezeigt, hier zunächst zwei Symptome zu be-sprechen, die Diarrhoe und die Obstipation, da diese bei allen Er-krankungen des Darmes in dem Vordergrunde der Erscheinungen stehen.

α. D i a r r h o e.

Das Symptom „Diarrhoe" kann mit Erfolg behandelt werden, gleich-gültig, ob die Ursache desselben in d e r a b n o r m e n B e s c h a f-f e n h e i t d e r N a h r u n g s m i t t e l u n d G e t r ä n k e, d e r e n W i r-k u n g s w e i s e a u f b l o s s e V e r m e h r u n g d e r D a r m s e c r e t i o n oder a u f A n r e g u u g d e r p e r i s t a l t i s c h e n B e w e g u n g e n o d e r a u f H e r v o r r u f u n g p a t h o l o g i s c h e r Z u s t ä n d e d e r D a r m-s c h l e i m h a u t b e r u h t, zu suchen ist, oder ob k r a n k h a f t e Z u-s t ä n d e d e r D a r m s c h l e i m h a u t, a c u t e u n d c h r o n i s c h e k a t a r r h a l i s c h e Z u s t ä n d e namentlich des Dickdarms, bestehen, oder ob die Ursache der Diarrhoe i u e i u e m G e s c h w ü r e u n d andere s c h w e r e a n a t o m i s c h e V e r ä n d e r u n g e n b e g l e i t e n d e m s e c u n d ä r e m K a t a r r h zu suchen ist. Namentlich letzteres Moment soll besonders betont werden, weil wir bei Geschwürsprocessen die die-selben begleitenden Diarrhoen, die die Folge der Hyperämie oder des Katarrhs sind, mit einem Erfolge behandeln, welcher die Bedeutung der symptomatischen Diarrhoebehandlung voll und ganz zur Geltung bringt.

Nicht unerwähnt dürfen die so häufigen, auf Innervationsstörungen zurückzuführenden Diarrhoen bleiben.

Schon T r o u s s e a u hat darauf aufmerksam gemacht, dass sich Störungen in der Thätigkeit der Darmnerven nicht nur in der sen-siblen, sondern auch in der motorischen Sphäre abspielen. Bekannt ist, dass bei manchen Personen bereits das Gefühl der Angst und Ver-

legenheit abführende Wirkung äussert; oder wenn manche Menschen
gegen bestimmte Speisen eine gewisse Idiosynkrasie besitzen und fast
unmittelbar nach Einnahme derselben Durchfall bekommen, so wird
man dies auch kaum anders als auf dem Wege der rein nervös gesteigerten Darmperistaltik erklären können. Man begegnet dergleichen
Affectionen namentlich bei neurasthenischen, hysterischen und hypo-
chondrischen Personen, mitunter sind sie aber auch reflectorisch entstanden, namentlich bei Erkrankungen des weiblichen Geschlechts-
apparates. Hierher gehören wohl auch die Formen von Diarrhoen, die
auf localer und allgemeiner Innervationsschwäche beruhen, und solche,
die auf vom Nervensystem abhängige Atonie des Darmkanals zurückzuführen sind. Wir werden hier durch die die Nerventhätigkeit beeinflussende Wirkung hydriatischer Proceduren die günstigsten Erfolge
erzielen. Manchen Individuen ist eine gewisse Disposition zu Diarrhoen
eigenthümlich, von denen sie auf die leichteste Veranlassung nach geringen Diätfehlern, nach atmosphärischen Einflüssen, Durchnässungen etc.
befallen werden. Dass auch hier die Hydrotherapie gute Dienste leisten
kann, ist wiederholt gezeigt worden.

Endlich sei die Diarrhoe als Vorläufer der Cholera erwähnt.

Wir finden also, um kurz zu recapituliren, Innervationsstörungen,
Steigerung der Darmperistaltik, Vermehrung der Secretion in dem Darm
als die eigentlichen Ursachen der Diarrhoe. Wenn wir nun die physiologische und physikalische Wirkung der hydriatischen Proceduren in
Betracht ziehen, so werden wir uns überzeugen, dass wir alle diese
oben erwähnten Momente in einer Weise beeinflussen können, die uns
mit Sicherheit auf therapeutische Erfolge rechnen lässt. Erfolge, die
wir auch thatsächlich in unzähligen Fällen und mit vollkommener
Sicherheit erzielen.

Was die zunächst in Betracht kommenden Proceduren betrifft, so
ist es wohl selbstverständlich, dass eine genaue Indicationsstellung unbedingt nothwendig ist, andererseits aber auch hier der Satz Geltung
hat, dass es nicht eine einzige Procedur ist, die zum Ziele führt.

In all' den Fällen, in denen, wie oben erwähnt, die abnorme Beschaffenheit der Nahrungsmittel und Getränke Diarrhoe verursacht, wo
also die Indication vorliegt, eine Reinigung des Darmes vorzunehmen,
die Entfernung reizender Substanzen anzustreben, wird es vor Allem
nothwendig sein, die peristaltischen Bewegungen zu beschleunigen. Abgesehen von den Clystieren und Irrigationen sind es
hier die kurzdauernden kalten Sitzbäder (10—18° R, eine bis
fünf Minuten Dauer), die sowohl durch Reflex als auch durch Hyperämisirung des Darmes die peristaltischen Bewegungen anregen werden.

Thatsächlich sind die Erfolge, die man auf diese Weise erzielt, so auffallend und so prompt, dass man nur selten genöthigt sein wird, zu anderen Mitteln zu greifen.

Die Zahl der in diese Kategorie gehörigen Beobachtungen ist Legion, die betreffenden Krankengeschichten gleichen sich auf ein Haar, überall oder fast immer sind es heftige Koliken, die den sehr fötiden Entleerungen vorangehen, in allen Fällen habe ich durch die erwähnten kurzdauernden Sitzbäder sofortige ergiebige Entleerungen, Sistiren der Schmerzen erzielt. *)

In derselben Weise müssen auch die paradoxen Diarrhoen oder sogenannte Diarrhoea stercoralis d. h. diejenige Form, bei welcher es in Folge von Staguation des Darminhaltes zur Zersetzung und Bildung reizender Stoffe kommt, behandelt werden.

Ganz anders werden wir bei Diarrhoen vorgehen, die auf zu rascher und beschleunigter Peristaltik, vorwaltend durch zu grosse Irritabilität der Darmmusculatur bedingt, beruhen. Hier muss die peristaltische Bewegung verlangsamt werden, und dies geschieht am zweckmässigsten durch directe Wärmezufuhr oder erwärmende Proceduren.

Es ist eine Erfahrungssache, dass Muscelcontractionen, selbst Krämpfe, die bei mannigfachen Erkrankungen in der Nähe muskulöser Gebilde vorkommende Muskelunruhe, also bei Darmerkrankungen wahrscheinlich auch die beschleunigte peristaltische Bewegung, durch lange einwirkende Wasserwärme beruhigt werden; die Reflexerregbarkeit wird dadurch vermindert, selbst Krämpfe lassen unter diesem wohlthuenden, milden, aber mächtigen Einflusse nach.

Halb- und Sitzbäder, nur wenige Grade unter der Blutwärme, von langer Dauer (eine halbe bis eine Stunde), feuchte Einwicklung in gut ausgewundene Leintücher in der Dauer von ein bis zwei Stunden mit nachfolgendem Halbbade von 24—20° R, Leibbinde bis zur völligen Erwärmung und Trockenwerden sind solche erschlaffende, beruhigende, die peristaltische Bewegung verlangsamende Proceduren.

Als ausgezeichnetes und hierher gehöriges Heilmittel empfehle ich noch den über einen feuchten Umschlag applicirten heissen Magenschlauch. Eine ein- bis zweistündige Application des Schlauches genügte mir oft, die peristaltische Unruhe, Krämpfe und Diarrhoe zu stillen. Statt des Schlauches wird man sich auch mit demselben

---

*) Interessante diesbezügliche Krankengeschichten, namentlich auf das Kindesalter Bezug habende, finden sich in der klassischen Abhandlung von Prof. W. Winternitz: Die hydriatische Behandlung der Diarrhoe im Kindesalter. 1868.

Erfolge der Dampfcompresse bedienen können. Namentlich dort, wo feuchte Wärme nicht gut vertragen wird, sind diese Dampfcompressen am Platze.

Die wichtigsten Formen der Diarrhoe sind diejenigen, deren Ursache katarrhalische Affectionen des Darmes sind. Hierher gehören die hartnäckigsten und gefährlichsten Diarrhoen; es sind dies aber gleichzeitig diejenigen Fälle, bei denen die Hydrotherapie ihre specifische Wirkung zu entfalten im Stande ist.

Das veranlassende Substrat dieser Fälle ist Hyperämie und die dadurch bedingte vermehrte Secretion der Darmschleimhaut. Selbst in denjenigen Fällen, in denen Darmgeschwüre verschiedener Natur vorhanden sind und in welchen die Diarrhoe, wie erwähnt, durch die die Geschwüre begleitende katarrhalische Affection des Darmes bedingt ist, wird die hydriatische Behandlungsmethode ihre grössten Triumphe feiern. Die Wirkung der hydriatischen Proceduren ist keine momentane, keine kurzdauernde, wie die der Medicamente, sie erstreckt sich nicht auf eine Reizung der Hemmungsnerven des Darmes, wie etwa das beliebteste obstipirende Medicament Opium und seine Präparate, sie ist eine rein physikalische. Sie beruht darauf, dass wir die Hauptrichtung des Blutstromes gegen die Haut und die peripherischen Organe von den inneren, congestionirten hyperämischen Organen ableiten. Mit der Ablenkung des Blutstromes vom Darmkanale und den Organen des Unterleibes überhaupt werden wir in allen diesen Fällen der Diarrhoe die veranlassende Ursache entziehen, wir werden durch Verminderung des Blutgehaltes des Darmes um so günstiger einzuwirken im Stande sein, als ja die Secretionsmenge einer jeden Schleimhaut mit der Blutmenge und der Spannung in den Schleimhautgefässen in geradem Verhältnisse steht und wir so die Secretion der Darmschleimhaut durch Herabsetzung der Spannung und Verminderung des Blutgehaltes fast willkürlich zu beherrschen vermögen. Wir werden auch das für uns günstige Moment: die Verlangsamung der peristaltischen Bewegung durch diese directe Verminderung des Blutreichthums des Darmkanales erzielen.

Die Proceduren, die wir in Anwendung ziehen, werden also solche sein, die vermöge ihrer thermischen und mechanischen Wirkung eine Erweiterung und Blutfüllung der Hautgefässe und eine Ablenkung des Blutes von der Darmschleimhaut erzielen lassen. Kräftige Abreibung mit einem groben, in kaltes Wasser getauchtem, jedoch gut ausgewundenem Laken ist die hierzu geeignetste Procedur.

Hier handelt es sich bei der Abreibung um die Hervorrufung einer kräftigen Reizung der Haut, ohne zu starke Wärmeentziehung, es muss also die Abreibung unter den angegebenen Cautelen stattfinden. Die Temperatur des Wassers soll möglichst niedrig sein, selbst bei schwächlichen, anämischen Personen; je grösser der Kältereiz, um so rascher tritt die Wiedererwärmung ein.

Es ist selbstverständlich, dass die Abreibung nicht die einzige in Frage kommende Procedur ist; kräftige kalte Regenbäder werden, wie Fleury und Winternitz gezeigt haben, ebenfalls eine Hyperämisirung der Haut und Ableitung vom Darme bewirken. Von geradezu ausgezeichneter Wirkung ist ferner das Sitzbad.

Unter steter Rücksicht auf die Individualität und deren Reizempfänglichkeit wird man wohl selten höhere Temperaturen als 14° Wasser anwenden dürfen und oft bis auf 10° herabzugehen veranlasst sein. Die Zeitdauer wird 8 bis 10 Minuten sein und oft auch auf 20—30 Minuten und darüber ausgedehnt werden müssen.

Als weitere local ableitende Procedur kommt noch die Leibbinde in Betracht, die den vorgenannten zwei Proceduren in der Regel folgt. Die Therapie lautet also: Abreibung mit darauffolgendem Sitzbad. Der Patient setzt sich nach der Abreibung unabgetrocknet ins Sitzbad, wird ordentlich bedeckt und angewiesen, den Bauch tüchtig zu frottiren. Nach dem Sitzbade wird die Leibbinde applicirt, die nach dem vollständig erfolgten Trockenwerden derselben gewechselt wird.

Ich möchte hier noch die Bemerkung machen, dass wir auf die diätetische Seite der Behandlung bei den poliklinischen Patienten keinen Einfluss auszuüben im Stande sind. Unsere Patienten recrutiren sich zumeist aus der ärmsten und für diätetische Maassnahmen leider unzugänglichen Bevölkerungsklasse, und eine absolute Milchdiät, wie wir sie bei unseren Erkrankungsformen für besonders empfehlenswerth und die hydriatische Behandlung in ausgezeichneter Weise unterstützend halten, stösst bei diesen Patienten auf den energischesten Widerstand. Auch für die hydriatische Behandlung sind diese Patienten nur mit dem grössten Aufwande von Ueberredungskünsten zu gewinnen. Haben sie jedoch einmal die Cur gemacht, dann sind auch sie von der ausgezeichneten Wirkung so durchdrungen, dass sie fortan zu den treuesten Anhängern der Hydrotherapie gehören.

Nicht weniger glücklich als in acuten Fällen von Diarrhoe sind wir bei den chronischen, veralteten Formen. Hier feiert die Hydrotherapie wirkliche Triumphe. Wenn man bedenkt, dass wir nahezu

immer die verschlepptesten und hartnäckigsten Fälle in Behandlung
bekommen, Patienten, die schon die verschiedensten Heilversuche
vergebens gemacht haben, die mannigfaltigsten medicamentösen Behandlungsmethoden, Diät- und Brunnencuren ohne Erfolg versucht
haben, und sieht, wie diese unter hydriatischen Proceduren in kürzester
Zeit genesen und aus dem Stadium der erschreckendsten Kachexie
wieder aufleben, dann wird man den Enthusiasmus desjenigen, der nur
ein einziges Mal eine solche Beobachtung zu machen Gelegenheit hat,
würdigen können. Wenn die Hydrotherapie nichts Anderes leisten
würde, diese Wirkung allein müsste genügen, um ihr Eingang in alle
ärztlichen Kreise zu verschaffen.

Dass man auch bei Diarrhoen in Folge von geschwürigen Processen des Darmes, namentlich von tuberculösen Geschwüren, günstige
Erfolge erzielen kann, haben wir uns ebenfalls wiederholt überzeugt
und sowohl von Winternitz und seinen Schülern, als auch von
vielen Anderen sind Beobachtungen mitgetheilt, aus denen hervorgeht,
dass bei Patienten, die wegen ihrer tuberculösen Affection in hydriatischer Behandlung stehen und Abreibungen und Leibbinden bekommen,
die Diarrhoe, die als Begleiterscheinung der Darmgeschwüre aufzufassen
ist, für lange Zeit gestillt wird.

Bezüglich der Erkältungsdiarrhoen ist zu erwähnen, dass
es Menschen giebt, die auf die Aenderung atmosphärischer Einflüsse
mit heftiger Diarrhoe reagiren. Die Behandlung solcher Diarrhoen
bietet keine Schwierigkeiten, sie ist dieselbe, wie die der Diarrhoe bei
Darmkatarrhen. Was hier besonders hervorgehoben werden soll, ist der
Einfluss, den wir mit hydriatischen Proceduren, namentlich mit feuchten
Abreibungen auf die Verminderung der Disposition zu Erkältungen
überhaupt, auf Diarrhoe insbesondere ausüben können.

Es erübrigt nur noch, einige Worte über die sogenannte nervöse
Diarrhoe mitzutheilen.

Bei den meistens sehr rasch und spontan vorübergehenden nervösen
Diarrhoen, die sich unmittelbar an ein psychisches Trauma anschliessen,
kommt es oft gar nicht zu therapeutischen Eingriffen von Seiten des
Arztes, wenn ja, dann erfolgt die Heilung auf die verschiedensten
Mittel sehr rasch. Schwieriger gestaltet sich die Therapie der hartnäckigen, chronischen, auf nervöser Reizbarkeit des Darmes oder auf
allgemeiner Neurasthenie beruhenden Diarrhoen. Bietet schon die
Diagnose mannigfaltige Schwierigkeiten, da für den nervösen Charakter
solcher Diarrhoen kein positives Kriterium bekannt und die Diagnose
nur per exclusionem gestellt werden muss, so werden diese Schwierigkeiten noch viel grösser, wenn es sich darum handelt, eine rationelle

Therapie einzuleiten. Hier unterliegt es jedoch keinem Zweifel, dass eine physikalische Heilmethode viel bessere Resultate erzielen kann, als viele andere Behandlungsmethoden. Die Therapie muss hier eine gegen die Neurasthenie gerichtete sein. Das gesammte Nervensystem tonisirende, jedoch keine zu sehr erregenden Proceduren sind hier am Platze. Am meisten ist hier vom 24° auf 22° abgekühlten Halbbade zu erwarten. —

β. Obstipation.

Ich sehe bei der Besprechung jener Veränderungen, welche zur Obstipation führen, von den groben anatomischen Ursachen ab, da diese einer anderen als hydriatischen Behandlung unterzogen werden müssen.

Es werden demnach nur solche Obstipationsformen einer Besprechung unterzogen werden, deren Veranlassung Störungen der Darmmuskulatur und des Darmnervensystems sowie der Körpermuskeln sind.

Die Functionsstörungen der glatten Muskulatur des Darmes können in Atonie und in Krampf bestehen, bei beiden Formen wird die Fortbewegung des Darminhaltes gestört sein.

Namentlich die letztere Form ist viel zu wenig gewürdigt, obwohl sie eine der häufigsten Ursachen der Verstopfung ist. Die krampfhafte Contraction der Darmmuskulatur kann zu einer bedeutenden Verengerung des Weges, ja zu einem vollkommenen Verschluss führen, so dass eine schwere anatomische Erkrankung vorgetäuscht werden kann.

Den höchsten Grad erreicht diese spasmodische Contraction der glatten Muskeln wohl in der von Potain[*] beschriebenen Entéralgie. Ohne erkennbare Ursachen treten paroxystische Schmerzanfälle auf. Der Schmerz localisirt sich im mittleren und oberen Theile des Abdomens und strahlt gegen Lenden und Hypochondrium aus, ist sehr acut, der Bauch ist aufgetrieben, dabei besteht Uebelkeit, Erbrechen, Tenesmus. Der Stuhl ist verstopft und zeigt einige Tage vor dem Anfalle Band- oder Bleistiftform. Die Dauer der Anfälle beträgt Stunden und Tage. Potain führt das Leiden auf einen Krampf der Flexura sigmoidea zurück; die Flexur ist deutlich palpabel. Ich selbst habe zwei solcher Fälle[**] beschrieben, unmittelbar nach der Potain'schen Publication, seither wiederholt Gelegenheit gehabt, solche Fälle zu beobachten.

---

[*] Sem. médic. 1899. Nov. 28.
[**] Blätter für klin. Hydrotherapie 1895. Nr. 3.

Es ist begreiflich, dass eine solche krampfartige Contraction des Darmes nur partienweise stattfinden kann; thatsächlich verhindert sie das Vorwärtsschieben des Kothballens und führt auch zu partiellen, hinter der Verengerung gelegenen Atonien, so dass bei solchen Patienten sowohl Spasmen, als auch Atonien gleichzeitig beobachtet werden, wobei jedoch zu berücksichtigen ist, dass die Ursache der Obstipation immer der Spasmus ist, dass die Atonie eine secundäre ist.

Falls eine Veränderung der Muskeln nicht vorliegt, muss man eine, ihrem Wesen nach allerdings noch wenig bekannte Erkrankung des Darmnervensystems annehmen. Es sind functionelle Erkrankungen des Nervensystems, welche bei der Entstehung dieser Constipationsform die grösste Rolle spielen. Schwere psychische Störungen sowie schwere anatomische Veränderungen des Centralnervensystems sind bestimmt auch häufig die Veranlassung hartnäckiger Verstopfung.

Auch ein Nachlass der normalen Sensibilität der Mastdarmschleimhaut ist zweifellos eine häufige Ursache der Stuhlverstopfung. Dieser halbparalytische Zustand ist gewöhnlich dadurch bedingt, dass die regelmässige Darmentleerung vernachlässigt wird. Nach länger dauernder Vernachlässigung wird die normale Reflexaction, welche die Expulsivthätigkeit des Darmes anregt, durch die Anwesenheit von Kothmassen im Rectum nicht mehr erweckt, so dass Stuhlverstopfung unbedingt eintritt.

Der Einfluss der quergestreiften Muskulatur, in erster Linie der Bauchdecken, dann auch der übrigen Skelettmuskeln, ist von entschiedener Wichtigkeit. Dass die schlaffen Bauchmuskeln von Frauen, die oft geboren haben, zur Erklärung der Häufigkeit, mit der gerade diese Patienten an Obstipation leiden, herangezogen werden darf, ist zweifellos. Ebenso sicher ist es, dass sitzende Lebensweise mehr zu habitueller Stuhlträgheit disponirt, als regelmässige Bewegung; freilich gewährt auch die letztere durchaus keinen Schutz gegen die Constipation, ebenso wie auch die kräftigste Bauchpresse allein nicht im Stande ist, eine regelmässige Defäcation zu unterhalten (Penzoldt).

Die Behandlung der Obstipation, die ja eine der schwierigsten Aufgaben des Arztes bildet, muss sich demnach zunächst nach den Ursachen richten. Eine Atonie muss ganz anders behandelt werden als ein Spasmus, und die so häufigen Misserfolge in der Behandlung der Obstipation sind auch zumeist darauf zurückzuführen, dass auf die bezeichneten Unterschiede viel zu wenig Rücksicht genommen wird.

Bei beiden dieser Formen spielen die Irrigationen eine bedeutende Rolle. Bei der Atonie werden kühle Irrigationen, kalte Clystiere angewendet. Man thut hier gut, Anfangs kleine kühle

Wassermengen, etwa 20—16° R zu nehmen, um den unteren Theil des Darmes zu entleeren, sodann mit einem längeren Darmrohre eine etwas grössere Menge, $^1/_3$—$^1/_2$ Liter kalten Wassers einfliessen zu lassen. Ein möglichst langes Zurückhalten des injicirten Wassers hat sodann den ausgiebigen Erfolg.

Von vorzüglicher Wirkung sind ferner bei der Atonie die Abreibungen mit darauffolgendem kurzem, höchstens fünf Minuten dauerndem kaltem Sitzbad. Beide Proceduren üben einen mächtigen Reiz aus. Die Abreibung steigert den Tonus in sämmtlichen Geweben, das kurze kalte Sitzbad erhöht die Fluxion zum Darm, sie steigert die Peristaltik, indem sie auch die Innervation, wie bekannt, erhöht. Ferner sind hier kühle etwa 22—20° R Halbbäder mit hohen Bauchübergiessungen, auch Regenbäder mit beweglichem Fächer auf den Bauch von sehr grossem Nutzen. Wir besitzen demnach eine Reihe von Proceduren, deren jede für sich, oder die combinirt eine werthvolle Behandlungsmethode der auf Atonie basirenden Obstipation repräsentiren.

Es soll hier noch darauf hingewiesen werden, dass Massagen und Diätcuren die erwähnte Behandlungsmethode mächtig unterstützen und dass von diesen auch seitens der Hydrotherapeuten Gebrauch gemacht wird.

Bei der s p a s t i s c h e n Form der Constipation sind es zunächst die heissen Irrigationen, die von Erfolg begleitet sein werden. Begreiflicherweise sind hier die Drastica contraindicirt und die meisten Autoren stimmen darin überein, dass der Spasmus durch den wohlthätigen Effect der Wärme gelöst werden muss. Zur Irrigation genügt 40° R Wasser, dem man auch etwas Kochsalz zusetzen kann. Es empfiehlt sich, den Irrigationsapparat nicht mehr als 30—60 cm über die Bettebene zu erheben, wobei sich der Patient in der Rückenlage mit etwas erhöhter linker Hüfte befindet. Unter dieser Bedingung dringt das Wasser bei leichtem Druck, ohne die geringsten Beschwerden hervorzurufen, bis in die höchsten Partien des Dickdarmes ein und wird fast unmittelbar nach dem Eingang ohne Anstand wieder entleert. Anfangs kann man sich mit einem Liter begnügen, später kommen 1$^1/_2$ bis 2 Liter zur Verwendung, wobei jedoch jede Ueberdehnung des Darmes vermieden werden soll.

Von grosser Wichtigkeit sind die äusseren Applicationen von warmen Proceduren. P o t a i n empfiehlt warme Bäder. Thatsächlich sind auch protrahirte warme (30—32° R) Bäder von ausgezeichneter Wirkung, indem oft unmittelbar nach einem solchen Bade eine ausgiebige Entleerung des Darmes eintritt.

22*

Ebenso, ja noch wirksamer sind die warmen Sitzbäder von längerer Dauer. Ich habe mit diesen Proceduren in unzähligen Fällen, in denen alle möglichen Abführmittel vergebens versucht wurden, glänzende Erfolge erzielt. Zahlreich sind die Fälle von Obstipation bei chronischer Bleiintoxication, die ich mit dieser Procedur wirksam bekämpft habe. Auch bei der Bleiintoxication handelt es sich um einen Spasmus in den Ringmuskelfasern des Darmes, daher auch die altberühmte Behandlung mit Opium.

Ebenso wirksam sind die warmen Umschläge auf den Unterleib, die Stammumschläge mit dem heissen Schlauche, die Dampfcompressen, die Thermophore etc.

Empfehlenswerth sind ferner die warmen Douchen von kurzer Dauer, auch von Potain versucht, und zwar in der Weise, dass die warmen mit allmählich abgekühlten Douchen abzuwechseln haben. Zweckmässig kann man mit diesen Douchen auch die schottische Douche auf den Unterleib verbinden.

Sowohl bei der ersten als auch bei der zweiten Form der Obstipation sind die Leibbinden, wenigstens die Nacht über applicirt, von grossem Vortheile.

Bezüglich der bei Erkrankungen des Nervensystems auftretenden Obstipation muss vor Allem darauf aufmerksam gemacht werden, dass es nur dann gelingt, die Obstipation dauernd zu beseitigen, wenn der allgemeine Nervenzustand geheilt oder wenigstens wesentlich gebessert wird. Die Behandlung muss also zunächst eine allgemeine, das ganze Nervensystem tonisirende sein.

Die Vorschriften, die Dunin*) diesbezüglich giebt, sind so trefflich, dass ich sie hier im Principe mittheile.

Er geht folgendermaassen vor: Vor Allem verbietet er auf das Strengste die Anwendung irgend eines Abführmittels. Gewöhnlich hat der Kranke einen ganz bedeutenden Vorrath solcher Mittel. Der Kranke muss sein Wort geben, dass er alle diese Mittel heraus werfen wird. Zuweilen hat schon dieses strenge Verbot eine gute Wirkung. Dann wird dem Kranken befohlen, sich um seine Stühle nicht zu bekümmern; drei bis vier Tage lässt er ruhig warten und erst darnach wird ein Clystier aus Wasser verordnet. Er verbietet auch dem Kranken, die Zunge zu beschauen und abzuschaben, er wendet mit Absicht der Zunge wenig Beachtung zu. Dafür giebt er sehr viel auf die Diät des Patienten: er befiehlt ihm, Alles zu essen, und verordnet ihm, jeden Tag irgend eine Mehlspeise zu nehmen, um die gewöhnlich

---

*) Berliner Klinik Heft 34.

sehr heruntergekommene Ernährung zu heben. Ebenfalls verordnet er
den Gebrauch von Früchten. Am wichtigsten ist jedoch der Nervenzustand. Er regulirt die Geistesarbeit, empfiehlt ihm zu spazieren,
allerlei Sport zu treiben, verbietet das Nachtlesen und verordnet viel
zu schlafen.

Von activen therapeutischen Mitteln ist am zweckmässigsten:
die Wassercur. Am besten eignen sich Halbbäder von verschiedener
Temperatur, je nach der Individualität, die man übrigens, was ich für
sehr zweckmässig halte, auch in diesen Fällen mit hohen Bauchübergiessungen combiniren kann. Das Bad soll nicht zu lange dauern.
Es kann auch durch Secunden lange kühle Tauchbäder (16—18°) oder
Vollbäder (12—14°) ersetzt werden. Am leichtesten werden allerdings
die Halbbäder von mittlerer Temperatur, wie ich dies ja auch bei der
Besprechung der Neurasthenie hervorgehoben habe, vertragen.

Nach Abreibungen mit dem nassen Laken und noch mehr nach
Douchen haben die Kranken oft ein Gefühl des Ameisenkriechens auf
dem Leibe — so lautet die Erfahrung Dunin's. Ich habe diesbezüglich wenig Klagen seitens der Patienten gehört.

Mit dieser Behandlung combinirt er kleine Bromdosen. Es gelingt
gewöhnlich, auf die Weise den Stuhlgang zu regeln, die Patienten bekommen ohne jede andere Nachhülfe jeden Tag oder jeden zweiten
Tag Stuhl.

Auf die Beziehungen, welche zwischen der Psyche und dem
Geistesleben einerseits und der Darmfunction andererseits besteht,
wurde wiederholt hingewiesen. Ich bin überzeugt, dass geistige Arbeiter nicht so sehr wegen ihrer sitzenden Lebensweise als wegen ihrer
geistigen Beschäftigung an Obstipation leiden, und es sind mir zahlreiche Fälle bekannt, wo geistig sehr angestrengte Menschen an hochgradiger Obstipation litten, die sofort schwand, sowie sie ihre Arbeit
für einige Tage sistirten. Ich kenne ein Kind, das während der Schul-
zeit ohne Nachhülfe keine Entleerung hat, während der Ferien, bei
sonst vollkommen gleichbleibender Lebensweise, hat es tagtäglich ganz
normal geformte Stühle. Die bei diesen geistigen Arbeitern bestehende
Obstipation gehört in die Kategorie der spastischen Obstipation und
ist mit den dort angegebenen Mitteln zu behandeln.

Bei Patienten, bei denen ein Nachlass der normalen Sensibilität
des Mastdarmes die Ursache der Obstipation ist, habe ich mit dem
Atzberger'schen Apparate, durch welchen ich kaltes Wasser fliessen
lasse, den ich jedoch nur für sehr kurze Zeit, eine bis zwei Minuten, an-
wende, gute Erfolge gesehen. Auch kleine Eisclystiere üben einen Reiz

auf die Mastdarmschleimhaut aus, erhöhen die Sensibilität, wirken demnach causal.

Bezüglich derjenigen Obstipationsformen, welche auf einer Schwäche der quergestreiften Muskeln beruhen, verweise ich auf das bei der Atonie des Magens Gesagte.

Die Behandlung der Obstipation ist eine der dankbarsten Aufgaben der Hydrotherapie, doch muss, so überflüssig es scheint, dies noch besonders hervorzuheben, strenge individualisirt werden. Es muss ferner die Hydrotherapie lange Zeit fortgesetzt werden. Ich will hier nur noch diesbezüglich hervorheben, dass es gerade bei der spastischen Obstipation oft schon nach einer einzigen Procedur, wie dies ja in der Natur des Processes begründet ist, gelingt, Stühle hervorzurufen, dass jedoch damit die Heilung noch nicht erzielt ist. Erst eine längere Dauer der Behandlung regt den Darm zu einer normalen Thätigkeit an.

Ich halte es für zweckmässig, von Zeit zu Zeit, etwa in Intervallen von je 14 Tagen, die Behandlung für einen bis zwei Tage auszusetzen, um den Darm auf seine Functionsfähigkeit zu prüfen. Von Abführmitteln ist nur in der ersten Zeit der Behandlung, so lange es eben unbedingt nöthig ist, Gebrauch zu machen, was übrigens nur selten der Fall ist, wenn mit den äusserlich angewendeten Applicationen auch Lavements verbunden werden. —

γ. Acuter und chronischer Darmkatarrh.

Die Behandlung der acuten Enteritis muss zuerst auf die möglichst gründliche Entfernung des abnormen Darminhaltes gerichtet sein. Ich verweise hier auf die Behandlung der Diarrhoea stercoralis und der Obstipation. Erst nach Erfüllung dieser Indication kommen diejenigen Proceduren in Betracht, welche die eventuell bestehende Diarrhoe beseitigen.

Auch bei chronischer Enteritis kommen hauptsächlich anhaltende Diarrhoen oder anhaltende Verstopfung oder Wechsel von Diarrhoe und Verstopfung, deren Ursache jedoch in der Verstopfung gelegen ist, in Betracht. Hierüber ist in den entsprechenden Abschnitten das Nöthige gesagt worden.

Bei allen Formen dieser Erkrankungen ist die Leibbinde anzuwenden, deren wohlthätiger Effect sich auch in Bezug auf das Unbehagen, das Druckgefühl, Kollern, Auftreibung äussert.

Zur Hebung der allgemeinen Ernährung, der Kräftigung des Nervensystems kommen die tonisirenden Proceduren, wie sie beim chronischen Magenkatarrh besprochen wurden, zur Anwendung.

Die sogenannte Colica mucosa, der Abgang von grossen
Schleimfetzen und Röhren, die sich häufig als Folgeerscheinung der
Enteritis chronica einstellt, wird durch feuchte Abreibungen und
10—15 Minuten dauernde kalte Sitzbäder wirksam beeinflusst.

Dewitt Graham*) empfiehlt zur Behandlung von Darmerkrankungen der Kinder Durchspülungen des Darms mit grossen
Mengen heissen Wassers mittels eines langen, weichen Kautschuk-
rohres, welches über den Sphincter internus eingeschoben wird und
den Fäces einen leichten Ausweg gestattet. Die Irrigation wird so
lange fortgesetzt, bis das Wasser klar abfliesst. Diese Procedur wird
so oft wiederholt, bis es zur Behebung des Tenesmus oder zur
Linderung der Schmerzen nöthig erscheint. Die Menge des Wassers
ist nebensächlich, insoferne nur genügend viel verwendet wird, um
den Darm gründlich zu reinigen. Diese Behandlung lindert auch den
heftigen Durst.

Ein Symptom, der Icterus catarrhalis, soll einer besonderen
Besprechung unterzogen werden.

Eine der wichtigsten Maassnahmen zur Behandlung des Icterus
gastroduodenalis sind die Wassereinläufe in das Rectum und Colon,
wie sie von Mosler und Krull**) in die Therapie eingeführt wurden.
Die Wirkungsweise dieser reichlichen Eingiessungen, die täglich zwei
bis drei Mal mit ein bis zwei Liter 12—17 ⁰ R Wasser vorgenommen
werden sollen, ist eine darmreinigende, ekkoprotische. Sie regen die
Darmperistaltik an und damit auch Contractionen der Gallenwege, sie
fördern den Pfortaderkreislauf und damit auch die Circulations- und
Ernährungsverhältnisse in der katarrhalisch erkrankten Gallengang-
schleimhaut; sie wirken auch dadurch, dass das ausgedehnte Colon
eine sanfte Zerrung der Gallenwege und auf diese Weise Contractionen
derselben herbeiführt (Krull und Naunyn). Es lag den Autoren aber
auch der Gedanke nahe, durch die von einer grossen Oberfläche aus
sofort auftretende reichliche Wasseraufsaugung direct auf die Leber-
thätigkeit einzuwirken, die Gallensecretion und den Wassergehalt der
Galle zu steigern, wie Peiper und Röhrig***) aus ihren Thier-
versuchen schliessen.

Stadelmann†) schliesst sich der Ansicht der Autoren nicht
an. Aus seinen Versuchen konnte er auf eine cholagoge Wirkung der

---

*) Annals of Gynaecology and Pädiatry 1898. May.
**) Krull: Berlin. kl. Wochenschrift 1877. Nr. 12.
***) Wien. med. Jahrbücher 1873.
†) Therap. Monatsheft 1891. Nr. 10 u. 11.

Darminfusion nicht schliessen. Ganz gleich ob wenig, ob viel kaltes oder warmes Wasser applicirt wurde, die Gallensecretion erhob sich bei seinen Versuchsthieren wenig oder gar nicht über die physiologisch vorkommenden Zahlen. Selbst bei den Versuchen, in welchen kaltes Wasser von 16—20° R infundirt wurde, in welchen also eine sehr erhebliche Reflexwirkung auf die Intestinalorgane noch mit in Frage kommt, konnte Stadelmann keine cholagoge Wirkung constatiren. Er glaubt einen Theil der günstigen Wirkung, welche sich mit Darmirrigationen bei Icterus erzielen lässt, auf die Entfernung reizender zersetzter Massen schieben, also auf die reinigende und gleichsam desinficirende Wirkung dieser Clysmata zurückführen zu dürfen.

Thatsache ist, dass die Patienten sich bei der Behandlung mit den hohen Irrigationen sehr wohl fühlen, dass Völle, Blähungen, Obstipationen schwinden, und dass manchmal unmittelbar nach den Eingiessungen auch gallig gefärbte Stühle beobachtet werden.

Von grossem Werthe sind hier auch die kleinen Bleibeklystiere, die ähnlich den Eisapplicationen im Mastdarm, reflectorisch auf die Circulation in dem obersten Theile des Darmes, wirken; zwei bis drei Mal täglich sollen solche $^1/_{10}$ Liter betragende Clysmen mit Wasser von 8—10° R applicirt werden, wobei der Patient angewiesen wird, das Wasser so lang als möglich zurückhalten.

Weiter sind die kalten Sitzbäder angezeigt. Bezüglich der Dauer derselben können keine allgemein gültigen Regeln aufgestellt werden. Sie richtet sich nach dem Symptom: Diarrhoe oder Obstipation.

Die Application der feuchten, gut trocken bedeckten Leibbinde, die Tag und Nacht getragen werden kann, unterstützt wesentlich die Wirkung der angegebenen Proceduren. Von allgemeinen Proceduren sind die tonisirenden Proceduren angezeigt. Von Kowalski*) wurde die mächtige Wirkung kurzer thermischer Reize auf die Gallensecretion experimentell erwiesen. Sie sollen mit möglichster Vermeidung der Wärmeentziehung applicirt werden. Die ohnehin träge Circulation, die bei solchen Patienten besteht, verzögert das Auftreten der Reaction, es ist demnach viel zweckmässiger, wechselwarme kurze Proceduren, kurze Erwärmung im Dampfkasten mit darauffolgendem kurzen kräftigen 12—15° R Regenbad, oder kurze 12° Abreibung nach vorheriger Erwärmung oder 24—22° R abgekühlte Halbbäder, die noch mit hohen Bauchübergiessungen verbunden werden können, zu verabreichen. Ausser der Tonisirung des Gesammtorganismus bewirken

---

*) Kowalski, Blätter für klin. Hydrotherapie 1898. Nr. 11.

die genannten Proceduren noch eine Milderung oder gänzliches Verschwinden des Hautjuckens. Leichtenstern rühmt noch die feuchten Einpackungen, denen er namentlich in Bezug auf das Hautjucken einen grossen Einfluss zuschreibt.

Zum Schlusse sei noch erwähnt, dass Lehmann und Biddert dem Trinken kalten Wassers auf die Gallenbereitung einen fördernden Einfluss zuschreiben.

Die Behandlung von Darmblutungen ist in derselben Weise durchzuführen wie die Magenblutungen.

Wenn Penzoldt sagt, dass von Kälteapplicationen in Form von Eiskühlapparaten kein Erfolg zu erwarten ist, „weil ein wirklicher Nutzen ebenso wenig praktisch bewiesen, wie er theoretisch recht denkbar sei", so muss dem entschieden widersprochen werden. Er sagt: „Die directe Zusammenziehung des Gefässes durch Kälte ist unmöglich, da die Kälte nicht in der nöthigen Intensität bis zur blutenden Stelle vordringt." Dem gegenüber ist nun hervorzuheben, dass zunächst die praktischen Erfolge die blutstillende Wirkung äusserer Kälteapplicationen entschieden beweisen; dass, wie wiederholte Untersuchungen festgestellt haben, die Kältewirkung in nöthiger Intensität bis zu beträchtlicher Tiefe sich erstreckt, dass endlich die Kälte auch reflectorisch auf die tieferen Gefässe einen contractionserregenden Einfluss ausübt. Die Gefahr, „durch die Kälte die Peristaltik anzuregen" besteht ebenfalls nicht, da es ja erwiesen ist, dass langdauernde Kälteapplication die Peristaltik herabsetzt, ja aufhebt. Allerdings muss man dafür sorgen, dass die Kälte nicht in Form von Umschlägen applicirt werde, da der so hervorgerufene stete Wechsel von Kälte und Wärme die Peristaltik sicher anregt; wir sind jedoch in der Lage, durch Einschalten der Kühlapparate in den Umschlag das Wechseln der Umschläge zu vermeiden. Die Ruhe, in welcher sich der Patient während der Anwendung der Kühlapparate befindet, ist wohl ein wesentlicher, aber bei Weitem nicht „der einzige Nutzen" der hydriatischen Behandlung.

Von grossem Nutzen bei den Darmblutungen sind die Eiswasserclystiere. Rosenheim*) empfiehlt Irrigationen mit 45 ^{0} C Wasser. Bei dieser Procedur ist allerdings zu befürchten, dass, wenn sie nicht direct die blutende Stelle trifft, nicht nur nichts nützt, sondern im Gegentheile durch Anregung der Peristaltik schadet.

In sehr vielen Fällen ist man allerdings auf keine Weise im Stande, eine Darmblutung zum Stillstande zu bringen.

---

*) Pathol. und Therapie der Verdauungskrankheiten. II. Theil. 1896. Wien und Leipzig.

Bei der Therapie der Flatulenz, des Meteorismus handelt es sich, die Ursache der Gasentwicklung zu beseitigen. Es ist dies der wichtigste Theil der Behandlung. Eine active Therapie hat dieselbe Indication zu erfüllen wie die Behandlung der Obstipation. Die Schmerzhaftigkeit wird am sichersten durch warme Applicationen beseitigt.

Kolik, die schmerzhafte Erregung der Darmnerven mit oder in Folge von tonischer Contraction der Darmwand, wird mit Rücksicht auf ihre Aetiologie: unverdauliche, oder unzuträgliche Stoffe, zunächst mit einer ausgiebigen Entleerung des Darmes behandelt; heisse Umschläge auf den Leib tragen sehr viel zur Beseitigung der Kolik bei, ebenso warme langdauernde Sitzbäder.

Die nervöse Enteralgie, die Schmerzen, welche ohne Contraction der Darmwand, anfallsweise auftreten und von collapsähnlichen Erscheinungen begleitet sind, kommen hauptsächlich bei Hysterischen und Neurasthenischen vor und bedürfen einer Allgemeinbehandlung, wie sie in den betreffenden Abschnitten angegeben wurde. Gegen die Schmerzanfälle sind ebenfalls warme Applicationen angezeigt.

Noch einige Worte über die Behandlung der Autointoxication vom Verdauungstracte mögen hier Platz finden.

Die Gifte entstehen fast ausschliesslich durch Bacterienwirkung auf Nahrungsstoffe und Darmsecrete. Man kann die stets vorhandenen mehr oder weniger giftigen Producte der gewöhnlichen Darmfäulniss (Indol, Scatol, Phenol, H_2S etc.) von den nur ausnahmsweise entstehenden Zersetzungs- und Fäulnissgiften unterscheiden. Sie verursachen die mannigfachsten Beschwerden, nervöse Symptome mannigfachster Art wie Schwindel, Asthma dyspepticum, Kopfschmerz und andere neurasthenische Symptome, zahlreiche Hautkrankheiten (Urticaria), Tetanie, Anämie etc.

Die Therapie hat hier zwei Aufgaben zu erfüllen: erstens die Entfernung der Gifte aus dem Verdauungskanal, zweitens ihre Entfernung aus dem ganzen Körper.

Es braucht wohl nicht mehr hervorgehoben zu werden, inwieferne die bei der „Obstipation" besprochenen Proceduren die erste Aufgabe erfüllen. Bezüglich der zweiten Indication sei darauf hingewiesen, dass Toxine durch die Haut und durch die Nieren aus dem Körper ausgeschieden werden können. Es wurde an anderer Stelle (fieberhafte Erkrankungen) die diesbezügliche Wirkung, hydriatischer Proceduren eingehend besprochen. Sowohl durch schweisstreibende Proceduren, Dampfkastenbäder, Einpackungen von längerer Dauer, die die Ausscheidungen durch die Haut mächtig anregen, als auch durch auf die erwähnten Proceduren folgende erregende Applicationen, wie Regenbäder, Abreibungen etc., die die Harnsecretion mächtig steigern, werden wir der zweiten Indication Genüge leisten.

Allerdings wäre die Verhinderung der Giftproduction die rationellste Therapie, der jedoch nur zum Theil durch diätetische und roborirende Wassercuren entsprochen werden kann.

c) Acute allgemeine Peritonitis und Perityphlitis.

Die überwiegende Mehrzahl der allgemeinen Peritonitiden sind secundärer Natur, es ist also eine sorgfältige Beobachtung und Behandlung aller Erkrankungen, welche Peritonitis hervorrufen können, im Auge zu behalten. Sie sind auch durchaus nicht alle heilbar, nicht einmal alle therapeutisch angreifbar.

Von hydriatischen Proceduren kommen bei der Behandlung allgemeiner acuter Peritonitis hauptsächlich die Umschläge in Betracht, die in Verbindung mit dem Kühlapparate sowohl den Schmerz als auch das Erbrechen und den Meteorismus zu lindern geeignet sind. Als Umschläge werden Stammumschläge angewendet.

Von manchen Patienten wird die Kälte absolut nicht vertragen; in diesem Falle sind die erregenden Stammumschläge, die zwei- bis dreistündlich gewechselt werden, am Platze. Von warmen Umschlägen möchte ich im acut entzündlichen Stadium absehen, trotzdem sie von manchen Autoren „als unschädlich" empfohlen werden.

Ein sehr beliebtes Mittel ist das Eisschlucken. Eiswasser erregt jedoch Brechreiz und Erbrechen; es muss daher so viel als möglich eingeschränkt werden und nur zum Stillen des Durstes kann man erlauben, Eisstückchen im Munde zerfliessen zu lassen.

Auch von Clystieren und Irrigationen muss wenigstens in der ersten Zeit abgesehen werden. Ist doch die Ruhigstellung des Darmes die wichtigste Aufgabe der Therapie.

Die Perityphlitis wird heut zu Tage als eine chirurgische Krankheit betrachtet, doch glaube ich, und ich habe mich des Oefteren davon überzeugt, dass es durch rechtzeitige Inangriffnahme einer antiphlogistischen Behandlung gelingt, operative Eingriffe unnöthig zu machen.

Es ist fast immer möglich, durch Stammumschläge mit dem Kühlschlauche die Ruhigstellung des Darmes zu erzielen, Singultus, Erbrechen, Schmerz zu lindern oder zu beseitigen. Freilich ist es unbedingt nothwendig, den Apparat Tage lang liegen zu lassen.

Bezüglich der Darmirrigationen gilt dasselbe wie für die Peritonitis. Auch hier müssen diese in den ersten Tagen vermieden werden.

Ist die Anwendung einer Irrigation unbedingt nöthig, dann soll sehr vorsichtig vorgegangen werden, es soll insbesondere darauf geachtet werden, dass kein zu starker Druck angewendet werde. Der Arzt selbst hat die Irrigation zu geben oder deren Verabreichung zu überwachen.

d) Erkrankungen der Gallenwege und der Leber.

Die Behandlung des Icterus catarrhalis wurde bereits geschildert.

Die Cholelithiasis ist wohl nur im Gallensteinkolikanfalle einer hydriatischen Behandlung zugänglich. Es ist eine Thatsache, auf die auch von Leichtenstern hingewiesen wird, dass die krampf- und schmerzstillende Wirkung des Morphiums durch eine Reihe hydriatischer Maassnahmen wesentlich unterstützt oder bei minder schwerer Kolik ersetzt werden kann.

Namentlich die Wärme in verschiedenartiger Applicationsweise erfüllt diesen Zweck; ich erwähne auch hier wieder den Stammumschlag mit dem heissen Schlauch, Dampfcompressen, Thermophore etc.

Von sehr grossem Nutzen ist das Trinken heissen Wassers. Wenn auch die ersten Portionen desselben gewöhnlich wieder ausgebrochen werden, so empfiehlt es sich dennoch, mit demselben fortzufahren, und zwar in kleinen Portionen. Das heisse Wasser wirkt eminent krampfstillend.

Eminent krampfstillend wirkt auch ein länger dauerndes warmes Bad und zwar in der Temperatur von 32° R. Swift Walker empfiehlt heisse Bäder, so heiss, als sie ertragen werden. Auch Bältz und Topp empfehlen die heissen Bäder.

Von der Eisblase, die Bricheteau empfohlen hat, habe ich keinen Nutzen gesehen.

Die Behandlung des Gallensteinicterus deckt sich mit der des Icterus catarrhalis.

Von den Erkrankungen der Leber soll hier nur die Leberhyperämie besprochen werden.

Die venöse Leberhyperämie wird am häufigsten hervorgerufen durch Erkrankungen der Lungen oder des Herzens. Ihre Behandlung fällt zusammen mit der Behandlung der Stauungsursache, die in den betreffenden Capiteln nachzulesen ist.

Bei arterieller oder fluxionärer Leberhyperämie ist neben einer strengen Regelung der Nahrungszufuhr in quantitativer und qualitativer Hinsicht eine hydriatische Behandlung mit Aussicht auf Erfolg einzuleiten. Ganz besonders die 10—15 Minuten dauernden, täglich vorzunehmenden Sitzbäder in der Temperatur von 8—10° R sind hier zu empfehlen. Von guter Wirkung sind ferner ableitende Proceduren auf die Haut, namentlich kalte Regenbäder in Verbindung mit dem beweglichen kalten Fächer auf die Lebergegend.

10. Erkrankungen des Harnapparates.

Erkrankung der Nieren.

Seit jeher nahm der Gebrauch von Bädern neben der diätetisch-hygienischen Behandlung dieser Erkrankungen den breitesten Raum ein.

Bei der acuten Nephritis ist die Bäderbehandlung so ziemlich die einzige Therapie, die überhaupt zur Anwendung kommen kann, ihre Wirkung ist auch in allen ärztlichen Kreisen anerkannt.

Der Behandlung liegt der Gedanke zu Grunde, dass Haut und Nieren mit einander in functioneller Wechselbeziehung stehen, so dass die Haut bis zu einer gewissen Grenze für die Niere vicariirend eintreten kann. Allerdings hat das Eintreten der Haut, resp. der Schweissdrüsen für die Niere seine bestimmten Grenzen, indem wohl Wasser in beträchtlicher Menge durch die Schweissdrüsen aus dem Organismus zur Ausscheidung gebracht werden kann, nicht so steht es jedoch mit den fixen Bestandtheilen des Urins, da selbst bei stärkstem Schwitzen nie mehr als höchstens der zehnte Theil des im Urin in 24 Stunden erscheinenden Stickstoffs durch die Haut abgeht, wie dies von Leube nachgewiesen wurde, worauf übrigens auch Beneke in seinen Untersuchungen kam.

Dass also hauptsächlich diaphoretische Behandlungsmethoden geeignet sind, die in der Haut gelegenen Compensationsvorrichtungen anzuregen, ist klar und auch bekannt. Auch bezüglich der Methoden ist nicht viel zu sagen.

Bei der acuten Nephritis sind es hauptsächlich heisse Bäder, die zur Anwendung kommen, um eine entsprechende Diaphorese zu erzielen.

Die Temperatur des Wassers beträgt 30—36° R, die Dauer des Bades $\frac{1}{4}$—$\frac{1}{2}$ Stunde. Allzu hohe Temperaturen, sowie allzu lange Dauer des Bades wirken eher schädlich als nützlich, da der tonisirende

Effect der heissen Bäder bei allzu langer Dauer leicht in einen schwächenden umschlagen kann, Es geht hier so wie mit den kalten Proceduren, die ja auch nur bis zu einer gewissen Zeitgrenze tonisirend wirken, jenseits dieser Grenze jedoch Ueberreizwirkungen hervorrufen.

Allzu lange Dauer der Bäder oder allzu intensive Anwendung der Diaphorese hat noch einen anderen wichtigen Nachtheil, der nicht ausser Acht gelassen werden darf. Mit Rücksicht auf die bereits mitgetheilte Thatsache, dass selbst bei stärkstem Schwitzen nur ein geringer Bruchtheil der fixen Bestandtheile des Harns zur Ausscheidung kommt, könnte es in Folge Zurückbleibens und Concentration der excrementellen Stoffwechselproducte in den Körpergeweben zu einer Beschleunigung des Eintrittes schwerer urämischer Symptome zu kommen. Wir werden also trachten, eine leichte Diaphorese durch die warmen Bäder einzuleiten, um die Nierenthätigkeit zu entlasten und die Ausscheidungen durch die Haut flott zu erhalten, wir werden trachten, die Wirkung der Bäder durch Nachdunstenlassen des Patienten in Wolldecken zu unterstützen, wir werden jedoch forcirte Schwitzcuren thunlichst vermeiden. Es ist kein Vortheil, die Oedeme oder Flüssigkeitsansammlungen in den serösen Säcken rasch zum Verschwinden zu bringen.

Wenn ich im Beginne dieser Auseinandersetzung von der Aetiologie der acuten Nephritis nicht gesprochen habe, so geschah dies deshalb, weil die Behandlung derselben nur selten einer Indicatio causalis entsprechen kann. Die Therapie dieser Erkrankungsform ist so ziemlich bei allen Formen derselben, gleichgiltig auf welche Ursache sie auch zurückgeführt werden möge, die gleiche. Dass bei Infectionskrankheiten die Gefahr einer Nephritis berücksichtigt werden muss, namentlich bei Scarlatina, ist nicht besonders zu betonen. Es wurde übrigens an entsprechender Stelle, mit Berufung auf hervorragende Autoren hervorgehoben, dass eine rechtzeitig und zweckentsprechend eingeleitete hydriatische Antipyrese die Gefahren einer Albuminurie, ja auch die einer Nephritis bedeutend herabsetzt.

Tritt im Verlaufe einer acuten Infectionskrankheit eine Albuminurie oder gar eine Nephritis auf, dann wäre selbstverständlich das Aussetzen der hydriatischen Behandlung nicht nur zwecklos, ja geradezu ein Fehler, da durch die Fortsetzung derselben dem Processe noch Einhalt geboten werden kann. Allerdings soll man in solchen Fällen extreme Kältewirkungen vermeiden und etwa 25—23 ⁰ R Halbbäder geben. Die kräftige mechanische Friction ersetzt hier den Mangel des thermischen Reizes. Es verdient hier hervorgehoben zu werden, dass mechanische Reize, trockene Frottirungen namentlich von Semmola empfohlen wurden, da auch diese die Ausscheidungen durch die Haut steigern, was übrigens aus unseren früheren Auseinandersetzungen schon ersichtlich ist.

Auch die Behandlung der chronischen Nephritis basirt auf denselben Principien. Auch hier gilt es als die Hauptsache, das erkrankte Organ zu entlasten, es zu schonen, und wenn auch wirkliche Heilung nicht erzielt werden kann, wie bei der acuten Nephritis, so ist es wenigstens möglich, einen Theil des Nierenparenchyms zu retten und die Function des Organs Jahre lang in ausreichendem Maasse zu erhalten, so dass die betreffenden Kranken wenigstens in halbwegs erträglichem Zustande ihr Dasein fristen können.

Natürlich haben wir bei gewissen Formen der chronischen Nephritis auch noch andere Indicationen zu erfüllen, als bei der acuten Nephritis, sie beziehen sich auf mannigfache Störungen in den verschiedensten Organen, unter welchen die seitens des Circulations- und Respirationsapparates obenan stehen.

Bezüglich der diaphoretischen Behandlungsmethode soll hier noch ausser der früher angegebenen Momente (Dauer und Intensität) hervorgehoben werden, dass uns hier nicht nur die heissen Bäder, sondern auch noch eine ganze Reihe anderer schweisserregender Proceduren zur Verfügung stehen, wie feuchte und trockene Einpackung, Dampfkastenbäder, Dampfwanne, heisse Luftbäder, elektrischer Lichtkasten etc. Wenn wir uns die differente Wirkung dieser Proceduren in Bezug auf die Respirations- und Pulsfrequenz, in Bezug auf die Herzthätigkeit und Innervation vor Augen halten, dann wird es uns nicht schwer fallen, unter den genannten Proceduren die richtige Auswahl zu treffen. Man soll sich immer vor Augen halten, dass die feuchte und trockene Einpackung die Innervation und Herzthätigkeit beruhigen, dass sie den Blutdruck herabsetzen, was ihre Bedeutung für die Behandlung chronischer parenchymatöser Nephritis ins rechte Licht stellt. Es soll ferner berücksichtigt werden, dass in den Dampfbädern, ebenso in den heissen Luftbädern und im elektrischen Lichtkasten eine bedeutende Beschleunigung der Respirations- und Pulsfrequenz, eine sehr stürmische Herzthätigkeit, eine Erhöhung der Bluttemperatur stattfindet, ebenso soll bei der Wahl der letzteren Proceduren berücksichtigt werden, dass im heissen Luftbade viel höhere Temperaturen vertragen werden, wie in dem Dampfkasten. Die besonders nöthige Berücksichtigung der Herzthätigkeit wird in vielen Fällen den während der Dauer der wärmezuführenden Proceduren anzulegenden Herzkühlapparat indiciren.

Der Herzschlauch mit durchfliessendem kaltem Wasser wird bei den verschiedenen Formen der chronischen Nephritis übrigens auch eine wichtige Rolle spielen, da es ja oft genug nöthig ist, die Herzthätigkeit zu beruhigen und zu kräftigen, die Herzenergie zu erhöhen. Man wird auf die Weise eigentlich der Indicatio symptomatica gerecht. Durch die Retention von Harnstoffen kommt es zu reactiver Reizung der Gefässnerven, zu erhöhtem Blutdruck und consecutiver Herzhypertrophie. Alle Einflüsse, die eine Ueberanstrengung des Herzens involviren, sind demnach fernzuhalten und die Mittel, die die Herzthätigkeit in annähernd normale Bahnen lenken, anzuwenden.

Die Erhöhung der Herzenergie, wie es durch methodische Anwendung des Herzschlauches erzielt wird, ist von grosser Bedeutung für die Hintanhaltung von Urämie, worunter nicht etwa bloss die schweren Krankheitserscheinungen wie Convulsionen, Coma, Cheyne-Stokes'sches Athmen, sondern auch schon der Kopfschmerz, der Schwindel, das Asthma, die Schlaflosigkeit zu verstehen ist. Die durch die Anwendung des Herzschlauches erzielte Erhöhung der Herzenergie bewirkt eine bessere Durchblutung der Niere mit arteriellcm Blute, eine reichliche Ausscheidung von Wasser und der vergiftenden Stoffe.

Was die Anwendung der heissen Bäder bei der Urämie anbelangt, sei hier nochmals auf die Gefahr forcirter Schweissproceduren hingewiesen.

Noch eine Frage wäre hier zu erörtern, welche Proceduren sollen nach den schweisserregenden Proceduren angewendet werden? Es wurde ja an mehreren Stellen die Nothwendigkeit einer abkühlenden Procedur nach wärmezuführenden und wärmestauenden Applicationen klar gemacht. Mit der Beantwortung dieser Frage kommen wir gleichzeitig auf die Frage: Dürfen bei Nephritis überhaupt kalte Proceduren angewendet werden?

Die Scheu vor kalten Applicationen ist eine ungemein grosse, ihre Gefahr steht jedoch keineswegs im Verhältnisse zu derselben.

Die Hauptaufgabe des Hydrotherapeuten ist es, auf eine gute Reaction zu achten. Dann kann man unter allen Umständen bei den verschiedensten Formen der chronischen Nephritis nach den schweisserregenden Proceduren kalte Applicationen in Form von 16° R Regenbädern oder 20—22° R abgekühlten Halbbädern Gebrauch machen. Die günstige Wirkung äussert sich in einer Steigerung der Diurese, Kräftigung der Herzthätigkeit und in der Besserung des Allgemeinbefindens.

Von grossem Nutzen sind die hydriatischen Proceduren (nicht nur die schweisserregenden Proceduren) bei der genuinen Schrumpfniere, namentlich der auf arteriosclerotischer und uratischer Diathese basirenden Formen.

„Die genuine Schrumpfniere verhält sich, beiläufig gesagt, zur acut-infectiösen parenchymatösen Nephritis wie die Lebercirrhose zur acuten Leberatrophie: auf der einen Seite ein rapider, das Leben unmittelbar bedrohender Zerfall des Organes, auf der anderen Seite ein langsamer, successiver Untergang, der bis zu einem gewissen Grade durch compensatorische Vorgänge im Organismus relativ unschädlich gemacht werden kann. Von dieser Ueberzeugung durchdrungen, stehen wir nicht an, ein Individuum mit Nierensclerose der hydriatischen Behandlung theilhaftig werden zu lassen, wenn es gewisse, im Wesen des Krankheitszustandes oder ausserhalb desselben liegende Symptome erfordern und entzündliche Vorgänge in den Nieren ausgeschlossen sind." So äussert sich Kraus*) in einer ausgezeichneten Studie über die Behandlung der Albuminurie mit Hydrotherapie und ich kann ihm vollkommen beistimmen.

Halbbäder von 22—20⁰ werden bei der genuinen Schrumpfniere so manch quälendes Symptom bekämpfen. Verdauungsbeschwerden werden gemildert, Bronchialkatarrhe gebessert. Auch kalte Abwaschungen werden unschätzbare Dienste leisten. Nach längerem Gebrauche derselben kann man auch zu Abreibungen übergehen. Auf die wohlthätige Wirkung von Herzschläuchen wurde wiederholt hingewiesen.

Stauungen in den Nieren in Folge Erkrankung der Circulationsorgane müssen nach den Methoden, die bei den Erkrankungen der Circulationsorgane angegeben, behandelt werden.

Erkrankungen der Harnblase werden später besprochen werden.

Noch bezüglich der Enuresis nocturna mögen hier einige Worte Platz finden. Es handelt sich hier darum, eine Tonisirung des Sphincters zu erzielen. Allgemein tonisirender Proceduren, kalte Abreibungen, kalte kurze Regenbäder, kurze 16—18⁰ R Tauchbäder werden den ganzen Organismus der schwächlichen Individuen, aus denen sich die an Enuresis nocturna leidenden Kranken recrutiren, erzielen lassen. Aber auch kurze kalte Sitzbäder, unter Umständen auch die Anwendung des Psychrophors, bei älteren Leuten, oder auch des Atzbergers, der eine Tonisirung des Sphincter vesicae vom Mastdarm aus anstrebt, werden zum angestrebten Ziele führen.

Hyperästhesie der Blase, Blasenkrampf, Lähmungen der Harnblase werden durch Proceduren, welche nach den bekannten Gesetzen

---

*) Blätter für klin. Hydrotherapie 1897. Nr. 3.

die Sensibilität herabsetzen — länger dauernde Kälteanwendungen in
Form von Sitzbädern, oder durch solche, die Krämpfe zur Lösung
bringen — warme längerdauernde Applicationen, oder durch solche,
die die Energie steigern, die Leistungsfähigkeit erhöhen — kurze kalte
Applicationen gebessert, eventuell auch geheilt.

----

11. Die Behandlung der Hautkrankheiten, der Syphilis und der venerischen Affectionen.

a) Hautkrankheiten.

Es ist selbstverständlich, dass eine Therapie, deren Angriffsobject
und Eingangspforte in den complicirten Bau des menschlichen Organismus die Haut bildet, auch auf dieses wichtige Organ selbst herangezogen wird. In den vorangehenden Abschnitten wurde ja wiederholt
der localen Wirkungen des thermischen und mechanischen Reizes
gedacht; wir können locale Hyperämie und Ischämie, active Fluxion
und passive Stauung nach physikalischen Gesetzen erzielen und damit
die pathologischen Vorgänge in dem allgemeinen Integument an Ort
und Stelle in einer so mächtigen Weise beeinflussen, wie dies nur
durch wenige Speficica möglich ist.

Die Hydrotherapie leistet aber noch viel mehr; sie ist, wie wiederholt hervorgehoben und bewiesen wurde, im wahren Sinne eine causale
Therapie — auch bei einer grossen Reihe von Hautaffectionen.
Man braucht nicht in den Fehler der früheren humoral-patho-
logischen Schule zu verfallen, die in allen Hautkrankheiten nur das
äusserliche Bild schädlicher „Säfte" erblickte, wenn man gewisse nicht
allzu spärliche Dermatosen als den localen Effect von im Organismus
allgemein verbreiteten Noxen betrachtet und sich daher bestrebt, die
Dyskrasie durch zweckdienliche Maassnahmen zu bekämpfen.

Das Hautorgan ist ja neben den Nieren und Lungen das wichtigste Colatorium, durch welches sich der Organismus seiner Toxine
und Abfallsproducte entledigt; ist es daher ein Wunder, wenn bei
Ueberproduction an letzteren sowie bei allgemeinen Stoffwechselstörungen
die Haut selbst pathologisch verändert wird? Man braucht ferner nur
an die Angioneurosen wie Herpes Zoster, an die Urticaria acuta
und chronica bei Magen- und Darmerkrankungen, bei Morbus
Brightii und Diabetes mellitus, an das toxische Erythem, an den
Pruritus cutaneus verschiedenster Aetiologie, an die Acne

cachecticorum, an den Lichen scrophulosorum, an die auf
Circulationsstörungen beruhende Acne rosacea und das Eczema
varicosum und den vielfach mit Erkrankungen des Rückenmarks
zusammenhängenden Herpes Zoster und die Pityriasis rubra
zu erinnern, um sofort auch die hohe Bedeutung einer causalen, d. h.
rationellen Therapie zu würdigen. Durch Besserung und Hebung der
den Organismus innewohnenden Schutz- und Abwehr-Vorrichtungen,
durch Beschleunigung des Stoffwechsels, durch Steigerung der Körper-
ausscheidungen, durch Hebung der Herzaction, durch gesteigerte Leucocytose, Erhöhung der Oxydationen und der Blutalkalescenz lassen
sich gewiss bessere und dauerndere Resultate erzielen als durch die
locale Behandlung allein.

An dieser Stelle sei auch des Umstandes gedacht, dass gewisse
hautkranke Personen — wir sagen absichtlich nicht Hautkrankheiten —
auf die Anwendung von Wasserproceduren schlecht reagiren; es ist
dies eine individuelle Idiosynkrasie, wie sie ja auch bei jeder anderen
Therapie vorkommt; es ist ein Vorurtheil, dass kein Ekzem das
Wasser, d. h. die rationelle Anwendung desselben, verträgt, und es
bedarf nur des Versuches, um es in der überwiegenden Mehrzahl der
Fälle zu wiederlegen. Ja im Gegentheile! Eine Reihe von Ekzemen
entsteht nur durch mangelnde Hautpflege und wird bei Befolgung derselben sozusagen von selbst geheilt. Bei welchen Volksschichten findet
man denn die meisten Ekzeme?

Ferner wollen wir hier auch diejenigen Hautaffectionen erwähnen,
welche in Folge von Wasseranwendung entstehen können.

Hierher gehören erstens die sogenannten Hautkrisen, das sind
nichts Anderes als arteficielle Ekzeme, Erytheme, Furunkel, dann die
sogenannte Phydracia thermalis, entstanden in Folge forcirter unver-
nünftiger Applicationen; sie werden von den Laienärzten fälschlicher
Weise mit den kritischen Schweissen auf gleiche Linie gestellt und
als günstiges Omen betrachtet. Zweitens: die Dermatomykosen:
Herpes tonsurans und Ekzema marginatum (Trichophyton
tonsurans), bei unreiner Gebarung insbesondere mit Umschlägen. —

Bei einem Krankenbestand von täglich circa 100 Personen nie-
drigster socialer Stellung, konnten wir jährlich höchstens zehn solcher
Fälle constatiren und wir behaupten, dass ein sehr hoher Grad von
Nachlässigkeit vorhanden sein muss, um förmliche Epidemien solcher
Hautaffectionen einreissen zu lassen; jedesmaliges Auskochen der Tücher
und Laken nach der Application verhindert sicher jede Infection.

Wir wollen nun in grossen Zügen die Behandlung der wichtigsten
dermato-pathologischen Erscheinungen entwerfen, um dann eine

23*

systematische Darstellung der Hydrotherapie einiger hervorragender Dermatosen anzuschliessen.

α. Hydrotherapie bei acuten inflammatorischen Dermatosen.

Es kommen hier die kühlenden, antiphlogistischen Umschläge zur Anwendung mit oder ohne Heranziehung der Winternitz'schen Kühlapparate; hierdurch werden die wichtigsten Symptome: Hitze, Schmerz, Exsudation, Blutungs- und Zersetzungsprocesse bekämpft; zu warnen ist vor der Application von Temperaturen unter 0°, da hierbei nur eine Gefässlähmung und Blutstauung mit allen schädlichen Consequenzen erzielt würde. Ist auch antiseptischen Indicationen nachzukommen, so werden die Umschläge mit 2% Borsäure- oder 10% Burowlösung getränkt. Als wichtigste hierher gehörige Krankheitsprocesse erwähnen wir das Ekzema acutissimum, die Combustio I. und II. Grades und das Erysipel.

β. Hydrotherapie bei chronisch-entzündlichen Dermatosen.

Macerirende Proceduren bei hyperkeratotischen Processen, bei chronischem squamösem und infiltrirtem Ekzem, bei Ichthyosis, Prurigo, Lichen pilaris etc.

Es kommen hier in Betracht der Dampfkasten, die feuchte Einpackung, prolongirte warme Hochbäder — all das nach den im allgemeinen Theile und in der Methodologie aus einander gesetzten Principien, Indicationen und Contraindicationen, gemäss den sonstigen individuellen Verhältnissen.

Proceduren, welche die Resorption, Regeneration, respective Narbenbildung anregen und beschleunigen. Die dominirenden Applicationen sind hier solche, welche den Stoffwechsel steigern wie die erregenden Umschläge und insbesondere die Longuettenverbände; letztere leisten bei ulcerativen und atonischen Processen, callösen, starren Exsudaten, bei Verbrennungen III. Grades, Fussgeschwüren etc. sowohl durch gleichmässige Abkühlung und dadurch Schmerzlinderung, als auch durch die leichte gleichmässige Compression ganz vorzügliche Dienste.

Proceduren bei Secretionsanomalien: Seborrhoea und Hyperidrosis universalis. Hier kommen die allgemeinen tonisirenden, die Haut- und Schweissdrüsen unter normale Circulations- und Innervationsverhältnisse bringenden Applicationen mit gutem Erfolge zur Anwendung, wie dies ja auch bei der Behandlung der Tuberculose und Adipositas universalis schon früher dargelegt wurde; es ist gewiss auch klar, dass die Secretionsanomalien, so weit sie die Haut betreffen

und wie sie bei den verschiedenen functionellen und essentiellen neuro-
pathischen Affectionen auftreten, nur durch eine Allgemeinbehandlung
beeinflusst werden können.

Nunmehr wollen wir an einigen enger begrenzten Krankheits-
bildern den hydriatischen Vorgang im Speciellen skizziren:

I. Ambustio.

1. Grades. Die Behandlung ist hier eine rein antiphlogistische
mittels kühlender Umschläge, eventuell unter Benutzung der Kühlapparate und antiseptischer Lösungen.

2. und 3. Grades mit Abhebung der Epidermis und Schorf-
bildung; als souveränes Mittel gilt hier in dermatologischen Kreisen
das von Hebra im Jahre 1862 eingeführte permanente Wasserbad, das
sogenannte Wasserbett. Der Kranke bleibt hier durch Tage, Wochen,
Monate in einem Hochbade von circa 37° C, auf Gurten lagernd; das
Wasser wird durch constanten Zu- und Abfluss täglich zwei bis drei
Mal vollständig erneuert. Man erreicht hierdurch zweierlei: erstens
wird die Luft von dem entblössten Corium abgehalten und dadurch
der Schmerz in der so empfindlichen Papillarschicht gelindert; zweitens
werden die Wundsecrete, Krusten und Schuppen beständig abgespült
und dadurch einer Aufsaugung von septischen Stoffen in den Organismus wirksam vorgebeugt.

Ausser bei Brandwunden kommt das Wasserbett auch bei um-
fangreichem Decubitus gangraenosus und insbesondere bei Pemphigus
foliaceus zur Anwendung; einzelne Patienten letzterer Kategorie blieben
zwei bis drei Jahre permanent im Bade.

Bei aller schuldigen Anerkennung für dieses segensreiche, jedoch
nur in Heilanstalten und grossen Haushalten anwendbare Verfahren
soll hier jedoch auch mit vollem Nachdruck eines Verfahrens gedacht
werden, das Winternitz schon 1869 publicirte und das sich auch
in der Hütte des Aermsten fast kostenlos durchführen lässt. Auf die
verbrannten Hautstellen werden zunächst mit Wasser benetzte dünne
Leinenflecke möglichst glatt und faltenlos aufgelegt; hierauf kommt
ein festerer Verband mit Binden oder dreieckigen Tüchern. Es wird
dadurch zunächst das blossliegende Corium vor dem äusserst schmerzhaften Contact mit der Luft geschützt, dann durch den Kältereiz und
die Verdunstung die Hyperämie bekämpft und schliesslich auch durch
die Compression die Wundheilung und Epidermisbildung befördert;
die Wundsecrete lassen sich sehr leicht in schonendster Weise durch
öftere Irrigation über der ersten Stofflage abspülen, ohne das Corium
zu entblössen oder die oberste, den Wiederersatz begünstigende Serum-

schicht zu entfernen. Liegen Indication für Antiseptik vor, so werden die Irrigationen mit einer $2\,^0/_0$ Borsäurelösung gemacht. Ganz analog wirken hier auch die Longuettenverbände.

II. Das Ekzem. Vor nicht gar langer Zeit verpönt und geradezu als Kunstfehler gebrandmarkt, findet die Anwendung des Wassers bei dieser verbreitetsten Hautaffection nunmehr auch bei namhaften Dermatologen immer mehr Beachtung; Lassar beklagt geradezu die geringe Beachtung, die hier das Wasser findet.

Ekzema acutum. Hier wirken mit wenigen, auf Idiosynkrasie beruhenden Ausnahmen kühlende, eventuell mit Kühlapparat oder antiseptischen, nicht reizenden — Borsäure- und Burowlösungen applicirte Umschläge in bester Weise; die Hyperämie schwindet bald, die Hautnerven beruhigen sich, die Schwellung lässt nach.

Das vesiculäre, pustulöse und impetiginöse Ekzem. Die Behandlung besteht local in der Anwendung von Longuettenverbänden; liegt eine Dyskrasie vor, so werden allgemeine, tonisirende Proceduren herangezogen und zwar solche, welche mit einem möglichst geringen mechanischen Reiz verbunden sind; also ein kurzes Dampfkastenbad etwa drei Minuten mit darauffolgendem Halbbade, kurze flüchtige wechselwarme Regenbäder unter geringem Druck. Der berühmte italienische Kliniker Professor Mariano Semmola empfahl warme Bäder von 24—28° R, in der Dauer von zwei bis drei Stunden, später schottische Douchen, um die normalen Hautfunctionen herbeizuführen.

Es sei hier gestattet, eines Mittels zu gedenken, welches zwar eigentlich — sensu strictiore — nicht in den Rahmen der Hydrotherapie gehört, aber doch in Verbindung mit hydriatischen Proceduren wahre Triumphe feiert und schliesslich doch dem hydriatischen Boden entsprossen ist: es ist dies das Myrtillin Winternitz (1895), das Decoctum fructuum vaccinii Myrtilli inspissatum. Das Präparat, von Syrupconsistenz, wird ungefähr messerrückendick auf die betreffenden Hautstellen aufgetragen, mit einer dünnen Watteschichte bedeckt und 24 Stunden liegen gelassen, alle Tage wird in einem lauen Bade eventuell mit Kleienzusatz der Verband macerirt und schonend abgelöst. Hierauf folgt eine flüchtige kalte Procedur, Regenbad oder Uebergiessung, um den Tonus der Capillaren zu heben. Sofort wird dann wieder der Myrtillinverband angelegt etc.; eine Hauptbedingung ist hierbei sorgfältiges Coliren des Decoctes und vollständige Bedeckung der kranken Stellen. In kürzester Zeit, gewöhnlich schon nach der ersten Application tritt eine bedeutende Besserung der quälendsten Symptome ein: das unerträgliche Jucken hört auf, die eiternden Stellen reinigen sich und in wenigen Tagen bildet sich eine neue, zarte, gesunde Epidermisschicht. Winternitz führt die Wirkung auf eine Tinction der Gewebe mit dem Farbstoff der Heidelbeeren zurück. — Nebenbei wollen wir auch noch erwähnen, dass das Myrtillin bei Eczema sycosiforme in Verbindung mit Epilation und beim Ulcus cruris ähnliche vorzügliche Effecte aufweist und dass das dünnflüssige Decoctum baccarum Myrtilli bei Leukoplakia oris specifica et non specifica als Mundwasser ausgezeichnete Dienste leistet.

Das squamöse Ekzem. Hier kommen erweichende, macerirende Proceduren in Betracht: das Dampfkastenbad oder das Dampfbad in der Wanne von mittellanger Dauer — zehn bis zwölf Minuten — und die feuchte Einpackung — eine Stunde — mit darauffolgendem Halbbad; bei local umschriebenen Processen genügt eventuell auch die schottische Douche.

Neisser empfiehlt laue Bäder in der Dauer von ein bis sechs Stunden, lange Einpackungen und lange Dampfkastenbäder.

III. Psoriasis vulgaris. Bei dieser eminent chronischen Hautaffection sind zweierlei Indicationen zu erfüllen. Erstens sollen die angehäuften Epidermoidalgebilde, die Schuppen, gründlich macerirt und abgelöst werden, was am besten durch prolongirte laue Bäder, etwa mit Kleienzusatz geschieht. Zweitens aber, und das ist die Hauptsache, soll dadurch causal eingewirkt werden, dass der chronisch-entzündliche Zustand der Papillarschicht mit der Hyperämie in den Gefässschlingen gebessert wird. Es kommen hier also solche Proceduren in Betracht, welche in exacter Weise den Gefässtonus erhöhen, eine Gymnastik der Capillaren erzwecken und auch thatsächlich erzielen. Also wechselwarme Regenbäder, feuchte Abreibungen, Lakenbäder, feuchte Einpackungen mit darauffolgenden kalten Proceduren, je nach der — im Allgemeinen bei dieser Krankheit ziemlich kräftigen — Constitution des Patienten. In diätetischer Beziehung empfiehlt sich erfahrungsgemäss ein möglichst reizloses, am besten rein vegetarisches Regime.

IV. Beim Pruritus cutaneus, der ja, wie hinlänglich bekannt, auf vielfach noch ganz unklarer Aetiologie beruht, müssen wir wieder eine symptomatische und causale Behandlung unterscheiden.

Symptomatisch werden schon längst, auch von durchaus nicht wasserfreundlicher dermatologischer Seite prolongirte laue und warme Hochbäder mit Recht gerühmt, wirksamer sind aber — je nach den individuellen Verhältnissen — wechselwarme Regenbäder unter schwachem Druck und feuchte Einpackungen mit darauffolgendem Halbbad, da hierdurch iu der Haut die normale Circulation und Innervatiou wieder hervorgerufen wird. Im Allgemeinen wäre zu bemerken, dass hier starke Hautreize aus naheliegenden Gründen zu vermeiden sind. In causaler Richtung sind vornehmlich Verdauuugsstörungen nach den früher an entsprechender Stelle auseinandergesetzten Principien zu behandelu.

b) Die Syphilis.

„Vom theoretischen Standpunkte ist das hydrotherapeutische Verfahren gewiss rationell, da bei der Syphilis Entzündungsproducte in der Haut liegen, die durch die Einwirkung des Wassers leichter zur Resorption gelangen". — „Zur Hebung des Ernährungszustandes namentlich mit specifisch wirkenden Medicamenten wird diese Methode immerhin von Nutzen sein" (Neumann [*])).

„In deu meisten Fällen musste ich mit der Wassercur ein medicamentöses antisyphilitisches Verfahren verbinden und ich habe diese Verbindung nur zu loben" (Winternitz [**])).

Wenngleich zeitlich durch ein volles Menschenalter getrennt, präcisiren diese Aussprüche zweier — auf den bezüglichen Gebieten — erster Autoritäten den Standpunkt der Hydrotherapie zur Syphilis, dieser Volksseuche, die neben der Tuberculose als fürchterlichste Geissel des Menschengeschlechtes verheerender wüthet als die schrecklichsten Epidemien und Pandemien, klar und deutlich auch für die Gegenwart. Das combinirte Verfahren ist die Parole trotz aller gut- und aftergläubigen Enthusiasten, welche seit dem ersten Antimercurialisten Fallopia (1523—1562) auf dem einseitigen Standpunkte der „Naturselbsthülfe" standen und stehen.

Die Syphilis ist eine Krankheit, gegen die wir zwei anerkannt unentbehrliche Specifica, das Hydrarygrum (seit dem Ende des 15. Jahrhunderts) und das Jod (seit dem ersten Drittel unseres Jahrhunderts) besitzen; ebenso sicher ist es aber auch, dass wir durch Heranziehung der Hydrotherapie die specifische Cur unter wesentlich günstigeren Bedingungen vorzunehmen in der Lage sind. Nach Winternitz liegt der Hauptwerth der Hydrotherapie bei der Syphilis in der mächtigen Steigerung der Wasserausscheidung von der Haut aus und in der Beförderung der Ausscheidung der Rückbildungsproducte.

---

[*] Syphilis. Band XXIII der speciellen Pathologie und Therapie. Herausgegeben von Nothnagel. Wien 1896.

[**] Hydrotherapie bei Syphilis. Archiv f. Dermatologie und Syphilis. Wien 1870.

Es ist experimentell erwiesen, dass durch entsprechende hydriatische Proceduren eine vermehrte Ausscheidung von Harnstoff und CO_2 stattfindet, also eine erhöhte Zersetzung von Eiweisskörpern herbeigeführt wird, die ja als Träger des uns vor der Hand noch unbekannten specifischen Virus betrachtet werden müssen. Durch den gesteigerten Stoffwechsel kommt auch das Hg zu energischerer Thätigkeit, denn nach Kaposi hat nur das in den Säften und im Blute kreisende Metall eine Heilwirkung, nicht das irgendwo abgelagerte. Durch letzteren Umstand erklärt es sich auch, dass bei gleichzeitiger Anwendung der Hydrotherapie viel geringere Quantitäten von Hg ausreichen, gerade so wie dies ja auch bei anderen heroisch wirkenden Medicamenten zum Beispiele bei den Belladonnapräparaten von Fleury und Maigrot nachgewiesen wurde.

Die Hydrotherapie ermöglicht es uns auch bei von Haus aus anämischen und kachektischen oder durch die Syphilisintoxication geschwächten Patienten die specifische Cur rascher und unter geringerer Beeinträchtigung des Organismus zu Ende zu führen, sogar an ambulanten Kranken. Durch die Hydrotherapie wird der Kräftezustand des Patienten erhalten, geschont, ja gehoben, die Kachexie beseitigt, die Absorption des Medicamentes durch Bethätigung der allgemeinen Capillarcirculation befördert, die Haut- und Nierenthätigkeit angeregt und dadurch die Circulation und Ausscheidung des Hg aufs trefflichste unterstützt.

Wir wollen nun den hydriatischen Heilplan in den einzelnen Phasen der Syphilis verfolgen:

Primäraffect und Latenzperiode.

Hier beschränkt sich die Hydrotherapie so wie jedes andere Heilverfahren auf ein rein exspectatives und symptomatisches Verhalten.

Bei der Initialsclerose empfiehlt sich neben der obligaten Anwendung des Emplastrum Hydrargyri bei besonders irritativen Vorgängen und starren Infiltraten ebenso wie auch bei der collateralen Polyadenitis die Application von erregenden Umschlägen, so weit eben die Localisation es zulässt; hierdurch wird die Circulation wieder regulirt, die Ernährung gebessert, die locale Stase und damit auch die Intumescenz zum Verschwinden gebracht.

Während der Latenzperiode unterzieht man anämische und kachektische Patienten einer tonisirenden Cur, nach den schon früher an Ort und Stelle aus einander gesetzten Principien. Eine Theilwaschung oder Abreibung des Morgens, im Verlaufe des Tages ein wechselwarmer Regen, ein kurzes Dampfkastenbad von zwei bis drei

Minuten Dauer mit darauffolgendem flüchtigen kalten Regen kommen da in Betracht.

Früh- und Spätformen.

Neben der durch vieltausendfältigen Erfahrung erprobten und sanctionirten systematischen Mercur- und Jodcur kommen auch gleichzeitig die hydriatischen Proceduren zu ihrer vollen Geltung.

Nach Winternitz beginnt man mit einer Art Vorcur, die in der Anwendung kräftiger mechanischer und thermischer Reize besteht. Es werden also durch circa drei bis fünf Tage kräftige kalte Abreibungen, kalte Regenbäder und Halbbäder angewandt, denen in der Regel feuchte Einpackungen von $^1/_2$ — 1 stündiger Dauer oder Dampfkastenbäder vorausgehen. Hierauf folgen dann die sogenannten grossen Proceduren, die den Stoffwechsel in der mächtigsten Weise beeinflussen und eine energische depuratorische und spoliative Wirkung entfalten; durch den Zerfall des Körpereiweiss wird auch das gewiss an diese Organsubstanz gebundene Syphilisvirus gewissermaassen delogirt, in den Kreislauf geschleudert und durch die erhöhte Thätigkeit sämmtlicher Colatorien eliminirt.

Alle Autoren empfehlen hier also schweisserregende Proceduren; als kräftigste derselben gelten mit Recht die trockene Einpackung durch Wärmestauung und das Dampfkastenbad durch Wärmezufuhr.

Insbesondere durch die trockene Einpackung gewinnt man auf die Blutbeschaffenheit, auf den interstitiellen Säftebestand, auf den Flüssigkeitsstoffwechsel und auf die Resorption der Infiltrate grossen Einfluss. Durch die Wärmestauung an der Körperoberfläche und den mechanischen Reiz der rauhen Wolldecke strömt das Blut mächtig zum Hautorgane und bemüht sich, die Körpertemperatur durch Vermehrung der Transpiration auszugleichen; durch die darauffolgende energische Wärmeentziehung — Vollbad, Lakenbad, Halbbad — wird der Gefässsturm gemässigt, die erschlafften und erweiterten Capillaren contrahiren sich und erlangen wieder ihren normalen Tonus, die Herzaction und das Hautorgan werden gewissermaassen trainirt und die Harnstoff- und CO_2-Ausfuhr vermehrt.

Die trockenen Einpackungen kommen wegen ihrer mächtigen Einwirkung nur jeden dritten oder zweiten Tag zur Anwendung; in der Zwischenzeit werden tonisirende und beruhigende Proceduren, $^3/_4$ bis $1^1/_2$ stündige Einpackungen mit darauffolgenden Halbbädern oder Halbbäder allein verordnet.

Es sei hier noch erwähnt, dass es eine nicht unbeträchtliche Reihe von Kranken giebt, die sich der alleinigen Anwendung von Quecksilber und Jod gegenüber refractär zeigen, während eine darauffolgende entsprechende hydriatische Cur in kurzer Zeit gute Resultate ergiebt; man kann sehr wohl annehmen, dass unter dem Einfluss der Wassercur die im Organismus aufgestapelte Quecksilber- und Jodmolecüle gleichsam flott werden und zur Wirkung gelangen.

Die naheliegende Befürchtung, dass unter hydriatischen Proceduren die Resorption des Quecksilbers beispielsweise bei der Inunctionscur leide, ist erfahrungsgemäss n i c h t begründet; man überzeugt sich im Gegentheile, dass — wie schon früher erwähnt — unter dem combinirten Verfahren kleinere Dosen von Hydrargyrum vollkommen genügen.

c) Venerische Affectionen.

a. Die Gonorrhoe.

Bei der a c u t e n F o r m stimmt die hydriatische Behandlung mit der sonst üblichen vollkommen überein: Ruhe, reizlose Diät, reichlicher Genuss frischen Wassers und locale Kälteapplication am Penis mit entsprechend geformten Kühlapparaten sind hier am Platze.

Bei der K o l p i t i s g o n o r r h o i c a a c u t a leistet das auf denselben Principien wie der Psychrophor beruhende K ü h l s p e c u l u m aus Metall vorzügliche Dienste.

Bei den c h r o n i s c h e n F o r m e n kommt der von W i n t e rn i t z im Jahre 1876 in die Praxis eingeführte P s y c h r o p h o r zur Geltung. Bei seiner Anwendung spielt sowohl die mechanische Druckwirkung, gleichwie bei der Sondencur, als auch der thermische Reiz eine Rolle; das infiltrirte Schleimhautgewebe schwillt ab und durch die Herstellung normaler Circulationsverhältnisse wird auch dem Gonococcus das Terrain, der ruhige Brutboden, entzogen.

Bezüglich der Technik ist nur wenig Neues zu bemerken; von Calibern kommen die Charrièrenummern 18—30 successive zur Anwendung, analog wie bei der Sondencur; gewöhnlich wird der Psychrophor zwei Mal täglich durch je $^1/_2$ Stunde eingeführt und mit Wasser von 10 — 15° R gespeist; er mildert und beseitigt auch in eminenter Weise die bei der chronischen Gonorrhoe so häufigen und lästigen localen Parästhesien.

Auch der Dr. S c h ü t z e sche H y d r o p h o r wird besonders bei den subacuten Formen mit gutem Erfolge angewendet; der thermische Effect ist derselbe wie beim Psychrophor, ebenso auch die gewöhnlich zwei Mal tägliche Application; bei der Anwendung beider Instrumente gelingt es auch aus leicht begreiflichen Gründen in den meisten Fällen, Stricturen hintanzuhalten.

Von den wichtigeren Complicationen wollen wir erwähnen:

I. Cystitis; hier sei vor Allem die Thatsache constatirt, dass bei allen Blasenaffectionen kalte Proceduren schlecht vertragen werden; wohl aber leisten prolongirte warme Sitzbäder von 28°—30° R und $^1/_2$ — 1 stündiger Dauer vorzügliche Dienste, besonders bei Cystospasmus, Strangurie; als unterstützende Proceduren seien Dampfcompressen oberhalb der Symphyse und der Atzberger'sche Apparat mit wechselwarmen Temperaturen angeführt.

II. Prostatitis. Hier verwenden wir mit Vortheil den von Ultzmann modificirten und mit einer Excavation für die Prostata versehenen Atzberger'schen Apparat; bei acuter Prostatitis lassen wir kaltes Wasser (8—10° R) permanent durchfliessen und erzielen damit eine vorzügliche Antiphlogose; in Fällen, wo die Suppuration nicht mehr aufzuhalten, beschleunigen wir durch die Circulation von warmem Wasser (30° R) den Ablauf dieses Processes; bei chronischer Prostatitis empfiehlt es sich, abwechselnd warmes und kaltes Wasser fliessen zu lassen.

β. Die venerische Helkose.

Seitdem man fast allseitig annimmt, dass das Ulcus molle auf Infection mit dem Ducrey-Unna'schen Bacillus beruht, sucht man auch in der Behandlung der Aetiologie gerecht zu werden. Welander in Stockholm war der Erste, der hier hydriatische Proceduren mit heissem Wasser von 40° R in Röhren circulirend anwandte, eine für diesen Mikroorganismus deletäre Temperatur; U. Malusardi und S. Bonaduce in Rom empfehlen tägliche, $^1/_2$ stündige Irrigationen mit Wasser von 40° R; allseits werden bei diesem Verfahren die rasche Granulationsbildung und Ueberhäutung des Geschwüres und das äusserst seltene Auftreten von Bubonen gerühmt; die günstige Wirkung dieser Proceduren lässt sich auch durch die Begünstigung der Eiterung und damit der Abstossung der Infectionsstoffe und durch die Steigerung des Nutritions- und Heilungsprocesses sehr wohl erklären.

---

12. Erkrankungen der weiblichen Sexualorgane.

Der Erfolg der hydriatischen Behandlung von Erkrankungen des weiblichen Genitaltractes beruht auf der sicheren und prompten Beeinflussung der Circulationsverhältnisse in diesen Regionen.

Die nutritiven und functionellen Störungen werden erfolgreich bekämpft, indem wir je nach der Indication eine verstärkte Blutzufuhr zum Genitale bewirken oder Stauungen im Uterus und seinen Adnexen beseitigen.

Betrachten wir zunächst genauer die functionellen Störungen. Vor Allem haben wir hier die Scheu, während der Menses die Genitalien mit Wasser zu berühren, zu bekämpfen. Diese Scheu ist oft mehr bei den Aerzten als bei den Frauen selbst vorhanden. Hervorragende Männer jedoch wie Fleury, Winternitz, Liebermeister, Mirnoow und Andere vertreten die Ansicht, dass die Menses im Allgemeinen keinen Grund zur Unterbrechung einer hydriatischen Behandlung abgeben.

Es ist allerdings unzweckmässig, bei bestehender normaler Menstruation eine Cur zu beginnen, jedoch würde ich auch dann, wenn z. B. fieberhafte Erkrankungen eine hydriatische Behandlung indiciren, von dieser Regel Abstand nehmen. Ich habe unzählige Male die Erfahrung gemacht, dass hydriatische Proceduren während der Katamenien absolut nichts schaden.

Sobald die Menstruation an und für sich eine Indication abgiebt, ist jeder Zweifel an der Zweckmässigkeit der Wasseranwendung von vornherein ausgeschlossen.

In allen Fällen von Amenorrhoe muss neben einer causalen Behandlung (Chlorose, Anämie, Tuberculose, Adipositas etc.) eine ausgiebige Fluxion zur Gebärmutter erzielt werden.

Zu diesem letzteren Zwecke stehen uns eine Reihe hydriatischer Methoden zur Verfügung, die theils direct, theils durch reflectorische Wirkung die gestellte Indication zu erfüllen gestatten. Warme Uterusdouchen, Vaginaldouchen, warme Sitzbäder (circa 24° R) durch $^1/_2$ bis $^3/_4$ Stunden, nach welchen die Patienten eine Priessnitzbinde um den Leib bekommen, kurz (fünf Minuten) dauernde kalte Sitzbäder stellen die hier angezeigten Bäderformen dar. Eine reflectorische Erweiterung der Uterusgefässe erzielt man ferner durch sehr kurze kräftige Douchen auf die Lumbalgegend oder auf die unteren Extremitäten, oder durch Eisumschläge auf die Lendenwirbelsäule. Von den Umschlägen kommen weiter die erregende Leibbinde in Betracht, die Abends applicirt, über die Nacht liegen gelassen wird, ferner erregende Umschläge um die unteren Extremitäten und endlich der kalte bewegliche Fächer auf die Innenfläche der Oberschenkel.

Die profuse Menstruation, die Menorrhagie, ist ein Symptom, das ebenfalls bei Behandlung des Grundleidens seinen bedrohlichen

Charakter verlieren wird, aber doch auch selbst zum Angriffspunkt einer localen Therapie gemacht werden muss.

Abgesehen von Maassnahmen, die mehr in das Gebiet der Krankenpflege gehören (Ruhe, Hochlagerung des Beckens etc.), ist es hier unsere Aufgabe einerseits eine Contraction der dilatirten Uterus-gefässe und der Uterusmuskutatur anzuregen, andererseits das Blut aus dem congestionirten Genitalapparat in andere Körperprovinzen ab-zuleiten. Dadurch gliedern sich unsere therapeutischen Maassnahmen wieder in locale und allgemeine Proceduren, die zur stärkeren und rascheren Wirkung erfolgreich combinirt werden können.

Mit seltener Einhelligkeit wird die Anwendung höherer Wärme per vaginam gerühmt. Wegen der hohen Temperaturen ist es an-gezeigt, in kürzeren Intervallen kleine Pausen eintreten zu lassen, indem man den Wasserzufluss sperrt, ohne den Apparat zu entfernen. In leichteren Fällen genügt es, bloss zwei bis drei Injectionen täglich jedes Mal bis zu einem Liter Wasser vorzunehmen.

Von ausgezeichneter Wirkung sind auch kalte Scheidenirrigationen. Von bedeutenden Gynäkologen werden Injectionen mit Eiswasser und auch die Einlegung von Eisstückchen in die Vagina befürwortet. Von welch bedeutendem Effecte die lange (10—15 Minuten) dauernden kalten Sitzbäder begleitet sein werden, bedarf hier nicht besonders hervorgehoben zu werden. Kalte Abreibungen unterstützen durch ihre ableitende Wirkung, ebenso wie kurze kalte Regenbäder die localen Proceduren.

Bei passiven Menorrhagien handelt es sich darum, durch Besserung der Circulation, Herabsetzung der Circulationswiderstände und durch Erhöhung des Tonus der Genitalgefässe die nächste Ur-sache der Blutung zu beheben. In dieser Hinsicht steht das kurze kalte Sitzbad obenan. Die Wirkung dieser Procedur wird durch all-gemeine, tonisirende Proceduren, durch Abreibungen etc. unterstützt.

Aus der Erklärung der Wirkungsweise der hydriatischen Pro-ceduren bei den profusen Perioden ergiebt sich, dass auch bei Me-trorrhagien, soweit es sich um die Sistirung der Blutung handelt, unser therapeutisches Vorgehen dasselbe sein wird, wie dort.

Behalten wir eine alte Eintheilung der verschiedenen Arten der Dysmenorrhoe bei, so beruht die Dysmenorrhoea congestiva auf einer übermässigen Hyperämie des Uterus, eine Form, bei welcher der Schmerz schwindet, sobald das Blut seinen Abfluss gefunden hat. Wenn es uns gelingt, die Gefässe der Gebärmutter von vornherein zu entlasten, so haben wir dem Schmerz seine Grundlage entzogen. Und das erreichen wir entweder durch ableitende Proceduren, wie wir sie schon kennen gelernt haben, oder durch Besserung der Circulation im Uterus, mittels des wiederholt erwähnten länger dauernden kalten Sitzbades.

Die Dysmenorrhoea spastica fordert uns dazu auf, den Krampf der Uterusmuskulatur und -Gefässe zu verhüten oder zu lösen, was wir durch Anwendung höherer Temperaturen im Stande sind. Warme (24—22° R) Sitzbäder von langer Dauer ein bis zwei Stunden, nach welchen zur Erhöhung ihrer Wirkung eine feuchte Leibbinde gegeben wird, sind hier von ausserordentlichem Effecte. Einen nicht geringen, wenn auch nur palliativen Erfolg, zeigen heisse, locale Umschläge, oder noch besser, die Anwendung eines erregenden Stammumschlages in Verbindung mit dem heissen (40° R) Schlauch, was sich mir in mehreren Fällen sehr bewährt hat. *) Die krampfstillende und zugleich activ hyperämisirende Wirkung erklären den Effect. Von anderer Seite werden heisse Douchen auf die Füsse oder heisse Fussbäder angerathen, auch die sehr kräftigen, kurzen Lumbaldouchen sind wegen ihrer reflectorischen Erweiterung der Uterusgefässe bei Dysmenorrhoea spastica indicirt. F o r e s t **) sah in sehr verzweifelten Fällen Linderung der grossen Schmerzen durch heisse Irrigationen in den Dickdarm.

Eine dritte Form der Dysmenorrhoe ist diejenige, als deren Ursache man eine Erkrankung des Nervensystems ansieht. Die Behandlung muss hauptsächlich eine allgemeine, die Besserung der Innervation betreffende sein. G r e n e l l ***) empfiehlt ausserdem Douchen, die vorzugsweise auf die unteren Extremitäten gerichtet sind.

Hat man entzündliche Vorgänge in der Geschlechtssphäre oder Neubildungen des Uterus als causale Momente einer Dysmenorrhoe erkannt, so sind wir deshalb noch nicht gezwungen, an einer Wirkung des Wassers in diesen Fällen zu zweifeln, hier kann noch palliativ, durch die wiederholt erwähnten Proceduren ein Erfolg erzielt werden.

Ist die schmerzhafte Menstruation durch Starrheit der Gewebe des Cervix im Gefolge einer abgelaufenen Metritis colli verursacht, so gilt dies nach H e i t z m a n n als Indication für intravaginale Anwendung des Wärmeregulators mit einer Temperatur von 25—30° R. Der hierzu in Verwendung kommende Apparat hat Cylinderform und ist mit einem Zu- und Abflussrohr versehen. Das ableitende Rohr führt bis nahe an den Boden, das zuleitende mündet direct in den Hohlraum des Apparates, so dass sich dieser nahezu vollständig füllen

---

*) Blätter für klin. Hydrotherapie 1892. Nr. 2.
**) Blätter für klin. Hydrotherapie 1891. Nr. 8.
***) Blätter für klin. Hydrotherapie 1891. Nr. 5.

muss, ehe der Abfluss beginnt. Die Anwendungsweise ist dieselbe wie die der Kühlblase oder des Atzberger'schen Apparates.

Bevor ich die Besprechung der Menstruationsanomalien verlasse, möge noch die wichtige Regel Platz finden, dass man in allen Fällen frühzeitig mit der hydriatischen Behandlung beginnen und dieselbe genügend lange fortsetzen muss. Etwa eine Woche vor dem Auftreten der Periode soll die Cur in Angriff genommen werden und das Eintreten der Blutung darf uns nicht von der Fortsetzung der Behandlung abhalten. In vielen Fällen wird auch die Intermenstrualepoche für die Cur in Anspruch genommen werden müssen, will man einen ergiebigen Erfolg erzielen. Feste Regeln lassen sich in dieser Hinsicht nicht aufstellen, da muss sich ebenfalls die Kunst des Individualisirens erproben.

Eine der wichtigsten Functionsstörungen im Bereiche der Geschlechtsorgane ist die Sterilität des Weibes. Kisch sagt in seiner Monographie: *) „Das Hauptgewicht der Therapie der Sterilität fällt nicht auf die operative Behandlung, sondern auf eine die Gesammternährung des Organismus hebende, die Blutbildung bessernde und die Resorption pathologischer Producte in den Sexualorganen fördernde Medication; denn in der weitaus grössten Zahl der Fälle handelt es sich darum, Anämie, Chlorose, Scrophulose zu bekämpfen, die Keimbildung zu fördern und auf die Rückbildung der Exsudate im Uterus, seiner Adnexa und der Umgebung hinzuwirken." Nach seinen Erfahrungen werden ohne locale Behandlung anämische und chlorotische sterile Frauen, hochgradig fettleibige Frauen, neurasthenische und hysterische Frauen schwanger, sowie ein Verfahren eingeleitet und durchgeführt wurde, welches gegen die Allgemeinerkrankung gerichtet war.

Die Hydrotherapie, die in ihrer mannigfaltigen Combinationsfähigkeit eine so grosse Reihe von Indicationen zu erfüllen im Stande ist, vermag auch diesem Zustande in vielfältigster Weise gerecht zu werden. Sind doch Ernährungsstörungen, mangelhafte Blutbereitung, Anregung von Resorptionsvorgängen, das grosse Gebiet der Neuropathologie das ergiebigste Feld des hydriatischen Erfolges. Um Wiederholungen zu vermeiden, sei es mir gestattet, auf die Erörterungen bei den hier in Betracht kommenden Anomalien zu verweisen. Eine in manchem Punkte sogar ziemlich eingehende Berücksichtigung der Hydrotherapie findet man auch in der citirten Monographie.

---

*) Die Sterilität des Weibes 1895. 2. Aufl. Wien.

Die hydriatische Behandlung der Para- und Perimetritis erfreut .sich allgemeiner Anerkennung.

Im acuten Stadium sind Bettruhe, Antipyrese und Antiphlogose indicirt, wie bei jeder acuten Entzündung. Ein Kühlschlauch über einer Priessnitzbinde erfüllt den Zweck. Die continuirliche Kälteanwendung pflegt den Patientinnen bald unangenehm zu werden, dann ersetze man den Kühlapparat für einige Zeit durch den erregenden Umschlag, der erst nach mehreren (zwei bis drei) Stunden gewechselt wird. Auch die Hülfe des Vaginalkühlers kann man in Anspruch nehmen.

Kommt der Process zum Stillstand, dann muss in energischer Weise die Resorption der Residuen angestrebt werden. Unsere Aufgabe ist, eine mächtige Fluxion zum Abdomen einerseits, andererseits eine Steigerung der Stoffwechselvorgänge im Organismus anzuregen, um eine Verflüssigung und Resorption dieser Residuen zu erzielen.

In erster Linie seien die Priessnitz'schen Umschläge angeführt: Sehr vortheilhaft bewährte sich der Schlauch mit durchfliessendem 40 ° R Wasser über einem erregenden Umschlag.*) Der grosse Vortheil dieser Combination besteht darin, dass sie das bei diesen Erkrankungen so oft dringend gebotene permanente Liegenlassen des Umschlages in der einfachsten Weise ermöglicht.

Statt des erregenden Umschlages kann man auch von feuchtwarmen Einpackungen Gebrauch machen, die zweistündlich gewechselt werden. Ein sehr wichtiger Heilfactor sind die Bäder, doch erheischen sie die gewissenhafteste Ueberwachung, wenn sie von Erfolg begleitet sein sollen. Wir haben die Wahl zwischen Sitz- und Vollbädern. Die Temperatur des Wassers wähle man je nach dem Alter des Exsudats zwischen mindestens 26 und höchstens 30° R, indem man bei frischen Fällen niedrigere, bei älteren höhere Grade verordnet. Die Dauer des Bades schwankt zwischen $^1/_4$ und $^1/_2$ Stunde.

Dem Vollbad kommt natürlich eine grössere Einwirkung auf den Organismus zu als dem Sitzbade, aber letzteres wird sich schon aus rein äusserlichen Gründen mehr für die Praxis empfehlen. Die Patientin muss während der Dauer des Sitzbades gut in Kotzen eingeschlagen sein. Nach dem Sitzbade bekommt die Patientin einen Stammumschlag oder eine Leibbinde. Im Beginne der Behandlung lässt man täglich ein solches Bad gebrauchen, später genügen zwei bis drei Bäder wöchentlich.

---

*) Buxbaum, Mittheilungen aus der Praxis. Blätter für klin. Hydrotherapie 1891. Nr. 2.

Von therapeutischer Bedeutung ist auch die Anwendung des warmen Wassers per vaginam, am besten mittels des Wärmeregulators, selbstverständlich muss jede peritoneale Entzündung absolut ausgeschlossen sein, ehe man zur Anwendung des Wärmeregulators schreitet; bei parametralen Entzündungen, wenn nicht ein schleichendes Fieber fortbesteht, selbst wenn noch Empfindlichkeit im Parametrium vorhanden ist, sind die Vaginalirrigationen von grösstem Nutzen. Man benutzt einen Irrigator, der ein genügend grosses Quantum Wasser fasst und dessen Schlauch eine dem angestrebten Zweck entsprechende Länge besitzt. Ein zu langer Schlauch ist deshalb nicht günstig, weil das Wasser zu stark abkühlt, ehe es seinen Bestimmungsort erreicht. Am Ende des Schlauches ist ein Mutterrohr angebracht, das sich die liegende Patientin in die Scheide einführt. Eine grosse Fallhöhe des Wassers ist contraindicirt, wir wollen hier nur einen thermischen und nicht einen mechanischen Effect ausüben. Wendet man den Wärmeregulator an, dann ist natürlich die Druckkraft des Wassers irrelevant, die Patientin möge ihn erst einführen, wenn er durch das durchströmende Wasser schon erwärmt ist. Die Temperatur betrage Anfangs nur 26—28° R, später kann man bis auf 36—38° hinaufgehen. Bei dieser Steigerung ist aber einzig und allein das Verhalten der Kranken gegen die Temperaturerhöhung maassgebend, von denselben individuellen Umständen hängt auch die Zahl der Irrigationen und die Dauer ab. Nach diesem Maassstabe kann man sie drei bis vier Mal des Tages vornehmen lassen; der beste und stets zu beobachtende Fingerzeig bleibt aber — der Wichtigkeit wegen sei es nochmals wiederholt — die Empfindung der Patientin.

Nach jeder Irrigation soll die Patientin ein bis zwei Stunden zu Bett bleiben.

Eine acute Metritis ist nach den Principien der Therapie einer acuten Entzündung überhaupt zu behandeln. Man verordnet also Stammumschläge mit einem Kühlapparat. Auch lang dauernde laue (18° R) Sitzbäder werden empfohlen, während welcher die Patientin ein Speculum in die Vagina eingelegt trägt, wodurch man nicht nur eine schmerzstillende, sondern auch eine resorbirende Wirkung erzielt. In den Fällen, in denen Kälte schlecht vertragen wird, sind es wiederum warme Umschläge und heisse (40° R) Vaginalirrigationen, die Linderung verschaffen.

Bei einer chronischen Metritis müssen wir durch Contraction der Uterusgefässe, durch Beschleunigung der Circulation im Uterus und durch Ableitung des Blutstromes vom Uterus in andere Gefässprovinzen eine Besserung resp. Heilung anstreben. Warme Uterusdouchen von 34—40° R oder heisse Vaginalirrigationen, zu denen man fünf bis zehn Liter Wasser verwendet und bei denen das Ansatzrohr möglichst tief in die Vagina eingeführt wird, erregende Umschläge um den Unterleib, Sitzbäder von 12—20° R (Martin empfiehlt sogar 25° R Sitzbäder) in der Dauer von zehn Minuten, sind in entsprechender Combination und Variation von gutem Erfolge. Bei diesem Verfahren bessern sich allmählich auch hyperplastische Zustände, wie Loebel besonders betont, weil mit der Verminderung der Blutmenge im Uterus auch die Ernährungsverhältnisse der Uteruswand reducirt werden.

Dass die erwähnte Therapie auch die im Gefolge der chronischen Metritis auftretenden Menstruationsanomalien günstig beeinflusst, erhellt aus einer Betrachtung des Mechanismus dieser Störungen. Mit der fortschreitenden Beseitigung des Grundübels werden auch die Folgezustände beseitigt.

Für die Behandlung der Endometritis sind verschiedene Vorschläge gemacht worden. Kisch empfiehlt für acute Fälle die Anwendung von Kälte in Form von Eisumschlägen und den Vaginalirrigator. Heitzmann ist der Ansicht, dass heisse Scheidenirrigationen oder die Anwendung des Kühlapparates auf das Abdomen von Nutzen sind. Martin empfiehlt feuchtwarme Umschläge oder energische Abkühlungen.

Zur Behandlung der chronischen Endometritis werden von Snegirjeff und Panecki Dampfirrigationen angepriesen. Durch kürzere Application eines weniger heissen (unter 80° R) wird eine oberflächliche Anätzung der erkrankten Mucosa, durch längere, etwa 1½ Stunden dauernde Wirkung eines überhitzten (96° R) Dampfes eine vollständige Verbrühung bis auf eine gewisse Tiefe zu Stande gebracht. Handelt es sich beispielsweise um eine chronische Endometritis gonorrhoica, so muss der Dampf mit aller Energie recht heiss und wiederholt zur Anwendung kommen, bei leichteren Fällen genügt oft eine einmalige oberflächliche Verbrühung.

Der hierzu verwendete Apparat besteht aus einem mit einer Spiritusflamme geheizten, mit einem Thermometer versehenen Dampfkessel, ähnlich den bei den Inhalationsapparaten befindlichen, aus welchen der Dampf mittels eines Gummischlauches, der mit einem conischen Metallansatz endet, nach aussen geleitet wird. Zur Einführung des Dampfes in die Uterushöhle bedient man sich einfacher, siebartig durchlöcherter Katheter, welche mit dem Metallansatz des Gummischlauches in Verbindung gesetzt werden.

Die bereits wiederholt erwähnten allgemeinen und local erregenden Proceduren sind auch bei dieser Erkrankungsform von grossem Werthe.

Die Behandlung der acuten und chronischen Oophoritis, und die der acuten und chronischen Salpingitis ist nach den Principien zu leiten wie die acute und chronische Metritis.

Die Frage, ob während der Gravidität die Vornahme hydriatischer Proceduren zulässig sei oder nicht, war vielfachen Erörterungen unterzogen worden. Es sollen hier nicht die verschiedenen Anschauungen mitgetheilt werden, es würde dies zu weit führen und es wäre auch ganz zwecklos. Es wird heute Niemandem einfallen zu behaupten, dass die Schwangerschaft die Anwendung von hydriatischen Proceduren contraindicirt. Wenn man sich auf den Standpunkt des Individualisirens stellt, und dies ist ja in der praktischen Bethätigung der einzig richtige Standpunkt, dann ist es unmöglich, allgemein gültige Regeln zu geben. Bei Neigung zu Abortus wird jedenfalls grosse Vorsicht am Platze sein, die überhaupt in den ersten Monaten der Schwangerschaft mehr geboten ist. Sehr hohe und sehr niedrige Temperaturen, kräftige mechanische Reize und solche, welche direct und reflectorisch Contractionen im Uterus anregen oder Hyperämie in diesem Organ hervorrufen oder den Blutgehalt in demselben vermindern, sind unter allen Umständen gegenangezeigt. Steht man vor einer acuten Erkrankung während der Gravidität, so wird die Wahl der Proceduren dem Geübten nicht schwer fallen, es dürfte auch nicht schwer fallen, zu entscheiden, ob bei einer drohenden Lebensgefahr der Mutter ein eventuell durch die hydriatischen Eingriffe zu befürchtender Abortus zu riskiren sei oder nicht. Es dürfte sich übrigens ungemein selten der Fall ereignen, dass eine hydriatische Procedur direct die Veranlassung zu einer Unterbrechung der Schwangerschaft geben würde.

Chronische Erkrankungen während der Gravidität sollen ebenfalls mit entsprechender Berücksichtigung der Letzteren behandelt werden. Der Erkrankungen, die durch die Schwangerschaft selbst bedingt sind, namentlich der Hyperemesis gravidarum soll hier mit einigen Worten besonders gedacht werden. In den wenigen Fällen, die mir zur Verfügung standen, habe ich von dem Stammumschlag mit dem heissen Schlauch über den Magen einen sehr günstigen Erfolg gesehen. Ich ging in folgender Weise vor. Nachdem die ganze Procedur schon eine halbe Stunde im Gange war, liess ich der Patientin eine kleine Portion Kefir reichen, während der Stammumschlag liegen blieb und

die Circulation des heissen Wassers im Schlauche fortdauerte. Ich
liess nun den Apparat den ganzen Nachmittag liegen und halbstünd-
lich zwei bis drei Esslöffel von dem Kefir reichen. Am nächsten und
den folgenden Tagen wurde der Apparat nur $^1/_2$ Stunde vor der
Mahlzeit applicirt und blieb bis $^1/_2$ Stunde nach der Nahrungsaufnahme
liegen. Während dieses Verfahrens blieb das Erbrechen aus. Die
Procedur wurde vielfach von anderen Aerzten versucht und sehr gerühmt.

Von den Erkrankungen während und nach der Geburt soll vor
Allem die Eklampsie besprochen werden. Schon während der
Schwangerschaft muss eine Nephritis oder etwaige eklamptische Anfälle sorgfältig behandelt werden. Am allerwirksamsten sind die heissen
Bäder (30—32º R) von ziemlich langer ($^1/_2$ stündlicher) Dauer. Nach
denselben werden von einigen Autoren, namentlich der Wiener Schule
(Arch. f. Gyn. XIX u. XXI) Einpackungen von langer 1—1$^1/_2$ stündiger Dauer empfohlen. Davis (Philadelphia) legt auf heisse Einpackungen grosses Gewicht. Nicht unerwähnt soll bleiben, dass Séné
(Bordeaux) durch halbstündige Wassereingiessungen ins Rectum einen
guten Erfolg erzielte.

Das Puerperalfieber ist eine Infectionskrankheit und muss
natürlich als solche behandelt werden. Das Vorgehen ist also hier
genau vorgezeichnet. In der Litteratur häufen sich immer mehr Berichte über den ausgezeichneten Erfolg der Wasserbehandlung beim
Wochenbettfieber. Einer der Ersten war Playfair, der mit feuchten
Einpackungen vorging, dann waren es Thomas, Stolz, Tuskay,
die nebst feuchten Einpackungen auch Halbbäder und Waschungen
mit gutem Erfolge anwandten. Macé ist geradezu begeistert von den
Erfolgen mit Halbbädern. Eine interressante Mittheilung macht Voyer,
der sich auch für die Halbbäder ausspricht, wonach Vincent bei
28 hydriatisch behandelten Puerperalfiebern 25 Mal Heilung sah und
Chabert bei streng durchgeführter Behandlung keinen einzigen
Todesfall beobachtete.

Es soll hier weder für die eine noch für die andere Procedur
Stimmung gemacht werden. Wurde doch oft genug hervorgehoben,
dass es nicht auf die Procedur ankommt, sondern einzig und allein
auf die Dosirung des thermischen und mechanischen Reizes.

Sachregister.

Medicinischer Verlag

Georg Thieme in Leipzig.

Deutsche
Medicinische Wochenschrift.

Begründet von

Dr. Paul Börner.

Redaction:

Geh.-Rath Prof. Dr. Eulenburg — Dr. Julius Schwalbe.

Vierteljährlich 6 Mark.

ZEITSCHRIFT
FÜR
DIÄTETISCHE UND PHYSIKALISCHE
THERAPIE.

REDIGIRT VON

DR. E. v. LEYDEN   UND DR. A. GOLDSCHEIDER
o. ö. Professor a. d. Universität Berlin,   Prof. und dirigirender Arzt am Krankenhaus
Geh.-Med.-Rath.   Moabit.

Preis des Jahrganges 12 Mark.

Probenummern gratis durch den Verlag.

Medicinischer Verlag
von
Georg Thieme in Leipzig.

Reichs-Medicinal-Kalender
für Deutschland.

Begründet von Dr. **Paul Börner.**

Herausgegeben von

Geh. Med.-Rath Prof. Dr. **Eulenburg** und Dr. **Jul. Schwalbe.**

(Redaction: Dr. Jul. Schwalbe.)

Zwei Theile nebst Beiheft.

Ausgabe A 1. **Normal-Kalender.** Kalendertafel in 4 bro-
chirten Heften zum Einhängen. Text des
1. Theiles und 2. Theil geb. M. 5. —.

Ausgabe A 2. **Normal-Kalender.** Kalendertafel und Text
im Taschenbuch fest eingebunden (alte Einrichtung) 5. —.

Ausgabe B. **Erster Theil wie Ausgabe A 2, durchschossen** 5. 50.

Ausgabe C. **Erster Theil in 5 broschirten Abtheilungen zum Einhängen in Etui.** Zweiter
Theil gebunden 7. —.

Ausgabe D. wie Ausgabe C, jedoch mit **Instrumenten-
tasche** 50.

Ausgabe E. Erster Theil in 5 broschirten Abtheilungen.
Zweiter Theil geb. „ 4. —.

*(Ausgabe E ist für die vorjährigen Abnehmer von C und D, welche schon
im Besitz des Etuis sind, bestimmt.)*

Aerztlich-therapeutisches
Taschenbuch.

Herausgegeben von

Dr. med. **Burwinkel.**

Gebunden, mit Schreibpapier durchschossen. Mk. 2. 40.

Medicinischer Verlag
von
Georg Thieme in Leipzig.

Handbuch

der

Ernährungstherapie

und

Diätetik.

Herausgegeben von

E. von Leyden.

2 Bände M. 35.—, in Halbfrz. geb. M. 39.25.

Aerztliche Rechts- und Gesetzeskunde.

Herausgegeben von

, Dr. O. Rapmund   und   Dr. E. Dietrich

Reg.- u. Geh. Med.-Rath in Minden.   Kreis-Physikus in Merseburg.

M. 7.20, in Halbfrz. geb. M. 8.80.

Der Verbrecher in anthropologischer Beziehung, Geh.-Rath Dr. A. Baer. Mit 4 lithographischen Tafeln und 18 Tabellen   M. 15. —.

Einführung in die Psychiatrie, Dr. Th. Becker. 2. Auflage   M. 2. —.

Die Bekämpfung der Infektionskrankheiten, Geh.-Rath Prof Dr. Behring .   .   M. 12. —, geb. M. 13. —.

Die Geschichte der Diphtherie. Geh.-Rath Prof. Dr. Behring. M. 4. —.

Diagnostik und Therapie der Magenkrankheiten, Dr. J. Boas. Allgemeiner Theil. 4. Auflage. 41 Abbildungen. M. 10. —, geb. M. 11. —. Specieller Theil. 3. Auflage. 8 Abbildungen.   M. 8. —, geb. M. 9. —.

Diagnostik und Therapie der Darmkrankheiten, Dr. J. Boas. 46 Abbildungen   .   .   M. 18. —, geb. M. 19. —.

Handbuch der Cystoskopie, Dr. Leop. Casper. 57 Abbildungen u. 7 Tafeln.   M. 8. —, geb. M. 9. —.

Die Bedeutung und Technik der Bauchmassage. Dr. M. Dolega.   M. —. 60.

Physiologie der Bewegungen, G. B. Duchenne, übersetzt von Prof. Dr. C. Wernicke. 100 Abbildungen   M. 12. —.

Lehrbuch der gerichtlichen Medicin. Prof. Dr. C. Emmert M. 14. —.   geb. M. 15. 20.

Anleitung zur Uebungsbehandlung der Ataxie, Prof. Dr. A. Goldscheider. 122 Abbildungen   geb. M. 3. —.